中国历代温病学·著作精选

著作精选

第四辑

选 编　张志斌

主　编　张志斌

副主编　吴文清

王致谱

海峡出版发行集团
THE STRAITS PUBLISHING & DISTRIBUTING GROUP

福建科学技术出版社
FUJIAN SCIENCE & TECHNOLOGY PUBLISHING HOUSE

王

序

　　科学是"格致学"，包括自然科学与社会科学，属于科技文明的历史范畴，是知识体系及知识生产过程及相应的社会建制，是人类认知和智慧系统中的一种。中医药学是国学的重要组成部分，她体现了格物致知与致知格物的国学精髓，是延伸发展的深邃哲理，包括了科学史学、科学哲学、科学美学、科学社会学及各类分科之学。

　　人类生活在物质、精神、人群社会三维动态时空的复杂巨系统中，当今面临着新未知、新思考，中医药的学者们以多学科互融互鉴的方式，在科技文明历史范畴直面对世界认知的根本性问题，做新的探索，激活科技与人文的对话。在文明的视域中认识科学的意义，在科学的基础上促进文明的养育，对生生不息的新事物萌发新感悟，为中华民族的思想生机注入新活力。

　　人类社会各美其美，美人之美，美美与共，世界大同。重视始源科学（从哪里来），谋求发展科学（向哪里去）。人类总是要进化，没有一成不变，不忘根本而开放包容、以我为主而面向未来，和而不同是终极理想。这一点，正是中医药学谋求发展必须遵循的原则。不忘根源，注重中医古代原始文献的研究传承是一件重要的工作。

　　国学系农耕文明，重人伦，以"天人合德"为宇宙观、世界观、人生观。人生豪迈，家国情怀，是创新的动力。天然纯朴，保护自然，不过分地向自然索取是中华文明的特色，而创造科技文明，始于历史传承。中华民族优秀的传统文化从未断裂过，具有深广博大的包容性。中医药学是中华民族优秀传统文化的组成部分，本草学、四诊法、针灸学、方剂学等与不同的文明相互包容，在碰撞中相互融合，推进人类文明的进步。在这种碰撞发展中，前辈医家们不断总结经验，为我们留下很多宝贵的文献遗产。从东汉张仲景的《伤寒杂病论》到明末清初发展起来的温病学说，为我们现在面对突然威胁的疫病，提供了可资参考依照的宝贵历史资料。

以历史范畴看待当今科技文明的进步。一方面是"可上九天揽月，可下五洋捉鳖"的航天登月与深海探察，面对暗物质、暗能量、暗知识的发现与研发，为人类的生产生活造福；另一方面是"绿水青山枉自多，华佗无奈小虫何"，虽有基因分析，然病毒变异而疫苗跟不上防疫，治疫中医不能丢，需要中西医并重。

本次武汉的COVID-19病状，先有伏燥，继而感受寒邪形成寒燥疫，之后，再转为寒湿疫。主病在肺，涉及炎症反应、呼吸窘迫综合征及多器官毒性反应，临床全过程寒热错综、湿燥夹杂、虚实互见。史可为鉴，复习文献，提取证候要素，以"毒、寒、湿、燥、瘀、虚"为病机，结合临床特征，苔白厚腻，短气、胸痹转而气短不足以息，呼吸窘迫，毒损肺络，络痹，血氧交换障碍，致使血氧骤降，诸经络脏腑缺氧，心悸怔忡，逆转厥脱。另据尸检病理解剖报告，两肺水肿，渗出大量黏液在肺内及胸腔，此黏液即是痰饮。由文献、临床、尸检结合，支持寒湿疫的诊断。关于治疫处方遣药，挺立一线的中医师们意志坚定多有创新，发挥了临床优势。对于毒、戾疫病的传播传变要纳入人群—自然—社会的复杂巨系统考虑，中医更重视人体的反应状态，邪与正既是对立的又是关联的。要符合邪与正对称消长，辩证交替的运动规律，平秘阴阳。

本次瘟疫全球大流行千年不遇，据运气学而论近三百年寒疫亦少见，中医药学人面临新认知、新考验。《疫证集说》记载："盖治疫，就温寒两面而言，却是温疫多而寒疫少。"自明末、清代及近现代，医家尊奉温病学派，以温邪上受首先犯肺、卫气营血为证治纲领，抗疫治病多获良效。温病学可谓是中医药学的伟大创造，高等中医教育专设有温病学科。本次寒燥、寒湿大疫的阻击战，中医药学人早期介入，全过程参与，应予认真总结，充实中医疫病学的规范内涵，切实抓紧抓好这次守正创新的良好机遇。

人类需要对自己负责任，科技文明承接过去，直面今天，展望未来。希冀人类对世界的认知发生根本改变，各民族的先进文化融汇贯通，美美与共。新型冠状病毒肺炎全球大流行，缘起"时令不正，疫疠妄行"。《素问·遗篇刺法论》记有"三年化疫"之说。丁酉年（2017年）暑夏酷热干旱，地球年平均气温升高2℃已有数年。己亥年（2019年）全球三大洋飓风频发为水祸，岁末暖冬而后阴雨，观天地阴阳、万物生灵，疠气灾疫是必然。国学以仁德至尚，道法自然，疫遂黎民之际，政令德化，举国战疫，已获阶段性成效。心若在，梦就在，张开双臂，去迎接科技文明突破预期的到来！

张志斌研究员、王致谱研究员、吴文清副研究员，是我院医史文献专业的学者，他们曾经参与主编了大型古籍整理丛书《温病大成》，受到业界的好评。在当前的新型冠状病毒肺炎全球大流行的形势下，他们重编一套精悍实用的疫病诊治相关校点本《中国历代温病学著作精选》，值得鼓励。我虽染病未愈尚在康复阶段，不敢懈怠，感谢作者的信任，故谨以数语，乐观厥成。

中国工程院院士

中央文史研究馆馆员　王永炎

中国中医科学院名誉院长

2020 年 4 月

自 序

2020年新春伊始，新型冠状病毒肺炎（COVID-19），以迅雷不及掩耳之势席卷全球。人类猝不及防地陷入健康危机，甚至面临生存威胁。这不禁让人回想起，2003年春天的那场传染性非典型肺炎（SARS）使医学界经受的严峻考验。两场突如其来的灾难，大有后浪推前浪的趋势，迫使人们反思诸多的医学和社会问题。

曾几何时，由抗生素发明所引起的激动，使人们几乎产生了疾病将被征服的错觉。但是疫病，这个古老的幽灵，并不因科学昌明而隐退，它同样与时俱进，仍然徘徊在现代社会，伺机而动，再次吞噬人类的生命。艾滋病、SARS、埃博拉病、禽流感、新型冠状病毒（下文简称"新冠"）肺炎等不断出现的新型疫病，把一个又一个严峻的问题推到人类的面前，那就是现代免疫手段的发展永远赶不上病毒的变异。"道高一尺，魔高一丈"，曾经使人类在疾病面前无比自信的现代医学，正面临着最为无奈的考验。

在病毒变异，来势凶猛，而来不及研制疫苗、没有特效药的情况下，如何寻找有效的防治措施可能将成为世界医学界面临的重要使命。中医学治疗传染病的特色恰恰是不重在抓病原，而重在抓住人体对疫病的反应状态。这里的病原当然是指西医所说的病原（细菌、病毒等微生物）。所以，中医可以在西医病原尚不明确的紧急状况下，运用中医思维，中医理论和实用有效的治法从容应对。这一点通过2003年中医治疗SARS的实践，已经引起了世界医学界的关注。因此，我们在2006~2008年，整理出版了一套大型中医文献丛书《温病大成》。该丛书入选国家新闻出版总署第三届"三个一百"原创出版工程。

2020年应对新冠肺炎疫情，有许多中医药专家、医护人员与全国西医院校及军队医护人员一起，无所畏惧地逆风而行，奔赴疫情最为严重的湖北武汉抗疫第一线。从密切接触人群的防控到轻型、普通型患者及重型、危重型患者的治疗，中医药全程参与、全程发挥作用。实践证明，中西医结合能较快地改善发热、咳嗽、乏力等症状，缩短住院天数，提高核酸转阴率，有效减少轻型和普通型向重型、重型向危重型的发展，提高治愈率、减少病亡率。在一线医疗实践经验基础上，国家卫健委等主管部门以中医专家共识性的病因病机分析为依据，制定了一批中医诊疗方案，为抗击新冠肺炎起到了重要的作用。在新冠肺炎的治疗期、预防期和恢复期，中医的辨证用药都与温病的理论体系密不可分，对中医温病理论体系的研究，再次成为中医学术界关注的焦点。

中医治疗传染病的优势建立在数千年抗疫经验的基础上。回顾历史，看看中医学是如何在与疫病斗争中发展起来的，她的那些独特的思维是如何产生的，以及她的产生与发展对中华民族的繁荣昌盛起到了什么样的作用。这对我们今天在新的社会条件下如何与疫病做斗争，能提供有益的借鉴。

在西方历史上，瘟疫流行常常带来人口数量大幅度下降。如发生于公元6世纪的世界上第一次鼠疫流行，使欧洲南部失去了1/5的人口；发生于14世纪的第二次鼠疫流行，整个中东地区失去了1/3人口，其中城市有1/2的居民死亡。但是在我国古代，人口数维持相对恒定，瘟疫流行并没有引起大幅度的人口数量下降。自西汉一直到明代，我国人口数基本上在4600万到6000万之间波动，总人口数增长并不明显。

尤其值得注意的是清代。美国学者威廉·麦克尼尔撰写出版的《瘟疫与人》[1]一书中谈到了一个令人迷惑的现象，中国清代瘟疫高频率流行，人口却出现激增，从1700年的约1.5亿，至1794年增长到3.13亿，而同时期的欧洲总人口仅有1.52亿，而且是低度增长。其中的原因可

---

[1] 威廉·麦克尼尔.瘟疫与人[M].余新忠、毕会成，译.北京：中国环境科学出版社，2010.

能很多，但产生于明末、成熟于清代的温病学说也许正可以用来解释威廉·麦克尼尔的疑惑。

从现存的文字记载看，清代疫病流行的频次超过此前任何一个时期，尤其是经济文化发达、水陆交通便利、人口相对集中的江浙地区，疫病流行尤为严重。但是此时中医温病学已经诞生，并在大江南北盛行。同样也是在江浙地区，成为温病学说学术发展的中心，对温病学说发展做出杰出贡献的"温病四大家"——叶桂（天士）、薛雪（生白）、吴塘（鞠通）、王雄（孟英），均是江浙人士。他们在与疫病的斗争实践中，提出各种辨病与辨证的方法，使温病学说进一步发展起来。正是由于温病学说的产生与盛行，使清代的中国在疫病流行明显较前代严重的情况下，人口却得到了大幅度的增长。在此，笔者引用一段本人在2007年的旧作《中国古代疫病流行年表》[1]中一段文字及相关图表，大概可以显示中国古代疫病流行与人口增长之间的比较关系。

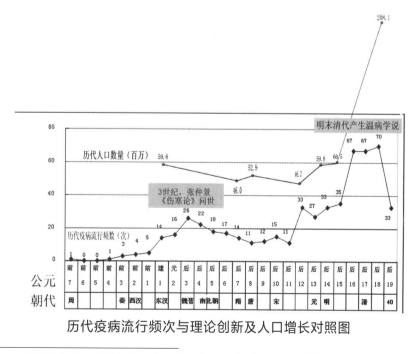

历代疫病流行频次与理论创新及人口增长对照图

〔1〕张志斌. 中国古代疫病流行年表 [M]. 福州：福建科学技术出版社，2007：130-132.

清代中国的人口数量有了大幅度增长，至乾隆年间，达到了2亿多……中医学在保护中国人民健康方面起到了重要作用，而又在与瘟疫作斗争的实践中发展起来。

目前，在党中央的英明决策与领导下，通过全体中西医医务人员的浴血奋战与全国人民团结一致的努力，抗击新冠肺炎在国内已经取得阶段性的胜利。在没有特效药、没有疫苗时，中医药是个好的选择。因为她有3000年的悠久历史，许多经验非常宝贵。包括这次武汉抗疫的选方用药，很多都是参考了古代中医药文献。（张伯礼向外媒介绍中国"方舱"经验：普遍采用中医药治疗）。

但是，我们必须清醒地看到，在全球范围内，形势依然很严峻，而国内，也必须提高警惕。《温病大成》出版之后，得到了很高的评价。但是，《温病大成》项目毕竟是从古文献抢救的角度出发，工作理念首先是"集大成"，要"尽量做到搜罗全面"。因此，也有读者提出，丛书篇幅太大，急用时查询不易。是否可以从文献角度再做进一步地精选，减少篇幅，让使用更为方便快捷？为回应这一要求，我们决定集中有经验的学者，精选出较为经典而实用的温疫温病相关的中医著作，重新进行整理，出版一套更为精悍的校点丛书。为当前及今后更好地应对类似传染病的突发性公共卫生事件，尽到我们医史文献工作者应有的社会责任。

2007年，我们编纂《温病大成》之时，除了"集大成"之外，还有一个工作理念是"精要求"。所谓"精要求"，体现在精选书种、精选版本、精心整理，这一点在本次编选时体现得更为突出。从大型到精悍型，图书品种的进一步精选是不言而喻的。而版本，因为前一次选择是建立在全国各图书馆普遍调研的基础上，本次就不再重新进行底本与校本的选择。我们将本次重编的重点，放在编排与整理方面。用心于做一些更为适应目前传染病诊治临床刚需的改变，更为重视瘟疫温病学术的传承，并使著作更为简洁精悍。

中医温病学说著作自明末到中华人民共和国成立之前的发展中，在起病急、传染与发展快、发热症状明显者为温病或瘟疫（包括寒疫）的共识基础上，大致又可以分为三大类。一类姑且称之谓"瘟疫类"，以吴有性（又可）《温疫论》为代表，以及按"感受戾气、寒温不同"的医学思路与表里九传辨证思想发展起来的温病学著作；另一类姑且称之谓"温病类"，以叶桂（天士）、薛雪（生白）、吴塘（鞠通）的温病学名著为代表，以及按卫气营血及三焦辨证思路发展起来的温病学著作；还有一类是出现在近代，以具体病名（部分与西医病名吻合）为阐述重点的专病著作，姑且称之为"专病类"。本丛书根据这样的三种分类，再从学术内部的发展特点出发，进行编排整理。此外，根据临床需要，还涉及体现中华人民共和国成立之前广大中医师治疫经验的温病医案。由于温病医案分散在不同的著作中，与前面三类著作收入全书不同，温病医案只选择与温病相关的医案节选收入。

根据上述原则，本丛书分为6辑，第1~3辑属瘟疫类；第4辑属温病类；第5辑属专病类；第6辑为瘟疫温病医案。

由于形势紧迫，时不我待，此丛书的编纂整理，也稍稍有一点"急就章"，欠缺与讹误恐怕在所难免。志忐之余，希望得到读者们的批评指正。是为序。

张志斌

2020 年 4 月 23 日

校点说明

一、前设"提要"一篇，介绍本书的一般状况（作者、成书年、卷数等）、学术特色，以及本次校点版本情况。

二、尽力选取最佳底本与校本（包括主校本与他校本）。本次校勘采用"以本(底本)为主"与"以善为主"相结合的"本善兼顾"法。

三、凡底本不误而校本有误者，不改不注。底本引文虽有化裁，但文理通顺，意义无实质性改变者，不改不注。惟底本有误或引文改变原意时，方据情酌改，或仍存其旧，但均加校记。

四、本书采用横排、简体，现代标点。容易产生歧义的简体字，仍使用原繁体。版式变更造成的文字含义变化，今依现代排版形式予以改正，如"右×药"改"右"为"上"，不出注。

五、该书药名有与今通行之名用字不同者，为便利当代读者使用，一般改用通行之名（如"黄檗"改作"黄柏"、"莪茂"改作"莪术"等）。药物异名或能体现时代用药特征的药名不改（如"栝楼"不改作"瓜蒌"）。

六、底本中医名词术语用字与今通行者不同的，为便利当代读者使用，一般改用通行或规范之名（如"藏府"作"脏腑"、"足指"作"足趾"等）。尤其是同一书用字(词)不统一或不规范时，均加统一或规范，不另出注。但经典医著中的名词术语虽与今通行者不同，不予改动（如"藏象"不改作"脏象"）。

七、底本目录与正文有出入时，一般依据其实际内容予以调整，力求目录与正文标题一致，不另加注。如原书目录分卷排列，一般全部移聚到书前，不另加注。

八、凡底本中的避讳字（影响理解原意者）、异体字（如"豆"作"荳"、"果"作"菓"等）、俗写字，或笔画差错残缺，均径改作正体字，一般不出注。若显系笔误或误用之字，则径予改正（如"日"误作"曰"、"己"误作"已"等），不出注。底本中缺字处用"□"表示。

九、原底本中的双行小字，今统一改为单行小字。原书眉批栏中之文字，根据其文意，插入正文相应的文字之后。眉批改为小字，前后用鱼尾括号（【 】）括注以为标记。

十、书中疑难冷僻字及重要特殊术语，酌情予以简要注释。

十一、为了保持原书旧貌，书中的观点及理论不作任何删改，药物剂量亦采用旧制，个别当今已禁用或改用替代品的药物也未作改动，请读者见谅。

中国历代温病学著作精选

第四辑 总目录

温热论　温证论治

◎清·叶桂　撰

提　要

　　《温热论》《温证论治》实为同一著作的两种传本，为温病通论著作。由清·叶桂（天士）口述，其弟子顾景文执笔著录。本是叶氏师徒之间的问答授课，原无书名，后因整理者不同而形成以上两种传本。由华岫云修改整理者，名《温热论》，首刊于乾隆四十二年（1777年）；由唐大烈修改整理者，名《温证论治》，收入《吴医汇讲》，首刊于乾隆五十七年（1792年）。

　　两书比较，文字表述有较大的差异，而主要内容则区别不大。全文十分简短，仅四千余字。叶天士认同吴又可温邪"由口鼻而入"的观点，但对于感邪之后，病邪在人体内的传变过程，却提出了由浅而深分为卫分、气分、营分、血分4个病机层次。"温邪上受，首先犯肺"，然后可能按顺传与逆传两种方式发展。顺传：如正气不虚，邪毒不盛，则表现为顺传，按照"卫之后方言气，营之后方言血"，即卫分——气分——营分——血分的顺序由浅入深，逐步传变。逆传：邪从肺卫不经气分，直接传入心营，迅速出现神志昏乱。叶桂还进一步提出了卫气营血的治法："在卫汗之可也，到气才宜清气。乍入营分，犹可透热，仍转气分而解，如犀角、元参、羚羊等物是也。至入于血，则恐耗血动血，直须凉血散血，如生地、丹皮、阿胶、赤芍等物是也。"应该说，叶桂的卫气营血辨证方法是十分彻底的创新，不仅放弃了六经的概念，而且放弃了表里的概念，完全从温热病的传变特点出发进行辨证。叶桂是一位十分杰出的临床医学家，对于温病，一生阅历极其丰富。卫气营血辨证正是一种在精熟临床经验基础上的高度概括，既简洁明了，又逻辑严密，抓住了温热病发展的几个关键性环节，所以，十分便于临床医生的学习使用，有着极高的临床适用性。此外，叶氏在通过观察舌象、皮肤瘢疹及验齿来诊断温病的病情及判断预后方面，也有独到的发明。

　　由于《温热论》与《温证论治》的文字表述有较大的差异，本次校点分别收录这两种版本。前者以乾隆四十二年（1777年）卫生堂刻本为底本，以道光九年（1829年）卫生堂刻本为主校本，道光二十六年（1846年）经锄堂刻本及同治二年（1863年）崇文书局《温热经纬》本为他校本。后者以乾隆五十七年（1792年）吴门唐氏问心草堂刻《吴医汇讲》本为底本，以道光十五年（1835 年）《医门棒喝》本为主校本，宣统三年（1911 年）池阳周氏福慧双修馆《周氏医学丛书》本为他校本。

序

　　华与余家，世为姻娅。华君岫云精通岐黄术，常存利济救人之心，孜孜不倦。向慕吴门叶天士先生为当世卢扁，留心觅其医案约计盈万，分门选刻，共成十卷，名曰《临证指南》，已通行海宇矣。壬申岁，又将其续补医案《温热论》与平生所集各种经验奇方付刊，以备救急。其愿甚诚。忽于癸秋谢世。其方止刻十之二三，半途而废，见者咸为惋惜。华君好友岳君廷璋不忍漠视，力劝徽苏义商程、叶两君子授梓，完璧以公同志。一日汉川程君来蜀，出此编，丐余作序。予素不知医，且公务纷拏，军书旁午，竟不暇及。第展阅一遍，了然心目。询为青囊家不可缺一之书。即卢扁复起，亦不能舍是而别开窦窦。倘于乡陬僻壤，症患奇难，一时罕有良医调剂，备此查考，对症用药，立能起死回生，功效匪浅。慎勿以此编易简而忽诸。

乾隆四十年冬小春月

赐进士出身钦命四川按察使司按察司加三级凝台杜玉林撰并书

目　　录

温热论

种福堂公选良方兼刻古吴名医精论卷一

古吴叶桂天士先生　论

锡山华南田岫云　校

温邪上受，【邪从口鼻而入，故曰"上受"。但春温冬时伏寒藏于少阴，遇春时温气而发，非必上受之邪也。则此所论温邪乃是温风、湿温之发于春末夏初者也。】首先犯肺，逆传心包。肺主气属卫，心主血属营，辨营卫气血虽与伤寒同，若论治法，则与伤寒大异。盖伤寒之邪留恋在表，然后化热入里，温邪则热变最速。未传心包，邪尚在肺。肺主气，其合皮毛，故云在表。在表初用辛凉轻剂。挟风则加入薄荷、牛蒡之属；挟湿加芦根、滑石之流。或透风[1]于热外，或渗湿于热下，不与热相抟，势必孤矣。不尔，风挟温热而燥生，清窍必干，谓水主之气不能上荣，两阳相劫也。湿与温合，蒸郁而蒙痹于上，清窍为之壅塞，浊邪害清也。其病有类伤寒，其验之之法，伤寒多有变症，温热虽久，在一经不移，以此为辨。

前言辛凉散风，甘淡驱湿，若病仍不解，是渐欲入营也。营分受热，则血液受劫，心神不安，夜甚无寐，或斑点隐隐，即撤去气药。如从风热陷入者，犀角、竹叶之属；如从湿热陷入者，犀角、花露之品，参入凉血清热方中。若加烦躁、大便不通，金汁亦可加入。老年或平素有寒者，以人中黄代之。急急透斑为要。若斑出热不解者，胃津亡也，主[2]以甘寒，重则如玉女煎，轻则如梨皮、蔗浆之类。或其人肾水素亏，虽未及下焦，先自彷徨矣。必验之于舌。如甘寒之中加入咸寒，务在先安未受邪之地，恐其陷入易易耳。若其邪始终在气分流连者，可冀其战汗透邪，法宜益胃，令水与汗并，热达腠开，邪从汗出。解后胃气空虚，当肤冷一昼夜，待气还自温

---

〔1〕风：两种卫生堂刻本与经锄堂刻本均作"湿"，今据崇文书局《温热经纬》本改。

〔2〕主：两种卫生堂刻本均作"王"，今据经锄堂刻本改。

暖如常矣。盖战汗而解，邪退正虚，阳从寒泄，故渐肤冷，未必即成脱症。此时宜令病者安舒静卧，以养阳气来复。旁人切勿惊惶，频频呼唤，扰其元神，使其烦躁。但诊其脉，若虚软和缓，虽倦卧不语、汗出肤冷，却非脱症。若脉急疾、躁扰不卧、肤冷汗出，便为气脱之症矣。更有邪盛正虚，不能一战而解，停一二日再战汗而愈者，不可不知。

再论气病有不传血分而邪留三焦，亦如伤寒中少阳病也。彼则和解表里之半，此则分消上下之势，随症变法，如近时杏、朴、苓等类，或如温胆汤之走泄。因其仍在气分，犹可望其战汗之门户、转疟之机括。大凡看法，卫之后方言气，营之后方言血。在卫汗之可也，【辛凉开肺便是汗剂，非如伤寒之用麻、桂辛温也。】到气才可清气。入营犹可透热转气，如犀角、元参、羚羊等物。入血就恐耗血动血，直须凉血散血，如生地、丹皮、阿胶、赤芍等物。否则前后不循缓急之法，虑其动手便错，反至慌张矣。且吾吴湿邪害人最广，如面色白者，须要顾其阳气，湿胜则阳微也。法应清凉，然到十分之六七，即不可过于寒凉，恐成功反弃。何以故耶？湿热一去，阳亦衰微也。面色苍者，须要顾其津液，清凉到十分之六七，往往热减身寒者，不可就云虚寒而投补剂，恐炉烟虽熄，灰中有火也。须细察精详，方少少与之，慎不可直率而往也。又有酒客，里湿素盛，外邪入里，里湿为合。在阳旺之躯，胃湿恒多；在阴盛之体，脾湿亦不少。然其化热则一。热病救阴则易，通阳最难。救阴不在血，而在津与汗；通阳不在温，而在利小便。然较之杂症，则有不同也。

再论三焦不得从外解，必致成里结。里结于何？在阳明胃与肠也。亦须用下法，不可以气血之分，就不可下也。但伤寒热邪在里，劫烁津液，下之宜猛；此多湿邪内搏，下之宜轻。伤寒大便溏为邪已尽，不可再下；湿温病大便溏为邪未尽，必大便硬，慎不可再攻也，以屎燥为无湿矣。再人之体，脘在腹上，其地位处于中，按之痛，或自痛，或痞胀，当用苦泄，以其入腹近也。必验之于舌，或黄或浊，可与小陷胸汤或泻心汤，随症治之。若白不燥，或黄白相兼，或灰白不渴，慎不可乱投苦泄，其中有外邪未解里先结者，或邪郁未伸，或素属中冷者，虽有脘中痞痛，宜从开泄，宣通气滞，以达归于肺，如近俗之杏、蔻、橘、桔等，是轻苦微辛具流动之品可耳。

【论舌黄。】再前云舌黄或浊，须要有地之黄。若光滑者，乃无形湿热中已虚象，大忌前法。其脐以上为大腹，或满，或胀，或痛，此必邪已入里矣，表症必无，或十之存一。亦要验之于舌，或黄甚，或如沉香色，或如灰黄色，或老黄色，或中有断纹，皆当下之，如小承气汤，用槟榔、青皮、枳实、元明粉、生首乌等。若未现此等舌，不宜用此等法，恐其中有湿聚太阴为满，或寒湿错杂为痛，或气壅为胀，又当以别法治之。

再黄苔不甚厚而滑者，热未伤津，犹可清热透表。若虽薄而干者，邪虽去而津受伤也，苦重之药当禁，宜甘寒轻剂可也。

【论舌绛。】再论其热传营，舌色必绛。绛，深红色也。初传，绛色中兼黄白色，此气分之邪未尽也，泄卫透营，两和可也。纯绛鲜泽者，包络受病也，宜犀角、鲜生地、连翘、郁金、石菖蒲等。延之数日，或平素心虚有痰，外热一陷，里络就闭，非菖蒲、郁金等所能开，须用牛黄丸、至宝丹之类以开其闭，恐其昏厥为痉也。

再色绛而舌中心干者，乃心胃火燔，劫烁津液，即黄连、石膏亦可加入。若烦渴，烦热，舌心干，四边色红，中心或黄或白者，此非血分也，乃上焦气热烁津，急用凉膈散散其无形之热，再看其后转变可也。慎勿用血药，以滋腻难散。至舌绛，望之若干，手扪之原有津液，此津亏湿热熏蒸，将成浊痰蒙闭心包也。

再有热传营血，其人素有瘀伤宿血在胸膈中，挟热而抟，其舌色必紫而暗，扪之湿，当加入散血之品，如琥珀、丹参、桃仁、丹皮等。不尔，瘀血与热为伍，阻遏正气，遂变如狂发狂之症。若紫而肿大者，乃酒毒冲心；紫而干晦者，肾肝色泛也，难治。舌色绛而上有黏腻似苔非苔者，中挟秽浊之气，急加芳香逐之。舌绛欲伸出口而抵齿难骤伸者，痰阻舌根，有内风也。舌绛而光亮，胃阴亡也，急用甘凉濡润之品。若舌绛而干燥者，火邪劫营，凉血清火为要。舌绛而有碎点白黄者，当生疳也；大红点者，热毒乘心也，用黄连、金汁。其有虽绛而不鲜，干枯而痿者，此肾阴涸，急以阿胶、鸡子黄、地黄、天冬等救之，缓则恐涸极而无救也。其有舌独中心绛干者，此胃热心营受灼也，当于清胃方中加入清心之品，否则，延及于尖，为津干火盛矣。舌尖绛独干，此心火上炎，用导赤散泻其腑。

【论舌苔。】再舌苔白厚而干燥者，此胃燥气伤也，滋肾药中加甘草，令甘守津还之意。舌白而薄者，外感风寒也，当疏散之。若白干薄者，肺津伤也，加麦冬、花露、芦根汁等轻清之品，为上者上之也。若白苔绛底者，湿遏热伏也，当先泄湿透热，防其就干也。勿忧之，再从里透于外则变润矣。初病舌就干，神不昏者，急养正微，加透邪之药；若神已昏，此内匮矣，不可救药。又不拘何色，舌上生芒刺者，皆是上焦热极也，当用青布拭令薄荷水。揩之即去者轻，旋即生者险矣。舌苔不燥，自觉闷极者，属脾湿盛也。或有伤痕血迹者，必问曾经搔挖否，不可以有血而便为枯症，仍从湿治可也。再有神情清爽，舌胀大不能出口者，此脾湿胃热，郁极化风，而毒延于口也，用大黄磨入当用剂内，则舌胀自消矣。

再舌上白苔黏腻，吐出浊厚涎沫者，口必甜味也，为脾瘅病。乃湿热气聚，与谷气相抟，土有余也。盈满则上泛，当用醒头草芳香辛散以逐之则退。若舌上苔如碱者，胃中宿滞挟浊秽郁伏，当急急开泄，否则闭结中焦，不能从膜原达出矣。

【舌有烟煤。】若舌无苔而有如烟煤隐隐者，不渴肢寒，知挟阴病；如口渴烦热，平时胃燥舌也，不可攻之。若燥者，甘寒益胃；若润者，甘温扶中。此何故？外露而里无也。

【论舌黑。】若舌黑而滑者，水来克火，为阴症，当温之。若见短缩，此肾气竭也，为难治。欲救之，加人参、五味子，勉希万一。舌黑而干者，津枯火炽，急急泻南补北。若燥而中心厚痞者，土燥水竭，急以咸苦下之。

【论舌淡红无色。】舌淡红无色者，或干而色不荣者，当是胃津伤而气无化液也，当用炙甘草汤，不可用寒凉药。

【论舌白如粉。】若舌白如粉而滑，四边色紫绛者，温疫病初入膜原、未归胃腑，急急透解，莫待传陷而入为险恶之病。且见此舌者，病必见凶，须要小心。凡癍疹初见，须用纸燃照看。胸背、两胁点大而在皮肤之上者为癍，或云头隐隐，或琐碎小粒者为疹，又宜见而不宜见多。按方书谓癍色红者属胃热，紫者热极，黑者胃烂。然亦必看外症所合，方可断之。然而春夏之间湿病，俱发疹为甚，且其色要辨。如淡红色，四肢清，口不甚渴，脉不洪数，非虚癍即阴癍。或胸微见数点，面赤足冷，或下利清谷，此阴盛格阳于上而见，当温之。若癍色紫、小点者，心包热也。点大而紫，胃中热也。黑癍而光亮者，热胜毒盛，虽属不治，若其人气血充者，依法治之，尚可救。若黑而晦者必死。若黑而隐隐，四旁赤色，火郁内伏，大用清凉透发，间有转红成可救者。若夹斑带疹，皆是邪之不一，各随其部而泄。然斑属血者恒多，疹属气者不少。斑疹皆是邪气外露之象，发出宜神情清爽，为外解里和之意。如斑疹出而昏者，正不胜邪，内陷为患，或胃津内涸之故。

【论白痦。】再有一种白痦，小粒如水晶色者，此湿热伤肺，邪虽出而气液枯也，必得甘药补之。或未至久延伤及气液，乃湿郁卫分，汗出不彻之故，当理气分之邪。或白枯如骨者，多凶，为气液竭也。

【论齿。】再温热之病，看舌之后，亦须验齿。齿为肾之余，龈为胃之络。热邪不燥胃津，必耗肾液。且二经之血皆走其地，病深动血，结瓣于上。阳血者色必紫，紫如干漆；阴血者色必黄，黄如酱瓣。阳血若见，安胃为主；阴血若见，救肾为要。然豆瓣色者多险，若症还不逆者尚可治，否则难治矣。何以故耶？盖阴下竭，阳上厥也。

齿若光燥如石者，胃热甚也。若无汗恶寒，卫偏胜也，辛凉泄卫透汗为要。若如枯骨色者，肾液枯也，为难治。若上半截润，水不上承，心火炎上也，急急清心救水，俟枯处转润为妥。若咬牙啮[1]齿者，湿热化风。痉病但咬牙者，胃热气走其络也。若咬牙而脉症皆衰者，胃虚无谷以内荣，亦咬牙也。何以故耶？虚则喜实也。舌本不缩而硬，而牙关咬定难开者，此非风痰阻络，即欲作痉症，用酸物擦之即开。酸走筋，木来泄土故也。

若齿垢如灰糕样者，胃气无权，津亡湿浊用事，多死。而初病齿缝流清血，痛者为胃火冲激也，不痛者龙火内燔也。齿焦无垢者死；齿焦有垢者肾热胃劫也，当微下之，或玉女煎清胃救肾可也。

【论妇女温热病。】再妇人病温与男子同，但多胎前产后以及经水适来适断。大凡胎前病，古人皆以四物加减用之，谓护胎为要，恐来害妊。如热极用井底泥、蓝布浸冷覆盖腹上等，皆是保护之意，但亦要看其邪之可解处用。用血腻之药不灵，又当审察，不可认板法。然须步步保护胎元，恐损正邪陷也。至于产后之法，按方书谓慎用苦寒药，恐伤其已亡之阴也。然亦要辨其邪能从上中解者，稍从症用之亦无妨也，不过勿犯下焦。且属虚体，当如虚怯人病邪而治。总之，勿犯实实虚虚之禁。况产后

---

〔1〕啮：两种卫生堂刻本、经锄堂刻本均作"断"，今据崇文书局《温热经纬》本改。

当血气沸腾之候，最多空窦，邪势必乘虚内陷，虚处受邪为难治也。如经水适来适断，邪将陷血室，少阳伤寒言之详悉，不必多赘。但数动与正伤寒不同，仲景立小柴胡汤提出所陷热邪，参、枣扶胃气，冲脉隶属阳明也，此与虚者为合治。若热邪陷入与血相结者，当宗陶氏小柴胡汤，去参、枣，加生地、桃仁、楂肉、丹皮或犀角等。若本经血结自甚，必少腹满痛。轻者刺期门，重者小柴胡汤去甘药，加延胡、归尾、桃仁。挟寒加肉桂，心气滞者加香附、陈皮、枳壳等。然热陷血室之症，多有谵语如狂之象，防是阳明胃热，当辨之。血结者身体必重，非若阳明之轻旋便捷者。何以故耶？阴主重浊，络脉被阻，侧旁气痹，连胸背皆拘束[1]不遂，故去邪通络，正合其病。往往延久，上逆心包，胸中痛，即陶氏所谓血结胸也。王海藏出一桂枝红花汤加海蛤、桃仁，原为表里上下一齐尽解之理，看此方大有巧手，故录出以备学者之用。

---

〔1〕束：原作"东"，今据经锄堂刻本改。

温证论治

叶天士，名桂，号香岩，世居阊门外下塘。所著《温证论治》二十则，乃先生游于洞庭山，门人顾景文随之舟中，以当时所语信笔录记。一时未加修饰，是以辞多佶屈，语亦稍乱，读者不免晦目。烈不揣冒昧，窃以语句少为条达，前后少为移掇，惟使晦者明之，至先生立论之要旨，未敢稍更一字也。

温邪上受，首先犯肺，逆传心包。肺主气属卫，心主血属营，辨营卫气血虽与伤寒同，若论治法，则与伤寒大异。盖伤寒之邪留恋在表，然后化热入里，温邪则化热最速。未传心包，邪尚在肺。肺合皮毛而主气，故云在表。初用辛凉轻剂。挟风加薄荷、牛蒡之属；挟湿加芦根、滑石之流。或透风于热外，或渗湿于热下，不与热相抟，势必孤矣。不尔，风挟温热而燥生，清窍必干，谓水主之气不能上荣，两阳相劫也。湿与温合，蒸郁而蒙痹于上，清窍为之壅塞，浊邪害清也。其病有类伤寒，验之之法，伤寒多有变症，温热虽久，总在一经为辨。

前言辛凉散风，甘淡驱湿，若病仍不解，是渐欲入营也。营分受热，则血液受劫，心神不安，夜甚无寐，或斑点隐隐，即撤去气药。如从风热陷入者，用犀角、竹叶之属；如从湿热陷入者，用犀角、花露之品，参入凉血清热方中。若加烦躁、大便不通，金汁亦可加入。老年及平素有寒者，以人中黄代之。急速透斑为要。若斑出热不解者，胃津亡也，主以甘寒，重则玉女煎，轻则梨皮、蔗浆之类。或其人肾水素亏，病虽未及下焦，每多先自彷徨，此必验之于舌。如甘寒之中加入咸寒，务在先安未受邪之地，恐其陷入耳。若其邪始终在气分流连者，可冀其战汗透邪，法宜益胃，令邪与汗并，热达腠开，邪从汗出。解后胃气空虚，当肤冷一昼夜，待气还自温暖如常矣。盖战汗而解，邪退正虚，阳从汗泄，故渐肤冷，未必即成脱症。此时宜安舒静卧，以养阳气来复。旁人切勿惊惶，频频呼唤，扰其元气。但诊其脉，若虚软和缓，虽倦卧不语、汗出肤冷，却非脱症。若脉急疾、躁扰不卧、肤冷汗出，便为气脱之症矣。更有邪盛正虚，不能一战而解，停一二日再战汗而愈者，不可不知。

再论气病有不传血分而邪留三焦，犹之伤寒中少阳病也。彼则和解表里之半，此则分消上下之势，随症变法，如近时杏、朴、苓等类，或如温胆汤之走泄。因其仍在气分，犹有战汗之门户、转疟之机括也。大凡看法，卫之后方言气，营之后方言血。在卫汗之可也，到气才宜清气。乍入营分，犹可透热，仍转气分而解，如犀角、元参、羚羊等物是也。至入于血，则恐耗血动血，直须凉血散血，如生地、丹皮、阿胶、赤芍等物是也。若不循缓急之法，虑其动手便错耳。且吾吴湿邪害人最多。如面色白者，须要顾其阳气，湿胜则阳微也。如法应清凉，用到十分之六七，即不可过凉，盖恐湿热一去，阳亦衰微也。面色苍者，须要顾其津液，清凉到十分之六七，往往热减身寒者，不可便云虚寒而投补剂，恐炉烟虽熄，灰中有火也。须细察精详，方少少与之，慎不可漫然而进也。又有酒客，里湿素盛，外邪入里，与之相抟。在阳旺之躯，胃湿恒多；在阴盛之体，脾湿亦不少。然其化热则一。热病救阴犹易，通阳最难。救阴不在补血，而在养津与测汗；通阳不在温，而在利小便。较之杂症有不同也。

再论三焦不从外解，必致里结。里结于何？在阳明胃与肠也。亦须用下法，不可以气血之分，谓其不可下也。惟伤寒热邪在里，劫烁津液，下之宜猛；此多湿邪内抟，下之宜轻。伤寒大便溏为邪已尽，不可再下；湿温病大便溏为邪未尽，必大便硬乃为无湿，始不可再攻也。再人之体，脘在腹上，其位居中，按之痛，或自痛，或痞胀，当用苦泄，以其入腹近也。必验之于舌，或黄或浊，可与小陷胸汤或泻心汤，随症治之。若白不燥，或黄白相兼，或灰白不渴，慎不可乱投苦泄，其中有外邪未解里先结者，或邪郁未伸，或素属中冷者，虽有脘中痞痛，宜从开泄，宣通气滞，以达归于肺，如近世之杏、蔻、橘、桔等，轻苦微辛具流动之品可耳。又有舌上白苔黏腻，吐出浊厚涎沫者，其口必甜，此为脾瘅。乃湿热气聚，与谷气相抟，土有余也。盈满则上泛，当用佩兰叶芳香辛散以逐之。若舌上苔如碱者，胃中宿滞挟浊秽郁伏，当急急开泄，否则闭结中焦，不能从膜原达出矣。

再舌苔白厚而干燥者，此胃燥气伤也，滋润药中加甘草，令甘守津还之意。舌白而薄者，外感风寒也，当疏散之。若薄白而干者，肺液伤也，加麦冬、花露、芦根汁等轻清之品，为上者上之也。若苔白而底绛者，湿遏热伏也，当先泄湿透热，防其即干也。此可勿忧，再从里而透于外则变润矣。初病舌即干，神不昏者，宜急养正微，加透邪之药；若神已昏，此内匮，不可救药矣。

前云舌黄或浊，当用陷胸泻心，须要有地之黄。若光滑者，乃无形湿热已有中虚之象，大忌前法。其脐以上为大腹，或满，或胀，或痛，此必邪已入里，表症必无，或存十之一二。亦须验之于舌，或黄甚，或如沉香色，或如灰黄色，或老黄色，或中有断纹，皆当下之，如小承气汤，用槟榔、青皮、枳实、元明粉、生首乌等皆可。若未现此等舌，不宜用此等药，恐其中有湿聚太阴为满，或寒湿错杂为痛，或气壅为胀，又当以别法治之矣。

再黄苔不甚厚而滑者，热未伤津，犹可清热透表。若虽薄而干者，邪虽去而津受伤也，苦重之药当禁，宜甘寒轻剂养之。

再论其热传营，舌色必绛。绛，深红色也。初传，绛色中兼黄白色，此气分之邪未尽也，泄卫透营，两和可也。纯绛鲜泽者，胞络受邪也，宜犀角、鲜生地、连翘、郁金、石菖蒲等清泄之。延之数日，或平素心虚有痰，外热一陷，里络即闭，非菖蒲、郁金等所能开，须用牛黄丸、至宝丹之类以开其闭，恐其昏厥为痉也。

再论舌绛而干燥者，火邪劫营，凉血清血为要。色绛而舌心干者，乃心胃火燔，劫烁津液，即黄连、石膏亦可加入。其有舌心独绛而干者，亦胃热而心营受灼也，当于清胃方中加入清心之品，否则，延及于尖，为津干火盛之候矣。舌尖独绛而干，此心火上炎，用导赤散泻其腑。若烦渴，烦热，舌心干，四边色红，中心或黄或白者，此非血分也，乃上焦气热烁津，急用凉膈散散其无形之热，再看其后转变可也。慎勿用血药，反致滋腻留邪。至舌绛，望之若干，手扪之原有津液，此津亏湿热熏蒸，将成浊痰蒙闭心包也。舌色绛而上有黏腻似苔非苔者，中挟秽浊之气，急加芳香逐之。舌绛而抵齿难伸出口者，痰阻舌根，有内风也。舌绛而光亮，胃阴亡也，急用甘凉濡润之品。舌绛而有碎点黄白者，将生疳也；大红点者，热毒乘心也，用黄连、金汁。其有虽绛而不鲜，干枯而痿者，此肾阴涸也，急以阿胶、鸡子黄、地黄、天冬等救之，缓则恐涸极而无救也。

再有热传营血，其人素有瘀伤宿血在胸膈中，舌色必紫而暗，扪之潮湿，当加散血之品，如琥珀、丹参、桃仁、丹皮等，否则瘀血与热相抟，阻遏正气，遂变如狂发狂之症。若紫而肿大者，乃酒毒冲心。紫而干晦者，肾肝色泛也，难治。

舌若淡红无色，或干而色不荣者，乃是胃津伤而气无化液也，当用炙甘草汤，不可用寒凉药。

再有不拘何色，舌生芒刺者，皆是上焦热极也，当用青布拭冷薄荷水揩之。即去者轻，旋即生者险矣。

舌苔不燥，自觉闷极者，属脾湿盛也。或有伤痕血迹者，必问曾经搔挖否，不可以有血而便为枯症，仍从湿治可也。再有神情清爽，舌胀大不能出口者，此脾湿胃热，郁极化风，而毒延于口也，用大黄磨入当用剂内，则舌胀自消矣。

舌无苔而有如烟煤隐隐者，慎不可忽视，如口渴烦热而燥者，平时胃燥也，不可攻之，宜甘寒益胃。若不渴，肢寒而润者，乃挟阴病，宜甘温扶中。此何以故？外露而里无也。

舌黑而滑者，水来克火，为阴症，当温之。若见短缩，此肾气竭也，为难治，惟加人参、五味子，或救万一。舌黑而干者，津枯火炽，急急泻南补北。若黑燥而中心厚者，土燥水竭，急以咸苦下之。

若舌白如粉而滑，四边色紫绛者，温疫病初入膜原、未归胃腑，急急透解，莫待传入而为险恶之症。且见此舌者，病必见凶，须要小心。凡癍疹初见，须用纸燃照看。胸背、两胁点大而在皮肤之上者为癍，或云头隐隐，或琐碎小粒者为疹，又宜见而不宜多见。按方书谓癍色红者属胃热，紫者热极，黑者胃烂。然亦必看外症所合，方可断之。春夏之间湿病，俱发癍疹为甚。如淡红色，四肢清，口不甚渴，脉不洪数，此非虚癍即属阴癍。或胸前微见数点，面赤足冷，或下利清谷，此阴盛格阳于上，当温之。若癍色紫而点小者，心包热也；点大而紫，胃中热也。癍黑而光亮者，热毒极炽，虽属不治，然其人气血充者，依法治之，或有可救。若黑而晦者必死。黑而隐隐，四旁赤色者，乃火郁内伏，大用清凉透发，间有转红而可救者。又有夹癍带疹，皆是邪之不一，各随其部而泄。然癍属血者恒多，疹属气者不少。癍疹皆是邪气外露之象，发出之时宜神情清爽，方为外解里和。如癍疹出而昏者，此正不胜邪而内陷，或胃津内涸之候矣。

再有一种白㾦，小粒如水晶色者，此湿热伤肺，邪虽出而气液枯也，必得甘药补之。若未至久延，气液尚在未伤，乃为湿郁卫分，汗出不彻之故，当理气分之邪。枯白如骨者多凶，气液竭也。

再温热之病，看舌之后，亦须验齿。齿为肾之余，龈为胃之络。热邪不燥胃津，必耗肾液。且二经之血走于此处，病深动血，结瓣于上。阳血色紫，紫如干漆；阴血色黄，黄如酱瓣。阳血若见，安胃为主；阴血若见，救肾为要。然豆瓣色者多险，惟症尚不逆者犹可治，否则难治矣。此何故耶？盖阴下竭，阳上厥也。

齿若光燥如石者，胃热甚也。证见无汗恶寒，卫偏胜也，辛凉泄卫透汗为要。若如枯骨色者，肾液枯也，为难治。若上半截润，水不上承而心火上炎也，急急清心救水，俟枯处转润为妥。若咬牙啮齿者，湿热化风。痉病但咬牙者，胃热气走其络也。咬牙而脉症皆衰者，胃虚无谷以内荣也。此何以故？虚则喜实也。舌本不缩而硬，牙关咬定难开者，此非风痰阻络，即欲作痉症，用酸物擦之即开。酸走筋，木来泄土故也。

若齿垢如灰糕样者，胃气无权，津亡而湿浊用事，多死。初病齿缝流清血，痛者为胃火冲激，不痛者为龙火内燔。齿焦无垢者死；齿焦有垢者肾热胃劫也，当微下之，或玉女煎清胃救肾可也。

再妇人病温与男子同，但多胎前产后以及经水适来适断。大凡胎前病，古人皆以四物加减用之，谓恐邪来害妊也。如热极者，有用井底泥及蓝布浸冷覆盖腹上等，皆是护胎之意。然亦须看其邪之可解而用之。如血腻之药不灵，又当审察，不可固执。仍宜步步保护胎元，恐正损邪陷也。至于产后，方书谓慎用苦寒，恐伤已亡之阴也。然亦要辨其邪能从上中解者，稍从症用之亦无妨也，不过勿犯下焦。且属虚体，当如虚怯人病邪而治。况产后当血气沸腾之际，最多空窦，邪必乘虚内陷，虚处受邪为难治也。如经水适来适断，邪将陷于血室，少阳伤寒言之详悉，不必多赘。但数动与正伤寒不同，仲景立小柴胡汤提出所陷热邪，参、枣以扶胃气，因冲脉隶属阳明也，此惟虚者为合治。若热邪陷入与血相结者，当宗陶氏小柴胡汤，去参、枣，加生地、桃仁、楂肉、丹皮或犀角等。若本经血结自甚，必少腹满痛。轻者刺期门，重者小柴胡汤去甘药，加延胡、归尾、桃仁。挟寒加肉桂，心气滞加香附、陈皮、枳壳等。然热陷血室之症，多有谵语如狂之象，与阳明胃热相似，此种病机，最须辨别。血结者身体必重，非若阳明之轻便者。何以故耶？阴主重浊，络脉被阻，身之侧旁气痹，连及胸背皆为阻窒，故去邪通络，正合其病。往往延久，上逆心包，胸中痹痛，即陶氏所谓血结胸也。王海藏出一桂枝红花汤加海蛤、桃仁，原欲表里上下一齐尽解之理，此方大有巧妙焉。

幼科要略

◎清·叶桂 著

提 要

　　《幼科要略》虽以"幼科"命名，实则以讨论幼科温病为主。据《全国中医图书联合书目》记载，《幼科要略》没有出过单行本，只是被华云岫收入《临证指南医案》中，作为第10卷的主要内容而刊行。《临证指南医案》首次刊刻于乾隆三十三年（1786年），故将《幼科要略》刊行年定为此年。

　　叶氏认为"襁褓小儿，体属纯阳，所患热病最多。"春应温而反大寒，夏应热而反大凉，秋应凉而反大热，冬应寒而反大温，皆不正之乖气也。病自外感，治从阳分。因口鼻受气，则不在足太阳经，如果宗伤寒发散阳经，虽汗不解。而幼儿质薄神怯，日期多延，病变错综。所以叶氏作此《幼科要略》，主要针对伏气、风温、夏热、秋燥、冬寒、春温、风温、暑热、疟、痢、受热厥逆、痧疹、痘、吐泻霍乱、惊等温病所赅内容，提出病因病机的论述及治法示范。叶氏指出风温上感，肺位最高，必先伤肺，肺病失治，逆传心包。一般幼科医师多不知此，易致误治。他强调，治当忌汗，初病宜用辛凉。如咳喘甚者，宜昼夜竖抱勿倒三四日。暑热一症，当分三焦投药，以苦、辛、寒为主，若拘六经分症，仍是伤寒治法，致误良多。暑邪必挟湿，状如外感风寒，然务忌用柴胡、葛根、羌活、防风等药。秋燥虽属热病，须防以苦助燥，不宜过用苦燥劫液之品，当以辛凉甘润之方，气燥自平而愈。冬寒虽当发汗，然小儿肌疏易汗，难任麻黄、桂枝辛温，轻则紫苏、防风，身痛可加羌活，然仍不能过剂。葱豉汤轻清平和，乃通用要方。清代著名温病学家王士雄评论说："虽为小儿说法，大人岂有他殊？故于《温热论》后附载春温、夏暑、秋燥诸条，举一反三，不仅为活幼之慈航矣。"

　　《临证指南医案》在临床上受到极大的重视，曾多次刊刻，在清代有近四十种版本，民国有十余个版本。中华人民共和国成立之后，也有多种不同的影印本及校点本发行。本次点校以乾隆三十三年（1768年）《临证指南医案》卫生堂初刻本卷十《幼科要略》作为底本，乾隆四十年（1775年）崇德书院刻本为主校本，以道光二十四年（1844年）苏州经锄堂刻朱墨套印本及宣统三年（1911年）池阳周氏福慧双修馆刻本为他校本。

李治运序 [1]

　　夫事之最切于日用者莫如医，故自轩岐道兴而《灵》《素》以下，代有名人，历有著述。卢扁以后，如仲景所著《伤寒》《金匮》，直肇《灵兰》之秘，泄《玉版》之文。至若河间、东垣、丹溪，亦迥出凡流，合仲景称为四大名家，伤寒暨杂证之治疗法云备矣，世咸宗之。但仲景之书，辞义古奥，《难经》诸名家之注疏，亦未能尽晰其理。近代以来，薛立斋、张景岳、喻嘉言等，皆本之《灵》《素》，或作或述，其于诸证皆有发明。迨柯韵伯所注《伤寒》，能独开生面，惜其书尚未广行于世。其他则间有《心悟》，阐扬亦不能无偏执之弊矣。我皇上仁育为怀，命太医院考檄前贤精义，汇辑《金鉴录》一书，颁行海内。集诸贤之大成，开后人之心法，寿世福民，孰有善于此哉。夫医者，意也；方者，法也。神明其意于法之中，则存乎其人也。父子不相授受，师弟不能使巧也。吴阊叶君天士，禀赋灵明，造诣深邃。其于轩岐之学错综融贯，处方调剂立起沉疴，故名播南北，所遗医案与方脍炙人口。华君岫云婆心济世，辑而成帙，别类分门，将付剞劂而请序于余。余翻阅再过，实足以启迪后人，使好学深思者触类引伸，未必非济世之一助。至进而求其所以然，彼《灵》《素》诸书具在，而心领神会则又存乎其人也云尔。

乾隆二十九年岁次甲申秋七月既望吴江李治运题于太薇清署

---

　　[1]李治运序：原无此题，为区别各序而加，以下各序同此。后有"李国华序"，而"李治运序"与"李国华序"因姓氏无法区别，故姓名同出。《幼科要略》为《临证指南医案》之卷十，为便于读者理解原意，现将原《临证指南医案》6个序言及"凡例"一并收录。

嵇 序

医之为道，微矣。七情六气之感，病非一端；温凉寒热之性，药非一类。非天资高妙者，不可以学医；非博极群书者，亦不足以语医也。今之医者，或记丑而不精于审脉，或审脉而不善于处方，或泥古而不化，或师心而自用，或临症不多，或独于偏见，不能已疾而转以盖疾，又乌可以言医哉？吴门叶天士先生天分绝人，于书无所不请，终身不能忘。其视脉也，不待病者相告语而推述病源。有病者思而后得之者，不啻日周旋于病者之侧而同其寝兴饮食，熟其喜怒惊悲也。盖以其意深识病者之意，而又神明乎古人处方之精意，而直以意断之。故其处方也，一二味不为少，十余味不为多。习见不妨从同，独用不妨立异，轻重系于倏忽之间，而其效在乎呼吸及数十年之后。投之所向，无不如意，迎刃而解，涣然水释。先生之名益高，从游者日益众，而先生固无日不读书也。尝记余乡人有患痼疾者，间诣先生所，为处方授之，曰：服此百剂，终身不复发矣。其人服至八十剂，盖已霍然者月余矣，乃止不服。逾年，病复发，复诣先生所。先生曰：是吾令服其方百剂者，何乃如是？其人以实告。令再服四十剂，即永不发矣。卒如言。其神妙若是，岂俗手之意为增损者可同年而语哉？今所存医方若千卷，皆门弟子所录存者。学者能读其书以通其意，则善矣。

乾隆丙戌嘉平锡山拙修嵇璜书于绚秋书屋

李国华序

吾吴叶天士先生，以岐黄妙术擅名于时者五十余年。凡一时得奇疾，而医药罔效者，先生一诊视而洞悉源委，投以片剂[1]，沉疴立起，远近之向风慕义，老无间言。余旧居胥江，与叶氏世属通家，其门墙桃李亦皆至戚旧交，心神其术，回录其方案成帙，藏之有年。方欲公诸天下，今锡山华君岫云为之分别门类，授之梓人。余喜君之与余有同心也，回任校雠编辑之役。书既成，君嘱余书其缘起。夫良医之功同良相，人所稔知也。然良医不能使其身寿同金石，而屡试其技于后人，亦势之无可如何者矣。今得同心者汇录其成案，而使后人有所取法观摩，其功顾不伟欤？使后有能者得是编而神明变化之，则先生之遗泽流被于千百世而无穷，而先生不死矣。今回是书之成，爰书其大略如上。

乾隆岁次丙戌季秋李国华大瞻识

---

[1] 片剂：指轻微少量的药剂。

华 序

古人有三不朽之事，为立德、立功、立言也。盖名虽为三，而理实一贯。要之，惟求有济于民生而已。夫有济于民生，则人之所重莫大乎生死。可以拯人之生死，虽韦布之士，亦力能为者，则莫若乎医。故良医处世，不矜名、不计利，此其立德也；挽回造化，立起沉疴，此其立功也；阐发蕴奥，聿著方书，此其立言也。一艺而三善咸备，医道之有关于世，岂不重且大耶？故上古圣帝辨析阴阳，审尝气味，创著《内经》，垂不朽之仁慈，开生民之寿域。其《大易》《本草》《灵》《素》诸书，炳若日星，为万世不磨之典。厥后亦代有名贤穷究其理，各有著述开示后人，以冀共跻仁寿。无如后世习是业者，其立志存心，却有天理人欲之两途。如范文正公虽不业医，而其所有不为良相即作良医者，斯纯以利济为心者也。俗谚有云：秀才行医，如菜作齑者。此浅视医道，仅为衣食之计者也。夫以利济存心，则其学业必能日造乎高明。若仅为衣食计，则其知识自必终囿于庸俗。此天理人欲，公私之判也。故每阅近代方书，其中有精研义理，发前人未发之旨者固多；亦有徒务虚名之辈，辄称与贵显某某交游，疗治悉属险证，如何克期奏效，刊成医案，妄希行世。不知此皆临证偶尔幸功，乃于事后夸张虚语，欺诳后人，以沽名誉，则其书诞谩，不足信也。噫！欲求遵嘉言喻氏遗法，临病先议证、后立方，其于未用药之前所定方案，无一字虚伪者，乃能征信于后人。但执此以绳世，诚不易多得也。惟近见吴阊叶氏晚年日记医案，辞简理明，悟超象外。其审证则卓识绝伦，处方则简洁明净，案中评证，方中气味，于理吻合，能运古法而仍周以中规、化新奇而仍折以中矩。察其学识，盖先生固幼禀颖绝之才，众所素稔。然徒恃资敏，若不具沉潜力学，恐亦未易臻此神化也。惜其医案，所得无多，不过二三年间之遗帙。每细心参玩，只觉灵机满纸，其于轩岐之学，一如程朱之于孔孟，深得夫道统之真传者。以此垂训后人，是即先生不朽之立言也。故亟付剞劂，以公诸世。至其一生之遗稿，自有倍蓰于此，个中义理，必更有不可思议者，自必存在诸及门处，什袭珍藏，尚未轻以示人也。然吾知卞氏之玉，丰城之剑，其精英瑞气，断不至于泯没，自必终显于世，只在先后之间耳。倘有见余是刻，能悉将先生遗稿急续刻行世，此岂非医林中之大快事，抑亦病家之大幸事也。谅亦必有同志者，余将翘企而望之。因以为序。

乾隆三十一年岁次丙戌季冬锡山华岫云题

高　序

夫用药之道譬若用兵，呼吸之间，死生攸系，固未易言也。是以军有纪律，方有法度，时有进退，事有成败。觇风云之变，识草木之情，其机至神，又安可以小道视之哉？余不敏，窃慕范文正公之论，因师事吴门亮揆张先生。先生乃叶氏门墙桃李也，余因得窥叶泒[1]之一斑。观其议病疏方，动中窾启，所谓游夏之徒不能赞一辞者也。拟印叶师之妙谛，以开后学之法门，其有待于他年乎？由是归而读书，不与尘事。里有华君岫云者，好古之士也。过而与语甚洽，遂出一编示余，乃叶师之方案也。问所从来，曰：积数十年抄集而成。其苦心济世，为何如耶。噫！叶师之方案，至妙者不可胜数，而散佚居多，此其剩事耳。然零珠碎玉，岁久弥湮，秘而不传，将终失也。请授之梓，以惠当世。华君然之，余嘉其非业医者而有是志，于是乎书。

时乾隆丙戌季冬锡城高梅题于乡山书屋

---

〔1〕泒：疑当作"派"字。

邵 序

天地之大德曰生。医者，赞天地之生者也。上古三皇，悯下民之夭扎，乃乘卦象以明阴阳消长之机，辨气味以审五行生克之理，著《灵》《素》以立万世医学之原。大哉！至哉！非怀胞与之仁慈，禀天亶之圣智者，其孰能之。轩岐以后，亦代有明哲之士，穷理致知，阐扬斯旨。但理道渊深，其奥难窥，故虽悬壶之士如林，而洞垣之技罕觏。苟有能不盛盛虚虚而遗人夭殃者，则已幸矣。近代以来，古吴有世医天士叶君者，学本家传，道由心悟。吾乡与吴郡接壤，犹忆曩时，凡知交患证棘手濒于危者，一经调剂，无不指下回春。其声誉之隆，不特江左一隅，抑且名标列省。惟是应策多门，刻无宁晷，未遑有所著述以诏后世，人皆为之惋惜。近有岫云华君，购其日诊方案，欲付之梓，以公诸世，请序于余。余虽习医有年，愧未能深知医理。然观其论证，则援引群书之精义；拟法，则选集列古之良方。始知先生一生嗜古，攻研蕴蓄于胸中者，咸于临证时吐露毫端，此即随证发明之著作也。其于阴阳、虚实、标本格致之功，实足以上绍轩岐，下开来哲。以此行世，凡医林之士见之，自必勤求古训，博采众方，迫将日造乎高明，庶不致临证有望洋之叹。则此帙实济世之慈航也，故为之序。

乾隆丙戌仲秋锡山邵新甫题

凡　例

此案出自数年采辑，随见随录，证候错杂，若欲考一证，难于汇阅。余不揣固陋，稍分门类。但兼证甚多，如虚劳咳嗽吐血，本同一证，今各分门，是异而同也。即如咳嗽有虚实、标本、六气之别，今合为一门，是同而异也。如暑湿而兼疟、痢，脾胃病而兼呕吐、肿胀，凡若此者，不可胜数，欲求分析至当不易。余本不业医，且年已古稀，自谢不敏，专俟高明之辈翻刻改正。

一证之中，有病源各异，如虚劳有阴虚、阳虚、阴阳两虚之不同，若再分门，恐有繁冗之叹。今将阴虚先列于前，继列阳虚，继阴阳两虚，使观者无错杂之憾。余门仿此。

此案分门类时，已剔去十之二三。今一门之中，小异而大同者尚多，本应再为剔选。但细阅之小异处，却甚有深意，故不敢妄为去取。且如建中汤、麦门冬汤、复脉等汤，稍为加减，治证甚多。若再为删削，不足以见先生信手拈来、头头是道、其用方变化无穷之妙矣。

每阅前人医案，治贫贱者少。盖医以济人为本，视贫富应同一体，故此案不载称呼，仅刻一姓与年岁。如原案已失记者，则以一"某"字代之。至于妇女之病，年高者但将一"妪"字，中年者以一"氏"字，年少用一"女"字别之。然有本系妇女而案中未经注明者甚多，不敢臆度，强为分别。

医道在乎识证、立法、用方，此为三大关键，一有草率，不堪为司命。往往有证既识矣，却立不出好法者；或法既立矣，却用不出至当不易好方者。此谓学业不全。然三者之中，识证尤为紧要。若法与方，只在平日看书多记，如学者记诵之功。至于识证，须多参古圣先贤之精义，由博反约，临证方能有卓然定见。若识证不明，开口动手便错矣。今观此案，其识证如若洞垣，所用法与方，皆宗前贤而参以己意稍为加减之，故案中有并非杜撰之句。余愿业医者，于识证尤当究心，如儒家参悟性理之功，则临证自有把握。然后取此法与方用之，必有左右逢源之妙矣。倘阅是书者，但撷拾其辞句，剿袭其方药，借此行道为觅利之计，则与余刻是书之一片诚心，大相悖矣。幸后之览者，扪心自问，切勿堕落此坑堑。

此案须知看法。就一门而论，当察其病情、病状、脉象各异处，则知病名虽同，而源不同矣。此案用何法，彼案另用何法，此法用何方，彼法另用何方，从其错综变化处细心参玩。更将方中君、臣、佐、使之药，合病源上细细体贴，其古方加减一二味处，尤宜理会。其辨证立法处，用朱笔圈出，则了如指掌矣。切勿草率看过。若但得其皮毛而不得其神髓，终无益也。然看此案，须文理清通之士具虚心活泼灵机，曾将《灵》《素》及前贤诸书参究过一番者，方能领会此中意趣。吾知数人之中，仅有一二知音潜心默契。若初学质鲁之人，未能躐等而进，恐徒费心神耳。

此案惟阙火证一门。盖火有七情、六气、五志之不同，证候不一，难于汇辑，故竟不分门。至于伤寒，惟太阳初感风寒为甚少，寒既化热之后，种种传变之证，散见诸门者颇多。观者自能会意，勿谓先生长于治杂证，短于治伤寒。观其用仲景诸方活泼泼地，即可以知其治伤寒之妙矣。

案中治法如作文之有平浓奇淡，诸法悉备。其用药有极轻清、极平淡者，取效更捷。或疑此法仅可治南方柔弱之质，不能治北方刚劲之体，余谓不然。苟能会悟其理，则药味分量或可权衡轻重。至于治法，则不可移易。盖先生立法之所在，即理之所在，不遵其法，则治不循理矣。南北之人，强弱虽殊，感病之由则一也。其补泻温凉，岂可废绳墨而出范围之外乎？况姑苏商旅云集，案中岂乏北省之人哉？不必因其轻淡而疑之。或又曰，案虽佳，但未知当时悉能效否？余曰，万事不外乎理，今案中评证、方中议药，咸合于理，据理设施，自必有当。至于效与不效，安得人人而考核之哉？

案中有未经载明，难于稽考处，如药味分量炮制、丸方煎方相混，与所服剂数多寡。若平补之方，竟有连服百剂者。更有一人联用几方者，其间相隔日月远近，并四季时令，俱未注明。惜皆无考，全在观者以意会之可也。

每门之后，附论一篇者，因治法头绪颇繁，故撮其纲领，稍为叙述之，以便后人观览。又恐业医之辈，文才有浅深，遂约同志，措辞不必高古。观者幸勿因其俚鄙而忽之。

案中所用丹丸，有一时不能猝办者，如紫雪丹、至宝丹、鳖甲煎丸、玉壶丸等类，若有丰裕好善之家，依方处诚合就，售与病人，既可积德，亦不至于亏本。

此案之刻，不过一脔之味耳。本欲再为购求，广刻行世，奈无觅处。倘同志之士有所珍藏，亦愿公诸于世者，恭俟再商续刻。然此案虽非全璧，实具种种良法，已足启发愚蒙，嘉惠来兹。学者苟能默契其旨，大可砭时医庸俗、肤浅、呆板、偏执、好奇、孟浪、胆怯诸弊，其于医学有功不小。

目　　录 [1]

---

〔1〕目录：原目录只有"痧疹、痘、疳、吐泻、痫（痉、厥）、虫、集方"，与正文完全不符，今据正文而改。虽篇目略有重复，悉本原样。

幼科要略

古吴叶桂天士先生　著

浒关李大瞻翰圃

华南田岫云

锡山　　　　　同校

邵铭新甫

按：襁褓小儿，体属纯阳，所患热病最多。世医俗者，固知谓六气之邪皆从火化，饮食停留，郁蒸变热，惊恐内迫，五志动极皆阳。奈今时治法，初则发散解肌，以退表热，仍混入消导。继用清热苦降，或兼下夺。再令病家禁绝乳食，每致胃气索然，内风来乘，变见惊痫，告毙甚多。附记世俗通套之方药于下，不可不知，不足取法也。

防风、荆芥、葛根、前胡、桔梗、木通、赤芍、卜子、厚朴、陈皮、山楂、麦芽、枳壳、神曲、钩藤，夏佐香薷，冬佐麻黄、羌活。

两三日热不解：

柴胡、前胡、黄连、黄芩、山栀、连翘、薄荷、葛根、木通、钩藤、厚朴、枳实、瓜蒌实，丸剂必用大黄。

四五日不解，但言食滞未尽，表里不和，总以柴芩小陷胸。若呕逆烦渴，用竹茹、黄连、半夏。若痰多喘促，即用葶苈、杏仁、苏子、卜子、胆星、贝母，甚者加牛黄。此皆套法，所当戒也。

屡清消不愈，便无方法。苟不变惊，必曰骨蒸孩劳。所用药饵，不分气血阴阳，但知见症施治。如早凉暮热，必用地骨皮、丹皮、生地、元参、甘草、北沙参、石斛、知母。有痰加苏子、杏仁、贝母、橘红、胆星、桔梗。其钩藤、石斛、茯苓、谷芽之属，每剂必用。总之，取无故疲药，待其自愈。倘有变证，希冀掩饰而已。

愚按：婴儿肌肉柔脆，不耐风寒，六腑五脏气弱，乳汁难化。内外二因之病自多，然有非风寒竟致外感，不停滞已属内伤。其故何欤？尝思人在气交之中，春夏地气之升，秋冬天令之降，呼出吸入，与时消息。间有秽浊吸入，即是三焦受邪，过募原直行中道，必发热烦躁。倘幼医但执前药，表散消导，清火通便，病轻或有幸成，病重必然颠覆。钱仲阳云：粪履不可近褴褓小儿。余言非无据矣。四十年来，治效颇多，略述其概云。

夫春温夏热，秋凉冬寒，四时之序也。春应温而反大寒，夏应热而反大凉，秋应凉而反大热，冬应寒而反大温，皆不正之乖气也。病自外感，治从阳分。若因口鼻受气，未必恰在足太阳经矣。大凡吸入之邪，首先犯肺，发热咳喘。口鼻均入之邪，先上继中，咳喘必兼呕逆膜胀。虽因外邪，亦是表中之里。设宗世医发散阳经，虽汗不解。幼稚质薄神怯，日期多延，病变错综，兹以四气常法列下。

伏　气

春温一症，由冬令收藏未固。昔人以冬寒内伏，藏于少阴，入春发于少阳，以春木内应肝胆也。寒邪深伏，已经化热，昔贤以黄芩汤为主方，苦寒直清里热。热伏于阴，苦味坚阴，乃正治也。知温邪忌散，不与暴感门同法。若因外邪先受，引动在里伏热，必先辛凉以解新邪，继进苦寒以清里热。况热乃无形之气，幼医多用消滞，攻治有形，胃汁先涸，阴液劫尽者多矣。

备用方：黄芩汤、葱豉汤新邪引动伏邪、凉膈散、清心凉膈散。

风　温

风温者，春月受风，其气已温。《经》谓：春气病在头，治在上焦。肺位最高，邪必先伤，此手太阴气分先病。失治则入手厥阴心包络，血分亦伤。盖足经顺传，如太阳传阳明，人皆知之。肺病失治，逆传心包络，幼科多不知者。俗医见身热咳喘，不知肺病在上之旨，妄投荆、防、柴、葛，加入枳、朴、杏、苏、匐子[1]、楂、麦、广皮之属，辄云解肌消食。有见痰喘，便用大黄、礞石滚痰丸，大便数行，上热愈结。幼稚谷少胃薄，表里苦辛化燥，胃汁已伤。复用大黄、大苦沉降丸药，致脾胃阳和伤极，陡变惊痫，莫救者多矣。

按：此症风温肺病，治在上焦。夫风温、春温忌汗，初病投剂，宜用辛凉。若杂入消导发散，不但与肺病无涉，劫尽胃汁，肺乏津液上供，头目清窍徒为热气熏蒸，鼻干如煤，目瞑或上窜无泪，或热深肢厥，狂躁溺涩，胸高气促，皆是肺气不宣化之征。斯时若以肺药，少加一味清降，使药力不致直趋肠中，而上痹可开，诸窍自爽。无如城市庸医，金云结胸，皆用连、蒌、柴、枳，苦寒直降，致闭塞愈甚，告毙甚多。

按：此症初因发热喘嗽，首用辛凉，清肃上焦，如薄荷、连翘、牛蒡、象贝、桑叶、沙参、栀皮、蒌皮、花粉。若色苍，热胜烦渴，用石膏、竹叶辛寒清散，痧症亦当宗此。若日数渐多，邪不得解，芩、连、凉膈亦可选用。至热邪逆传入膻中，神昏目瞑，鼻窍无涕泪，诸窍欲闭，其势危急，必用至宝丹或牛黄清心丸。病减后余热，只甘寒清养胃阴足矣。

备用方：苇茎汤、清心凉膈散、凉膈散、泻白散、葶苈大枣汤、白虎汤、至宝丹、清心牛黄丸、竹叶石膏汤、喻氏清燥救肺汤。

夏　热

夏为热病。然夏至已前，时令未为大热，《经》以先夏至病温，后夏至病暑。温邪前已申明，暑热一症，幼医易眩。夏暑发自阳明，古人以白虎汤为主方。后贤刘河间创议，迥出诸家，谓温热时邪，当分三焦投药，以苦、辛、寒为主。若拘六经分症，仍是伤寒治法，致误多矣。盖伤寒外受之寒，必先从汗解，辛温散邪是已。口鼻吸入之寒，即为中寒阴病，治当温里，分三阴见症施治。若夫暑病，专方甚少，皆因前人略于暑、详于寒耳。考古如《金匮》暑、暍、痉之因，而洁古以动、静分中暑、

[1] 匐子：即莱菔子。

中热，各具至理，兹不概述。论幼科病暑热夹杂别病有诸，而时下不外发散消导，加入香薷一味，或六散一服。考本草，香薷辛温发汗，能泄宿水。夏热气闭无汗，渴饮停水，香薷必佐杏仁，以杏仁苦降泄气，大顺散取义若此。长夏湿令，暑必兼湿。暑伤气分，湿亦伤气。汗则耗气伤阳，胃汁大受劫烁，变病由此甚多。发泄司令，里真自虚。张凤逵云：暑病首用辛凉，继用甘寒，再用酸泄微敛，不必用下。可称要言不烦矣。然幼科因暑热蔓延，变生他病，兹摘其概。

受热厥逆

夏令受热，昏迷若惊，此为暑厥，即热气闭塞孔窍所致。其邪入络，与中络同法，牛黄丸、至宝丹芳香利窍可效。神苏以后，用清凉血分，如连翘心、竹叶心、玄参、细生地、鲜生地、二冬之属。此症初起，大忌风药。初病暑热伤气，竹叶石膏汤或清肺轻剂。大凡热深厥深，四肢逆冷，但看面垢齿燥，二便不通，或泻不爽为是，大忌误认伤寒也。

疳

幼儿断乳纳食，值夏月脾胃主气，易于肚膨泄泻，头热，手足心热，形体日瘦，或烦渴善食，渐成五疳积聚。当审体之强弱、病之新久，有余者当疏胃清热。食入，粪色白或不化，当健脾佐消导清热。若湿热内郁，虫积腹痛，导滞驱虫微下之，缓调用肥儿丸之属。

口 疳

夏季秋热，小儿泄泻，或初愈未愈，满口皆生疳蚀，尝有阻塞咽喉致危者。此皆在里湿盛生热，热气蒸灼，津液不升，湿热偏伤气分，治在上焦，或佐淡渗。世俗常刮西瓜翠衣治疳，取其轻扬渗利也。

胀

夏季湿热郁蒸，脾胃气弱，水谷之气不运，湿着内蕴为热，渐至浮肿腹胀，小水不利。治之非法，水湿久渍，逆行犯肺，必生咳嗽喘促，甚则坐不得卧，俯不能仰，危期速矣。大凡喘必生胀，胀必生喘。方书以先喘后胀者治在肺，先胀后喘者治在脾，亦定论也。《金匮》有风水、皮水、石水、正水、黄汗以分表里之治，河间有三焦分消，子和有磨积逐水，皆有奥义。学者不可不潜心体认，难以概述。阅近代世俗论水湿喘胀之症，以《内经》开鬼门取汗为表治，分利小便洁净府为里治。《经》旨"病能篇"谓：诸湿肿满，皆属于脾。以健脾燥湿为稳治。治之不效，技穷束手矣。不知凡病皆本乎阴阳，通表、利小便乃宣经气、利腑气，是阳病治法；暖水脏、温脾肾，补土[1]以驱水，是阴病治法。治肺痹以轻开上，治脾必佐温通。若阴阳表里乖违，脏真日漓，阴阳不运，亦必作胀，治以通阳，乃可奏绩，如《局方》禹余良丸。甚至三焦交阻，必用分消；肠胃窒塞，必用下夺。然不得与伤寒实热同例，擅投硝、黄、枳、朴，扰动阴血。若太阴脾脏饮湿阻气，温之、补之不应，欲用下法，少少甘遂为丸可也。其治实症选用方法备采。

备用方：葶苈大枣汤、泻白散、大顺散、牡蛎泽泻散、五苓散、越婢汤、甘遂半夏汤、控涎丹、五子五皮汤、子和桂苓汤、禹功丸、茯苓防己汤、中满分消汤、小青龙丸、木防己汤。

附记　一徐姓小儿，单胀数月。幼科百治无功，金用肥儿丸、万安散、磨积丹、绿矾丸、鸡肫药，俱不效。余谓：气分不效，宜治血络，所谓络瘀则胀也。用归须、桃仁、延胡、山甲、蜣螂、䗪虫、灵脂、山楂之类为丸，十日全愈。

---

〔1〕土：原作"方"，今据池阳周氏福慧双修馆刻本改。

吐泻霍乱

吐泻一症，幼儿脾胃受伤，陡变惊搐最多。若是不正秽气触入，或口食寒冷，套用正气散、六和汤、五积散之类。正气受伤，肢冷呃忒，呕吐自利，即用钱氏益黄散。有痰用星附六君子汤、理中汤等。倘热气深伏，烦渴引饮，呕逆者，连香饮、黄连竹茹橘皮半夏汤。热闭神昏用至宝丹，寒闭用来复丹。

食瓜果泄泻

稚年夏月食瓜果，水寒之湿着于脾胃，令人泄泻。其寒湿积聚，未能遽化热气，必用辛温香窜之气。古方中消瓜果之积以丁香、肉桂，或用麝香，今七香饼治泻，亦祖此意。其平胃散、胃苓汤亦可用。

疟

疟因暑发居多，方书虽有痰、食、寒、热、瘴、疠之互异，幼稚之疟，都因脾胃受病。然气怯神弱，初病惊痫厥逆为多。在夏秋之时，断不可认为惊痫。大方疟症，须分十二经，与咳症相等。若幼科庸俗，但以小柴胡去参，或香薷、葛根之属，不知柴胡动肝阴、葛根竭胃汁，致变屡矣。幼科纯阳，暑为热气，症必热多烦渴。邪自肺受者，桂枝白虎汤二进必愈。其有冷食不运，有足太阴脾病见症，初用正气，或用辛温，如草果、生姜、半夏之属。方书谓草果治太阴独胜之寒，知母治阳明独胜之热。疟久色夺，唇白汗多，馁弱，必用四兽饮。阴虚内热，必用鳖甲、首乌、知母，便渐溏者忌用。久疟营伤，寒胜加桂、姜。拟初、中、末疟门用药于下。

初病暑风湿热疟药：脘痞闷，枳壳、桔梗、杏仁、厚朴二味喘最宜、瓜蒌皮、山栀、香豉。头痛宜辛凉轻剂，连翘、薄荷、赤芍、羚羊角、蔓荆子、滑石淡渗清上。

重则用石膏，口渴用花粉，烦渴用竹叶石膏汤，热甚则用黄芩、黄连、山栀。

夏季身痛属湿，羌、防辛温宜忌，宜用木防己、蚕砂。

暑热邪伤，初在气分，日多不解，渐入血分，反渴不多饮，唇舌绛赤。芩、连、膏、知不应，必用血药，凉佐清气热一味足矣。轻则用青蒿、丹皮汗多忌、犀角、竹叶心、玄参、鲜生地、细生地、木通亦能发汗、淡竹叶。若热久痞结，泻心汤选用。

又夏月热久入血，最多蓄血一症，谵语昏狂。看法以小便清长者大便必黑为是，桃仁承气汤为要药。

幼稚疟久，面肿腹膨，泄泻不欲食，或囊肿，或跗肿，必用东垣益气以升阳。倘脾阳消惫，前方不应，用理中汤或钱氏益黄散。得效二三日，须投五苓散。一二日，再与异功、参苓白术散之类，必全好。徐忠可注：《金匮》有云，幼儿未进谷食者，患疟久不止，用冰糖浓汤，余试果验。

疟多用乌梅，以酸泄木安土之意。用常山、草果，乃劫其太阴之寒。以常山极走，使二邪不相并之谓。用人参、生姜，曰露姜饮，一以固元，一以散邪，取通神明，去秽恶之气。总之，久疟气馁，凡壮胆气皆可止疟，未必真有疟鬼。又疟邪既久，深入血分或结疟母，鳖甲煎丸。设用煎方，活血通络可矣。

痢

痢疾一症，古称滞下，盖里有滞浊而后下也。但滞在气、滞在血，冷伤、热伤而滞非一。今人以滞为食，但以消食，并令禁忌饮食而已。

夫疟、痢皆起夏秋，都因湿热郁蒸，以致脾胃水谷不运。湿热灼气血为黏腻，先痛后痢，痢后不爽。若偶食瓜果冰寒即病，未必即变为热，先宜辛温疏利之剂。若脓血几十行，疠痛后重，初用宣通驱热，如芩、连、大黄，必加甘草以缓之。非如伤寒粪坚，须用芒硝咸以软坚，直走破泄至阴。此不过苦能胜湿，寒以逐热，足可却病。古云：行血则便脓愈，导气则后重除。行血凉血，如丹皮、桃仁、延胡、黑楂、归尾、红花之属，导气如木香、槟榔、青皮、枳、朴、广皮之属，世俗通套，不过如此。盖疟伤于经，犹可延挨；痢关乎脏，误治必危。诊之大法，先明体质强弱，肌色苍嫩，更询起居致病因由。初病体坚症实，前法可遵。久病气馁神衰，虽有腹痛后重，亦宜详审，不可概以攻积清夺施治。聊附记一治验备考。

施姓子，年七岁，七月二十三日，天久雨阴晦，遂发泄泻数次。越日腹痛，下痢红白。延幼科二人，调治五六日。至初二日，余诊之，呕逆不食，下痢无度，都是血水，其腹痛昼夜无宁刻，两脉俱细，右涩欲歇。坐次鼻闻药气，乃大黄气，令其勿进。施云：有二医在，枉先生一商，何如？余唯之，入书室索方。一医曰：下痢已来，全无糟粕，若非攻荡去积，无别法可投。余曰：肢冷，下血液七八日，痛，不饮水，望面色，枯白中极气黯，脉形细软，按之不鼓，明是冷湿中于太阴。仲景太阴九法，示不用下。乃急煎人参、炙草、炮姜、归、芍、陈皮，少佐肉桂。二剂，垢滞得下，痛痢大减。继以归芍异功散、参苓白术散半月全安。

噤口不纳水谷，下痢，都因热升浊攻，必用大苦，如芩、连、石、莲清热，人参辅胃益气。热气一开，即能进食，药宜频频进二三口。

小儿休息久痢，变为粪后下血，最难速愈。有因气弱下陷者，补中益气。虚寒饮食不化者，钱氏益黄散。湿热未净，气分延虚者，清暑益气汤。胃强善食者，苦寒清热，更节饮食，须善调经月。

久泻久痢，必伤及肾，以肾司二便也。必肛门后坠不已，与初病湿热里急下重不同。治以摄阴液，或佐疏补，久则纯与摄纳。

小儿热病最多者，以体属纯阳，六气着人，气血皆化为热也。饮食不化，蕴蒸于里，亦从热化矣。然有解表已复热，攻里热已复热，利小便愈后复热，养阴滋清热亦不除者，张季明谓元气无所归著，阳浮则倏热矣，六神汤主之。

秋　燥

秋深初凉，稚年发热咳嗽，证似春月风温症。但温乃渐热之称，凉即渐冷之意。春月为病，犹冬藏固密之余；秋令感伤，恰值夏热发泄之后。其体质之虚实不同，但温自上受，燥自上伤，理亦相等，均是肺气受病。世人误认暴感风寒，混投三阳发散，津劫燥甚，喘急告危。若果暴凉外束，身热痰嗽，只宜葱豉汤或苏梗、前胡、杏仁、枳、桔之属，仅一二剂亦可。更有粗工，亦知热病，与泻白散加芩、连之属。不知愈苦助燥，必增他变。当以辛凉甘润之方，气燥自平而愈，慎勿用苦燥劫烁胃汁。

秋燥一症，气分先受，治肺为急。若延绵数十日之久，病必入血分，又非轻浮肺药可医。须审体质症端，古谓治病如活泼之地，如盘走珠耳。

翁姓子，方数月，秋燥潮热，咳嗽如疟。幼科用发散药二日不效，忙令禁乳。更医用泻白散，再加芩、连二日，昼夜烦热，喘而不咳，下痢黏腻，药后竟痢药水。延余诊之，余曰：稚年以乳食为命，饿则胃虚气馁，肺气更不爽矣。与玉竹、甘草、炒广皮、竹叶心，一剂热缓。继与香粳米、南枣、广皮、甘草、沙参，二剂，与乳少进，令夜抱勿倒，三日全愈。

冬 寒

深秋入冬，暴冷折阳，外感发热，头痛身痛，呕恶，必从太阳。若渴能饮水者，里热见症，即非纯以表散。伤寒每以风伤卫用桂枝法，寒伤营用麻黄法。小儿肌疏易汗，难任麻、桂辛温。表邪太阳治用，轻则紫苏、防风一二味，身痛用羌活，然不过一剂。伤风症亦肺病为多，前、杏、枳、桔之属，辛胜即是汗药。其葱豉汤，乃通用要方。若肢冷寒战，呕吐自痢，或身无热，即从中寒里症。三阴须分，但小儿科太阴中寒最多，厥阴间有。若冬令应寒，气候温暖，当藏反泄，即能致病，名曰冬温。温为欲热之渐，非寒症得汗而解。若涉表邪一二，里热必兼七八，是瘾疹、丹痧，非徒风寒。或外受之邪与里邪相薄，亦令郁于经络；或饮醇厚味，里热炽烈，而胃气不与营分相和；或不正之气[1]直入内侵，即有腹痛下痢诸症。其治法按症，必以里症为主，稍兼清散有诸。设用辛温，祸不旋踵矣。至于痧痘时疠，须分四气也。

---

[1]之气：原无此二字，今据池阳周氏福慧双修馆刻本补入。

看三关法

滑氏云：小儿三岁已内，看男左女右手虎口三节，曰三关。纹色紫，热；红，伤寒；青，惊风；白，疳病；黄色淡红，乃平常小恙。其筋纹宜藏，不宜暴露。若见黑色，则为危险。再脉纹见下截风关为轻，中截气关为重，上截命关为尤重耳，直透三关为大危。

痧疹 痧子吴音、瘄子浙江、疹北音、丹

痧属阳腑经邪，初起必从表治。症见头痛，喘急咳嗽，气粗呕恶。一日二日即发者轻，三五日者重。阳病七日外，隐伏不透，邪反内攻，喘不止，必腹痛、胀秘、闷，危矣。治法宜苦辛清热，凉膈去硝、黄。

方书谓足阳明胃疹，如云布密，或大颗如痘，但无根盘。方书谓手太阴肺疹，但有点粒，无片片者，用辛散解肌。冬月无汗，壮热喘急，用麻、杏，如华盖散、三拗汤。夏月无汗，用辛凉解肌，葛根、前胡、薄荷、防风、香薷、牛蒡、枳、桔、木通之属。

古人以表邪口渴，即加葛根，以其升阳明胃津。热甚烦渴，用石膏辛寒解肌，无汗忌用。

凡疮疹，辛凉为宜。连翘辛凉，翘出众草，能升能清，最利幼科，能解小儿六经诸热。

春令发痧从风温。夏季从暑风，暑必兼湿。秋令从热烁燥气。冬月从风寒。

疹宜通泄，泄泻为顺，下痢五色者亦无妨。惟二便不利者，最多凶症，治法大忌止泻。

痧本六气客邪，风寒暑湿，必从火化。痧既外发，世人皆云邪透。孰谓出没之际，升必有降，胜必有复。常有痧外发，身热不除，致咽哑龈腐，喘急腹胀，下痢不食，烦躁昏沉，竟以告毙者，皆属里症不清致变。须分三焦受邪孰多，或兼别病累痧，须细体认。上焦药用辛凉，中焦药用苦辛寒，下焦药用咸寒。

上焦药，气味宜轻。以肺主气，皮毛属肺之合，外邪宜辛胜，里甚宜苦胜。若不烦渴，病日多，邪郁不清，可淡渗以泄气分。

中焦药，痧火在中，为阳明燥化，多气多血，用药气味苦寒为宜。若日多，胃津消烁，苦则助燥劫津，甘寒宜用。

下焦药，咸苦为主。若热毒下注成痢，不必咸以软坚，但取苦味坚阴燥湿。

古人以痧为经腑之病，忌温燥涩补，所谓痘喜温暖，疹喜清凉也。然常有气弱体虚，表散寒凉非法，淹淹酿成损怯。但阴伤为多，救阴必扶持胃汁。气衰者亦有之，急当益气。稚年阳体，纯刚之药忌用。《幼科方书歌括》曰：赤疹遇清凉而消，白疹得温暖而解。此"温"字，即后人酒酿、柽木、粗草纸、木棉纱之属。虽不可不知，然近年用者多无益。

痧疳，湿盛热蒸，口舌咽喉疳蚀。若不速治，有穿腮破颊、咽闭喘促告毙矣。治之宜早，外治另有专方。若汤药方法，必轻淡能解上病，或清散亦可。

痧痢，乃热毒内陷，与伤寒协热邪尽则痢止同法。忌升提，忌补涩。轻则分利宣通，重则苦寒解毒。

痘

论痘首推钱仲阳、陈文中二家，钱用寒凉，陈用温热，确乎相左。丹溪祖钱非陈，分解毒、和中、安表为要，以犀角地黄汤为主方，举世宗之，莫敢异议。后之万氏以脾胃为主，魏氏以保元为主，皆从二家脱化。费建中救偏，悉以石膏、大黄，胡氏辄投汗下。松江东地，多宗秦镜明；京口江宁，咸推管柽《保赤》。吾苏悉遵翁仲仁《金镜录》，可谓家喻户晓者，其取长在看，不在于治。看法精确，有可以前知之巧妙。后之翟氏、聂氏，深以气血盈亏，解毒化毒，分析阐扬钱、陈底蕴，超出诸家。因分别太多，读者目眩心愦，不若翁仲仁刍荛悦口也。然眼目之功，须宗翁氏，而汇治讲究，参之诸家可矣。姑举看法。

大凡发热三日，而后见标，是其常。即以热势参详见症，定其吉凶。翁仲仁《金镜录》甚明，兹不复赘，其未刻悉补入。

伤寒邪由外入，痘子热从内起，但时邪引动而出，与伤寒两途。

周岁小儿，初热即现惊搐昏迷之状最多。世俗谓惊痘最好，此言未必皆然。方书云：先惊后痘者生，先痘后惊者死。频频惊厥，最多闷痘。盖痘由肾至肝、至心脾及肺，自里至外，自深及浅。未发之前，痘热先已内动，目现水晶光芒，肾热也。水生木而入肝，木生火而入心，火生土而入脾，土生金而入肺。其先天痘毒，从至阴以达阳，全借身中元气领载充长，以化毒为浆，浆必脓厚苍老而始结痂。毒已外泄，元气内返，斯无变症。周岁已内，身小元弱。常有热一日即出，亦有顺痘，但须看神气静躁、热势轻重。见点徐徐而出，既出即长，热缓安乳，便是好症。若神气虽安，热亦不盛，痘点虽不多，形呆色钝，或作头软足落，脉懈不束筋骨，隐隐叹息，或短气如喘，或呕或泻，最多闷症。

若二三日间，痘苗已长，色亦颇好，竟夜终日烦躁不止，最防隐处发疔及发瘢夹疹等症。

发热烦躁，标点虽见，热躁愈加。细询无忽，再参兼症。为六气郁遏者，从时气治；为内伤停滞者，从里症治。亦有表里两解治，亦有下夺者。但下法，寒凉之中，必须活血理气，防其凝涩水伏。

初起必三次而出，热止即齐，其赠点亦有陆续发出者，须看颜色灵活，生气顷刻转机变化为要。察形辨症，治法用药。表药活血疏肌，次则凉血解毒。实热便闭者，微下之。虚弱气怯者，忌进疏解寒凉。间有虚寒弱稚，初发身不大热，四肢皆冷，吐乳泻乳，痘点不长，闻声悠悠欲绝，望色惨淡无形，恰在一二朝间。余见程氏女，年甫半龄，布痘极多，痘形软，色淡白，前症迭见。近地幼科，金用荆、防、蒡、蝉、红花、楂肉、木通、胡荽、笋尖之属，方虽写而示以凶危。延余诊视，余曰：毒重气虚，法在不治。但身无热，见症虚寒，不因疠气表邪，焉用表药？考万氏始终以脾胃为主，以理中汤加丁、桂与服。一剂肢暖呕止，再服利缓痘起。再用参、归、鹿茸二服，以钱氏异功散而愈。

凡看痘，先论儿体强弱，辨肌色。如色白多气虚，色苍多血热，形象尪羸有宿病或渴乳。肌柔白嫩者，痘必鲜明；苍黑皮粗者，色必暗晦；羸瘦病质，色燥形枯。必须辨，依期长养，内症安和。

病躯出痘，即平常无奇，亦难调理。歌诀云：形体羸瘦骨如柴，肌肉枯焦神思衰。遍体铺排如此痘，纵能浆足亦堪嗟。

初见，腰痛足软，不能起立者死。此毒伏于肾。

初见，腹胀胸高，续增喘哮者死。

初见，目睛呆瞪，或暗无光，或黑白高低，皆属紧闷症。

初见痘，烦躁不止，即防疔瘢，疔必现于隐处，多死。

初见痘，痘不续发，瘢色深紫，渐变蓝黑，六日内死。

初见痘，紫瘢渐起，痘反隐伏，此名紫瘢白闷。

初见痘，痘瘢间杂，若似洒朱点墨，必死。

以上皆论初见看法，以定凶危。发齐热退后，皆无诸恶症。翁仲仁云：三日四日，痘出当齐，点至足心，势方安静。若论幼小之儿，气血易周，常有未及三日而发齐者。年长之体，四日以外犹有赠发者。痘子稀少，数不盈百，不必点至足心。仲仁大意，谓发齐安静，已无虑变症。然须辨明痘形、痘色，是何等呈色。身体强壮，痘属上中，方可许其无虑。倘幼小弱质，或病后，或带别病而后布痘，未可见痘好浪许。再以冬夏气候审详，可以百千无误。

今世用方，初见宜解肌疏表，通套法十六味：

荆芥四日不用　防风三日不用　前胡三日不用　牛蒡四日不用　紫草二三日便滑忌　木通　红花　甘草　赤芍　天虫　楂肉　川芎　连翘　桔梗　广皮　蝉蜕三四日不用

方书中，未见点用升麻葛根汤，今人不用。伍氏方法，见点忌升麻，后人谓葛根表疏亦忌。此轻扬升表通套药。若里症，急须两解。

伍氏方，一二日用羌防透肌汤，今人不用，恶其辛温气雄也。一二日壮热气促，烦渴便秘，痘粒不发。翁仲仁云：若非风寒壅遏，定是气虚不振。愚谓：近世布痘，每盛发于君相风木燥金司令，盖非火不发也。火郁发之，升阳散火是已。但前症若里热甚重，煎灼脂液，苟非苦寒下夺佐以升表，不能用也，**费建中方颇为中的**。

石膏　大黄　连翘　赤芍　青皮_{腹痛用}　楂肉　花粉　紫草　木通　丹皮_{辛凉入血}

犀角_{辛凉通血}

发齐后用黄连。

凡寒凉清火解毒，必佐活血疏畅，恐凝滞气血也。

实热便秘通用：凉膈、通圣、前胡枳壳汤、四顺清凉饮。

痘四日发足，伍氏遵古方，用牛蒡熟末三分，用荸荠汁、酒酿炖热调匀，临服，刺入生鸡冠血十余滴与服，毒轻者即起光润之色，世皆宗之。

发齐已四五日，用**凉血解毒汤**，伍氏名四圣饮，非扁鹊原方。

生地　连翘　银花　红花　甘草　天蚕　桔梗　紫草_{便滑用紫铆}

血热加丹皮、犀角；火盛加黄连、石膏、羚羊角；有瘢加金汁、元参；头面不起加川芎、鸡冠血；咽喉痛加射干、元参、山豆根；狂乱躁扰加地龙汁；毒重血凝加猪尾血、冰片_{量儿大小用}。

近世凉血解毒多用地丁、银花汤煎药。

凡看痘，初起要根盘，其痘易长绽，倘尖瘦不肥多险。成浆之后，务要根盘，即化一线，圈红紧附，顶满滚圆，是为毒化。若顶陷、顶皱，根盘黯僵，其毒与血气交凝。实宜攻，虚宜补。

实火宜清，攻不宜早。看来火色大赤，痘形色湿润，方可攻托。否则搔擦立至，干剥毒陷不治。虚有血虚、气虚之分，血虚为热，气虚为寒。但虚热与实热不同，虚热用滋清方药。

痘顶属气，根盘属血，气领血载，毒得煅炼化浆。凡体强质实者多火，以清凉之剂，火解浆成。误补则痈，痈者壅也。其气虚血弱，色必淡白，形不雄伟，或顶陷，或皮皱，内症则恶心，少食，便溏。年少未进谷食者，肠胃薄劣，最多虚症。七日以来，元气用事，不能胜毒，使之外出，多有内陷致变者。余最究心是症，调之应手取效，魏氏保元汤、聂氏参归鹿茸汤、陈氏木香异功散。肠滑不禁，用七味豆蔻丸、白术散、理中汤，多获奇效，甚者必用三服。

大凡儿肌白嫩者多虚症，苍黑者多实火。虽为大概，亦属至要。白嫩发痘，色必鲜艳，勿谓便是善症；苍黑发痘，色必晦昧，勿便许为凶。总以神气安静，颜色日换，形象渐长便吉。

六七日，**伍氏内托散**。

生黄芪　甘草　陈皮　川芎　当归　白糯米　防风　天虫　角刺　银花

血热者不用芪、防、芎、归。表疏者去天虫、角刺。血热仍用丹皮、地黄、紫草、连翘、羚羊角。

猪尾、鸡冠、鸡鸣散，达表之药；猪尾膏，通里之药。

保元汤

人参　黄芪　炙草

加川芎、当归，名芎归保元。虚寒加肉桂。升顶加鹿茸。

气滞，正气加广皮、厚朴。泻加木香、肉果。质弱加坎炁、河车。

呕逆加丁香、厚朴。

参归鹿茸汤

人参　当归　鹿茸　黄芪　龙眼肉　炙草

木香散

人参　木香　丁香　大腹皮　桂心　青皮　诃子　半夏　甘草　前胡　赤苓

异功散

人参　木香　官桂　广皮　当归　茯苓　丁香　白术　附子　肉桂　厚朴　半夏

豆蔻丸

肉果　木香　砂仁　枯矾　诃子　龙骨　赤石脂

白术散

四君加藿香、木香。

七八九日，频用清凉，痘火色既退，浆不能透，或有半浆，顶有箸笠之形，不克充灌。今人多用桑虫浆生用、鸡冠血生用，同酒浆和服。倘攻起，少顷后呆滞者，须用补托。

伍氏攻发药，用老人牙煅研极细，加麝香少许，每服二三分，名黑灵丹。

上，天虫乃疏表风药，山甲乃攻经隧风药，一味为末，酒浆服，曰独胜散。

凡虫蚁皆攻，无血者走气，有血者走血。飞者升，地行者降。凡浆足、声音哑者不妨，骤喘痰升者大忌。翁仲仁云：挫喉声哑，浆行饱满亦无妨。盖痘浆因热气以炼成，必升腾以达头面。肺位最高，热上蒸迫，肺先受损，是以声出不扬。倘喘急扶肚抬胸，乃火毒归肺，必不治矣。

火毒归肺，幼科每用珠子、牛黄、膏、连之属，多不效。余遵孙真人苇茎汤或仲景葶苈大枣汤，间有效者。肺气壅遏，苦寒直下，已过病所，故无效。

方书以六七日已前寒战属肺热，六七日已后寒战属气虚；六七日已前咬牙属胃热，六七日已后咬牙属血虚。亦属定论。

八九日，痒塌咬牙，痘不起浆，或灰白，或涸，或瘪，危险极矣。速速温补，亦可望生。翁仲仁云：塌陷咬牙，便实声清犹可治。声清则上无热壅痰聚，便实则腑阳未至尽泄，所以温补得效耳。木香散、异功散。

八九日，顺痘浆色苍黄，毒气悉化，亦云垂成，须紧防护持。搔损流脓裂血，倘正气大泄，毒从虚陷，常有不治之患。斯时预嘱伴母勿懈，使痂靥干结，肌肉完固，便是全功。若痘已破碎，声不哑者，毒不陷也，无妨。

伍氏方用芍药汤

炒白芍　苡仁　茯苓　地骨皮　银花　百合　山药　建莲

十一二日，渐次成痂之际，极好之症。必有咳嗽，或夜暮身热。世俗幼科，金云毒气未尽，概投苦寒，多有胃减废食，酿成痘劳童怯者。吾尝论痘自肾脏骨髓之中，由肝主筋，心主血脉，脾主肌肉，肺主皮毛，从内之外，毒乃涣释。收疤之时，真气归里，肺合皮毛，是为末传，处位高，体清肃。从前灌胀成痂，蒸迫之气，受亏已极，气泄为咳矣。况投利湿下注药而结痂，其上焦已经转燥，若毒仍留伏，焉能收靥？此断断然也。再论幼稚，阳常有余，阴未充长。布痘至于结痂，一身脂液大损，其阴气告匮可知。故暮夜属阴时，为烦为热者，正《内经》云"阴虚生内热"也。

昔西郊吴氏女，年甫四岁，痘系顺症。幼科调治，至浆满成痂之日，忽发烦躁。夜热不寐，晨起安然。医用保元及钱氏五味异功加芍药与服，热燥益加。又更一医，日毒气未尽，乃误补之故，用桑虫浆暨凉解药，服后燥热甚，而添泄泻。邀余视之，观浆痂形色，询平素起居。时日当午，即用六味地黄汤一服而安。此二条，人多忽而不究，故辨及之。

旬朝后嗽，大法以甘寒生津胃药：蔗浆、麦冬、沙参、绿豆皮、地骨皮、甘草、玉竹、甜杏仁。

解余毒药，全以不伤胃气为主。若用芩、连，必须酒制，翟、聂二氏辨之详矣。平和无奇，断不败事，如三豆饮之属。若金银花一味，本草称解毒不寒，余见脾胃虚弱者，多服即泻。伍氏用连翘饮子，亦取平和。

痘毒痈疡，热症十有七八，虚寒十有二三。甚至骨出腐败，亦有愈者。但外科大忌用火炼升药。其诊看之法，亦如疡毒，须分阴阳耳。

痘疳湿盛生热，强者用苦寒清降，以苦能去湿也。若阻咽废食以及穿腮破颊者，难治。

年长出痘，男女欲火已动。其初即现膝痛腰酸，咽喉窒痛欲闭，苦辛寒药必不效验。宜甘咸寒，滋水制火，佐以解毒。六七日来，痛势日缓，聂氏有参麦清补方，余每用钱氏六味加龟胶、元参、秋石，获效者甚多。

若浆不肯起，频吐黏涎者，凶。

凡恶痘，凶危瞬刻。如诸闷症，不过三五日。已发而缩，其危最速，总在七日内。再若蒙头、锁喉、悬镜、缠腰、蜘窠、蚕种等，为十恶症。其袁氏十八恶症，今人未尝齿及。如此等痘，治之无益，徒招怨尤。更有糖沙夹瘢，十朝危期。又根枝虽好，布于岁内幼小之儿，必八九风波不治。半浆毒陷之变，必毙于十一二四之期。若能食者，十救一二。

痘至八九旬日外无浆，则里毒不化，必呛哑、瘙痒、痰潮、不食、眼开，条款难以尽言，危期速矣。常有忽然连串成片之痘，裂水形如松脂桃胶外露，转眼堆聚，内症渐安，变凶转吉。更有旬朝内外，干板涸如焦锅巴状，毫无生气，忽从地角、承浆诸处裂缝流臭水，渐升头额，堆肿高厚若糊脸，名曰发臭，毒泄即当补托，迟则气脱。

惊

小儿仓猝骤然惊搐，古曰阳痫，从热症治，古人用凉膈散为主方。

按：急惊属阳，热病用凉膈，以清膈间无形之热。膈上邪热逼近膻中，络闭则危殆矣。此宣通乃一定之法，然必询病因、察时候治之。

幼科以痰、热、风、惊四治，犹可说也。吾乡有专科，立方钩藤、连翘、木通、薄荷、前胡、枳壳、桔梗，加入表散消食，多不效验。

惊为七情，内应乎肝。肝病发惊骇，木强火炽，其病动不能静。且火内寄肝胆，火病来必迅速。后世龙荟、芩、连，必加冰、麝、硝、黄，取其苦寒直降，咸苦走下，辛香通里窍之闭也。如牛黄丸、至宝丹、紫雪，皆可选用。凡热邪塞窍，神迷昏愦者仿此。

钩藤、丹皮之属，仅泄少阳胆热，与急惊暴热内闭之症无益。若火热劫烁血液，苦寒、咸寒不中与也，宜用犀角地黄汤之属。

方书有镇坠金石之药，有攻风劫痰之药，虽非常用，不可不考。

惊与厥，皆逆乱之象。仲景云：蛔厥都从惊恐得之。凡吐蛔，腹痛，呕恶，明是肝木犯胃，幼医乱治，束手告毙。余宗仲景法每效。

慢惊古称阴痫，其治法急培脾胃，理中汤为主方。有痰呕吐，用南星、白附子、六君子汤。声音不出，开窍，如竹沥、姜汁、菖蒲根、郁金之属。

是病皆他病致变，其因非一。有过饥禁食气伤，有峻药强灌伤胃，有暴吐暴泻脾胃两败。其症面青㿠白，身无热，虽热不甚，短气骨软，昏倦如寐，皆温补治之。惟呕逆不受乳食，温补反佐姜、连。钱氏益黄散、钱氏异功散、连理汤。

疳

稚年五疳，犹大方之五劳。虽方书有五脏之分，是症夏令为多，固从脾胃。盖小儿乳食杂进，运化不及，初断乳后，果腥杂进，气伤滞聚，致热蒸于里，肌肉消瘦，腹大肢细，名曰丁奚。或善食，或不嗜食，或渴饮无度，或便泻白色。久延不已，多致凶危。宜忌食生冷腥肥凝滞。治法：初用清热和中分利，次则疏补佐运。常有继病，治之无效，待妊妇产过自愈者[1]。夏季霍乱吐泻，通用藿香正气散。

水泻宜分利，四苓散。寒加姜、桂，热用芩、连。

腹痛宜疏气、调气，用木香、青皮。有滞加炒楂肉、厚补，重则加莱菔子、槟榔。

腹痛有热，用芩、芍、枳实，有寒则用草果、砂仁、吴萸。

吐泻后，能食，便反秘结者愈。不能食，神怯色萎者，防慢惊，治法调中温中。若有余热烦渴，甘寒或甘酸救津，故木瓜之酸，制暑通用要药。

春温、风温

春月暴暖忽冷，先受温邪，继为冷束，咳嗽痰喘最多。辛解忌温，只用一剂，大忌绝谷。若甚者，宜昼夜竖抱勿倒三四日。夫轻为咳，重为喘，喘急则鼻掀胸挺。

春温皆冬季伏邪，详于大方诸书。幼科亦有伏邪，治从大方。然暴感为多，如头痛，恶寒发热，喘促鼻塞，身重，脉浮，无汗，原可表散。春令温舒，辛温宜少用。阳经表药，最忌混乱。至若身热咳喘有痰之症，只宜肺药辛解。泻白散加前胡、牛蒡、薄荷之属，消食药只宜一二味。若二便俱通者，消食少用。须辨表里上中下何者为急施治。

春季温暖，风温极多，温变热最速。若发散风寒消食，劫伤津液，变症尤速。

初起咳嗽喘促，通行用薄荷汗多不用、连翘、象贝、牛蒡、花粉、桔梗、沙参、木通、枳壳、橘红、桑皮、甘草、山栀泄泻不用、苏子泻不用降气。

表解热不清，用黄芩、连翘、桑皮、花粉、地骨皮、川贝、知母、山栀。

里热不清，早上凉，晚暮热，即当清解血分，久则滋清养阴。若热陷神昏，痰升喘促，急用牛黄丸、至宝丹之属。

---

〔1〕常有继病，治之无效，待妊妇产过自愈者：此句底本、校本均同。文意不通，疑错文。周本加注曰："'继'亦作'魅'"，或可参。抑或"继"字为"魅"字之通假。

按：风温乃肺先受邪，遂逆传心包，治在上焦，不与清胃攻下同法。吾乡幼科当此，初投发散消食不应，改用柴、芩、瓜蒌、枳实、川连，再下夺不应，多致危殆，皆因不明手经之病耳。

若寒痰阻闭，亦有喘急胸高，不可与前法。用三白吐之，或妙香丸。

暑　热

暑邪必挟湿，状如外感风寒，忌用柴、葛、羌、防。如肌表热无汗，辛凉轻剂无误。香薷辛温气升，热伏易吐，佐苦降，如杏仁、川连、黄芩则不吐。宣通上焦，如杏仁、连翘、薄荷、竹叶。暑热深入，伏热烦渴，白虎汤、六一散。

暑邪首用辛凉，继用甘寒，后用酸泄敛津，不必用下。

暑病头胀如蒙，皆湿盛生热，白虎、竹叶。酒湿食滞，加辛温通里。

小儿发热，最多变蒸之热，头绪烦，不能载，详于《巢氏病源》矣。然春温夏热，秋凉冬寒，四季中伤为病，当按时论治。其内伤饮食治法，不宜混入表药。消滞宜用丸药，洁古、东垣已详悉。

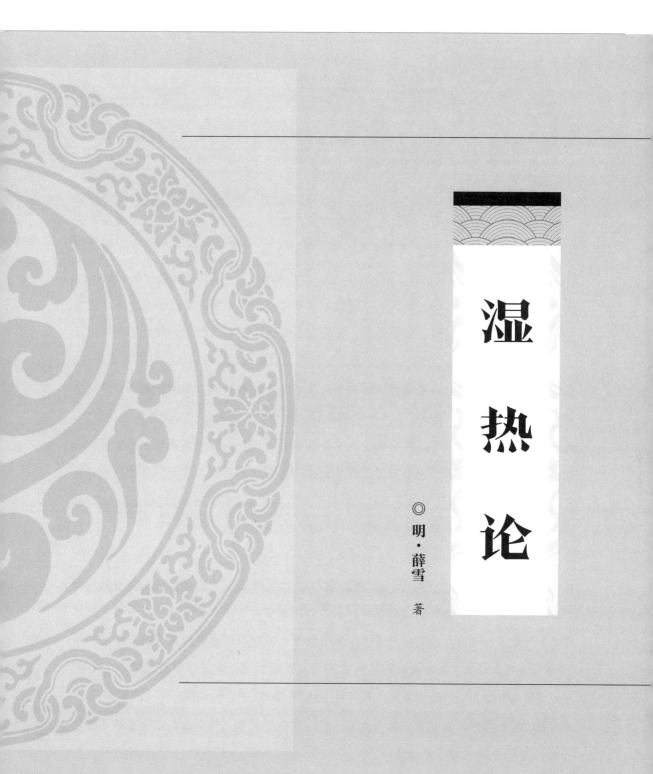

湿 热 论

◎明·薛雪 著

提　要

　　《湿热论》，一名《湿热条辨》，温病通论著作，不分卷。清代著名医家薛雪（生白）约撰于乾隆二十一年（1756年）以前。

　　该是薛氏本人临证经验的总结。其书仿成无己注《伤寒论》的体例，分条列论，以求简明易诵，又于各条之下对条文所涉内容详加辨析，呈现一种简洁条文加上自注文的形式，故后世又有书名曰《湿热条辨》。全书仅35条，直叙己见，论述湿热病的证候表现、传变规律及治法方药，大多为作者的临床心得，间或有涉张仲景《伤寒论》及吴有性《温疫论》之论。薛氏认为湿热之病不独与伤寒不同，且与温病大异，湿热为阳明、太阴同病，胸痞、四肢倦怠、肌肉烦疼为湿热必有之症，并创立了三焦辨证法辨治湿热病。湿热病全程大致可分为三个阶段，初起邪由口鼻而入，可有阳明表证，感邪重者可见湿伏中焦。中期根据体质不同及感邪之湿热偏胜，邪有三条去路，即上焦、中焦、下焦。邪上传上焦，可见心肺之证；滞留中焦，则见脾胃之证；下传下焦，则见肝肾之证。感邪极重，可出现湿热充斥三焦之证。后期则人体正气已受损伤，一般以中、下焦证为多见。此书应该是最早创立三焦辨证的著作，只因条文排列比较随意，其蕴含的辨证规律不易被发现，故影响不如其后的《温病条辨》。此后《温病条辨》受该书影响，始完善温病三焦辨证。

　　《湿热论》在薛雪身后由其弟子传抄。嘉庆十四年（1809年），徐行《医学蒙求》卷二收入《湿热论》，有论35条。在此前后，舒松摩重刻《医师秘笈》，附刻"薛生白湿热论篇三十五条"，内容与徐行本多同。章虚谷《伤寒论本旨》卷七据《医师秘笈》所附再加考核。另江仙白鉴定、陈平伯著之《温热病指南集》（1809年），有"湿温证条例"31条，实即摘薛氏湿热说20条，再增11条。吴子音所刻题为"寄瓢子"著的《温热赘言》又从而因袭之。民间将上述35条本、31条本合二为一，得46条。王孟英《温热经纬》以此类抄本为底本，将《湿热论》收入卷二，其中含有陈平伯所增的11条。今有多种印本传世。

　　本次校注以徐行《医学蒙求》嘉庆十四年（1809年）刻本为底本，以《医师秘笈》

嘉庆十七年（1812 年）刻本为主校本，以章楠《医门棒喝》道光九年（1829 年）刻本为他校本，并参考王孟英《温热经纬》咸丰二年（1852 年）刻本及潘道根《湿热论批本》咸丰二年（1852 年）抄本。

序

　　天有六气，阴阳、风雨、晦明。阳淫热疾，雨淫腹疾，即言湿热也。二者感之颇易，治之颇难。救治之有功，贵辨之确切。若不取前人历试明验，阐发精义，成书探索而研究之，即治之，能一一效乎？徵君薛一瓢先生，吴医中巨擘也。著有《湿热论》，皆亲疗愈，历有成效，随时登录者。简编无多，其于湿热二者，感受之轻重浅深，治之表里先后，条分缕析，可谓深切著明者矣。吾师正功吴先生，校订未梓。因思先生于乾隆丙子岁[1]，吴中疫行，大吏延主医局。蒇事后，承辑禹载周君《温热暑疫》方书，刊行已久。疫行春夏之交，感受二者为多。是论实与温热方书相为表里，不可偏废者也。余于医数十年，耽玩讲求，未有所得。犹忆丙午岁[2]，疫亦流行，于范文正义庄设局疗治。余承乏斯役，治有效者，悉本二书。今周君书流播遐迩，独是论湮没不彰，深惜之。爰与同学华子杏帆、家孟旭堂，再加参考，寿诸梨枣。习斯道者，诚能探索而研究之，于二者之感，辨之必确切，治之必有功，则徵君是书，有禅后来，岂浅鲜哉？是为序。

　　　　时嘉庆九年岁次甲子仲春徐行[3]书于元都仙馆之西翼肯堂

　　[1]乾隆丙子岁：乾隆二十一年，即1756年。
　　[2]丙午岁：乾隆五十一年，即1786年。
　　[3]徐行：字步安，苏州人。

薛 序

　　扫叶庄，一瓢耕牧且读之所也。维时，残月在窗，明星未稀，惊鸟出树，荒鸡与飞虫相乱，杂杳无聚。少焉，晓影渐分，则又小鸟闹春，间关啁啾，尽巧极糜，寂淡山林，喧若朝市。不知何处老鹤，横空而来，长唳一声，群鸟寂然。四顾山光，直落檐际，清净耳根，始为我有。于是，盥漱初毕，伸纸磨墨，将数月以来所历病机，与诸子弟或阐发前人，或据己意，随所有得，随笔数行。录竟读之，如啖齑羹，寸寸各具酸咸，要不与珍错同登樽俎，亦未方乎。横空老鹤，一声长唳。

　　　　　　　　　　　　　　　　　　　　　　　薛雪书于扫叶庄

湿热论

湿热症，始恶寒，后但热不寒，汗出，胸痞，舌白或黄，口渴不引饮。一

此条乃湿热症之提纲也。湿热病属阳明、太阴经者居多。中气实则病属阳明，中气虚则病属太阴。病在二经之表者，多兼少阳三焦；病在二经之里者，每兼厥阴风木。以少阳、厥阴同司相火。阳明、太阴湿久郁生热，热甚则少火皆成壮火，而表里上下充斥肆逆。故是症最易耳聋干呕，发痉发厥。而提纲中不言及者，因以上诸症，皆湿热中兼见之变局，而非湿热病必见之正局也。始恶寒者，阳为湿遏而恶寒，终非若寒伤于表之恶寒。后但热不寒，则郁而成热，反恶热矣。热盛阳明则汗出，湿蔽清阳则胸痞，湿邪内盛则舌白，湿热交蒸则苔黄，热则液不升而口渴，湿则饮内留而不引饮。然所云表者，乃阳明、太阴之表，而非太阳之表。太阴之表四肢也，阳明也；阳明之表肌肉也，胸中也。故胸痞为湿热必有之症，四肢倦怠、肌肉烦疼，亦必并见。其所以不干太阳者，以太阳为寒水之脏，主一身之表，风寒必自表入，故属太阳。湿热不尽从表入，故不必由太阳。况风寒伤营卫，营卫乃太阳所司；湿热伤肌肉，肌肉为阳明所主。寒湿之属太阳者，以太阳为寒水，同气相求也；湿热之属阳明者，阳明为中土，火化从阳也。湿热之邪，从表伤者，十之一二，由口鼻入者，十之八九。阳明为水谷之海，太阴为湿土之脏，故多由阳明、太阴受病。膜原者，外近肌肉，内近胃腑，即三焦之门户，而实一身之半表半里也。邪由上受，直趋中道，故病亦多归膜原。要之，湿热之病不独与伤寒不同，且与温病大异。温病乃太阳、少阴同病；湿热乃阳明、太阴同病也。而提纲中反不及脉者，以湿热之症脉无定体，或洪或缓，或伏或细，各随症见，不拘一格，故难以一定之脉拘定后人眼目也。

湿热之病，阳明必兼太阴者，人徒知脏腑相连，湿土同气，而不特此也，当与温病之必兼少阴比例。少阴不藏，木火内燔，风邪外袭，表里相煽，故为温病；太阴内伤，湿饮停聚，客邪再至，内外相引，故病湿热。此皆先有内伤，再感客邪，非由腑及脏之谓。若湿热之症，不挟内伤，中气实者，其病必微。或有先因于湿，再因饥饱劳役而病者，亦属内伤挟湿，标本同病。然劳倦伤脾为不足，湿饮停积为有余。所以内伤外感，孰多孰少，孰实孰虚，又在治病者之临症时权衡矣。

湿热症[1]，恶寒无汗，身重头痛。湿在表分。宜藿香、香薷、羌活、苍术皮、薄荷、大力子等味。头不痛，去羌活。二

身重恶寒，湿遏卫阳之表证。头痛必挟风邪，故加羌活，不独胜湿，用以祛风。而此条阴湿伤表之候。

湿热症[2]，汗出，恶寒，发热，身重，关节疼痛，湿在肌肉，不为汗解。宜滑石、豆卷、苓皮、苍术皮、藿香叶、鲜荷叶、通草、桔梗等味。不恶寒者，去苍术皮。三

此条外候与上条颇同，惟汗出独异，更加关节疼烦，乃湿邪初犯阳明之表，故略见恶寒，及至发热，恶寒当自罢矣。用药通阳明之表，而即清胃脘之热者，不欲湿邪之郁热上蒸，而欲湿邪之因渗下走耳。此条阳湿伤表之候。

湿热症，三四日即口噤，四肢牵引拘急，甚则角弓反张，湿热侵入经络脉隧中。宜鲜地龙、秦艽、威灵仙、滑石、苍耳子、丝瓜藤、海风藤、酒淬川连等味。四

此条乃湿邪挟风邪者。风为木气，风动则木张，乘入阳明之络则口噤，走窜太阴之经则拘牵。故用药不独渗湿，重用熄风。一则风药能胜湿，一则风药能疏肝也。选用地龙、诸藤者，欲其宣通络脉耳。

或问：仲景治痉，原有桂枝加瓜蒌根及葛根汤两方，后人屏而不用，岂宜于古者不宜于今耶？今之痉者，与厥相连，仲景不言及厥，岂《金匮》有遗文耶？余曰：非也。药因病用，病源既异，治法自殊。故同一发痉，而伤寒与湿热之病因不同。伤寒之痉自外来，正属太阳，治以散外邪为主；湿热之痉自内出，波及太阳，治以熄内风为主。盖三焦与肝胆同司相火，中焦湿热不解，则热甚于里，而少火悉成壮火。火动则风生，而筋挛脉急；风煽则火炽，而识乱神迷。身中之气，随风火上炎，而有升无降，常度尽失，由是而形若尸厥，正《内经》所谓"血之与气，并走于上，则为暴

---

〔1〕湿热症：原脱，今据《医师秘笈》本补入。
〔2〕湿热症：原脱，今据《医师秘笈》本补入。

厥"者是也。外窜筋经则成痉，内并膻中则为厥。内外充斥，痉厥并见。正气犹存一线，则气复返而生；胃津不克支持，则厥不回而死矣。所以痉之与厥，往往相连。伤寒之痉自外来者，安有是哉？

暑月痉症与霍乱同出一源。风因火生，火随风转。乘入阳明则呕，贼及太阴则泻，是名霍乱；窜入筋中则挛急，流入脉络则反张，是名痉。但痉症多厥，霍乱无厥者。痉则风火闭郁，郁则邪势愈甚，不免逼乱神明；霍乱则风火外泄，泄则邪势外解，不至循经内走，此痉与霍乱之分也。然痉症邪滞三焦，三焦乃火化，风得火而愈煽，则逼入膻中而暴厥；霍乱邪走脾胃，脾胃乃湿化，邪因湿而停留，则淫及诸经而拘挛。火郁则厥，火窜则挛，又痉与霍乱之遗祸也。

痉之挛结，乃湿热生风；霍乱之转筋，乃风来胜湿。痉则由经及脏而厥，霍乱则由脏及经筋而挛，总由湿热与风，淆乱清浊，升降失常之故。夫湿多热少，则风入土中而霍乱；热多湿少，则风乘三焦而痉厥。厥而不返者死，胃液干枯，火邪盘踞也；转筋入腹者死，胃液内涸，风邪独劲也。然则胃中之津液，所关顾不钜哉？厥证用辛开，泄胸中无形之邪也；干霍乱用探吐，泄胃中有形之邪也。然泄邪而胃液不上升者，热邪益炽；探吐而胃液不四布者，风邪益张。终成死候，不可不知。

湿热证[1]**，壮热口渴，舌黄或焦红，发痉，神昏，谵语或笑，邪灼心包，营血已耗。宜连翘、犀羚角、生地、元参、银花露、钩藤、鲜菖蒲、至宝丹等味。**五

上条言痉，此条言厥。湿邪、暑邪本伤阳气，及至热极，逼入营阴，则津液耗而阴亦病。心包受灼，神识昏乱，用药以清热救阴，泄邪平肝为务。

湿热证，发痉，神昏笑妄，脉洪数有力，开泄不效者，湿热蕴结胸膈，宜仿凉膈散。若大便数日不通者，热邪闭结肠胃，仿承气微溏之例。六

此系阳明实热，或上结，或下结。清热泄邪，止能散络中流走之热，而不能除膈中蕴结之邪。故阳明之邪，仍假阳明为出路也。

湿热证，壮热烦渴，舌焦红或缩，癍疹，胸痞，自利，神昏，厥，痉，热邪充斥表里三焦。宜大剂犀羚角、生地、元参、银花露、紫草、方诸水、金汁、鲜菖蒲等味。七

---

［1］证：此书他处均作"湿热症"，惟第五、六、七条三处为"湿热证"，为保留原貌未改。

此条乃痉厥症之最重者。上为胸闷，下挟热利，瘢疹痉厥，阴阳告困。独清阳明之热，救阳明之液为急务者，恐胃液不存，其人必自焚而死也。

湿热症，寒热如疟，湿热阻遏膜原。宜柴胡、厚朴、槟榔、草果、藿香、六一散、苍术、半夏、干菖蒲等味。八

疟由暑热内伏，秋凉外束而成。若夏月腠理大开，毛窍疏通，安得成疟？而寒热有定期。如疟之发作者，以膜原为阳明之半表里，热湿阻遏，则营卫分争，症虽如疟，不得与疟同治，故仿吴又可达原饮之例。盖一由外凉束，一由内湿阻也。

湿热症，数日后，脘中微闷，知饥不食，湿邪蒙扰上焦。宜藿香叶、薄荷叶、鲜稻叶、鲜荷叶、枇杷叶、佩兰叶、芦尖、冬瓜仁等味。九

此湿热已解，余邪蒙蔽清阳，胃气不舒，宜用极轻清之品，以宣上焦阳气。若投味重之剂，是与病情不相值矣。

湿热初起，亦有脘闷懊憹，汗出口渴，眼欲闭，时谵语，浊邪蒙闭清阳，属在上焦者。宜用枳壳、桔梗、淡豉、生山栀涌泄法。若投轻清之剂，又与病情不相当矣。

此条须与第三十一条参看。同一邪在上焦，而此九条属虚，三十一条属实。临证者当慎之，不可忽也。

湿热症[1]，初起发热，汗出，胸痞，口渴，舌白，湿伏中焦。宜藿香、蔻仁、杏仁、枳壳、桔梗、郁金、苍术、厚朴、草果、半夏、干菖蒲、六一散、佩兰等味。十

浊邪上干则胸闷，胃液不升则口渴，病在中焦气分，故多开中焦气分之药。

此条多有挟食者，宜加瓜蒌、楂肉、菔子。舌根若现黄色，即是挟食症。

湿热症，数日后，自利溺赤，口渴，湿流下焦。宜滑石、猪苓、茯苓、泽泻、萆薢、通草等味。十一

下焦属阴，太阴所司，阴道虚故自利，化源滞则溺赤，脾不转津则口渴，总由太阴湿胜故也。湿滞下焦，故独以分利为治。

此条药味独用分利，然症必兼见口渴胸痞，须佐入桔梗、杏仁、豆卷，开泄中上，源清则流自洁矣，不可不知。

以上三条皆湿重热轻之候。

---

〔1〕症：原脱，今据《医师秘笈》本补入。

湿热之邪，不自表而入，故无表里可分，而未尝无三焦可辨，犹之河间治消渴，以三焦分者是也。夫热为天之气，湿为地之气，热得湿而热愈炽，湿得热而湿愈横。湿热两分，其病轻而缓；湿热两合，其病重而速。湿多热少，则蒙上流下，当三焦分治；湿热俱多，则下闭上壅，而三焦俱病矣。犹之伤寒中二阳合病、三阳合病是也。盖太阴湿化，三焦火化。有湿无热，止能蒙蔽清阳，或阻于上，或阻于中，或阻于下。湿热一合，则身中少火悉化为壮火，而三焦相火，有不皆起而为暴者哉？所以上下充斥，内外煎熬，最为酷烈。兼之木火同气，表里分司，再引肝风，痉厥立至。胃中津液几何，而能供此交征乎？至其所以必属阳明者，以阳明为水谷之海，鼻食气，口食味，悉归阳明，邪从口鼻而入，则阳明为必由之道路也。其始也，邪入阳明，早已先伤其胃液；其继也，邪盛三焦，更欲取资于胃液。司命者，可不为阳明顾虑哉？

或问木火同气，热盛生风，以致痉厥，理固然矣。然有湿热之症，表里极热，不痉不厥者，何也？余曰：风木为火热引动者，原因木气素旺，肝阴先亏，内外相引，两阳相煽，因而劲张。若肝肾素优，并无里热者，火热安能招引肝风哉？试观小儿家，一经壮热，便成痉疭者，以纯阳之体，阴气未足，故肝风易动也。

湿热症，舌遍体白，口渴，湿滞阳明。宜用辛开，如厚朴、草果、半夏、干菖蒲等味。十二

此湿邪极盛之候。口渴乃液不上升，非有热也。辛泄太过，即可变而为热，而此时湿邪尚未蕴热，故重用辛以开之，使上焦得通，津液得下也。

湿热症，舌根白，舌尖红，湿渐化热，余湿犹滞。宜用辛泄，佐以清热，宜蔻仁、半夏、干菖蒲、豆卷、六一、连翘、绿豆壳等味。十三

此湿热参半之症，而燥湿之中，即佐清热者，亦所以存阳明之液也。

上二条凭验舌以投剂，极为临症时要诀。盖舌为心之外候，浊邪上熏心肺，舌苔因而转移。

湿热症，初起即胸闷，不知人，瞀乱，大叫痛，湿热阻阂[1]中上二焦。宜草果、槟榔、鲜菖蒲、六一散、芫荽，各重用。或加皂角末，地浆水煎。十四

---

〔1〕阂：音è，阻塞之意。

此条乃湿热俱盛之候，而去湿药多，清热药少者，以病邪初起，正未大伤，故以辛通，散邪为急，不欲以寒凉凝滞病机也。

湿热症，四五日，口大渴，胸闷欲绝，干呕不止，脉细数，舌光如镜，胃液受劫，胆火上冲。宜西瓜白汁、鲜生地汁、甘蔗汁，磨服郁金、木香、香附、乌药等味。十五

此营阴素亏，木火素旺者，今木乘阳明而耗其津液，然幸无饮邪，故一清阳明之热，一散少阳之邪。不用煎者，取其气之全耳。

湿热症，呕吐清水，或痰多黏腻，湿热内留，木火上逆。宜温胆汤加瓜蒌、碧玉散等味。十六

此素有痰饮，而阳明、少阳同病，故一以涤饮，一以降逆。与上条呕同而治异，正当合参。

湿热症，呕恶不止，昼夜不瘥，欲死者，肺胃不和，胃热移肺，肺不受邪也。宜用川连三四分、苏叶三五分，两味煎汤，呷下即止。十七

肺胃不和，最能致呕。盖胃热移肺，肺不受邪，还归于胃，呕恶不止。若以治肝胆之呕治之，误矣。故必用川连以降湿热，苏叶以通肺胃。则投之立愈，以肺胃之气，非苏叶不能通也。分数轻者，以轻剂能治上焦之疾故耳。

湿热症，咳嗽，昼夜不宁，甚至喘而不得眠者，暑邪入于肺络。宜葶苈、六一散[1]、枇杷叶等味。十八

人知暑伤肺气则气虚，不知暑滞肺络则肺实。葶苈引滑石，直泻肺邪，则病自除。

湿热症，十余日后，大势已退，惟口渴汗出，骨节疼，隐痛不已，余邪留滞经络。宜元米汤泡於术，隔一宿去术，煎饮之。十九

病后湿邪未尽，阴液已伤，故口渴身疼。此时救液则助湿，治湿则劫阴，宗仲景麻沸汤之法，取气不取味，走阳不走阴，佐以元米汤养阴逐湿，两擅其长也。

湿热症，数日后，汗出热不除，或痉，忽头痛不止者，营液大耗，厥阴风火上升。宜羚羊、蔓荆、钩藤、元参、生地、女贞等味。二十

---

[1] 散：原脱，据《医师秘笈》本补入。

湿热伤营，肝风上逆，血不营筋而痉作，上升巅顶则头痛。热气已退，木气独张，故痉而不厥。投剂以熄风为标，养营为本。

湿热症，胸痞，发热，肌肉微疼，始终无汗者，腠理暑邪内闭。宜六一散一两、薄荷叶三五分，泡汤调下，即汗解。二十一

湿热发汗，昔贤有禁，此不微汗之，病必不愈。盖既有不可汗之大戒，复有得汗始解之活法，临症者宜知所变矣。

湿热症，按法治[1]，数日后，忽吐下一时并至者，中气亏损，升降悖逆。宜生谷芽、莲心、扁豆、米仁、半夏、甘草、茯苓等味。甚者用理中汤法。廿二

升降悖逆，法当和中，犹如霍乱之用六和汤也。若太阴惫甚，中气不支，非理中不可。

湿热症，十余日后，左关弦数，腹时痛，时圊血，肛门热痛，血液内燥，热邪传入厥阴之阴。宜仿白头翁法。廿三

热入厥阴而下利，即不圊血，亦宜宗仲景治热利法。若更逼入营阴，安得不用白头翁汤凉血而散邪乎？设热入阳明下利，即不圊血，又宜师仲景下利谵语用小承气之法矣。

湿热症，十余日后，尺脉数，下利，或咽痛，口渴，心烦，水泉不足，热邪直犯少阴之阴。宜仿猪肤汤凉润法。廿四

同一下利，病有厥少之分，则药有寒凉之异。然少阴有便脓血之候，不可不细审也。

湿热症，身冷脉细，汗泄胸痞，口渴，舌白，湿中少阴之阳。宜人参、白术、附子、茯苓、益智等味。肥胖气虚之人夏月多有之病[2]。廿五[3]

湿邪伤阳，理合扶阳逐湿。口渴为少阴症，乌得妄用寒凉耶？

暑月病初起，但恶寒，面黄，口不渴，神倦，四肢懒，脉沉弱，腹痛下利，湿困太阴之阳。宜仿缩脾饮、冷香饮子，甚则大顺散、来复丹等法。廿六

---

〔1〕湿热症，按法治：原倒，"湿热症"三字在后，"按治法"三字在前，今据《医师秘笈》本乙转。

〔2〕肥胖气虚之人夏月多有之病：此12个小字在《医师秘笈》本、《医门棒喝》本中均无。

〔3〕廿五：原在下句薛氏自注文之后，今据全书体例移。

暑月为阳气外泄，阴液内耗之时，故热邪伤阴。阳明灼烁，宜清宜滋；太阴告困，宜温宜散。古法最详，医者鉴诸。

湿热症，按法治之，诸症皆退，惟目瞑则惊悸梦惕，余邪内留，胆气不舒。宜酒浸郁李仁、姜汁炒枣仁、猪胆皮等味。廿七

滑可去着，郁李仁性最滑脱，古人治惊后肝系滞而不下。始终目不瞑者，用之以下肝系而去滞。此湿热之邪，留于胆中。胆为清净之府，藏而不泻，是以病去，而内留之邪不去。寐则阳气行阴，胆热内扰，肝魂不宁，故用郁李仁[1]以泄邪。必用酒浸者，酒入于胃，先走于胆也。枣仁之酸，入肝安神，而制以姜汁，安神而能散邪矣。用药至此，乃谓善于驱遣者。

湿热症，曾开泄下夺者，恶候皆平，独神思不清，倦语，不思食，溺数，唇齿干，胃气不输，肺气不布，元神大亏。宜人参、麦冬、生谷芽、川斛、木瓜、甘草、鲜莲子等味。廿八[2]

开泄下夺，恶症皆平，正亦大伤，故见症多气虚之象，理合清补元气。若用泥滞阴药，去生便远。

湿热症，四五日，忽大汗出，手足冷，脉细如丝或绝，口渴，茎痛，而起坐自如，神清语亮，乃汗出过多，卫外之阳暂亡，湿热之邪仍结，一时表里不通，脉故伏，非真阳外脱也。宜五苓去术，加滑石、酒淬川连、生黄芪皮等味。廿九

此条脉证，全似亡阳之候，独于举动神气中得其真情。噫！此医之所以贵识见也。

湿热症，发痉，神昏，独足冷，阴缩，下体外受客寒。仍宜从湿热治，只用辛温之品，煎汤熏洗。三十

阴缩为厥阴之外候，合之足冷，全似虚寒矣。乃谛观本症无一虚，始知寒客下体，一时营气不达，不但症非虚寒，并非上热下寒之可拟也。仍从湿热治之，又何疑耶？

湿热症，初起，壮热，口渴，脘闷，懊憹，眼欲迷闭，时谵语，浊邪蒙闭上焦。

---

〔1〕仁：原脱，今据《医师秘笈》本补入。

〔2〕廿八：原在下句薛氏自注文之后，今据全书体例移。

宜涌泄，用枳壳、桔梗、淡豆豉、生山栀。无汗者加干葛。三十一

若病退后，脘中微闷，知饥不食，是余邪蒙绕上焦，法宜轻散。此则浊邪蒙闭上焦，故懊憹脘闷。眼欲闭者，肺气不舒也；时谵语者，邪逼心包也。若投轻剂，病必不除。《经》云：高者越之。用栀豉汤涌泄之剂，引胃脘之阳，而开心胸之表，邪从吐散，一了百当，何快如之。

湿热症，经水适来，壮热口渴，谵语神昏，胸腹痛，或舌无苔，脉滑数，邪陷荣分。宜大剂犀角、紫草、茜根、贯仲、连翘、银花露、鲜菖蒲等味。三十二

热入血室，不独妇女，男子亦有之。不但凉血，并须解毒矣。然必重剂。乃可奏功。

湿热症，上下失血，或汗血，毒邪中入营分，走窜欲泄。宜大剂犀角、生地、丹皮、赤芍、连翘、紫草、茜根、银花等味。三十三

热逼而上下失血、汗血，势极危而犹不即坏者，以毒从血出，生机在是。大进凉血解毒剂以救阴而泄邪，邪解而血自止矣。血止后，须进参、芪善后乃得。

湿热症，七八日，口不渴，声不出，与饮食亦不却，默默不语，神识昏迷，进辛香凉泄、芳香逐秽俱不效者，邪入厥阴，主客浑交。宜仿吴又可三甲散，醉地鳖虫、醋炒鳖甲、土炒山甲、生天虫、柴胡、桃仁泥等味。三十四

暑湿虽伤阳气，然病久不解，必及于阴。阴阳两困，气钝血凝，而暑湿不得外泄，遂深入厥阴。络脉凝瘀，使一阳不能萌动，生气有降无升，心主阻遏，灵气不通，所以神不清而昏迷默默也。用直入厥阴之药，破滞通瘀，斯络脉通而邪亦解矣。

湿热症，口渴，苔黄起刺，脉弦缓，囊缩舌硬，谵语，昏闷不知人，两手搐搦，津枯邪滞。宜鲜生地、芦根、生首乌、鲜稻根等味若脉有力，大便不通，大黄亦可加入。[1]
三十五

胃津劫夺，热邪内据，非润下以泄邪，徒用清滋无当病情，故仿承气之例，以甘凉易苦寒，正恐胃气受伤，胃津不复也。

行按：王棻《青岩丛录》云：隋巢元方言风寒二湿而不著湿热之说，此其失也。

---

[1]若脉有力，大便不通，大黄亦可加入：此14字在《医师秘笈》本、《医门棒喝》本中均为大字。

今微君之《湿热论》发前人所未发，独开生面，以启后学，厥功伟矣。或问：苍术白虎汤为湿热证必用之方，何三十五条中从未一用耶？余谓：苍术白虎汤之名，因仲景有人参白虎、桂枝白虎二汤，故后人遂以苍术石膏汤为苍术白虎汤也。王晋三太老夫子《古方选注》中，载有苍术石膏汤，云：虽与白虎汤相似，其义各有微妙。盖方中知母、甘草二味乃滋养助湿之品，是以论中频用苍术。而不用石膏用滑石者，以石膏质重甘寒留胃，滑石则淡渗利泄，所谓治湿不利小便，非其治也。其苍术白虎汤之名，为后人妄立也，明矣。

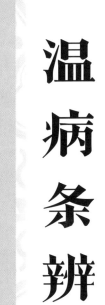

温病条辨

◎明·吴瑭 著

提　要

　　《温病条辨》，6卷，另有卷首1卷。清·吴瑭（鞠通）著于嘉庆三年（1798年）。书仿《伤寒论》体例，分条列论，以求简要易诵，又于各条之下详加辨析议论，故以"条辨"命名。

　　作者谓前贤之中，元·王履（安道）虽能辨证温病，但论之未详；明·吴有性（又可）区分伤寒、温病，但立论立法欠精纯；清·叶桂（天士）立论精细，但立法甚简，皆未能透达圆满。于是吴氏取诸贤精妙，考之《内经》，参以个人心得，统论温病。《温病条辨》卷首设"原病篇"，引《内经》以求温病之原始。卷一至卷三分上、中、下三焦设立篇目，分别论述三焦温病，并出治法。卷四为"杂说"，论救逆及病后调治法。此后附"解产难"（论产后调治与产后惊风诸症）、"解儿难"（论小儿急慢惊风痘症等）二篇（原作一卷，后析为卷五、卷六）。该书建立了完全独立于伤寒的温病学说体系，创立了三焦辨证纲领，由上及下、由浅入深，旨在"认证无差"。吴氏认为，伤寒六经辨证都是由浅入深，但六经是由表入里，须横看；三焦辨证则由上入下，须竖看。这两种辨证体系有对立统一、一纵一横之妙。从历史发展的角度来看，该辨证体系与张仲景伤寒六经辨证、叶天士温热卫气营血辨证理论互为羽翼，成为温病创新理论之一。吴氏以温邪易耗阴液，故倡导养阴保液之法，并据临床实践，提炼叶天士医案温病治法，化裁处方，以切实用。如分出清络、清营、育阴多种治法；又以银翘散为辛凉平剂，桑菊饮作辛凉轻剂，白虎汤为辛凉重剂，使温病治法用方层次清晰。该书内容全面系统，理法方药齐备，切合临床实用，故成为清代温病学说标志性专著，为后世所重，将此书视为中医"四大经典"之一，作为中医必读之书。

　　《温病条辨》由问心堂初刊于嘉庆十八年（1813年），此后翻印、增批评注者近百次。今取问心堂初刊本为底本予以校点。或有后人认为中国中医科学院图书馆所藏所谓嘉庆十八年（1813年）本是后世重刻本。经核查，此本扉页堂号俱存，无作伪的痕迹，且内容齐全。该本不避道光讳，可以肯定是嘉庆之本。因此选用年代较晚的刻本作为底本是不可取的。本次校点，以中国中医科学院图书馆所藏嘉庆十八年（1813年）

问心堂初刊本为底本，以道光十六年（1836年）刊本为校本。并保留问心堂本"汪（瑟庵）按""徵（以园）按"及朱彬（武曹）眉批。

温病条辨朱序

天以五运六气化生万物，不能无过不及之差，于是有六淫之邪，非谓病寒不病温，病温不病寒也。后汉张仲景著《伤寒论》，发明轩岐之奥旨，如日星河岳之丽天地，任百世之钻仰，而义蕴仍未尽也。然其书专为伤寒而设，未尝遍及于六淫也。奈后之医者，以治伤寒之法，应无穷之变，势必至如凿枘之不相入。至明陶节庵《六书》，大改仲景之法，后之学者，苦张之艰深，乐陶之简易，莫不奉为蓍蔡，而于六淫之邪，混而为一，其死于病者十二三，死于医者十八九；而仲景之说，视如土苴矣。余来京师，获交吴子鞠通，见其治疾，一以仲景为依归，而变化因心，不拘常格，往往神明于法之外，而究不离乎法之中，非有得于仲景之深者不能。久之，乃出所著《温病条辨》七卷，自温而热而暑而湿而燥，一一条分缕析，莫不究其病之所从生，推而至于所终极；其为方也约而精，其为论也闳以肆，俾二千余年之尘雾，豁然一开。昔人谓仲景为轩岐之功臣，鞠通亦仲景之功臣也。余少时颇有志于医，年逾四十，始知其难，乃废然而返。今读鞠通之书，目识心融，若有牖其明而启其秘者，不诚学医者一大快事哉！爰不辞而为之序。

嘉庆辛未四月既望宝应朱彬序

温病条辨汪叙

昔淳于公有言：人之所病，病病多；医之所病，病方少。夫病多而方少，未有甚于温病者矣！何也？六气之中，君相二火无论已，风湿与燥，无不兼温，惟寒水与温相反，然伤寒者必病热，天下之病，孰有多于温病者乎？方书始于仲景，仲景之书专论伤寒，此六气中之一气耳。其中有兼言风者，亦有兼言温者，然所谓风者，寒中之风，所谓温者，寒中之温，以其书本论伤寒也。其余五气，概未之及，是以后世无传焉。虽然，作者谓圣，述者谓明，学者诚能究其文，通其义，化而裁之，推而行之，以治六气可也，以治内伤可也。亡如，世鲜知十之才士，以阙如为耻，不能举一反三，惟务按图索骥。盖自叔和而下，大约皆以伤寒之法，疗六气之疴，御风以绤，指鹿为马，迨试而辄困，亦知其术之疏也。因而沿习故方，略变药味，冲和、解肌诸汤，纷然著录。至陶氏之书出，遂居然以杜撰之伤寒，治天下之六气，不独仲景之书所未言者，不能发明，并仲景已定之书，尽遭窜易。世俗乐其浅近，相与宗之，而生民之祸亟矣！又有吴又可者，著《温疫论》，其方本治一时之时疫，而世误以治常候之温热。最后若方中行、喻嘉言诸子，虽列温病于伤寒之外，而治法则终未离乎伤寒之中。惟金源刘河间守真氏者，独知热病，超出诸家，所著《六书》，分三焦论治，而不墨守六经，庶几幽室一灯，中流一柱。惜其人朴而少文，其论简而未畅，其方时亦杂而不精，承其后者，又不能阐明其意，裨补其疏，而下士闻道，若张景岳之徒，方且怪而訾之，于是其学不明，其说不行。而世之俗医，遇温热之病，无不首先发表，杂以消导，继则峻投攻下，或妄用温补，轻者以重，重者以死，幸免则自谓己功，致死则不言己过。即病者亦但知膏肓难挽，而不悟药石杀人，父以授子，师以传弟，举世同风，牢不可破，肺腑无语，冤鬼夜嗥，二千余年，略同一辙，可胜慨哉！我朝治洽学明，名贤辈出，咸知溯原《灵》《素》，问道长沙。自吴人叶天士氏《温病论》《温病续论》出，然后当名辨物，好学之士，咸知向方，而贪常习故之流，犹且各是师说，恶闻至论，其粗工则又略知疏节，未达精旨，施之于用，罕得十全。吾友鞠通吴子，怀救世之心，秉超悟之哲，嗜学不厌，研理务精，抗志以希古人，虚心而师百氏，病斯世之贸贸也，述先贤之格言，撼生平之心得，穷源竟委，作为是书，然犹未敢自信，且惧世之未信之也，藏诸笥者久之。予谓学者之心，固无自信时也，然以天下至多之病，而竟无应病之方，幸而得之，亟宜出而公之，譬如拯溺救焚，岂待整冠束发，况乎心理无异，大道不孤，是书一出，子云其人，必当旦暮遇之，且将有阐明其意，裨补其疏，使夭札之民，咸登仁寿者，此天下后世之幸，亦吴子之幸也。若夫折杨皇荂，听然而笑，阳春白雪，和仅数人，自古如斯，知我罪我，一任当世，岂不善乎！吴子以为然，遂相与评骘而授之梓。

嘉庆十有七年壮月既望同里愚弟汪廷珍谨序

温病条辨徵序

立天之道，曰阴与阳，立地之道，曰柔与刚，立人之道，曰仁与义。医，仁道也，而必智以先之，勇以副之，仁以成之。智之所到，汤液针灸任施，无处不当；否则卤莽不经，草菅民命矣。独是聪明者予智自雄，涉猎者穿凿为智，皆非也。必也博览载籍，上下古今，目如电，心如发，智足以周乎万物，而后可以道济天下也。在昔有熊御极，生而神灵，犹师资于僦贷季、岐伯，而《内经》作。周秦而降，代有智人。东汉长沙而外，能径窥轩岐之壶奥者，指不多屈。外是缃一家言，争著为书，曾未见长沙之项背者比比。所以医方之祖，必推仲景，而仲景之方，首重伤寒，人皆宗之。自晋王叔和编次《伤寒论》，则割裂附会矣。王好古辈著《伤寒续编》《伤寒类证》等书，俗眼易明，人多便之。金元以后，所谓仲景之道，日晦一日。嗟夫！晚近庸质，不知仲景，宁识伤寒？不知伤寒，宁识温病？遂至以治寒者治温。自唐宋迄今，千古一辙，何胜浩叹！然则其法当何如？曰：天地阴阳，日月水火，罔非对待之理，人自习焉不察；《内经》平列六气，人自不解耳。伤寒为法，法在救阳；温热为法，法在救阴。明明两大法门，岂可张冠李戴耶！仆不敏，年少力学，搜求经史之余，偶及方书，心窃为之怦怦，自谓为人子者当知之，然有志焉而未逮也。乾隆丁未春，萱堂弗豫，即以时温见背。悲愤余生，无以自赎，誓必欲精于此道。庐墓之中，环列近代医书，朝研而夕究，茫茫无所发明。求诸师友，浏览名家，冀有以启迪之，则所知惟糟粕。上溯而及于汉唐，洊[1]至《灵枢》《素问》诸经，捧读之余，往往声与泪俱。久之别有会心，十年而后，汩汩焉若心花之漫开，觉古之人原非愚我，我自愚耳。离经泥古，厥罪惟均，读书所贵，得间后可。友人吴子鞠通，通儒也，以颖悟之才，而好古敏求，其学医之志，略同于仆，近师承于叶氏，而远追踪乎仲景。其临证也，虽遇危疾，不避嫌怨。其处方也，一遵《内经》，效法仲祖。其用药也，随其证而轻重之，而功若桴鼓。其殆智而勇，勇而仁者哉！嘉庆甲子，出所著治温法示余，余向之急欲订正者，今乃发复析疑，力矫前非，如拨云见日，宁不快哉！阅十

---

〔1〕洊：音 jiàn。同"荐"，"再"、"重"之意。

稔而后告成，名曰《温病条辨》。末附三卷，其一为条辨之翼，余二卷约幼科、产后之大纲，皆前人之不明六气而致误者，莫不独出心裁，发前人所未发。呜呼！昌黎有云："莫为之前，虽美弗彰；莫为之后，虽圣弗传。"此编既出，将欲悬诸国门，以博弹射。积习之难革者，虽未必一时尽革，但能拾其绪余，即可为苍生之福。数百年后，当必有深识其用心者夫！然后知此编之羽翼长沙，而为长沙之功臣，实亦有熊氏之功臣也。是为序。

嘉庆癸酉仲秋谷旦苏完愚弟徵保拜书

问心堂温病条辨自序

　　夫立德立功立言，圣贤事也，瑭何人斯，敢以自任？缘瑭十九岁时，父病年余，至于不起，瑭愧恨难名，哀痛欲绝，以为父病不知医，尚复何颜立天地间，遂购方书，伏读于苫块之余。至张长沙"外逐荣势，内忘身命"之论，因慨然弃举子业，专事方术。越四载，犹子巧官病温。初起喉痹，外科吹以冰硼散，喉遂闭，又遍延诸时医治之，大抵不越双解散、人参败毒散之外，其于温病治法，茫乎未之闻也，后至发黄而死。瑭以初学，未敢妄赞一词，然于是证，亦未得其要领。盖张长沙悲宗族之死，作《玉函经》，为后世医学之祖，奈《玉函》中之《卒病论》，亡于兵火，后世学者，无从仿效，遂至各起异说，得不偿失。又越三载，来游京师，检校《四库全书》，得明季吴又可《温疫论》，观其议论宏阔，实有发前人所未发，遂专心学步焉。细察其法，亦不免支离驳杂，大抵功过两不相掩，盖用心良苦，而学术未精也。又遍考晋唐以来诸贤议论，非不珠璧琳琅，求一美备者，盖不可得，其何以传信于来兹！瑭进与病谋，退与心谋，十阅春秋，然后有得，然未敢轻治一人。癸丑岁，都下温疫大行，诸友强起瑭治之，大抵已成坏病，幸存活数十人，其死于世俗之手者，不可胜数。呜呼！生民何辜，不死于病而死于医，是有医不若无医也，学医不精，不若不学医也。因有志采辑历代名贤著述，去其驳杂，取其精微，间附己意，以及考验，合成一书，名曰《温病条辨》，然未敢轻易落笔。又历六年，至于戊午，吾乡汪瑟庵先生促瑭曰：来岁己未湿土正化，二气中温厉大行，子盍速成是书，或者有益于民生乎！瑭愧不敏，未敢自信，恐以救人之心，获欺人之罪，转相仿效，至于无穷，罪何自赎哉！然是书不出，其得失终未可见，因不揣固陋，黾勉成章，就正海内名贤，指其疵谬，历为驳正，将万世赖之无穷期也。

淮阴吴瑭自序

凡 例

是书仿仲景《伤寒论》作法，文尚简要，便于记诵。又恐简则不明，一切议论，悉于分注注明，俾纲举目张，一见了然，并免后人妄注，致失本文奥义。

是书虽为温病而设，实可羽翼伤寒。若真能识得伤寒，断不致疑麻桂之法不可用；若真能识得温病，断不致以辛温治伤寒之法治温病。伤寒自以仲景为祖，参考诸家注述可也；温病当于是书中之辨似处究心焉。

晋唐以来诸名家，其识见学问工夫，未易窥测，瑭岂敢轻率毁谤乎！奈温病一证，诸贤悉未能透过此关，多所弥缝补救，皆未得其本真，心虽疑虑，未敢直断明确，其故皆由不能脱却《伤寒论》蓝本，其心以为推戴仲景，不知反晦仲景之法。至王安道始能脱却伤寒，辨证温病，惜其论之未详，立法未备。吴又可力为卸却伤寒，单论温病，惜其立论不精，立法不纯，又不可从。惟叶天士持论平和，立法精细。然叶氏吴人，所治多南方证，又立论甚简，但有医案散见于杂证之中，人多忽之而不深究。瑭故历取诸贤精妙，考之《内经》，参以心得，为是编之作。诸贤如木工钻眼，已至九分，瑭特透此一分，作圆满会耳，非敢谓高过前贤也。至于驳证处，不得不下直言，恐误来学。《礼》云："事师无犯无隐"，瑭谨遵之。

是书分为五卷：首卷历引经文为纲，分注为目，原温病之始；一卷为上焦篇，凡一切温病之属上焦者系之；二卷为中焦篇，凡温病之属中焦者系之；三卷为下焦篇，凡温病之属下焦者系之；四卷杂说救逆，病后调治。俾阅者心目了然，胸有成局，不致临证混淆，有治上犯中，治中犯下之弊。末附一卷，专论产后调治与产后惊风、小儿急慢惊风、痘证，缘世医每于此证，惑于邪说，随手杀人，毫无依据故也。

《经》谓先夏至为病温，后夏至为病暑，可见暑亦温之类，暑自温而来，故将暑温、湿温，并收入温病论内。然治法不能尽与温病相同，故上焦篇内第四条谓：温毒、暑温、湿温不在此例。

是书之出，实出于不得已。因世之医温病者，毫无尺度，人之死于温病者，不可胜纪。无论先达后学，有能择其弊窦，补其未备，瑭将感之如师资之恩。

是书原为济病者之苦，医医士之病，非为获利而然，有能翻版传播者听之，务望校对真确。

《伤寒论》六经由表入里，由浅及深，须横看。本论论三焦由上及下，亦由浅入深，须竖看，与《伤寒论》为对待文字，有一纵一横之妙。学者诚能合二书而细心体察，自无难识之证，虽不及内伤，而万病诊法，实不出此一纵一横之外。

方中所定分量，宜多宜少，不过大概而已，尚须临证者自行斟酌。盖药必中病而后可，病重药轻，见病不愈，反生疑惑；若病轻药重，伤及无辜，又系医者之大戒。古人治病，胸有定见，目无全牛，故于攻伐之剂，每用多备少服法；于调补之剂，病轻者日再服，重者日三服，甚则日三夜一服。后人治病，多系捉风捕影，往往病东药西，败事甚多；因拘于约方之说，每用药多者二三钱，少则三五分为率，遂成痼疾。吾见大江南北，用甘草必三五分。夫甘草之性最为和平，有国老之称，坐镇有余，施为不足，设不假之以重权，乌能为功，即此一端，殊属可笑！医并甘草而不能用，尚望其用他药哉！不能用甘草之医，尚足以言医哉！又见北方儿科于小儿痘证，自一二朝用大黄，日加一二钱，甚至三五钱，加至十三四朝，成数两之多，其势必咬牙寒战，灰白塌陷，犹曰此毒未净也，仍须下之，有是理乎？《经》曰："大毒治病，十衰其六；中毒治病，十衰其七；小毒治病，十衰其八；无毒治病，十衰其九。食养尽之，勿使过剂。"医者全在善测病情，宜多宜少，胸有确见，然后依经训约之，庶无过差也。

此书须前后互参，往往义详于前，而略于后，详于后，而略于前。再，法有定而病无定。如温病之不兼湿者，忌刚喜柔；愈后胃阳不复，或因前医过用苦寒，致伤胃阳，亦间有少用刚者；温病之兼湿者，忌柔喜刚；湿退热存之际，乌得不用柔哉！全在临证者善察病情，毫无差忒也。

是书原为温病而设，如疟、痢、疸、痹，多因暑温、湿温而成，不得不附见数条，以粗立规模，其详不及备载，以有前人之法可据，故不详论。是书所详论者，论前人之未备者也。

是书着眼处全在认证无差，用药先后缓急得宜，不求识证之真，而妄议药之可否，不可与言医也。

古人有方即有法，故取携自如，无投不利。后世之失，一失于测证无方，识证不真，再失于有方无法。本论于各方条下，必注明系用《内经》何法，俾学者知先识证，而后有治病之法，先知有治病之法，而后择用何方。有法同而方异者，有方似同而法异者，稍有不真，即不见效，不可不详察也。

大匠诲人，必以规矩，学者亦必以规矩。是书有鉴于唐宋以来，人自为规，而不合乎大中至正之规，以至后学宗张者非刘，宗朱者非李，未识医道之全体，故远追《玉函经》，补前人之未备，尤必详立规矩，使学者有阶可升，至神明变化出乎规矩之外，而仍不离乎规矩之中，所谓从心所欲不逾矩。是所望于后之达士贤人，补其不逮，诚不敢自谓尽善又尽美也。

目　　录

卷首　原病篇

汪瑟庵先生　参订

徵以园先生　同参

朱武曹先生　点评

吴瑭鞠通氏　　著

受业侄嘉会　校字

男廷莲　　同校

一、《六元正纪大论》曰：辰戌之岁，初之气，民厉温病；卯酉之岁，二之气，厉大至，民善暴死；终之气，其病温。寅申之岁，初之气，温病乃起；丑未之岁，二之气，温厉大行，远近咸若。子午之岁，五之气，其病温。巳亥之岁，终之气，其病温厉。

叙气运，原温病之始也。每岁之温，有早暮微盛不等，司天在泉，主气客气，相加临而然也。细考《素问》注自知，兹不多赘。

按：吴又可谓温病非伤寒，温病多而伤寒少，甚通。谓非其时而有其气，未免有顾此失彼之诮。盖时和岁稔，天气以宁，民气以和，虽当盛之岁亦微；至于凶荒兵火之后，虽应微之岁亦盛，理数自然之道，无足怪者。

二、《阴阳应象大论》曰：喜怒不节，寒暑过度，生乃不固。故重阴必阳，重阳必阴，故曰：冬伤于寒，春必病温。

上节统言司天之病，此下专言人受病之故。

细考宋元以来诸名家，皆不知温病、伤寒之辨。如庞安常之《卒病论》，朱肱之《活人书》，韩祇和之《微旨》，【上句尤多。】王寔之《证治》，刘守真之《伤寒医鉴》、《伤寒直格》，张子和之《伤寒心镜》等书，非以治伤寒之法治温病，即将温暑认作伤寒，而疑麻桂之法不可用，遂别立防风通圣、双解通圣、九味羌活等汤，甚至于辛温药中加苦寒，王安道《溯洄集》中辩之最详，兹不再辩。论温病之最详者，莫过张景岳、吴又可、喻嘉言三家。时医所宗者，三家为多，请略陈之：按张景岳、喻嘉言，皆著讲"寒"字，并未理会本文上有"故曰"二字，上文有"重阴必阳、重阳必阴"二句。张氏立论出方，悉与伤寒混，谓温病即伤寒，袭前人之旧，全无实得，固无足论。喻氏立论，虽有分析，中篇亦混入伤寒少阴、厥阴证，出方亦不能外辛温发表、辛热温里，为害实甚。以苦心力学之士，尚不免智者千虑之失，尚何怪后人之无从取法，随手杀人哉! 甚矣，学问之难也! 吴又可实能识得寒温二字，所见之证，实无取乎辛温、辛热、甘温，又不明伏气为病之理，以为何者为即病之伤寒，何者为不即病待春而发之温病，遂直断温热之原非风寒所中，不责己之不明，反责经言之谬，瑭推原三子之偏【醒透。】，各自有说：张氏混引经文，将论伤寒之文，引证温热，以伤寒化热之后，经亦称热病故也，张氏不能分析，遂绌将温病认作伤寒。喻氏立论，开口言春温，当初春之际，所见之病，多有寒证，遂将伤寒认作温病。吴氏当崇祯凶荒兵火之际，满眼温疫，遂直辟经文"冬伤于寒、春必病温"之文。盖皆各执己见，不能融会贯通也。瑭按：伏气为病，如春温、冬咳、温疟，《内经》已明言之矣。亦有不因伏气，乃司天时令现行之气，如前列《六元正纪》所云是也。此二者，皆理数之常者也。更有非其时而有其气，如又可所云戾气，间亦有之，乃其变也。惟在司命者善查其常变而补救之。

三、《金匮真言论》曰：夫精者，身之本也，故藏于精者，春不病温。

《易》曰：履霜坚冰至。圣人恒示戒于早，必谨于微。《记》曰：凡事豫则立。《经》曰：上工不治已病治未病，圣人不治已乱治未乱。此一节当与《月令》参看，与上条"冬伤于寒"互看。盖谓冬伤寒则春病温，惟藏精者足以避之。故《素问》首章《上古天真论》即言男女阴精之所以生，所以长，所以枯之理；次章紧接《四气调神大论》，示人春养生以为夏奉长之地，夏养长以为秋奉收之地，秋养收以为冬奉藏之地，冬养藏以为春奉生之地。盖能藏精者一切病患皆可却，岂独温病为然哉!《金匮》谓五脏元真通畅，人即安和是也。何喻氏不明此理，将"冬伤于寒"作一大扇文字，将"不藏精"又作一大扇文字，将不藏精而伤于寒，又总作一大扇文字，勉强割裂《伤寒论》原文以实之，未免有过虑则凿之弊。"不藏精"三字须活看，不专主房劳说，一切人事之能摇动其精者皆是，即冬日天气应寒而阳不潜藏，如春日之发泄，甚至桃李反花之类亦是。

汪按：喻氏天资超卓，学力精锐，在此道诚为独辟榛芜，深窥窈奥，但帖括结习太重，往往于间架门面上著力，论伤寒以青龙与桂、麻鼎峙，柯氏已正其失矣，乃论温病仍用三扇，甚至方法数目，一一求合《伤寒论》，正如汉唐步天，以律吕封爻为主，牵凑补缀，反使正义不明，读者当分别观之也。《寓意草》中"金鉴"一条，仍属伤寒，指为温病者非。

四、《热论篇》曰：凡病伤寒而成温者，先夏至日者为病温，后夏至日者为病暑。暑当与汗出，勿止。

温者，暑之渐也。先夏至，春候也。春气温，阳气发越，阴精不足以承之，故为病温。后夏至，温盛为热，热盛则湿动，热与湿搏而为暑也。勿者，禁止之词。勿止暑之汗，即治暑之法也。

五、《刺志论》曰：气盛身寒，得之伤寒；气虚身热，得之伤暑。

此伤寒暑之辨也。经语分明如此，奈何世人悉以治寒法治温暑哉！

六、《生气通天论》曰：因于暑，汗，烦则喘喝，静则多言。

暑中有火，性急而疏泄，故令人自汗。火与心同气相求，故善烦 烦从火从页，谓心气不宁，而面若火烁也。烦则喘喝者，火克金故喘，郁遏胸中清廓之气，故欲喝而呻之。其或邪不外张而内藏于心，则静；心主言，暑邪在心，虽静亦欲自言不休也。

七、《论疾诊尺篇》曰：尺肤热甚，脉盛躁者，病温也；其脉盛而滑者，病且出也。

此节以下，诊温病之法。

《经》之辨温病分明如是，何世人悉谓伤寒，而悉以伤寒足三阴经温法治之哉！张景岳作《类经》，割裂经文，蒙混成章，由未细心绎绎也。尺肤热甚，火烁精也；脉盛躁，精被火煎沸也；脉盛而滑，邪机向外也。

八、《热病篇》曰：热病三日，而气口静，人迎躁者，取之诸阳五十九刺，以泻其热而出其汗，实其阴以补其不足者。身热甚，阴阳皆静者，勿刺也；其可刺者，

急取之，不汗出则泄。所谓勿刺者，有死征也。　热病七日八日，动喘而弦者，急刺之，汗且自出，浅刺手大指间。　热病七日八日，脉微小，病者溲血，口中干，一日半而死，脉代者一日死。　热病已得汗出而脉尚躁，喘，且复热，勿刺肤，喘甚者死。　热病七日八日，脉不躁，躁不散数，后三日中有汗，三日不汗，四日死；未曾汗者，勿腠刺之。　热病不知所痛，耳聋不能自收，口干，阳热甚，阴颇有寒者，热在骨髓，死不可治。　热病已得汗而脉尚躁盛，此阴脉之极也，死；其得汗而脉静者生。　热病者，脉尚躁盛而不得汗者，此阳脉之极也，死阳脉之极，虽云死征，较前阴阳俱静有差。此证犹可大剂急急救阴，亦有活者。盖已得汗而阳脉躁甚，邪强正弱，正尚能与邪争，若留得一分正气，便有一分生理，只在留之得法耳。至阴阳俱静，邪气深入下焦阴分，正无捍邪之意，直听邪之所为，不死何待。脉盛躁，得汗，静者生。　热病不可刺者有九：一曰汗不出，大颧发赤，哕者死；二曰泄而腹满甚者死；三曰目不明，热不已者死；四曰老人婴儿，热而腹满者死；五曰汗大出，呕，下血者死；六曰舌本烂，热不已者死；七曰咳而衄，汗不出，出不至足者死；八曰髓热者死；九曰热而痉者死，腰折、瘛疭、齿噤齘也。凡此九者不可刺也。　太阳之脉色荣颧骨，热病也，与厥阴脉争见者，死期不过三日。少阳之脉色荣颊前，热病也，与少阴脉争见者，死期不过三日。

此节历叙热病之死征，以禁人之刺，盖刺则必死也。然刺固不可，亦间有可药而愈者。盖刺法能泄能通，开热邪之闭结最速，至于益阴以留阳，实刺法之所短，而汤药之所长也。

热病三日而气口静人迎躁者，邪机尚浅，在上焦，故取之诸阳以泄其阳邪，阳气通则汗随之。实其阴以补其不足者，阳盛则阴衰，泻阳则阴得安其位，故曰实其阴，泻阳之有余，即所以补阴之不足，故曰补其不足也。【独具只眼，可谓饮上池水矣。要领前人所云，一言以蔽之，曰"存津液"。】实其阴以补其不足，此一句，实治温热之吃紧大纲。盖热病未有不耗阴者，其耗之未尽则生，尽则阳无留恋，必脱而死也。真能体味此理，思过半矣。此论中治法，实从此处入手。

身热甚而脉之阴阳皆静，脉证不应，阳证阴脉，故曰勿刺。

热病七八日，动喘而弦，喘为肺气实，弦为风火鼓荡，故浅刺手大指间，以泄肺热，肺之热痹开则汗出。大指间，肺之少商穴也。

热证七八日，脉微小者，邪气深入下焦血分，逼血从小便出，故溲血；肾精告竭，阴液不得上潮，故口中干；脉至微小，不惟阴精竭，阳气亦从而竭矣，死象自明。倘脉实者可治，法详于后。

热病已得汗，脉尚躁而喘，故知其复热也；热不为汗衰，火热克金故喘。金受火克，肺之化源欲绝，故死。间有可治，法详于后。

热病不知所痛，正衰不与邪争也；耳聋，阴伤精欲脱也；不能自收，真气惫也；口干热甚，阳邪独盛也；阴颇有寒，此"寒"字，作"虚"字讲，谓下焦阴分颇有虚寒之证，以阴精亏损之人，真气败散之象已见，而邪热不退，未有不乘其空虚而入者，故曰热在骨髓，死不治也。其有阴衰阳盛而真气未至溃败者，犹有治法，详见于后。

热病已得汗而脉尚躁盛，此阴虚之极，故曰死。然虽不可刺，犹可以药，沃之得法，亦有生者，法详于后。

脉躁盛不得汗，此阳盛之极也。阳盛而至于极，阴无容留之地，故亦曰死。然用药开之得法，犹可生，法详于后。

汗不出而颧赤，邪盛不得解也；哕，脾阴病也。阴阳齐病，治阳碍阴，治阴碍阳，故曰死也。泄而腹满甚，脾阴病重也，亦系阴阳皆病。目不明，精散而气脱也。《经》曰：精散视岐，又曰：气脱者目不明。热犹未已，仍铄其精而伤其气，不死得乎！老人婴儿，一则孤阳已衰，一则稚阳未足，既得温热之阳病，又加腹满之阴病，不必至于满甚，而已有死道焉。汗不出为邪阳盛，呕为正阳衰；下血者，热邪深入不得外出，必逼迫阴络之血下注，亦为阴阳两伤也。舌本烂，肾脉、胆脉、心脉皆循喉咙系舌本，阳邪深入，则一阴一阳之火结于血分，肾水不得上济，热退犹可生，热仍不止，故曰死也。咳而衄，邪闭肺络，上行清道，汗出邪泄可生，不然则化源绝矣。髓热者，邪入至深至于肾部也。热而痉，邪入至深至于肝部也。以上九条，虽皆不可刺，后文亦间立治法，亦有可生者。太阳之脉色荣颧骨为热病者，按手太阳之脉，由目内眦斜络于颧，而与足太阳交，是颧者两太阳交处也。太阳属水，水受火沸，故色荣赤为热病也；与厥阴脉争见，厥阴，木也，水受火之反克，金不来生木反生火，水无容足之地，故死速也。【名言叠出。】少阳之脉色荣颊前为热病者，按手少阳之脉，出耳前，过客主人前足少阳穴，交颊至目锐眦而交足少阳，是颊前两少阳交处也，少阳属相火，火色现于二经交会之处，故为热病也；与少阴脉争见，少阴属君火，二火相炽，水难为受，故亦不出三日而死也。【所谓一水不胜二火也。】

九、《评热病论》：帝曰：有病温者，汗出辄复热，而脉躁疾，不为汗衰，狂言不能食，病名为何？岐伯曰：病名阴阳交，交者死也。人所以汗出者，皆生于谷，谷生于精。今邪气交争于骨肉而得汗者，是邪却而精胜也。精胜则当能食而不复热。复热者，邪气也，汗者，精气也。今汗出而辄复热者，邪气胜也；不能食者，精无俾也；病而留者，其寿可立而倾也。且夫《热论》曰：汗出而脉尚躁盛者死。今脉不与汗相应，此不胜其病也，其死明矣。狂言者，是失志，失志者死。今见三死，不见一生，虽愈必死也。

此节语意自明，《经》谓必死之证，谁敢谓生，然药之得法，有可生之理，前所谓针药各异用也，详见后。

十、《刺热篇》曰：肝热病者，小便先黄，腹痛多卧，身热。热争则狂言及惊，胁满痛，手足躁，不得安卧，庚辛甚，甲乙大汗，气逆则庚辛日死。刺足厥阴、少阳。其逆则头痛员员，脉引冲头也。

肝病小便先黄者，肝脉络阴器；又肝主疏泄，肝病则失其疏泄之职，故小便先黄也。腹痛多卧，木病克脾土也。热争，邪热甚而与正气相争也。狂言及惊，手厥阴心包病也，两厥阴同气，热争，则手厥阴亦病也。胁满痛，肝脉行身之两旁，胁，其要路也。手足躁不得安卧，肝主风，风淫四末，又木病克土，脾主四肢，木病热，必吸少阴肾中真阴，阴伤，故骚扰不得安卧也。庚辛金日克木，故甚。甲乙肝木旺时，故汗出而愈。气逆谓病重而不顺其可愈之理，故逢其不胜之日而死也。刺足厥阴、少阳，厥阴系本脏，少阳，厥阴之腑也，并刺之者，病在脏，泻其腑也。逆则头痛以下，肝主升，病极而上升之故。

自庚辛日甚以下之理，余脏仿此。

十一、心热病者，先不乐，数日乃热。热争，则卒心痛，烦闷善呕，头痛，面赤，无汗；壬癸甚，丙丁大汗，气逆则壬癸死。刺手少阴、太阳。

心病先不乐者，心包名膻中，居心下，代君用事，《经》谓膻中为臣使之官，喜乐出焉，心病故不乐也。卒心痛，凡实痛，皆邪正相争，热争，故卒然心痛也。烦闷，心主火，故类，膻中气不舒，故闷。呕，肝病也，两厥阴同气，膻中代心受病，故热甚而争之后，肝病亦见也，且邪居膈上，多善呕也。头痛，火升也。面赤，火色也。无汗，汗为心液，心病故汗不得通也。

十二、脾热病者，先头重，颊痛，烦心，颜青，欲呕，身热；热争则腰痛，不可用俯仰，腹满泄，两颔痛；甲乙甚，戊己大汗，气逆则甲乙死。刺足太阴、阳明。

脾病头先重者，脾属湿土，性重，《经》谓湿之中人也，首如裹，故脾病头先重也。颊，少阳部也，土之与木，此负则彼胜，土病而木病亦见也。烦心，脾脉注心也。颜青欲呕，亦木病也。腰痛不可用俯仰，腰为肾为府，脾主制水，肾为司水之神，脾病不能制水，故腰痛；再脾病胃不能独治，阳明主约束而利机关，故痛而至于不可用俯仰也。腹满泄，脾经本病也。颔痛，亦木病也。

十三、肺热病者，先淅然厥，起毫毛，恶风寒，舌上黄，身热；热争则喘咳，痛走胸膺背，不得太息，头痛不堪，汗出而寒；丙丁甚，庚辛大汗，气逆则丙丁死。刺手太阴、阳明，出血如大豆，立已。

肺病先恶风寒者，肺主气，又主皮毛，肺病则气贲郁不得捍卫皮毛也。舌上黄者，肺气不化则湿热聚而为黄苔也。按："苔"字，方书悉作"胎"。胎乃胎包之胎，特以苔生舌上，故从肉旁。不知古人借用之字甚多，盖湿热蒸而生苔，或黄、或白、或青、或黑，皆因病之深浅、或寒、或热、或燥、或湿而然，如春夏间石上土坂之阴面生苔者然。故本论"苔"字，悉从草不从肉。喘，气郁极也。咳，火克金也。胸膺，背之府也，皆天气主之，肺主天气，肺气郁极，故痛走胸膺背也。走者，不定之词。不得太息，气郁之极也。头痛不堪，亦天气贲郁之极也。汗出而寒，毛窍开，故汗出，汗出卫虚，故恶寒，又肺本恶寒也。

十四、肾热病者，先腰痛，胻酸，苦渴数饮，身热；热争则项痛而强，胻寒且酸，足下热，不欲言，其逆则项痛，员员澹澹然；戊己甚，壬癸大汗，气逆则戊已死。刺足少阴、太阳。

肾病腰先痛者，腰为肾之府，又肾脉贯脊，会于督之长强穴。胻，肾脉入跟中，以上腨内，太阳之脉亦下贯腨内，腨即胻也；酸，热烁液也。苦渴数饮，肾主五液而恶燥，病热则液伤而燥，故苦渴而饮水求救也。项，太阳之脉，从巅入络脑，还出别下项；肾病至于热争，脏病甚而移之腑，故项痛而强也。脐寒且酸，脐义见上，寒，热极为寒也；酸，热烁液也。足下热，肾脉从小指之下，邪趋足心涌泉穴，病甚而热也。不欲言，心主言，肾病则水克火也。员员澹澹，状其痛之甚而无奈也。

十五、肝热病者，左颊先赤；心热病者，颜先赤；脾热病者，鼻先赤；肺热病者，右颊先赤；肾热病者，颐先赤。病虽未发，见赤色者刺之，名曰治未病。

此节言五脏欲病之先，必各现端绪于其部分，示人早治，以免热争则病重也。

十六、《热论篇》：帝曰：热病已愈，时有所遗者，何也？岐伯曰：诸遗者，热甚而强食之，故有所遗也。若此者，皆病已衰而热有所藏，因其谷气相薄，两热相合，故有所遗也。帝曰：治遗奈何？岐伯曰：视其虚实，调其逆从，可使必已也。帝曰：病热当何禁之？岐伯曰：病热少愈，食肉则复，多食则遗，此其禁也。

此节言热病之禁也，语意自明。大抵邪之着人也，每借有质以为依附，热时断不可食，热退必须少食，如兵家坚壁清野之计，必俟热邪尽退，而后可大食也。【妙，可以神会。】

十七、《刺法论》：帝曰：余闻五疫之至，皆相染易，无问大小，病状相似，不施救疗，如何可得不相移易者？岐伯曰：不相染者，正气存内，邪不可干。

此言避疫之道。

按：此下尚有避其毒气若干言，以其想青气、想白气等，近于祝由家言，恐后人附会之词，故节之，要亦不能外"正气存内，邪不可干"二句之理，语意已尽，不必滋后学之惑也。

十八、《玉版论要》曰：病温虚甚死。

病温之人，精血虚甚，则无阴以胜温热，故死。

十九、《平人气象论》曰：人一呼脉三动，一吸脉三动而躁，尽热曰病温，尺不热，脉滑曰病风，脉涩曰痹。

呼吸俱三动，是六七至脉矣，而气象又急躁，若尺部肌肉热，则为病温。盖温病必伤金水二脏之津液，尺之脉属肾，尺之穴属肺也，此处肌肉热，故知为病温。其不热而脉兼滑者，则为病风，风之伤人也，阳先受之，尺为阴，故不热也。如脉动躁而兼涩，是气有余而血不足，病则为痹矣。

卷一　上焦篇

风温　温热　温疫　温毒　冬温

一、温病者，有风温、有温热、有温疫、有温毒、有暑温、有湿温、有秋燥、有冬温、有温疟。

此九条，见于王叔和《伤寒例》中居多，叔和又牵引《难经》之文以神其说。按时推病，实有是证，叔和治病时，亦实遇是证。但叔和不能别立治法，而叙于《伤寒例》中，实属蒙混，以《伤寒论》为治外感之妙法，遂将一切外感悉收入《伤寒例》中，而悉以治伤寒之法治之，后人亦不能打破此关，因仍苟简，千余年来，贻患无穷，皆叔和之作俑，无怪见驳于方有执、喻嘉言诸公也。然诸公虽驳叔和，亦未曾另立方法。喻氏虽立治法，仍不能脱却伤寒圈子，弊与叔和无二，以致后人无所遵依。本论详加考核，准古酌今，细立治法，除伤寒宗仲景法外，俾四时杂感，朗若列眉；未始非叔和有以肇其端，东垣、河间、安道、又可、嘉言、天士宏其议，而瑭得以善其后也。【心苦为分明。】

风温者，初春阳气始开，厥阴行令，风夹温也。温热者，春末夏初，阳气弛张，温盛为热也。温疫者，疬气流行，多兼秽浊，家家如是，若役使然也。温毒者，诸温夹毒，秽浊太甚也。暑温者，正夏之时，暑病之偏于热者也。湿温者，长夏初秋，湿中生热，即暑病之偏于湿者也。【"热湿"二字着眼。】秋燥者，秋金燥烈之气也。冬温者，冬应寒而反温，阳不潜藏，民病温也。温疟者，阴气先伤，又因于暑，阳气独发也。

按：诸家论温，有顾此失彼之病，故是编首揭诸温之大纲，而名其书曰《温病条辨》。

二、凡病温者，始于上焦，在手太阴。

伤寒由毛窍而入，自下而上，始足太阳。足太阳膀胱属水，寒即水之气，同类相从，故病始于此。古来但言膀胱主表，殆未尽其义。肺者，皮毛之合也，独不主表乎。按：人身一脏一腑主表之理，人皆习焉不察。以三才大道言之：天为万物之大表，天属金，人之肺亦属金，肺主皮毛，《经》曰皮应天，天一生水；地支始于子，而亥为天门，乃贞元之会；人之膀胱为寒水之腑；故俱同天气，而俱主表也。治法必以仲景六经次传为祖法。温病由口鼻而入，自上而下，鼻通于肺，始手太阴。太阴金也，温者火之气，风者火之母，火未有不克金者，故病始于此，必从河间三焦定论。再寒为阴邪，虽《伤寒论》中亦言中风，此风从西北方来，乃觱发之寒风也，最善收引，阴盛必伤阳，故首郁遏太阳经中之阳气，而为头痛身热等证。太阳阳腑也，伤寒阴邪也，阴盛伤人之阳也。温为阳邪，此论中亦言伤风，此风从东方来，乃解冻之温风也，最善发泄，阳盛必伤阴，故首郁遏太阴经中之阴气，而为咳嗽、自汗、口渴、头痛、身热、尺热等证。【"风"字从无人辨析至此。】太阴阴脏也，温热阳邪也，阳盛伤人之阴也。阴阳两大法门之辨，可了然于心目间矣。【提纲。】

夫大明生于东，月生于西，举凡万物，莫不由此少阳、少阴之气以为生成，故万物皆可名之曰东西。人乃万物之统领也，得东西之气最全，乃与天地东西之气相应。其病也，亦不能不与天地东西之气相应。东西者，阴阳之道路也。由东而往，为木、为风、为温、为火、为热。湿土居中，与火交而成暑，火也者，南也。由西而往，为金、为燥、为水、为寒，水也者，北也。水火者，阴阳之征兆也；南北者，阴阳之极致也。天地运行此阴阳以化生万物，故曰天之无恩而大恩生。天地运行之阴阳和平，人生之阴阳亦和平，安有所谓病也哉！天地与人之阴阳，一有所偏，即为病也。偏之浅者病浅，偏之深者病深；偏于火者病温、病热，偏于水者病清、病寒，此水火两大法门之辨，医者不可不知。烛其为水之病也，而温之热之；烛其为火之病也，而凉之寒之，各救其偏，以抵于平和而已。非如鉴之空，一尘不染，如衡之平，毫无倚着，不能暗合道妙，岂可各立门户，专主于寒热温凉一家之论而已哉！【医学总论，偏于补泻者，厥罪惟均。】瑭因辨寒病之原于水，温病之原于火也，而并及之。

三、太阴之为病，脉不缓不紧而动数，或两寸独大，尺肤热，头痛，微恶风寒，

身热自汗，口渴，或不渴，而咳，午后热甚者，名曰温病。

不缓，则非太阳中风矣；不紧，则非太阳伤寒矣；动数者，风火相煽之象，《经》谓之躁；两寸独大，火克金也。尺肤热，尺部肌肤热甚，火反克水也。头痛、恶风寒、身热自汗，与太阳中风无异，此处最足以相混，于何辨之？于脉动数，不缓不紧，证有或渴、或咳、尺热，午后热甚辨之。太阳头痛，风寒之邪，循太阳经上至头与项，而项强头痛也。太阴之头痛，肺主天气，天气郁，则头亦痛也，且春气在头，义火炎上也。吴又可谓浮泛太阳经者，臆说也。伤寒之恶寒，太阳属寒水而主表，故恶风寒、温病之恶寒，肺合皮毛而亦主表，故亦恶风寒也。太阳病则周身之阳气郁，故身热；肺主化气，肺病不能化气，气郁则身亦热也。太阳自汗，风疏卫也；太阴自汗，皮毛开也，肺亦主卫。渴，火克金也。咳，肺气郁也。午后热甚，浊邪归下，又火旺时也，又阴受火克之象也。

四、太阴风温、温热、温疫、冬温，初起恶风寒者，桂枝汤主之；但热不恶寒而渴者，辛凉平剂银翘散主之。温毒、暑温、湿温、温疟，不在此例。

按仲景《伤寒论》原文，太阳病谓如太阳证，即上文头痛，身热，恶风，自汗也，但恶热不恶寒而渴者，名曰温病，桂枝汤主之。盖温病忌汗，最喜解肌，桂枝本为解肌，且桂枝芳香化浊，芍药收阴敛液，甘草败毒和中，姜、枣调和营卫，温病初起，原可用之。此处却变易前法，恶风寒者，主以桂枝，不恶风寒主以辛凉者，非敢擅违古训也。仲景所云不恶风寒者，非全不恶风寒也，其先亦恶风寒，迨既热之后，乃不恶风寒耳，古文简质，且对太阳中风热时亦恶风寒言之，故不暇详耳。盖寒水之病，冬气也，非辛温春夏之气，不足以解之，虽曰温病，既恶风寒，明是温自内发，风寒从外搏，成内热外寒之证，故仍旧用桂枝辛温解肌法，俾得微汗，而寒热之邪皆解矣。温热之邪，春夏气也，不恶风寒，则不兼寒风可知，此非辛凉秋金之气不足以解之。桂枝辛温，以之治温，是以火济火也，故改从《内经》"风淫于内、治以辛凉、佐以苦甘"法。

桂枝汤方

桂枝六钱　芍药炒，三钱　炙甘草二钱　生姜三片　大枣去核，二枚

煎法服法，必如《伤寒论》原文而后可，不然，不惟失桂枝汤之妙，反生他变，

病必不除。【全书力辟以温治温之非，而以桂枝发端，明乎外寒搏内热，或非寒时而感寒气者，本可用之，而纯乎温病者，不可用明矣。又按：外寒搏内热及非时伤风，春秋皆有之，即暑中亦有之，皆可少投辛温，但须辨之清切耳。】

汪按：麻黄、桂枝，既系肺药，故传足不传手，前人多不以为然，但人之经络相通，而天之感气则异，故治法不同也。

辛凉平剂银翘散方

连翘一两 银花一两 苦桔梗六钱 薄荷六钱 竹叶四钱 生甘草五钱 芥穗四钱 淡豆豉五钱 牛蒡子六钱

上杵为散，每服六钱，鲜苇根汤煎，香气大出，即取服，勿过煮。肺药取轻清，过煮则味厚而入中焦矣。病重者，约二时一服，日三服，夜一服；轻者，三时一服，日二服，夜一服；病不解者，作再服。盖肺位最高，药过重，则过病所，少用又有病重药轻之患，故从普济消毒饮时时轻扬法。【妙甚。】今人亦间有用辛凉法者，多不见效，盖病大药轻之故。一不见效，随改弦易辙，转去转远，即不更张，缓缓延至数日后，必成中下焦证矣。胸膈闷者，加藿香三钱、郁金三钱，护膻中；渴甚者，加花粉；项肿咽痛者，加马勃、元参；衄者，去芥穗、豆豉，加白茅根三钱、侧柏炭三钱、栀子炭三钱；咳者，加杏仁利肺气；二三日病犹在肺，热渐入里，加细生地、麦冬保津液，再不解，或小便短者，加知母、黄芩、栀子之苦寒，与麦、地之甘寒，合化阴气，而治热淫所胜。【要着。】

〔方论〕 按：温病忌汗，汗之不惟不解，反生他患。盖病在手经，徒伤足太阳无益。病自口鼻吸受而生，徒发其表亦无益也。且汗为心液，心阳受伤，必有神明内乱、谵语癫狂、内闭外脱之变。再，误汗虽曰伤阳，汗乃五液之一，未始不伤阴也。《伤寒论》曰："尺脉微者为里虚，禁汗"，其义可见。【精能之至。】其曰伤阳者，特举其伤之重者而言之耳。温病最善伤阴，用药又复伤阴，岂非为贼立帜乎？此古来用伤寒法治温病之大错也。至若吴又可开首立一达原饮，其意以为直透膜原，使邪速溃，其方施于黎藿壮实人之温疫病，容有愈者，芳香辟秽之功也；若施于膏粱纨绔，及不甚壮实人，未有不败者。盖其方中首用槟榔、草果、厚朴为君；夫槟榔，子之坚者也，诸子皆降，槟榔苦辛而温，体重而坚，由中走下，直达肛门，中下焦药也；草果亦子也，其气臭烈大热，其味苦，太阴脾经之劫药也；厚朴苦温，亦中焦药也。岂有上焦温病，首用中下焦苦温雄烈劫夺之品，先劫少阴津液之理！知母、黄芩，亦皆中焦苦燥里药，岂可用乎？况又有温邪游溢三阳之说，而有三阳经之羌活、葛根、柴胡加法，是仍以伤寒之法杂之，全不知温病治法，后人止谓其不分三焦，犹浅说也。其三消饮加入大黄、芒硝，惟邪入阳明，气体稍壮者，幸得以下而解，或战汗而解，然往往成弱证，虚甚者，则死矣。况邪有在卫者，在胸中者，在营者，入血者，妄用下法，其害可胜言耶？岂视人与铁石一般，并非气血生成者哉？究其始意，原以矫世医以伤寒法治病温之弊，颇能正陶氏之失，奈学未精纯，未足为法。至喻氏、张氏，多以伤寒三阴经法治温病，其说亦非，以世医从之者少，而宗又可者多，故不深辩耳。本方谨遵《内经》"风淫于内，治以辛凉，佐以苦甘；热淫于内，治以咸寒，佐以甘苦"之训王安道《溯洄集》，亦有温暑当用辛凉不当用辛温之论，谓仲景之书，为即病之伤寒而设，并未尝为不即病之温暑而设。张凤逵集治暑方，亦有暑病首用辛凉，继用甘寒，再用酸泄酸敛，不必用下之论。

皆先得我心者。又宗喻嘉言芳香逐秽之说，用东垣清心凉膈散，辛凉苦甘。病初起，且去入里之黄芩，勿犯中焦；加银花辛凉，芥穗芳香，散热解毒；牛蒡子辛平润肺，解热散结，除风利咽，皆手太阴药也。合而论之，《经》谓"冬不藏精，春必病温"，又谓"藏于精者，春不病温"，又谓"病温虚甚死"，【着眼，止此二语沾丐后学无穷矣。】可见病温者，精气先虚。此方之妙，预护其虚，纯然清肃上焦，不犯中下，无开门揖盗之弊，有轻以去实之能，用之得法，自然奏效，此叶氏立法，所以迥出诸家也。

五、太阴温病，恶风寒，服桂枝汤已，恶寒解，余病不解者，银翘散主之；余证悉减者，减其制。

太阴温病，总上条所举而言也。恶寒已解，是全无风寒，止余温病，即禁辛温法，改从辛凉。减其制者，减银翘散之制也。

六、太阴风温，但咳，身不甚热，微渴者，辛凉轻剂桑菊饮主之。

咳，热伤肺络也。身不甚热，病不重也。渴而微，热不甚也。恐病轻药重，故另立轻剂方。

辛凉轻剂桑菊饮方

杏仁二钱　连翘一钱五分　薄荷八分　桑叶二钱五分　菊花一钱　苦梗二钱　甘草八分

苇根二钱

水二杯，煮取一杯，日二服。二三日不解，气粗似喘，燥在气分者，加石膏、知母；舌绛暮热，甚燥，邪初入营，加元参二钱、犀角一钱；在血分者，去薄荷、苇根、加麦冬、细生地、玉竹、丹皮各二钱；肺热甚加黄芩；渴者加花粉。

〔方论〕 此辛甘化风、辛凉微苦之方也。盖肺为清虚之脏，微苦则降，辛凉则平，立此方所以避辛温也。今世金用杏苏散通治四时咳嗽，不知杏苏散辛温，只宜风寒，不宜风温，且有不分表里之弊。此方独取桑叶、菊花者：桑得箕星之精，箕好风，风气通于肝，故桑叶善平肝风；春乃肝令而主风，木旺金衰之候，故抑其有余，桑叶芳香有细毛，横纹最多，故亦走肺络，而宣肺气。菊花晚成，芳香味甘，能补金水二脏，故用之以补其不足。风温咳嗽，虽系小病，常见误用辛温重剂销铄肺液，致久嗽成劳者，不一而足。【吃紧语。】圣人不忽于细，必谨于微，医者于此等处，尤当加意也。

七、太阴温病，脉浮洪，舌黄，渴甚，大汗，面赤，恶热者，辛凉重剂白虎汤主之。

脉浮洪，邪在肺经气分也。舌黄，热已深。渴甚，津已伤也。大汗，热逼津液也。面赤，火炎上也。恶热，邪欲出而未遂也。辛凉平剂焉能胜任，非虎啸风生，金飚退热，而又能保津液不可，【篇中屡言保津液，读者不可忽也。】前贤多用之。

辛凉重剂白虎汤方

生石膏研，一两　知母五钱　生甘草三钱　白粳米一合

水八杯，煮取三杯，分温三服，病退，减后服，不知，再作服。

〔方论〕 义见法下，不再立论，下仿此。

八、太阴温病，脉浮大而芤，汗大出，微喘，甚至鼻孔煽者，白虎加人参汤主之；脉若散大者，急用之，倍人参。

浮大而芤，几于散矣，阴虚而阳不固也。补阴药有鞭长莫及之虞，惟白虎退邪阳，人参固正阳。使阳能生阴，乃救化源欲绝之妙法也。汗涌，鼻煽，脉散，皆化源欲绝之征兆也。

白虎加人参汤方

即于前方内加人参三钱。

九、白虎本为达热出表，若其人脉浮弦而细者，不可与也；脉沉者，不可与也；不渴者，不可与也；汗不出者，不可与也；常须识此，勿令误也。

此白虎之禁也。按：白虎剽悍，邪重非其力不举，用之得当，原有立竿见影之妙，若用之不当，祸不旋踵。懦者多不敢用，未免坐误事机；孟浪者，不问其脉证之若何，一概用之，甚至石膏用至斤余之多，应手而效者固多，应手而毙者亦复不少。皆未真知确见其所以然之故，故手下无准的也。

十、太阴温病，气血两燔者，玉女煎去牛膝加元参主之。

气血两燔，不可专治一边，故选用张景岳气血两治之玉女煎。去牛膝者，牛膝趋下，不合太阴证之用。改熟地为细生地者，亦取其轻而不重，凉而不温之义，且细生地能发血中之表也。加元参者，取其壮水制火，预防咽痛失血等证也。【此思患预防之义。】

玉女煎去牛膝、熟地加细生地、元参方 辛凉合甘寒法

生石膏一两　知母四钱　元参四钱　细生地六钱　麦冬六钱

水八杯，煮取三杯，分二次服，渣再煮一钟服。

十一、太阴温病，血从上溢者，犀角地黄汤合银翘散主之。有中焦病者，以中焦法治之。若吐粉红血水者，死不治；血从上溢，脉七八至以上，面反黑者，死不治。可用清络育阴法。

血从上溢，温邪逼迫血液上走清道，循清窍而出，故以银翘散败温毒，以犀角地黄清血分之伏热，而救水即所以救金也。至粉红水非血非液，实血与液交迫而出，有燎原之势，化源速绝。血从上溢，而脉至七八至，面反黑，火极而似水，反兼胜己之化也。亦燎原之势莫制，下焦津液亏极，不能上济君火，君火反与温热之邪合德，肺金其何以堪，故皆主死。化源绝，乃温病第一死法也。仲子曰：敢问死？孔子曰：未知生，焉知死。瑭以为医者不知死，焉能救生。细按温病死状百端，大纲不越五条。在上焦有二：一曰肺之化源绝者死；二曰心神内闭，内闭外脱者死。在中焦亦有二：

一曰阳明太实，土克水者死；二曰脾郁发黄，黄极则诸窍为闭，秽浊塞窍者死。在下焦则无非热邪深入，消铄津液，涸尽而死也。【危矣哉！亦危矣哉！】

犀角地黄汤方见下焦篇

银翘散方见前

已用过表药者，去豆豉、芥穗、薄荷。

十二、太阴温病，口渴甚者，雪梨浆沃之；吐白沫黏滞不快者，五汁饮沃之。

此皆甘寒救液法也。

雪梨浆方甘冷法

以甜水梨大者一枚，薄切，新汲凉水内浸半日，时时频饮。

五汁饮方甘寒法

梨汁　荸荠汁　鲜苇根汁　麦冬汁　藕汁或用蔗浆

临时斟酌多少，和匀凉服，不甚喜凉者，重汤炖温服。

十三、太阴病得之二三日，舌微黄，寸脉盛，心烦懊侬，起卧不安，欲呕不得呕，无中焦证，栀子豉汤主之。

温病二三日，或已汗，或未汗，舌微黄，邪已不全在肺中矣。寸脉盛，心烦懊侬，起卧不安，欲呕不得，邪在上焦膈中也。在上者因而越之，故涌之以栀子，开之以香豉。

栀子豉汤方酸苦法

栀子捣碎，五枚　香豆豉六钱

水四杯，先煮栀子数沸，后纳香豉，煮取二杯，先温服一杯，得吐，止后服。

十四、太阴病得之二三日，心烦不安，痰涎壅盛，胸中痞塞欲呕者，无中焦证，瓜蒂散主之，虚者加参芦。

此与上条有轻重之分，有有痰无痰之别。重剂不可轻用，病重药轻，又不能了事，故上条止用栀子豉汤快涌膈中之热，此以痰涎壅盛，必用瓜蒂散急吐之，恐邪入包宫而成痉厥也。瓜蒂、栀子之苦寒，合赤小豆之甘酸，所谓酸苦涌泄为阴，善吐热痰，亦在上者因而越之方也。

瓜蒂散方酸苦法

甜瓜蒂一钱　赤小豆研，二钱　山栀子二钱

水二杯，煮取一杯，先服半杯，得吐止后服，不吐再服。虚者加人参芦一钱五分。

十五、太阴温病，寸脉大，舌绛而干，法当渴，今反不渴者，热在营中也，清营汤去黄连主之。

渴乃温之本病，今反不渴，滋人疑惑。而舌绛且干，两寸脉大，的系温病。盖邪热入营，蒸腾营气上升，故不渴，不可疑不渴非温病也，故以清营汤清营分之热。去黄连者，不欲其深入也。

清营汤见暑温门中

十六、太阴温病，不可发汗，发汗而汗不出者，必发癍疹；汗出过多者，必神昏谵语。发癍者，化癍汤主之；发疹者，银翘散去豆豉，加细生地、丹皮、大青叶，倍元参主之。禁升麻、柴胡、当归、防风、羌活、白芷、葛根、三春柳。神昏谵语者，清宫汤主之，牛黄丸、紫雪丹、局方至宝丹亦主之。【此等处者，深得仲景意，而人不解此久矣。】

【着眼。】温病忌汗者，病由口鼻而入，邪不在足太阳之表，故不得伤太阳经也。时医不知而误发之。若其人热甚血燥，不能蒸汗，温邪郁于肌表血分，故必发癍疹也。若其表疏，一发而汗出不止，汗为心液，误汗亡阳，心阳伤而神明乱，中无所主，故神昏。心液伤而心血虚，心以阴为体，心阴不能济阳，则心阳独亢，心主言，故谵语不休也。且手经逆传，世罕知之，手太阴病不解，本有必传手厥阴心包之理，况又伤其气血乎。

化癍汤方

石膏一两　知母四钱　生甘草三钱　元参三钱　犀角二钱　白粳米一合

水八杯，煮取三杯，日三服，渣再煮一钟，夜一服。

〔方论〕　此热淫于内，治以咸寒，佐以苦甘法也。前人悉用白虎汤作化癍汤者，以其为阳明证也。阳明主肌肉，癍家遍体皆赤，自内而外，故以石膏清肺胃之热，知母清金保肺而治阳明独胜之热，甘草清热解毒和中，粳米清胃热而保胃液，白粳米阳明燥金之岁谷也。本论独加元参、犀角者，以瘟色正赤，木火太过，其变最速，但用白虎燥金之品清肃上焦，恐不胜任，故加元参启肾经之气上交于肺，庶水天一气，上下循环，不致泉源暴绝也。【微妙可思。】犀角咸寒，禀水木火相生之气，为灵异之兽，具阳刚之体，主治百毒蛊疰、邪鬼瘴气，取其咸寒，救肾水以济心火，托瘟外出，而又败毒辟瘟也。再病至发瘟，不独在气分矣，故加二味凉血之品。【着眼。】

银翘散去豆豉加细生地、丹皮、大青叶倍元参方

即于前银翘散内去豆豉，加细生地四钱，大青叶三钱，丹皮三钱，元参加至一两。

〔方论〕 银翘散义见前。加四物，取其清血热；去豆豉，畏其温也。

按：吴又可有托里举瘟汤，不言疹者，混瘟疹为一气也。考温病中，发疹者十之七八，发瘟者十之二三。盖瘟乃纯赤，或大片，为肌肉之病，故主以化瘟汤，专治肌肉；疹系红点高起，麻、痦、痧皆一类，系血络中病，故主以芳香透络，辛凉解肌，甘寒清血也。其托里举瘟汤方中用归、升、柴、芷、川山甲，皆温燥之品，岂不畏其灼津液乎？且前人有痘宜温、疹宜凉之论，实属确见，况温疹更甚于小儿之风热疹乎！其用升、柴，取其升发之义，不知温病多见于春夏发生之候，天地之气，有升无降，岂用再以升药升之乎？且《经》谓："冬藏精者，春不病温"，是温病之人，下焦精气久已不固，安庸再升其少阳之气，使下竭上厥乎！《经》谓："无实实，无虚虚，必先岁气，无伐天和"，可不知耶？后人皆尤而效之，实不读经文之过也。

再按：时人发温热之表，二二日汗不出者，即云瘟疹蔽伏，不惟用升、柴、羌、葛，且重以山川柳发之。不知山川柳一岁三花，故得三春之名，俗转音三春为山川，此柳古称柽木，《诗》所谓"其柽其椐"者是也。其性大辛大温，生发最速，横枝极细，善能入络，专发虚寒白疹，若温热气血沸腾之赤疹，岂非见之如雠仇乎？夫善治温病者，原可不必出疹，即有邪郁二三日，或三五日，既不得汗，有不得不疹之势，亦可重者化轻，轻者化无，若一派辛温刚燥，气受其灾而移于血，岂非自造瘟疹乎？再时医每于疹已发出，便称放心，不知邪热炽甚之时，正当谨慎，一有疏忽，为害不浅。再疹不忌泻，若里结须微通之，不可令大泄，致内虚下陷，法在中焦篇。

汪按：三春柳一名西河柳，又名观音柳，《图经》《别录》未载，自缪希雍《广笔记》盛推其治疹之功，而用者遂多。不知寒疹须发，温疹不须发，可用辛凉，不可用辛温也。木棉纱之类同此。疹以泻为顺，忌升提，忌辅涩，亦不宜下，以犯中下二焦。其疹痢者，当苦寒坚阴，治属中下。

清宫汤方

元参心三钱　莲子心五分　竹叶卷心二钱　连翘心二钱　犀角尖磨冲，二钱　连心　麦冬三钱

〔加减法〕　热痰盛加竹沥、梨汁各五匙；咯痰不清，加瓜蒌皮一钱五分；热毒盛加金汁、人中黄；渐欲神昏，加银花三钱、荷叶二钱、石菖蒲一钱。

〔方论〕　此咸寒甘苦法，清膻中之方也。谓之清宫者，以膻中为心之宫城也。俱用心者，凡心有生生不已之意，心能入心，即以清秽浊之品，便补心中生生不已之生气，救性命于微芒也。火能令人昏，水能令人清，神昏谵语，水不足而火有余，又有秽浊也。且离以坎为体，元参味苦属水，补离中之虚；犀角灵异味咸，辟秽解毒，所谓灵犀一点通，善通心气，色黑补水，亦能补离中之虚，故以二物为君。【体会入微。】莲心甘苦咸，倒生根，由心走肾，能使心火下通于肾，又回环上升，能使肾水上潮于心，故以为使。连翘象心，心能退心热。竹叶心锐而中空，能通窍清火，故以为佐。麦冬之所以用心者，《本经》称其主心腹结气，伤中伤饱，胃脉络绝，试问去心，焉能散结气，补伤中，通伤饱，续胃脉络绝哉？益麦冬禀少阴癸水之气，一本横生，根颗连络，有十二枚者，有十四五枚者，所以然之故，手足三阳三阴之络，共有十二，加任之尾翳，督之长强，共十四，又加脾之大络，共十五，此物性合人身自然之妙也，惟圣人能体物象，察物情，用麦冬以通续络脉。命名与天冬并称门冬者，冬主闭藏，门主开转，谓其有开合之功能也。其妙处全在一心之用，从古并未有去心之明文，张隐庵谓不知始自何人，相沿已久而不可改，瑭遍考始知自陶宏景始也，盖陶氏惑于诸心入心，能令人烦之一语，不知麦冬无毒，载在上品，久服身轻，安能令人烦哉？如参、术、芪、草，以及诸仁、诸子，莫不有心，亦皆能令人烦而悉去之哉？陶氏之去麦冬心，智者千虑之失也。此方独取其心，以散心中秽浊之结气，故以之为臣。

安宫牛黄丸方

牛黄一两　郁金一两　犀角一两　黄连一两　朱砂一两　梅片二钱五分　麝香二钱五分

真珠五钱　山栀一两　雄黄一两　金箔衣　黄芩一两

上为极细末，炼老蜜为丸，每丸一钱，金箔为衣，蜡护。脉虚者人参汤下，脉实者银花、薄荷汤下，每服一丸。兼治飞尸卒厥，五痫中恶，大人小儿痉厥之因于热者。大人病重体实者，日再服，甚至日三服；小儿服半丸，不知再服半丸。

〔方论〕　此芳香化秽浊而利诸窍，咸寒保肾水而安心体，苦寒通火腑而泻心用之方也。牛黄得日月之精，通心主之神。犀角主治百毒、邪鬼瘴气。真珠得太阴之精而通神明，合犀角补水救火。郁金，草之香；梅片，木之香按：冰片，洋外老杉木浸成，近世以樟脑打成伪之，樟脑发水中之火，为害甚大，断不可用；雄黄，石之香；麝香，乃精血之香。合四香以为用，使闭固之邪热温毒深在厥阴之分者，一齐从内透出，而邪秽自消，神明可复也。黄连泻心火，栀子泻心与三焦之火，黄芩泻胆、肺之火，使邪火随诸香一齐俱散也。朱砂补心体、泻心用，合金箔坠痰而镇固，再合真珠、犀角为督战之主帅也。【体用字，着眼。】

紫雪丹方从《本事方》去黄金

滑石一斤　石膏一斤　寒水石一斤　磁石水煎，二斤

捣煎去渣，入后药。

羚羊角五两　木香五两　犀角五两　沉香五两　丁香一两　升麻一斤　元参一斤　炙甘草半斤

以上八味，并捣锉，入前药汁中煎，去渣，入后药。

朴硝　硝石各二斤

提净，入前药汁中，微火煎，不住手将柳木搅，候汁欲凝，再加入后二味。

辰砂研细，三两　麝香研细，一两二钱

入煎药拌匀。合成，退火气。冷水调服一二钱。

〔方论〕　诸石利水火而通下窍。磁石、元参补肝肾之阴，而上济君火。犀角、羚羊泻心胆之火。甘草和诸药而败毒，且缓肝急。诸药皆降，独用一味升麻，盖欲降先升也。诸香化秽浊，或开上窍，或开下窍，使神明不致坐困于浊邪而终不克复其明

也。丹砂色赤，补心而通心火，内含汞而补心体，为坐镇之用。诸药用气，硝独用质者，以其水卤结成，性峻而易消，泻火而散结也。

局方至宝丹方

犀角镑，一两　朱砂飞，一两　琥珀研，一两　玳瑁镑，一两　牛黄五钱　麝香五钱

以安息重汤炖化，和诸药为丸一百丸，蜡护。

〔方论〕　此方荟萃各种灵异，皆能补心体，通心用，除邪秽，解热结，共成拨乱反正之功。大抵安宫牛黄丸最凉，紫雪次之，至宝又次之。主治略同，而各有所长，临用对证斟酌可也。

十七、邪入心包，舌蹇肢厥，牛黄丸主之，紫雪丹亦主之。

【着眼。】厥者，尽也。阴阳极造其偏，皆能致厥。伤寒之厥，足厥阴病也。温热之厥，手厥阴病也。舌卷囊缩，虽同系厥阴现证，要之舌属手，囊属足也。盖舌为心窍，包络代心用事，肾囊前后，皆肝经所过，断不可以阴阳二厥混而为一，若陶节庵所云"冷过肘膝，便为阴寒"，恣用大热。再热厥之中亦有三等：有邪在络居多，而阳明证少者，则从芳香，本条所云是也；有邪搏阳明，阳明太实，上冲心包，神迷肢厥，甚至通体皆厥，当从下法，本论载入中焦篇；有日久邪杀阴亏而厥者，则从育阴潜阳法，本论载入下焦篇。

牛黄丸、紫雪丹方并见前

十八、温毒咽痛喉肿，耳前耳后肿，颊肿，面正赤，或喉不痛，但外肿，甚则耳聋，俗名大头温、虾蟆温者，普济消毒饮去柴胡、升麻主之，初起一二日，再去芩、连，三四日加之佳。

温毒者，秽浊也。凡地气之秽，未有不因少阳之气而自能上升者，春夏地气发泄，故多有是证；秋冬地气，间有不藏之时，亦或有是证；人身之少阴素虚，不能上济少阳，少阳升腾莫制，亦多成是证；小儿纯阳火多，阴未充长，亦多有是证。咽痛者，《经》谓"一阴一阳结，谓之喉痹"。盖少阴少阳之脉，皆循喉咙，少阴主君火，少阳主相火，相济为灾也。耳前、耳后、颊前肿者，皆少阳经脉所过之地，颊车不独为阳明经穴也。面赤者，火色也。甚则耳聋者，两少阳之脉，皆入耳中，火有余则清窍闭也。治法总不能出李东垣普济消毒饮之外。其方之妙，妙在以凉膈散为主，

而加化清气之马勃、僵蚕、银花，得轻可去实之妙；再加元参、牛蒡、板蓝根，败毒而利肺气，补肾水以上济邪火。去柴胡、升麻者，以升腾飞越太过之病，不当再用升也，说者谓其引经，亦甚愚矣！凡药不能直至本经者，方用引经药作引，此方皆系轻药，总走上焦，开天气，肃肺气，岂须用升、柴直升经气耶？去黄芩、黄连者，芩、连里药也，病初起未至中焦，不得先用里药故犯中焦也。

普济消毒饮去升麻柴胡黄芩黄连方

连翘一两　薄荷三钱　马勃四钱　牛蒡子六钱　芥穗三钱　僵蚕五钱　元参一两　银花一两　板蓝根五钱　苦梗一两　甘草五钱

上共为粗末，每服六钱，重者八钱。鲜苇根汤煎，去渣服，约二时一服，重者一时许一服。

十九、温毒外肿，水仙膏主之，并主一切痈疮。

按：水仙花得金水之精，隆冬开花，味苦微辛，寒滑无毒。苦能降火败毒，辛能散邪热之结，寒能胜热，滑能利痰。其妙用全在汁之胶黏，能拔毒外出，使毒邪不致深入脏腑伤人也。【此治瘟毒第一捷径法门也。】

水仙膏方

水仙花根，不拘多少，剥去老赤皮与根须，入石臼捣如膏，敷肿处，中留一孔出热气，干则易之，以肌肤上生黍米大小黄疮为度。

二十、温毒敷水仙膏后，皮间有小黄疮如黍米者，不可再敷水仙膏，过敷则痛甚而烂，三黄二香散主之。

三黄取其峻泻诸火，而不烂皮肤，二香透络中余热而定痛。

三黄二香散方苦辛芳香法

黄连一两　黄柏一两　生大黄一两　乳香五钱　没药五钱

上为极细末，初用细茶汁调敷，干则易之，继则用香油调敷。

二一、温毒神昏谵语者，先与安宫牛黄丸、紫雪丹之属，继以清宫汤。

安宫牛黄丸、紫雪丹、清宫汤方法并见前

暑 温

二二、形似伤寒，但右脉洪大而数，左脉反小于右，口渴甚，面赤，汗大出者，名曰暑温，在手太阴，白虎汤主之；脉芤甚者，白虎加人参汤主之。

此标暑温之大纲也。按：温者热之渐，热者温之极也。温盛为热，木生火也。热极湿动，火生土也。上热下湿，人居其中而暑成矣。若纯热不兼湿者，仍归前条温热例，不得混入暑也。【着眼。】形似伤寒者，谓头痛、身痛、发热恶寒也。水火极不同性，各造其偏之极，反相同也。故《经》谓水极而似火也，火极而似水也。伤寒，伤于水气之寒，故先恶寒而后发热，寒郁人身卫阳之气而为热也，故仲景《伤寒论》中，有已发热或未发之文。若伤暑则先发热，热极而后恶寒，盖火盛必克金，肺性本寒，而复恶寒也。然则伤暑之发热恶寒虽与伤寒相似，其所以然之故实不同也，学者诚能究心于此，思过半矣。脉洪大而数，甚则芤，对伤寒之脉浮紧而言也。独见于右手者，对伤寒之左脉大而言也，右手主上焦气分，且火克金也，暑从上而下，不比伤寒从下而上，左手主下焦血分也，故伤暑之左脉，反小于右。口渴甚、面赤者，对伤寒太阳证面不赤、口不渴而言也。火烁津液，故口渴。火甚未有不烦者，面赤者，烦也，"烦"字从火从页，谓火现于面也。汗大出者，对伤寒汗不出而言也。首白虎例者，盖白虎乃秋金之气，所以退烦暑，白虎为暑温之正例也，其源出自《金匮》，守先圣之成法也。【不知守先圣成法者，不可与读此书。】

白虎汤、白虎加人参汤方并见前

二三、《金匮》谓太阳中暍，发热恶寒，身重而疼痛，其脉弦细芤迟，小便已，洒然毛耸，手足逆冷，小有劳，身即热，口开，前板齿燥。若发其汗，则恶寒甚；加温针，则发热甚；数下，则淋甚。可与东垣清暑益气汤。

张石顽注：谓太阳中暍，发热恶寒，身重而疼痛，此因暑而伤风露之邪，手太阳标证也。手太阳小肠属火，上应心包，二经皆能制金烁肺，肺受火刑，所以发热恶寒似足太阳证。其脉或见弦细，或见芤迟，小便已，洒然毛耸，此热伤肺胃之气，阳明本证也愚按：小便已，洒然毛耸，似乎非阳明证，乃足太阳膀胱证也。盖膀胱主水，火邪太甚而制金，则寒水来为金母复仇也。所谓五行之极，反兼胜己之化。发汗则恶寒甚者，气虚重夺当作"伤"其津当作"阳"也。温针则发热甚者，重伤经中之液，转助时火，肆虐于外也。数下之则淋甚者，劫其在里之阴，热势乘机内陷也。此段经文，本无方治，东垣特立清暑益气汤，足补仲景之未逮。愚按：此言太过。仲景当日，必有不可立方之故，或曾立方而后世脱简，皆未可知，岂东垣能立，而仲景反不能立乎？但细按此证，恰可与清暑益气汤，曰可者，仅可而有所未尽之词，尚望遇是证者，临时斟酌尽善。至沈目南《金匮要略注》，谓当用辛凉甘寒，实于此证不合。盖身重疼痛，证兼寒湿也。即目南自注，谓发热恶寒，身重疼痛，其脉弦细芤迟，内暑而兼阴湿之变也。岂有阴湿而用甘寒柔以济柔之理？既曰阴湿，岂辛凉所能胜任！不待辩而自明。

清暑益气汤方辛甘化阳酸甘化阴复法

黄芪一钱　黄柏一钱　麦冬二钱　青皮一钱　白术一钱五分　升麻三分　当归七分　炙草一钱　神曲一钱　人参一钱　泽泻一钱　五味子八分　陈皮一钱　苍术一钱五分　葛根三分　生姜二片　大枣二枚

水五杯，煮取二杯，渣再煮一杯，分温三服。虚者得宜，实者禁用。汗不出而但热者禁用。

二四、手太阴暑温，如上条证，但汗不出者，新加香薷饮主之。

证如上条，指形似伤寒，右脉洪大，左手反小，面赤口渴而言。但以汗不能自出，表实为异，故用香薷饮发暑邪之表也。按：香薷辛温芳香，能由肺之经而达其络。鲜扁豆花，凡花皆散，取其芳香而散，且保肺液，以花易豆者，恶其呆滞也。夏日所生之物，多能解暑，惟扁豆花为最。如无花时，用鲜扁豆皮，若再无此，用生扁豆皮。厚朴苦温，能泻实满。厚朴，皮也，虽走中焦，究竟肺主皮毛，以皮从皮，不为治上犯中。若黄连、石草[1]，纯然里药，暑病初起，且不必用，恐引邪深入，故易以连翘、银花，取其辛凉达肺经之表，纯从外走，不必走中也。【分别极明析。】

温病最忌辛温，暑证不忌者，以暑必兼湿，湿为阴邪，非温不解，故此方香薷、厚朴用辛温，而余则佐以辛凉云。下文湿温论中，不惟不忌辛温，且用辛热也。

─────────

〔1〕草：疑为"膏"字误。

新加香薷饮方辛温复辛凉法

香薷二钱　银花三钱　鲜扁豆花三钱　厚朴二钱　连翘二钱

水五杯，煮取二杯。先服一杯，得汗止后服；不汗再服；服尽不汗，再作服。

二五、手太阴暑温，服香薷饮，微得汗，不可再服香薷饮重伤其表，暑必伤气，最令表虚，虽有余证，知在何经，以法治之。

按伤寒非汗不解，最喜发汗；伤风亦非汗不解，最忌发汗，只宜解肌，此麻、桂之异其治，即异其法也。温病亦喜汗解，最忌发汗，只许辛凉解肌，辛温又不可用，妙在导邪外出，俾营卫气血调和，自然得汗，不必强责其汗也。若暑温、湿温则又不然，暑非汗不解，可用香薷发之。发汗之后，大汗不止，仍归白虎法，固不比伤寒、伤风之漏汗不止，而必欲桂、附护阳实表，亦不可屡虚其表，致令厥脱也。观古人暑门有生脉散法，其义自见。【如庖丁解牛，奏刀𫘝然。】

二六、手太阴暑温，或已经发汗，或未发汗，而汗不止，烦渴而喘，脉洪大有力者，白虎汤主之；脉洪大而芤者，白虎加人参汤主之；身重者，湿也，白虎加苍术汤主之；汗多，脉散大，喘喝欲脱者，生脉散主之。

此条与上文少异者，只已经发汗一句。

白虎加苍术汤方

即于白虎汤内加苍术三钱。

汗多而脉散大，其为阳气发泄太甚，内虚不司留恋可知。生脉散酸甘化阴，守阴所以留阳，阳留，汗自止也。以人参为君，所以补肺中元气也。

生脉散方酸甘化阴法

人参三钱　麦冬不去心，二钱　五味子一钱

水三杯，煮取八分二杯，分二次服，渣再煎服。脉不敛，再作服，以脉敛为度。

二七、手太阴暑温，发汗后，暑证悉减，但头微胀，目不了了，余邪不解者，清络饮主之。邪不解而入中下焦者，以中下法治之。

既曰余邪，不可用重剂明矣，只以芳香轻药清肺络中余邪足矣。倘病深而入中下焦，又不可以浅药治深病也。

清络饮方辛凉芳香法

鲜荷叶边二钱　鲜银花二钱　西瓜翠衣二钱　鲜扁豆花一枝　丝瓜皮二钱　鲜竹叶心二钱

水二杯，煮取一杯，日二服。凡暑伤肺经气分之轻证皆可用之。

二八、手太阴暑温，但咳无痰，咳声清高者，清络饮加甘草、桔梗、甜杏仁、麦冬、知母主之。

咳而无痰，不嗽可知。咳声清高，金音清亮，久咳则哑，偏于火而不兼湿也。即用清络饮，清肺络中无形之热，加甘、桔开提，甜杏仁利肺而不伤气，麦冬、知母保肺阴而制火也。

清络饮加甘桔甜杏仁麦冬汤方

即于清络饮内，加甘草一钱、桔梗二钱、甜杏仁二钱、麦冬三钱。

二九、两太阴暑温，咳而且嗽，咳声重浊，痰多，不甚渴，渴不多饮者，小半夏加茯苓汤再加厚朴、杏仁主之。

既咳且嗽，痰涎复多，咳声重浊，重浊者，土音也，其兼足太阴湿土可知。不甚渴，渴不多饮，则其中之有水可知，此暑温而兼水饮者也。故以小半夏加茯苓汤，蠲饮和中；再加厚朴、杏仁，利肺泻湿，预夺其喘满之路。水用甘澜，取其走而不守也。

此条应入湿温，却列于此处者，以与上条为对待之文，可以互证也。

小半夏加茯苓汤再加厚朴、杏仁方辛温淡法

半夏八钱　茯苓块六钱　厚朴三钱　生姜五钱　杏仁三钱

甘澜水八杯，煮取三杯，温服，日三。

三十、脉虚，夜寐不安，烦渴，舌赤，时有谵语，目常开不闭，或喜闭不开，暑入手厥阴也。手厥阴暑温，清营汤主之；舌白滑者，不可与也。

夜寐不安，心神虚而阳不得入于阴也。烦渴舌赤，心用恣而心体亏也。时有谵语，神明欲乱也。目常开不闭，目为火户，火性急，常欲开以泄其火，且阳不下交于阴也；或喜闭不喜开者，阴为亢阳所损，阴损则恶见阳光也。故以清营汤急清营中之热，而保离中之虚也。若舌白滑，不惟热重，湿亦重矣，湿重忌柔润药，当于湿温例

中求之，故曰不可与清营汤也。

清营汤方咸寒苦甘法

犀角三钱　生地五钱　元参三钱　竹叶心一钱　麦冬三钱　丹参二钱　黄连一钱五分　银花三钱　连翘连心用，二钱

水八杯，煮取三杯，日三服。

三一、手厥阴暑温，身热不恶寒，清神不了了，时时谵语者，安宫牛黄丸主之，紫雪丹亦主之。

身热不恶寒，已无手太阴证，神气欲昏，而又时时谵语，不比上条时有谵语，谨防内闭，故以芳香开窍、苦寒清热为急。

安宫牛黄丸、紫雪丹方义并见前

三二、暑温寒热，舌白不渴，吐血者，名曰暑瘵，为难治，清络饮加杏仁、薏仁、滑石汤主之。

寒热，热伤于表也；舌白不渴，湿伤于里也。皆在气分，而又吐血，是表里气血俱病，岂非暑瘵重证乎？此证纯清则碍虚，纯补则碍邪，故以清络饮清血络中之热，而不犯手；加杏仁利气，气为血帅故也；薏仁、滑石，利在里之湿，冀邪退气宁而血可止也。

清络饮加杏仁薏仁滑石汤方

即于清络饮内加杏仁二钱、滑石末三钱、薏仁三钱，服法如前。

三三、小儿暑温，身热，卒然痉厥，名曰暑痫，清营汤主之，亦可少与紫雪丹。

小儿之阴，更虚于大人，况暑月乎！一得暑温，不移时有过卫入营者，盖小儿之脏腑薄也。【脏腑薄则传变速也】血络受火邪逼迫，火极而内风生，俗名急惊，混与发散消导，死不旋踵，惟以清营汤清营分之热而保津液，使液充阳和，自然汗出而解，断断不可发汗也。可少与紫雪者，清包络之热而开内窍也。【吃紧关头，故叮咛重申。】

三四、大人暑痫，亦同上法。热初入营，肝风内动，手足瘛疭，可于清营汤中，加钩藤、丹皮、羚羊角。

清营汤、紫雪丹方法并见前

伏暑

按：暑温、伏暑，名虽异而病实同，治法须前后互参，故中、下焦篇不另立一门。

三五、暑兼湿热，偏于暑之热者为暑温，多手太阴证而宜清；偏于暑之湿者为湿温，多足太阴证而宜温；湿热平等者两解之。各宜分晓，不可混也。

此承上起下之文。按：暑温、湿温，古来方法最多精妙，不比前条温病毫无尺度，本论原可不必再议，特以《内经》有先夏至为病温、后夏至为病暑之明文，是暑与温，流虽异而源则同，不得言温而遗暑，言暑而遗湿。又以历代名家，悉有蒙混之弊，盖夏日三气杂感，本难条分缕析。惟叶氏心灵手巧，精思过人，案中治法，丝丝入扣，可谓汇众善以为长者，惜时人不能知其一二；然其法散见于案中，章程未定，浅学者读之，有望洋之叹，无怪乎后人之无阶而升也。故本论撮拾其大概，粗定规模，俾学者有路可寻。精妙甚多，不及备录，学者仍当参考名家，细绎叶案，而后可以深造。再按：张洁古云："静而得之为中暑，动而得之为中热；中暑者阴证，中热者阳证"。呜呼！洁古笔下如是不了了，后人奉以为规矩准绳，此医道之所以难言也。试思中暑，竟无动而得之者乎？中热，竟无静而得之者乎？似难以动、静二字分暑、热。又云"中暑者阴证"，"暑"字从日，日岂阴物乎？暑中有火，火岂阴邪乎？暑中有阴耳，湿是也，非纯阴邪也。"中热者阳证"，斯语诚然，要知热中亦兼秽浊，秽浊亦阴类也，是中热非纯无阴也。盖洁古所指之中暑，即本论后文之湿温也；其所指之中热，即本论前条之温热也。张景岳又细分阴暑、阳暑：所谓阴暑者，即暑之偏于湿，而成足太阴之里证也；阳暑者，即暑之偏于热，而成手太阴之表证也。学者非目无全牛，不能批隙中窾。宋元以来之名医，多自以为是，而不求之自然之法象，无怪乎道之常不明，而时人之随手杀人也，可胜慨哉！

汪按：偏湿偏热，伤手伤足，挈领提纲，可谓不易之论，学者从此认清，自不患动手便错矣。又按：洁古所谓动者，指奔走劳役之人，触冒天地之热气而病者也；所谓静者，指富贵安逸之人，纳凉于高堂大厦以避热而中湿者也。然动者亦有时中湿，静者亦有时中热，未可拘执。静者一种内，又有乘凉饮冷，无湿气而但中寒气，应用桂枝、大顺，甚则理中、四逆者，此即夏月伤寒，当一一条分缕析也。至景岳于六气治法，全未入门，无足置论。

三六、长夏受暑，过夏而发者，多日伏暑。霜未降而发者少轻，霜既降而发者则重，冬日发者尤重，子、午、丑、未之年为多也。

长夏盛暑，气壮者不受也；稍弱者但头晕片刻，或半日而已；次则即病；其不即病而内舍于骨髓，外舍于分肉之间者，气虚者也。盖气虚不能传送暑邪外出，必待秋凉金气相搏而后出也，金气本所以退烦暑，金欲退之，而暑无所藏，故伏暑病发也。其有气虚甚者，虽金风亦不能击之使出，必待深秋大凉、初冬微寒相逼而出，故尤为重也。子、午、丑、未之年为独多者，子、午，君火司天，暑本于火也；丑、未，湿土司天，暑得湿则留也。

三七、头痛，微恶寒，面赤烦渴，舌白，脉濡而数者，虽在冬月，犹为大阴伏暑也。

头痛，恶寒，与伤寒无异；面赤烦渴，则非伤寒矣，然犹似伤寒阳明证；若脉濡而数，则断断非伤寒矣。【分明。】盖寒脉紧，风脉缓，暑脉弱，濡则弱之象，弱即濡之体也。濡即离中虚，火之象也；紧即坎中满，水之象也。火之性热，水之性寒，象各不同，性则迥异，何世人悉以伏暑作伤寒治，而用足六经羌、葛、柴、芩，每每杀人哉！【此作者金针度人处。】象各不同，性则迥异，故曰虽在冬月，定其非伤寒而为伏暑也。冬月犹为伏暑，秋日可知。伏暑之与伤寒，犹男女之别，一则外实中虚，一则外虚中实，岂可混哉！

三八、太阴伏暑，舌白口渴，无汗者，银翘散去牛蒡、元参加杏仁、滑石主之。

此邪在气分而表实之证也。

三九、太阴伏暑，舌赤口渴，无汗者，银翘散加生地、丹皮、赤芍、麦冬主之。

此邪在血分而表实之证也。

四十、太阴伏暑，舌白口渴，有汗，或大汗不止者，银翘散去牛蒡子、元参、芥穗，加杏仁、石膏、黄芩主之。脉洪大，渴甚，汗多者，仍用白虎法；脉虚大而芤者，仍用人参白虎法。

此邪在气分而表虚之证也。

四一、太阴伏暑，舌赤，口渴，汗多，加减生脉散主之。

此邪在血分而表虚之证也。

银翘散去牛蒡子元参加杏仁滑石方

即于银翘散内，去牛蒡子、元参，加杏仁六钱、飞滑石一两。服如银翘散法。胸闷加郁金四钱，香豉四钱；呕而痰多，加半夏六钱，茯苓六钱；小便短，加薏仁八钱，白通草四钱。

银翘散加生地丹皮赤芍麦冬方

即于银翘散内，加生地六钱、丹皮四钱、赤芍四钱、麦冬六钱。服法如前。

银翘散去牛蒡子元参芥穗加杏仁石膏黄芩方

即于银翘散内，去牛蒡子、元参、芥穗，加杏仁六钱、生石膏一两、黄芩五钱。服法如前。

白虎法、白虎加人参法俱见前

加减生脉散方酸甘化阴法

沙参三钱　麦冬三钱　五味子一钱　丹皮二钱　细生三钱

水五杯，煮二杯，分温再服。

四二、伏暑、暑温、湿温，证本一源，前后互参，不可偏执。

湿温　寒湿

四三、头痛恶寒，身重疼痛，舌白不渴，脉弦细而濡，面色淡黄，胸闷不饥，午后身热，状若阴虚，病难速已，名曰湿温。汗之则神昏耳聋，甚则目瞑不欲言，下之则洞泄，润之则病深不解。长夏、深秋、冬日同法，三仁汤主之。【分明。】

头痛恶寒，身重疼痛，有似伤寒，脉弦濡，则非伤寒矣。舌白不渴，面色淡黄，则非伤暑之偏于火者矣。胸闷不饥，湿闭清阳道路也。午后身热，状若阴虚者，湿为阴邪，阴邪自旺于阴分，故与阴虚同一午后身热也。【此条人多误认为阴虚，当知此理。】湿为阴邪，自长夏而来，其来有渐，且其性氤氲黏腻，非若寒邪之一汗即解，温热之一凉即退，故难速已。世医不知其为湿温，见其头痛恶寒，身重疼痛也，以为伤寒而汗之，汗伤心阳，湿随辛温发表之药蒸腾上逆，内蒙心窍则神昏，上蒙清窍则耳聋，目瞑不言。见其中满不饥，以为停滞而大下之，误下伤阴，而重抑脾阳之升，脾气转陷，湿邪乘势内渍，故洞泄。见其午后身热，以为阴虚而用柔药润之，湿为胶滞阴邪，再加柔润阴药，二阴相合，同气相求，遂有锢结而不可解之势。惟以三仁汤轻开上焦肺气，盖肺主一身之气，气化则湿亦化也。【至理，解此二语则于湿温病思过半。】湿气弥漫，本无形质，以重浊滋味之药治之，愈治愈坏。伏暑、湿温，吾乡俗名秋呆子，悉以陶氏《六书》法治之，不知从何处学来，医者呆，反名病呆，不亦诬乎！再按：湿温较诸温，病势虽缓而实重，上焦最少，病势不甚显张，中焦病最多，详见中焦篇，以湿为阴邪故也，当于中焦求之。

三仁汤方

杏仁五钱　飞滑石六钱　白通草二钱　白蔻仁二钱　竹叶二钱　厚朴二钱　生薏仁六钱
半夏五钱

甘澜水八碗，煮取三碗，每服一碗，日三服。

四四、湿温邪入心包，神昏肢逆，清宫汤去莲心、麦冬，加银花、赤小豆皮，煎送至宝丹，或紫雪丹亦可。

湿温着于经络，多身痛身热之候，医者误以为伤寒而汗之，遂成是证。仲景谓湿家忌发汗，发汗则病痉。湿热相搏，循经入络，故以清宫汤清包中之热邪，加银花、赤豆以清湿中之热，而又能直入手厥阴也。至宝丹去秽浊，复神明，若无至宝，即以紫雪代之。

清宫汤去莲心麦冬加银花赤小豆皮方

犀角一钱　连翘心三钱　元参心三钱　竹叶心二钱　银花二钱　赤小豆皮三钱

至宝丹、紫雪丹方并见前

四五、湿温喉阻咽痛，银翘马勃散主之。

肺主气。湿温者，肺气不化，郁极而一阴一阳谓心与胆也之火俱结也。盖金病不能平木，木反挟心火来刑肺金。喉即肺系，其闭在气分者即阻，闭在血分者即痛也，故以轻药开之。

银翘马勃散方辛凉微苦法

连翘一两　牛蒡子六钱　银花五钱　射干三钱　马勃二钱

上杵为散，服如银翘散法。不痛，但阻甚者，加滑石六钱，桔梗五钱，苇根五钱。

四六、太阴湿温，气分痹郁而哕者俗名为呃，**宣痹汤主之。**

上焦清阳膹郁，亦能致哕，治法故以轻宣肺痹为主。

宣痹汤苦辛通法【痹症治法，备载《金匮》，学者细详之本论，专详温病，不及备论。疟、痢仿此。】

枇杷叶二钱　郁金一钱五分　射干一钱　白通草一钱　香豆豉一钱五分

水五杯，煮取二杯，分二次服。

四七、太阴湿温喘促者，千金苇茎汤加杏仁、滑石主之。

《金匮》谓喘在上焦，其息促。太阴湿蒸为痰，喘息不宁，故以苇茎汤轻宣肺气，加杏仁、滑石利窍而逐热饮。若寒饮喘咳者，治属饮家，不在此例。【着眼。】

千金苇茎汤加滑石杏仁汤辛淡法

苇茎五钱　薏苡仁五钱　桃仁二钱　冬瓜仁二钱　滑石三钱　杏仁三钱

水八杯，煮取三杯，分三次服。

四八、《金匮》谓太阳中暍，身热疼痛而脉微弱，此以夏月伤冷水，水行皮中所致也，一物瓜蒂汤主之。

此热少湿多，阳郁致病之方法也。瓜蒂涌吐其邪，暑湿俱解，而清阳复辟矣。

一物瓜蒂汤方

瓜蒂二十个

上捣碎，以逆流水八杯，煮取三杯，先服一杯，不吐再服，吐停后服。虚者加参芦三钱。

四九、寒湿伤阳，形寒脉缓，舌淡，或白滑，不渴，经络拘束，桂枝姜附汤主之。

载寒湿，所以互证湿温也。按：寒湿伤表阳、中经络之证，《金匮》论之甚详，兹不备录。独采叶案一条，以见湿寒、湿温不可混也。形寒脉缓，舌白不渴，而经络拘束，全系寒证，故以姜、附温中，白术燥湿，桂枝通行表阳也。

桂枝姜附汤苦辛热法

桂枝六钱　干姜三钱　白术生，三钱　熟附子三钱

水五杯，煮取二杯，渣再煮一杯服。

温　疟

五十、骨节疼烦，时呕，其脉如平，但热不寒，名曰温疟，白虎加桂枝汤主之。

温邪先伏，因感而发，故但热不寒，令人消烁肌肉，与伏暑相似，亦温病之类也。彼此实足以相混，故附于此，可以参观而并见。治以白虎加桂枝汤者，以白虎保肺清金，峻泻阳明独胜之热，使不消烁肌肉；单以桂枝一味，领邪外出，作向导之官，得热因热用之妙。《经》云"奇治之不治，则偶治之，偶治之不治，则求其属以衰之"是也，又谓之复方。【谁人能言，谁人能解此言。】

白虎加桂枝汤方辛凉苦甘复辛温法

知母六钱　生石膏一两六钱　粳米一合　桂枝木三钱　炙甘草二钱

水八碗，煮取三碗。先服一碗，得汗为知，不知再服，知后仍服一剂，中病即已。

五一、但热不寒，或微寒多热，舌干口渴，此乃阴气先伤，阳气独发，名曰瘅疟，五汁饮主之。

仲景于瘅疟条下，谓以饮食消息之，并未出方。调如是重病而不用药，特出"饮食"二字，重胃气可知。阳明于脏象为阳土，于气运为燥金，病系阴伤阳独，法当救阴何疑。重胃气，法当救胃阴何疑。制阳土燥金之偏胜，配孤阳之独亢，非甘寒柔润而何！此喻氏甘寒之论，其超卓无伦比也。叶氏宗之，后世学者，咸当宗之矣。

五汁饮方见前

〔加减法〕 此甘寒救胃阴之方也。欲清表热，则加竹叶、连翘；欲泻阳明独胜之热，而保肺之化源，则加知母；欲救阴血，则加生地、元参；欲宣肺气，则加杏仁；欲行三焦开邪出路，则加滑石。

五二、舌白渴饮，咳嗽频仍，寒从背起，伏暑所致，名曰肺疟，杏仁汤主之。

【吃紧。】肺疟，疟之至浅者。肺疟虽去易解，稍缓则深，最忌用治疟印板俗例之小柴胡汤，盖肺去少阳半表半里之界尚远，不得引邪深入也，故以杏仁汤轻宣肺气，无使邪聚则愈。【仆尝以此方治人，一二剂辄效，阅此心怦怦有动也。】

杏仁汤方苦辛寒法

杏仁三钱 黄芩一钱五分 连翘一钱五分 滑石三钱 桑叶一钱五分 茯苓块三钱 白蔻皮八分 梨皮二钱

水三杯，煮取二杯，日再服。

五三、热多昏狂，谵语烦渴，舌赤中黄，脉弱而数，名曰心疟，加减银翘散主之；兼秽，舌浊口气重者，安宫牛黄丸主之。

心疟者，心不受邪，受邪则死，疟邪始受在肺，逆传心包络。其受之浅者，以加减银翘散清肺与膈中之热，领邪出卫；其受之重者，邪闭心包之窍，则有闭脱之危，故以牛黄丸，清宫城而安君主也。

加减银翘散方辛凉兼芳香法

连翘十分 银花八分 元参五分 麦冬五分，不去心 犀角五分 竹叶三分

共为粗末，每服五钱，煎成去渣，点荷叶汁二三茶匙，日三服。

安宫牛黄丸方见前

秋　燥

五四、秋感燥气，右脉数大，伤手太阴气分者，桑杏汤主之。

前人有云：六气之中，惟燥不为病，似不尽然。盖以《内经》少秋感于燥一条，

故有此议耳。如阳明司天之年，岂无燥金之病乎？大抵春秋二令，气候较夏冬之偏寒偏热为平和，其由于冬夏之伏气为病者多，其由于本气自病者少，其由于伏气而病者重，本气自病者轻耳。其由于本气自病之燥证，初起必在肺卫，故以桑杏汤清气分之燥也。【着眼。】

桑杏汤方辛凉法

桑叶一钱　杏仁一钱五分　沙参二钱　象贝一钱　香豉一钱　栀皮一钱　梨皮一钱

水二杯，煮取一杯，顿服之，重者再作服轻药不得重用，重用必过病所。再：一次煮成三杯，其二三次之气味必变，药之气味俱轻故也。

五五、感燥而咳者，桑菊饮主之。

亦救肺卫之轻剂也。

桑菊饮方见前

五六、燥伤肺胃阴分，或热或咳者，沙参麦冬汤主之。

此条较上二条，则病深一层矣，故以甘寒救其津液。

沙参麦冬汤甘寒法

沙参三钱　玉竹二钱　生甘草一钱　冬桑叶一钱五分　麦冬三钱　生扁豆一钱五分　花粉一钱五分

水五杯，煮取二杯，日再服。久热久咳者，加地骨皮三钱。

五七、燥气化火，清窍不利者，翘荷汤主之。

清窍不利，如耳鸣目赤，龈胀咽痛之类，翘荷汤者，亦清上焦气分之燥热也。

翘荷汤辛凉法

薄荷一钱五分　连翘一钱五分　生甘草一钱　黑栀皮一钱五分　桔梗二钱　绿豆皮二钱

水二杯，煮取一杯，顿服之。日服二剂，甚者日三。

〔加减法〕　耳鸣者，加羚羊角、苦丁茶；目赤者，加鲜菊叶、苦丁茶、夏枯草；咽痛者，加牛蒡子、黄芩。

五八、诸气膹郁，诸痿喘呕之因于燥者，喻氏清燥救肺汤主之。

喻氏云：诸气膹郁之属于肺者，属于肺之燥也，而古今治气郁之方，用辛香行气，绝无一方治肺之燥者。诸痿喘呕之属于上者，亦属于肺之燥也，而古今治法以痿呕属阳明，以喘属肺，是则呕与痿属之中下，而惟喘属之上矣，所以千百方中亦无一方及于肺之燥也。即喘之属于肺者，非表即下，非行气即泻气，间有一二用润剂者，又不得其肯綮。总之，《内经》六气，脱误秋伤于燥一气，指长夏之湿为秋之燥。后人不敢更端其说，置此一气于不理，即或明知理燥，而用药夹杂，如弋获飞虫，茫无定法示人也。今拟此方，命名清燥救肺汤，大约以胃气为主，胃土为肺金之母也。其天门冬虽能保肺，然味苦而气滞，恐反伤胃阻痰，故不用也；其知母能滋肾水、清肺金，亦以苦而不用；至如苦寒降火正治之药，尤在所忌。盖肺金自至于燥，所存阴气不过一线耳，倘更以苦寒下其气，伤其胃，其人尚有生理乎？诚仿此增损，以救肺燥变生诸证，如沃焦救焚，不厌其频，庶克有济耳。

清燥救肺汤方辛凉甘润法

石膏二钱五分　甘草一钱　霜桑叶三钱　人参七分　杏仁泥，七分　胡麻仁炒，研，一钱

阿胶八分　麦冬不去心，二钱　枇杷叶去净毛，炙，六分

水一碗，煮六分，频频二三次温服。痰多加贝母、瓜蒌；血枯加生地黄；热甚加犀角、羚羊角，或加牛黄。

补秋燥胜气论

按：前所序之秋燥方论，乃燥之复气也，标气也。盖燥属金而克木，木之子，少阳相火也，火气来复，故现燥热干燥之证。又《灵枢》谓：丙丁为手之两阳合明，辰巳为足之两阳合明，阳明本燥，标阳也。前人谓燥气化火，《经》谓燥金之下，火气承之，皆谓是也。案古方书，无秋燥之病。近代以来，惟喻氏始补燥气论，其方用甘润微寒；叶氏亦有燥气化火之论，其方用辛凉甘润，乃《素问》所谓燥化于天，热反胜之，治以辛凉，佐以苦甘法也。瑭袭前人之旧，故但叙燥证复气如前。书已告成，窃思与《素问》燥淫所胜不合，故杂说篇中，特著"燥论"一条，详言正化、对化、胜气、复气以补之。其于燥病胜气之现于三焦者，究未出方论，乃不全之书，心终不

安。嗣得沈目南先生《医征》温热病论，内有秋燥一篇，议论通达正大，兹采而录之于后，间有偏胜不圆之处，又详辨之，并特补燥证胜气治法如下。

再按：胜复之理，与正化对化，从本从标之道，近代以来，多不深求，注释之家，亦不甚考。如仲景《伤寒论》中之麻、桂、姜、附，治寒之胜气也，治寒之正化也，治寒之本病也。白虎、承气，治寒之复气也，治寒之对化也，治寒之标病也。余气俱可从此类推。太阳本寒标热，对化为火，盖水胜必克火。故《经》载太阳司天，心病为多。末总结之曰：病本于心，心火受病必克金。白虎所以救金也。金受病，则坚刚牢固，滞塞不通，复气为土，土性壅塞，反来克本身之真水。承气所以泄金与土而救水也。再《经》谓：寒淫所胜，以咸泻之。从来注释家，不过随文释义，其所以用方之故，究未达出。本论不能遍注伤寒，偶举一端，以例其余。明者得此门径，熟玩《内经》，自可迎刃而解；能解伤寒，其于本论，自无难解者矣。由是推之，六气皆然耳。

【汪按：此论平正通达，发前人所未发，但其立方用药，仍不免袭前人窠臼，辛温表散与寒凉杂用，故存此论，而不用其方。】沈目南《燥病论》曰：《天元纪大论》云：天以六为节，地以五为制。盖六乃风寒暑湿燥火为节，五即木火土金水为制。然天气主外，而一气司六十日有奇；地运主内，而一运主七十二日有奇。故五运六气合行而终一岁，乃天然不易之道也。《内经》失去长夏伤于湿、秋伤于燥，所以燥证湮没，至今不明。先哲虽有言之，皆是内伤津血干枯之证，非谓外感清凉时气之燥。然燥病起于秋分以后，小雪以前，阳明燥金凉气司令。《经》云：阳明之胜，清发于中，左胠胁痛，溏泄，内为嗌塞，外发癫疝。大凉肃杀，华英改容，毛虫乃殃。胸中不便，嗌塞而咳。据此经文，燥令必有凉气感人，肝木受邪而为燥也。惟近代喻嘉言昂然表出，可为后世苍生之幸。奈以诸气膹郁，诸痿喘呕，咳不止而出白血死，谓之燥病，此乃伤于内者而言，诚与外感燥证不相及也。更自制清燥救肺汤，皆以滋阴清凉之品，施于火热刑金，肺气受热者宜之。若治燥病，则以凉投凉，必反增病剧。殊不知燥病属凉，谓之次寒，病与感寒同类。《经》以寒淫所胜，治以甘热，此但燥淫所胜，平以苦温，乃外用苦温辛温解表，与冬月寒令而用麻、桂、姜、附，其法不同，其和中攻里则一，故不立方。盖《内经》六气，但分阴阳主治，以风热火三气属阳同治，但药有辛凉、苦寒、咸寒之异；湿燥寒三气属阴同治，但药有苦热、苦温、甘热之不同。仲景所以立伤寒、温病二论为大纲也。盖《性理大全》谓燥属次寒，奈后贤悉谓属热，大相径庭。如盛夏暑热熏蒸，是人身汗出潆潆，肌肉潮润而不燥也；冬月寒凝肃杀，而人身干槁燥冽。故深秋燥令气行，人体肺金应之，肌肤亦燥，乃火令无权，故燥属凉，前人谓热，非矣。

按：先生此论，可谓独具只眼，不为流俗所汩没者。其责喻氏补燥论用甘寒滋阴之品，殊失燥淫所胜，平以苦温之法，亦甚有理。但谓诸气膹郁，诸痿喘呕，咳不止，出白血，尽属内伤，则于理欠圆。盖因内伤而致此证者固多，由外感余邪在络，转化转热而致此证者，亦复不少。瑭前于风温咳嗽条下，驳杏苏散，补桑菊饮，方论内极言咳久留邪致损之故，与此证同一理也。谓清燥救肺汤治燥之复气，断非治燥之胜气，喻氏自无从致辨；若谓竟与燥不相及，未免各就一边谈理。盖喻氏之清燥救肺汤，即《伤寒论》中后半截之复脉汤也。伤寒必兼母气之燥，故初用辛温、甘热，继用辛凉、苦寒，终用甘润，因其气化之所至而然也。至谓仲景立伤寒、温病二大纲，如《素问》所云，寒暑六入，暑统风火，寒统燥湿，一切外感，皆包于内，其说尤不尽然，盖尊信仲景太过而失之矣。若然，则仲景之书，当名六气论，或外感论矣，何以独名《伤寒论》哉！盖仲景当日著书，原为伤寒而设，并未遍著外感，其论温、论暑、论湿，偶一及之也。即先生亦补《医征》温热病论，若系全书，何容又补哉！瑭非好辨，恐后学眉目不清，尊信前辈太过，反将一切外感，总混入《伤寒论》中，此近代以来之大弊，祸未消灭，尚敢如此立论哉！

汪按：谓善读仲景之书，不独可以治伤寒，并可以治六气，则是；谓仲景之书，已包六气在内，则非。

一、秋燥之气，轻则为燥，重则为寒，化气为湿，复气为火。

揭燥气之大纲，兼叙其子母之气、胜复之气，而燥气自明。重则为寒者，寒水为燥金之子也；化气为湿者，土生金，湿土其母气也。《至真要大论》曰：阳明厥阴，不从标本，从乎中也。又曰：从本者，化生于本；从标本者，有标本之化；从中者，以中气为化也。按：阳明之上，燥气治之，中见太阴。故本论初未著燥金本气方论，而于疟、疝等证，附见于寒湿条下。叶氏医案谓伏暑内发，新凉外加，多见于伏暑类中；仲景《金匮》，多见于腹痛、疟、疝门中。

二、燥伤本脏，头微痛，恶寒，咳嗽稀痰，鼻塞，嗌塞，脉弦，无汗，杏苏散

主之。

本脏者，肺胃也。《经》有嗌塞而咳之明文，故上焦之病自此始。燥伤皮毛，故头微痛，恶寒也。微痛者，不似伤寒之痛甚也。阳阴之脉，上行头角，故头亦痛也。咳嗽稀痰者，肺恶寒，古人谓燥为小寒也，肺为燥气所搏，不能通调水道，故寒饮停而咳也。鼻塞者，鼻为肺窍。嗌塞者，嗌为肺系也。脉弦者，寒兼饮也。无汗者，凉搏皮毛也。按：杏苏散，减小青龙一等。此条当与下焦篇所补之痰饮数条参看。再杏苏散乃时人统治四时伤风咳嗽通用之方，本论前于风温门中已驳之矣；若伤燥凉之咳，治以苦温，佐以甘辛，正为合拍。若受重寒夹饮之咳，则有青龙；若伤春风，与燥已化火无痰之证，则仍从桑菊饮、桑杏汤例。

杏苏散方

苏叶　半夏　茯苓　前胡　苦桔梗　枳壳　甘草　生姜　大枣去核　橘皮　杏仁

［加减法］　无汗，脉弦甚或紧者，加羌活，微透汗。汗后咳不止，去苏叶、羌活，加苏梗。兼泄泻腹满者，加苍术、厚朴。头痛兼眉棱骨痛者，加白芷。热甚加黄芩，泄泻腹满者不用。

［方论］　此苦温甘辛法也。外感燥凉，故以苏叶、前胡辛温之轻者达表；无汗脉紧，故加羌活辛温之重者，微发其汗。甘、桔从上开，枳、杏、前、苓从下降，则嗌塞鼻塞宣通而咳可止。橘、半、茯苓，逐饮而补肺胃之阳。以白芷易原方之白术者，白术，中焦脾药也，白芷，肺胃本经之药也，且能温肌肉而达皮毛。姜、枣为调和营卫之用。若表凉退而里邪未除，咳不止者，则去走表之苏叶，加降里之苏梗。泄泻腹满，金气太实之里证也，故去黄芩之苦寒，加术、朴之苦辛温也。

三、伤燥，如伤寒太阳证，有汗，不咳，不呕，不痛者，桂枝汤小和之。

如伤寒太阳证者，指头痛、身痛、恶风寒而言也。有汗不得再发其汗，亦如伤寒例，但燥较寒为轻，故少与桂枝小和之也。

桂枝汤方见前

四、燥金司令，头痛，身寒热，胸胁痛，甚则疝瘕痛者，桂枝柴胡各半汤加吴萸楝子茴香木香汤主之。

此金胜克木也。本病与金病并见，表里齐病，故以柴胡达少阳之气，即所以达肝木之气，合桂枝而外出太阳，加芳香定痛，苦温通降也。湿、燥、寒同为阴邪，故仍从足经例。

桂枝柴胡各半汤加吴萸楝子茴香木香汤方 治以苦温，佐以甘辛法

桂枝　吴茱萸　黄芩　柴胡　人参　广木香　生姜　白芍　大枣去核　川楝子　小茴香　半夏　炙甘草

五、燥淫传入中焦，脉短而涩，无表证，无下证，胸痛，腹胁胀痛，或呕，或泄，苦温甘辛以和之。

燥虽传入中焦，既无表、里证，不得误汗、误下，但以苦温甘辛和之足矣。脉短而涩者，长为木，短为金，滑为润，涩为燥也。胸痛者，肝脉络胸也。腹痛者，金气克木，木病克土也。胁痛者，肝木之本位也。呕者，亦金克木病也。泄者，阳明之上，燥气治之，中见太阴也。或者，不定之辞，有痛而兼呕与泄者，有不呕而但泄者，有不泄而但呕者，有不兼呕与泄而但痛者。病情有定，病势无定，故但出法而不立方，学者随证化裁可也。药用苦温甘辛者，《经》谓：燥淫所胜，治以苦温，佐以甘辛，以苦下之。盖苦温从火化以克金，甘辛从阳化以胜阴也。以苦下之者，金性坚刚，介然成块，病深坚结，非下不可。下文即言下之证。

六、阳明燥证，里实而坚，未从热化，下之以苦温；已从热化，下之以苦寒。

燥证阳明里实而坚满，《经》统言以苦下之，以苦泄之。今人用下法，多以苦寒。不知此证当别已化未化，用温下寒下两法，随证施治，方为的确。未从热化之脉，必仍短涩，涩即兼紧也；面必青黄。苦温下法，如《金匮》大黄附子细辛汤，新方天台乌药散见下焦篇寒湿门加巴豆霜之类。已从热化之脉，必数而坚，面必赤，舌必黄，再以他证参之。苦寒下法，如三承气之类，而小承气无芒硝，轻用大黄或酒炒，重用枳、朴，即微兼温矣。

〔附治验〕 丙辰年，瑭治一山阴幕友车姓，年五十五岁，须发已白大半。脐左坚大如盘，隐隐微痛，不大便数十日。先延外科治之，外科以大承气下之三四次，终不通。延余诊视。按之坚冷如石，面色青黄，脉短涩而迟。先尚能食，屡下之后，糜粥不进，不大便已四十九日。余曰：此癥也，金气之所结也。以肝本抑郁，又感秋金

燥气，小邪中里，久而结成，愈久愈坚，非下不可，然寒下非其治也。以天台乌药散二钱，加巴豆霜一分，姜汤和服。设三伏以待之，如不通，第二次加巴豆霜分半；再不通，第三次加巴豆霜二分。服至三次后，始下黑亮球四十九枚，坚莫能破。继以苦温甘辛之法调理，渐次能食。又十五日不大便，余如前法，下至第二次而通，下黑亮球十五枚，虽亦坚结，然破之能碎，但燥极耳。外以香油熬川椒，熨其坚处，内服苦温芳香透络，月余化尽。于此证，方知燥金之气伤人如此，而温下寒下之法，断不容紊也。

乙丑年，治通廷尉，久疝不愈。时年六十八岁。先是通廷尉外任时，每发疝，医者必用人参，故留邪在络，久不得愈。至乙丑季夏，受凉复发，坚结肛门，坐卧不得，胀痛不可忍，汗如雨下，七日不大便。余曰：疝本寒邪，凡坚结牢固，皆属金象，况现在势甚危急，非温下不可。亦用天台乌药散一钱，巴豆霜分许，下至三次始通，通后痛渐定。调以倭硫黄丸，兼用《金匮》蜘蛛散，渐次化净。以上治验二条，俱系下焦证，以出阳明坚结下法，连类而及。

七、燥气延入下焦，搏于血分而成癥者，无论男妇，化癥回生丹主之。

大邪中表之燥证，感而即发者，诚如目南先生所云，与伤寒同法，学者衡其轻重可耳。前所补数条，除减伤寒法等差二条，胸胁腹痛一条，与伤寒微有不同，余俱兼疝瘕者，以《经》有燥淫所胜，男子癫疝，女子少腹痛之明文。疝瘕已多见寒湿门中，疟证、泄泻、呕吐已多见于寒湿、湿温门中，此特补小邪中里，深入下焦血分，坚结不散之痼疾。若不知络病宜缓通治法，或妄用急攻，必犯瘕散为蛊之戒。此蛊乃血蛊也，在妇人更多，为极重难治之证，学者不可不预防之也。化癥回生丹法，系燥淫于内，治以苦温，佐以甘辛，以苦下之也。方从《金匮》鳖甲煎丸与回生丹脱化而出。此方以参、桂、椒、姜通补阳气，白芍、熟地守补阴液，益母膏通补阴气，而消水气，鳖甲胶通补肝气，而消癥瘕，余俱芳香入络而化浊。且以食血之虫，飞者走络中气分，走者走络中血分，可谓无微不入，无坚不破。又以醋熬大黄三次，约入病所，不伤他脏，久病坚结不散者，非此不可。或者病其药味太多，不知用药之道，少用独用，则力大而急；多用众用，则功分而缓。古人缓化之方皆然，所谓有制之师不畏多，无制之师少亦乱也。此方合醋与蜜共三十六味，得四九之数，金气生成之数也。

化癥回生丹方

人参六两　安南桂二两　两头尖二两　麝香二两　片子姜黄二两　公丁香三两　川椒炭二两　虻虫二两　京三棱二两　蒲黄炭一两　藏红花二两　苏木三两　桃仁三两　苏子霜二两　五灵脂二两　降真香二两　干漆二两　当归尾四两　没药二两　白芍四两　杏仁三两　香附米二两　吴茱萸二两　元胡索二两　水蛭二两　阿魏二两　小茴香炭三两　川芎二两　乳香二两　良姜二两　艾炭二两　益母膏八两　熟地黄四两　鳖甲胶一斤　大黄八两，共为细末，以高米醋一斤半熬浓，晒干为末，再加醋熬，如是三次，晒干，末之

共为细末，以鳖甲、益母、大黄三胶和匀，再加炼蜜为丸，重一钱五分，蜡皮封护。用时温开水和，空心服；瘀甚之证，黄酒下。

治癥结不散不痛。

治癥发痛甚。

治血痹。

治妇女干血痨证之属实者。

治疟母左胁痛而寒热者。

治妇女经前作痛，古谓之痛经者。

治妇女将欲行经而寒热者。

治妇女将欲行经，误食生冷腹痛者。

治妇女经闭。

治妇女经来紫黑，甚至成块者。

治腰痛之因于跌扑死血者。

治产后瘀血，少腹痛，拒按者。

治跌扑昏晕欲死者。

治金疮、棒疮之有瘀滞者。

八、燥气久伏下焦，不与血搏，老年八脉空虚，不可与化癥回生丹，复亨丹主之。

金性沉著，久而不散，自非温通络脉不可。既不与血搏成坚硬之块，发时痛胀有形，痛止无形，自不得伤无过之营血，而用化癥矣。复亨大义，谓剥极而复，复则

能亨也。其方以温养、温燥兼用。盖温燥之方，可暂不可久，况久病虽曰阳虚，阴亦不能独足，至老年八脉空虚，更当预护其阴。故以石硫黄补下焦真阳，而不伤阴之品为君，佐以鹿茸、枸杞、人参、茯苓、苁蓉补正，而但以归、茴、椒、桂、丁香、萆薢，通冲任与肝肾之邪也。按：《解产难》中，已有通补奇经丸方，此方可以不录。但彼方专以通补八脉为主，此则温养、温燥合法；且与上条为对待之方，故并载之。

按：《难经》：任之为病，男子为七疝，女子为瘕聚。七疝者，朱丹溪谓寒疝、水疝、筋疝、血疝、气疝、狐疝、癫疝为七疝；《袖珍》谓一厥、二盘、三寒、四癥、五附、六脉、七气为七疝。瘕者，血病，即妇人之疝也。后世谓蛇瘕、脂瘕、青瘕、黄瘕、燥瘕、狐瘕、血瘕、鳖瘕为八瘕。盖任为天癸生气，故多有形之积。大抵有形之实证宜前方，无形之虚证宜此方也。

按燥金遗病，如疟、疝之类，多见下焦篇寒湿、湿温门中。再载在方书，应收入燥门者尚多，以限于边幅，不及备录，已示门径，学者隅反可也。

复亨丹方 苦温甘辛法

倭硫黄十分。按：倭硫黄者，石硫黄也，水土硫黄断不可用　鹿茸酒炙，八分　枸杞子六分　人参四分　云茯苓八分　淡苁蓉八分　安南桂四分　全当归酒浸，六分　小茴香六分，酒浸，与当归同炒黑　川椒炭三分　萆薢六分　炙龟板四分

益母膏和为丸，小梧桐子大。每服二钱，日再服；冬日渐加至三钱，开水下。

按：前人燥不为病之说，非将寒、燥混入一门，即混入湿门矣。盖以燥为寒之始，与寒相似，故混入寒门。又以阳明之上，燥气治之，中见太阴；而阳明从中，以中气为化，故又易混入湿门也。但学医之士，必须眉目清楚，复《内经》之旧，而后中有定见，方不越乎规矩也。

霹雳散方

主治中燥吐泻腹痛，甚则四肢厥逆，转筋，腿痛，肢麻，起卧不安，烦躁不宁，甚则六脉全无，阴毒发癍，疝瘕等证，并一切凝寒固冷积聚。寒轻者，不可多服；寒重者，不可少服，以愈为度。非实在纯受湿、燥、寒三气阴邪者，不可服。

桂枝六两　公丁香四两　草果二两　川椒炒，五两　小茴香炒，四两　薤白四两　良姜三两　吴茱萸四两　五灵脂二两　降香五两　乌药三两　干姜三两　石菖蒲二两　防己三两

槟榔二两　荜澄茄五两　附子三两　细辛二两　青木香四两　薏仁五两　雄黄五钱

上药共为细末，开水和服。大人每服三钱，病重者五钱；小人减半。再病重者，连服数次，以痛止厥回，或泻止筋不转为度。

〔方论〕　按：《内经》有五疫之称，五行偏胜之极，皆可致疫。虽疠气之至，多见火证；而燥金寒湿之疫，亦复时有。盖风、火、暑三者为阳邪，与秽浊异气相参，则为温疠；湿、燥、寒三者为阴邪，与秽浊异气相参，则为寒疠。现在见证，多有肢麻转筋，手足厥逆，吐泻腹痛，胁肋疼痛，甚至反恶热而大渴思凉者。《经》谓：雾伤于上，湿伤于下。此证乃燥金寒湿之气《经》谓：阳明之上，中见太阴。又谓：阳明从中治也，直犯筋经，由大络、别络，内伤三阴脏真，所以转筋，入腹即死也。既吐且泻者，阴阳逆乱也。诸痛者，燥金湿土之气所搏也。其渴思凉饮者，少阴篇谓自利而渴者，属少阴虚，故饮水求救也。其头面赤者，阴邪上逼，阳不能降，所谓戴阳也。其周身恶热喜凉者，阴邪盘踞于内，阳气无附欲散也。阴病反见阳证，所谓水极似火，其受阴邪尤重也。诸阳证毕现，然必当脐痛甚拒按者，方为阳中见纯阴，乃为真阴之证，此处断不可误。故立方荟萃温三阴经刚燥苦热之品，急温脏真，保住阳气。又重用芳香，急驱秽浊。一面由脏真而别络大络，外出筋经、经络以达皮毛；一面由脏络腑络以通六腑，外达九窍。俾秽浊阴邪，一齐立解。大抵皆扶阳抑阴，所谓离照当空，群阴退避也。再此证自唐宋以后，医皆不识系燥气所干，凡见前证，俗名曰痧。近时竟有著痧证书者，捉风捕影，杂乱无章，害人不浅。即以痧论，未有不干天地之气而漫然成痧者。究竟所感何气，不能确切指出，故立方毫无准的。其误皆在前人谓燥不为病，又有燥气化火之说。瑭亦为其所误，故初刻书时，再三凝虑，辨难见于杂说篇中，而正文只有化气之火证，无胜气之寒证。其燥不为病之误，误在《阴阳应象大论》篇中，脱秋伤于燥一条；长夏伤于湿，又错秋伤于湿，以为竟无燥证矣。不知《天元纪》《气交变》《五运行》《五常政》《六微旨》诸篇，平列六气，燥气之为病，与诸气同，何尝燥不为病哉！《经》云：风为百病之长。按风属木，主仁。《大易》曰：元者善之长也，得生生之机，开生化之源，尚且为病多端，况金为杀厉之气。欧阳氏曰：商者伤也，主义主收，主刑主杀。其伤人也，最速而暴，竟有不终日而死者。瑭目击神伤，故再三致意云。

卷二 中焦篇

风温 温热 温疫 温毒 冬温

一、面目俱赤，语声重浊，呼吸俱粗，大便闭，小便涩，舌苔老黄，甚则黑有芒刺，但恶热，不恶寒，日晡益甚者，传至中焦，阳明温病也。脉浮洪躁甚者，白虎汤主之；脉沉数有力，甚则脉体反小而实者，大承气汤主之。暑温、湿温、温疟，不在此例。

阳明之脉荣于面，《伤寒论》谓阳明病面缘缘正赤，火盛必克金，故目白睛亦赤也。语声重浊，金受火刑而音不清也。呼吸俱粗，谓鼻息来去俱粗，其粗也平等，方是实证；若来粗去不粗，去粗来不粗，或竟不粗，则非阳明实证，当细辨之，粗则喘之渐也。大便闭，阳明实也。小便涩，火腑不通，而阴气不化也。口燥渴，火烁津也。舌苔老黄，肺受胃浊，气不化津也。按：《灵枢》论诸脏温病，独肺温病有舌苔之明文，余则无有。可见舌苔乃胃中浊气，熏蒸肺脏，肺气不化而然。甚则黑者，黑，水色也，火极而似水也。又水胜火，大凡五行之极盛，必兼胜己之形。芒刺，苔久不化，热极而起坚硬之刺也；倘刺软者，非实证也。不恶寒，但恶热者，传至中焦，已无肺证，阳明者，两阳合明也，温邪之热，与阳明之热相搏，故但恶热也。或用白虎，或用承气者，证同而脉异也。浮洪躁甚，邪气近表，脉浮者不可下。凡逐邪者，随其所在，就近而逐之。脉浮则出表为顺，故以白虎之金飙以退烦热。若沉小有力，病纯在里，则非下夺不可矣，故主以大承气。按吴又可《温疫论》中云：舌苔边白但见中微黄者，即加大黄，甚不可从。虽云伤寒重在误下，温病重在误汗，即误下不似伤寒之逆之甚，究竟承气非可轻尝之品，故云舌苔老黄，甚则黑有芒刺，脉体沉实，的系燥结痞满，方可用之。

或问：子言温病以手经主治，力辟用足经药之非，今亦云阳明证者何？阳明特非足经乎？曰：阳明如市，胃为十二经之海，土者万物之所归也，诸病未有不过此者。前人云伤寒传足不传手，误也，一人不能分为两截。总之，伤寒由毛窍而溪，溪，肉之分理之小者；由溪而谷，谷，肉之分理之大者；由谷而孙络，孙络，络之至细者；由孙络而大络，由大络而经，此经即太阳经也。【通论。】始太阳，终厥阴，伤寒以足经为主，未始不关手经也。温病由口鼻而入，鼻气通于肺，口气通于胃。肺病逆传则为心包，上焦病不治，则传中焦，胃与脾也；中焦病不治，即传下焦，肝与肾也。始上焦，终下焦。温病以手经为主，未始不关足经也。【一了百了，着眼。】但初受之时，断不可以辛温发其阳耳。盖伤寒伤人身之阳，故喜辛温、甘温、苦热，以救其阳；温病伤人身之阴，故喜辛凉、甘寒、甘咸，以救其阴。彼此对勘，自可了然于心目中矣。

白虎汤方见上焦篇

大承气汤方

大黄六钱　芒硝三钱　厚朴三钱　枳实三钱

水八杯，先煮枳、朴，后纳大黄、芒硝，煮取三杯。先服一杯，约二时许，得利止后服，不知，再服一杯，再不知，再服。

〔方论〕　此苦辛通降咸以入阴法。承气者，承胃气也。盖胃之为腑，体阳而用阴，若在无病时，本系自然下降，今为邪气盘踞于中，阻其下降之气，胃虽自欲下降而不能，非药力助之不可【的解。】，故承气汤通胃结，救胃阴，仍系承胃腑本来下降之气，非有一毫私智穿凿于其间也，故汤名承气。学者若真能透彻此义，则施用承气，自无弊窦。大黄荡涤热结，芒硝入阴软坚，枳实开幽门之不通，厚朴泻中宫之实满厚朴分量不似《伤寒论》中重用者，治温与治寒不同，畏其燥也。曰大承气者，合四药而观之，可谓无坚不破，无微不入，故曰大也。非真正实热蔽痼，气血俱结者，不可用也。若去入阴之芒硝，则云小矣；去枳、朴之攻气结，加甘草以和中，则云调胃矣。

二、阳明温病，脉浮而促者，减味竹叶石膏汤主之。

脉促，谓数而时止，如趋者过急，忽一蹶然，其势甚急，故以辛凉透表重剂，逐邪外出则愈。

减味竹叶石膏汤方辛凉合甘寒法

竹叶五钱　　石膏八钱　麦冬六钱　甘草三钱

水八杯，煮取三杯，一时服一杯，约三时令尽。

三、阳明温病，诸证悉有而微，脉不浮者，小承气汤微和之。

以阳明温病发端者，指首条所列阳明证而言也，后凡言阳明温病者仿此。诸证悉有，以非下不可，微则未至十分亢害，但以小承气通和胃气则愈，无庸芒硝之软坚也。

四、阳明温病，汗多谵语，舌苔老黄而干者，宜小承气汤。

汗多，津液散而大便结，苔见干黄，谵语因结粪而然，故宜承气。

五、阳明温病，无汗，小便不利，谵语者，先与牛黄丸；不大便，再与调胃承气汤。

无汗而小便不利，则大便未定成硬，谵语之不因燥屎可知。不因燥屎而谵语者，犹系心包络证也，故先与牛黄丸，以开内窍。服牛黄丸，内窍开，大便当下，盖牛黄丸亦有下大便之功能。其仍然不下者，无汗则外不通，大小便俱闭则内不通，邪之深结于阴可知。故取芒硝之咸寒，大黄、甘草之甘苦寒，不取枳、朴之辛燥也。伤寒之谵语，舍燥屎无他证，一则寒邪不兼秽浊，二则由太阳而阳明；【着眼。】温病谵语，有因燥屎，有因邪陷心包，一则温多兼秽，二则自上焦心肺而来。学者常须察识，不可歧路亡羊也。

六、阳明温病，面目俱赤，肢厥，甚则通体皆厥，不瘛疭，但神昏，不大便七八日以外，小便赤，脉沉伏，或并脉亦厥，胸腹满坚，甚则拒按，喜凉饮者，大承气汤主之。

此一条须细辨其的是火极似水、热极而厥之证，方可用之，全在目赤、小便赤、腹满坚、喜凉饮定之。【危征之辨，学者其审之。】

大承气汤方法并见前

七、阳明温病，纯利稀水无粪者，谓之热结旁流，调胃承气汤主之。

热结旁流，非气之不通，不用枳、朴，独取芒硝入阴以解热结，反以甘草缓芒硝急趋之性，使之留中解结，不然结不下而水独行，徒使药性伤人也。吴又可用大承气

汤者非是。【此亦作者独得处。】

八、阳明温病，实热壅塞为哕者，下之。连声哕者，中焦；声断续，时微时甚者，属下焦。

《金匮》谓：哕而腹满，视其前后，知何部不利，利之即愈。阳明实热之哕，下之，里气得通则止，但其兼证之轻重，难以预料，故但云下之而不定方，以俟临证者自为采取耳。再按：中焦实证之哕，哕必连声紧促者，胃气大实，逼迫肺气不得下降，两相攻击而然。若或断或续，乃下焦冲虚之哕，其哕之来路也远，故其声断续也，治属下焦。

九、阳明温病，下利谵语，阳明脉实，或滑疾者，小承气汤主之；脉不实者，牛黄丸主之，紫雪丹亦主之。

下利谵语，柯氏谓：肠虚胃实，故取大黄之濡胃，无庸芒硝之润肠。本论有脉实、脉滑疾、脉不实之辨，恐心包络之谵语而误以承气下之也，仍主芳香开窍法。

小承气汤方苦辛通法重剂

大黄五钱　厚朴二钱　枳实一钱【温邪恶燥，枳、朴减原方分数，极见斟酌。】

水八杯，煮取三杯，先服一杯，得宿粪，止后服，不知再服。

调胃承气汤热淫于内，治以咸寒，佐以甘苦法

大黄三钱　芒硝五钱　生甘草二钱

牛黄丸方论并见上焦篇

紫雪丹方论并见上焦篇

十、温病三焦俱急，大热大渴，舌燥，脉不浮而躁甚，舌色金黄，痰涎壅甚，不可单行承气者，承气合小陷胸汤主之。

三焦俱急，谓上焦未清，已入中焦阳明，大热大渴，脉躁苔焦，阳土燥烈，煎熬肾水，不下则阴液立见消亡，下则引上焦余邪陷入，恐成结胸之证，故以小陷胸合承气汤，涤三焦之邪，一齐俱出。此因病急，故方亦急也，然非审定是证，不可用是方也。

承气合小陷胸汤方苦辛寒法

生大黄五钱　厚朴二钱　枳实二钱　半夏三钱　瓜蒌三钱　黄连二钱

水八杯，煮取三杯，先服一杯，不下，再服一杯，得快利，止后服，不便再服。

十一、阳明温病，无上焦证，数日不大便，当下之。若其人阴素虚，不可行承气者，增液汤主之。服增液汤已，周十二时观之，若大便不下者，合调胃承气汤微和之。

此方所以代吴又可承气养荣汤法也。妙在寓泻于补，以补药之体，作泻药之用，既可攻实，又可防虚。余治体虚之温病，与前医误伤津液、不大便、半虚半实之证，专以此法救之，无不应手而效。【润剂即能通便，此法最稳、最妙。】

徵按：二十年来，予以此法救温病体虚之当下者，取效屡矣，颇以为独得之奇，而不知鞠通之有是方也，所见略同。

增液汤方咸寒苦甘法【此亦从炙甘草汤变化出之。】

元参一两　麦冬连心，八钱　细生地八钱

水八杯，煮取三杯，口干则与饮，令尽，不便，再作服。

〔方论〕　温病之不大便，不出热结液干二者之外。其偏于阳邪炽甚，热结之实证，则从承气法矣；其偏于阴亏液涸之半虚半实证，则不可混施承气，故以此法代之。独取元参为君者，元参味苦咸微寒，壮水制火，通二便，启肾水上潮于天，其能治液干，固不待言，《本经》称其主治腹中寒热积聚，其并能解热结可知。麦冬主治心腹结气，伤中伤饱，胃络脉绝，羸瘦短气，亦系能补能润能通之品，故以为之佐。生地亦主寒热积聚，逐血痹，用细者，取其补而不腻，兼能走络也。三者合用，作增水行舟之计，故汤名增液，但非重用不为功。

本论于阳明下证，峙立三法：热结液干之大实证，则用大承气；偏于热结而液不干者，旁流是也，则用调胃承气；偏于液干多而热结少者，则用增液，所以回护其虚，务存津液之心法也。【要论。】

按：吴又可纯恃承气以为攻病之具，用之得当则效，用之不当，其弊有三：一则邪在心包、阳明两处，不先开心包，徒攻阳明，下后仍然昏惑谵语，亦将如之何哉？吾知其必不救矣。二则体亏液涸之人，下后作战汗，或随战汗而脱，或不蒸汗徒战而脱。三者下后虽能战汗，以阴气大伤，转成上嗽下泄，夜热早凉之怯证，补阳不可，救阴不可，有延至数月而死者，有延至岁余而死者，其死均也。在又可当日，温疫盛行之际，非寻常温病可比，又初创温病治法，自有矫枉过正不暇详审之处，断不可概施于今日也。本论分别可与不可与、可补不可补之处，以俟明眼裁定，而又为此按语于后，奉商天下之欲救是证者。至若张氏、喻氏，有以甘温辛热立法者，湿温有可用之处，然须兼以苦泄淡渗，盖治外邪，宜通不宜守也，若风温、温热、温疫、温毒，断不可从。

十二、阳明温病，下后汗出，当复其阴，益胃汤主之。

温热本伤阴之病，下后邪解汗出，汗亦津液之化，阴液受伤，不待言矣，故云当复其阴。此阴指胃阴而言【恐误认肾阴也。】，盖十二经皆禀气于胃，胃阴复而气降得食，则十二经之阴皆可复矣。欲复其阴，非甘凉不可。汤名益胃者，胃体阳而用阴，取益胃用之义也。下后急议复阴者，恐将来液亏燥起，而成干咳身热之怯证也。

益胃汤方甘凉法

沙参三钱　麦冬五钱　冰糖一钱　细生地五钱　玉竹炒香，一钱五分

水五杯，煮取二杯，分二次服，渣再煮一杯服。

十三、下后无汗脉浮者，银翘汤主之；脉浮洪者，白虎汤主之；脉洪而芤者，白虎加人参汤主之。

此下后邪气还表之证也。温病之邪，上行极而下，下行极而上，下后里气得通，欲作汗而未能，以脉浮验之，知不在里而在表，逐邪者随其性而宣泄之，就其近而引导之，故主以银翘汤，增液为作汗之具，仍以银花、连翘解毒而轻宣表气，盖亦辛凉合甘寒轻剂法也。若浮而且洪，热气炽甚，津液立见销亡，则非白虎不可。若洪而且芤，金受火克，元气不支，则非加人参不可矣。

银翘汤方辛凉合甘寒法

银花五钱　连翘三钱　竹叶二钱　生甘草一钱　麦冬四钱　细生地四钱

白虎汤、白虎加人参汤方论并见前

十四、下后无汗，脉不浮而数，清燥汤主之。

无汗而脉数，邪之未解可知，但不浮，无领邪外出之路，即下之后，又无连下之理，故以清燥法，增水敌火，使不致为灾，一半日后相机易法，即吴又可下后间服缓

剂之法也。但又可清燥汤中用陈皮之燥，柴胡之升，当归之辛窜，津液何堪！以燥清燥，有是理乎？此条乃用其法而不用其方。

清燥汤方甘凉法

麦冬五钱　知母二钱　人中黄一钱五分　细生地五钱　元参三钱

水八杯，煮取三杯。分三次服。

〔加减法〕　咳嗽胶痰，加沙参三钱、桑叶一钱五分、梨汁半酒杯、牡蛎三钱、牛蒡子三钱。

按：吴又可咳嗽胶痰之证，而用苏子、橘红、当归，病因于燥而用燥药，非也，在湿温门中不禁。

十五、下后数日，热不退，或退不尽，口燥咽干，舌苔干黑，或金黄色，脉沉而有力者，护胃承气汤微和之；脉沉而弱者，增液汤主之。

温病下后，邪气已净，必然脉静身凉，邪气不净，有延至数日邪气复聚于胃，须再通其里者，甚至屡下而后净者，诚有如吴又可所云。但正气日虚一日，阴津日耗一日，须加意防护其阴，不可稍有卤莽，是在任其责者临时斟酌尽善耳。【作者于益阴三致意焉，真学者金针也，吃紧。】吴又可于邪气复聚之证，但主以小承气，本论于此处分别立法。【枳、朴伤气劫阴，下后何可轻用。】

护胃承气汤方苦甘法

生大黄三钱　元参三钱　细生地三钱　丹皮二钱　知母二钱　麦冬连心，三钱

水五杯，煮取二杯，先服一杯，得结粪，止后服，不便，再服。

增液汤方见前

十六、阳明温病，下后二三日，下证复现，脉下甚沉，或沉而无力，止可与增液，不可与承气。

此恐犯数下之禁也。

汪按：邪不传不化，传表传里，因势导之。温热之证，有解表之后，邪复聚表；攻里之后，邪复聚里；或解表之后，邪入于里；攻里之后，邪还于表；甚至温疫邪炽，有下至数十次而后愈者，诚如吴氏所云。总要看其邪正虚实，以定清热养阴之进

退。大抵滋阴不厌频烦，攻下切须慎重。盖下后虚邪，与未下实邪不同。攻下稍缓，断无大害；元气一败，无可挽回也。邪少正虚，但与滋阴，便可涤邪，增液、益胃之属酌用；邪虚两停，滋阴之中，略佐涤邪，护胃承气主之；即邪炽正未虚者，亦以增液为主；燥结甚者，间服增液承气，约小其制，方合下后治法。

十七、阳明温病，下之不通，其证有五：应下失下，正虚不能运药，不运药者死，新加黄龙汤主之。喘促不宁，痰涎壅滞，右寸实大，肺气不降者，宣白承气汤主之。左尺牢坚，小便赤痛，时烦渴甚，导赤承气汤主之。邪闭心包，神昏舌短，内窍不通，饮不解渴者，牛黄承气汤主之。津液不足，无水舟停者，间服增液，再不下者，增液承气汤主之。

《经》谓：下不通者死。盖下而至于不通，其为危险可知，不忍因其危险难治而遂弃之。兹按温病中下之不通者共有五因【五证精细详核。】：其因正虚不运药者，正气既虚，邪气复实，勉拟黄龙法，以人参补正，以大黄逐邪，以冬、地增液，邪退正存一线，即可以大队补阴而生，此邪正合治法也。【此论反复详尽，无一字非的义，诚得《内经》、《金匮》之精。】其因肺气不降，而里证又实者，必喘促、寸实，则以杏仁、石膏宣肺气之痹，以大黄逐肠胃之结，此脏腑合治法也。其因火腑不通，左尺必现牢坚之脉左尺，小肠脉也，俗候于左寸者非，细考《内经》自知，小肠热盛，下注膀胱，小便必涓滴，赤且痛也，则以导赤去淡通之阳药，加连、柏之苦通火腑，大黄、芒硝承胃气而通大肠，此二肠同治法也。其因邪闭心包，内窍不通者，前第五条已有先与牛黄丸，再与承气之法，此条系已下而不通，舌短神昏，闭已甚矣，饮不解渴，消亦甚矣，较前条仅仅谵语，则更急而又急，立刻有闭脱之虞，阳明大实不通，有消亡肾液之虞，其势不可少缓须臾，则以牛黄丸开手少阴之闭，以承气急泻阳明，救足少阴之消，此两少阴合治法也。再此条亦系三焦俱急，当与前第九条用承气、陷胸合法者参看。其因阳明太热，津液枯燥，水不足以行舟，而结粪不下者，非增液不可。服增液两剂，法当自下，其或脏燥太甚之人，竟有不下者，则以增液合调胃承气汤，缓缓与服，约二时服半杯沃之，此一腑中气血合治法也。

新加黄龙汤苦甘咸法

细生地五钱　生甘草二钱　人参一钱五分，另煎　生大黄三钱　芒硝一钱　元参五钱　麦

冬连心，五钱　当归一钱五分　海参洗，二条　姜汁六匙

水八杯，煮取三杯。先用一杯，冲参汁五分、姜汁二匙，顿服之，如腹中有响声，或转矢气者，为欲便也；候一二时不便，再如前法服一杯；候二十四刻，不便，再服第三杯；如服一杯，即得便，止后服，酌服益胃汤一剂益胃汤方见前，余参或可加入。

〔方论〕　此处方于无可处之地，勉尽人力，不肯稍有遗憾之法也。旧方用大承气加参、地、当归，须知正气久耗，而大便不下者，阴阳俱惫，尤重阴液消亡，不得再用枳、朴伤气而耗液，故改用调胃承气，取甘草之缓急，合人参补正，微点姜汁，宣通胃气，代枳、朴之用，合人参最宣胃气，加麦、地、元参，保津液之难保，而又去血结之积聚，姜汁为宣气分之用，当归为宣血中气分之用，再加海参者，海参咸能化坚，甘能补正。按：海参之液，数倍于其身，其能补液可知，且蠕动之物，能走络中血分，病久者必入络，故以之为使也。

宣白承气汤方苦辛淡法

生石膏五钱　生大黄三钱　杏仁粉二钱　瓜蒌皮一钱五分

水五杯，煮取二杯，先服一杯，不知再服。

导赤承气汤

赤芍三钱　细生地五钱　生大黄三钱　黄连二钱　黄柏二钱　芒硝一钱

水五杯，煮取二杯，先服一杯，不下再服。

牛黄承气汤

即用前安宫牛黄丸二丸，化开，调生大黄末三钱，先服一半，不知再服。

增液承气汤

即于增液汤内，加大黄三钱、芒硝一钱五分。

水八杯，煮取三杯，先服一杯，不知再服。

十八、下后虚烦不眠，心中懊憹，甚至反复颠倒，栀子豉汤主之；若少气者，加甘草；若呕者，加姜汁。

邪气半至阳明，半犹在膈，下法能除阳明之邪，不能除膈间之邪，故证现懊憹虚

烦。栀子豉汤涌越其在上之邪也。少气加甘草者，误下固能伤阴，此则以误下而伤胸中阳气，甘能益气，故加之。呕加姜汁者，胃中未至甚热燥结，误下伤胃中阳气，木来乘之，故呕，加姜汁，和肝而降胃气也，胃气降，则不呕矣。

栀子豉汤方见上焦篇

栀子豉加甘草汤

即于栀子豉汤内，加甘草二钱，煎法如前。

栀子豉加姜汁方

即于栀子豉汤内，加姜汁五匙。

十九、阳明温病，干呕口苦而渴，尚未可下者，黄连黄芩汤主之。不渴而舌滑者属湿温。

温热，燥病也，其呕由于邪热夹秽，扰乱中宫而然，故以黄连、黄芩彻其热，以芳香蒸变化其浊也。

黄连黄芩汤方苦寒微辛法

黄连二钱　黄芩二钱　郁金一钱五分　香豆豉二钱

水五杯，煮取二杯，分二次服。

二十、阳明温病，舌黄燥，肉色绛，不渴者，邪在血分，清营汤主之。若滑者，不可与也，当于湿温中求之。

温病传里，理当渴甚，今反不渴者，以邪气深入血分，格阴于外，上潮于口，故反不渴也。曾过气分，故苔黄而燥。邪居血分，故舌之肉色绛也。若舌苔白滑、灰滑、淡黄而滑，不渴者，乃湿气蒸腾之象，不得用清营柔以济柔也。

汪按：此条以舌绛为主舌绛不渴，夜甚，乃入营的候。

再按：绛而中心黄苔，当气血两清；纯绛鲜红，急涤包络；中心绛干，两清心胃；尖独干绛，专泄火腑，舌绛而光，当濡胃阴；绛而枯痿，急用胶黄；干绛无色，宜投复脉此二证俱属下焦。以上俱仍合脉证参详。若舌绛兼有白苔，或黄白相兼，是邪仍在气分；绛而有滑苔者，则为湿热熏蒸，误用血药滋腻，邪必难解，不可不慎也，详见上下二焦。

清营汤方见上焦篇

二一、阳明瘀者，化瘀汤主之。

方义并见上焦篇。

二二、阳明温病，下后疹续出者，银翘散去豆豉，加细生地大青叶元参丹皮汤主之。

方义并见上焦篇。

二三、瘀疹，用升提则衄，或厥，或呛咳，或昏痉，用壅补则瞀乱。【尝见小儿医有过用升提而死者。】

此治瘀疹之禁也。瘀疹之邪在血络，只喜轻宣凉解。若用柴胡、升麻辛温之品，直升少阳，使热血上循清道则衄；过升则下竭，下竭者必上厥；肺为华盖，受热毒之熏蒸则呛咳；心位正阳，受升提之摧迫则昏痉。至若壅补，使邪无出路，络道比经道最细，诸疮痛痒，皆属于心，既不得外出，其势必返而归之于心，不瞀乱得乎？

二四、瘀疹阳明证悉具，外出不快，内壅特甚者，调胃承气汤微和之，得通则已，不可令大泄，大泄则内陷。

此瘀疹下法，微有不同也。瘀疹虽宜宣泄，但不可太过，令其内陷。瘀疹虽忌升提，亦畏内陷。方用调胃承气者，避枳、朴之温燥，取芒硝之入阴，甘草败毒缓中也。

调胃承气汤方见前

二五、阳明温毒发痘者，如瘀疹法，随其所在而攻之。

温毒发痘，如小儿痘疮，或多或少，紫黑色，皆秽浊太甚，疗治失宜而然也。虽不多见，间亦有之。随其所在而攻，谓脉浮则用银翘散加生地、元参，渴加花粉，毒重加金汁、人中黄，小便短加芩、连之类，脉沉内壅者，酌轻重下之。

二六、阳明温毒，杨梅疮者，以上法随其所偏而调之，重加败毒，兼与利湿。

此条当入湿温，因上条温痘连类而及，故编于此，可以互证也。杨梅疮者，形似杨梅，轻则红紫，重则紫黑，多现于背部、面部，亦因感受秽浊而然。如上法者，如上条治温痘之法。毒甚故重加败毒。此证毒附湿而为灾，故兼与利湿，如草薢、土茯苓之类。

二七、阳明温病，不甚渴，腹不满，无汗，小便不利，心中懊恼者，必发黄。黄者，栀子柏皮汤主之。

受邪太重，邪热与胃阳相搏，不得发越，无汗不能自通，热必发黄矣。

栀子柏皮汤方

栀子五钱　生甘草三钱　黄柏五钱

水五杯，煮取二杯，分二次服。

〔方论〕　此湿淫于内，以苦燥之，热淫于内，佐以甘苦法也。栀子清肌表，解五黄，又治内烦。黄柏泻膀胱，疗肌肤间热。甘草协和内外。三者其色皆黄，以黄退黄，同气相求也。按：又可但有茵陈大黄汤，而无栀子柏皮汤，温热发黄，岂皆可下者哉！

二八、阳明温病，无汗，或但头汗出，身无汗，渴欲饮水，腹满，舌燥黄，小便不利者，必发黄，茵陈蒿汤主之。

此与上条异者，在口渴腹满耳。上条口不甚渴，腹不满，胃不甚实，故不可下；此则胃家已实而黄不得退，热不得越，无出表之理，故从事于下趋大小便也。

茵陈蒿汤

茵陈蒿六钱　栀子三钱　生大黄三钱

水八杯，先煮茵陈减水之半，再入二味，煮成三杯，分三次服，以小便利为度。

〔方论〕　此纯苦急趋之方也。发黄外闭也，腹满内闭也，内外皆闭，其势不可缓，苦性最急，故以纯苦急趋下焦也。黄因热结，泻热者必泻小肠，小肠丙火，非苦不通。胆火者莫如水，茵陈得水之精；开郁莫如发陈，茵陈生发最速，高出众草，主治热结黄疸，故以之为君。栀子通水源而利三焦，大黄除实热而减腹满，故以之为佐也。

二九、阳明温病，无汗，实证未剧，不可下，小便不利者，甘苦合化，冬地三黄汤主之。

大凡小便不通，有责之膀胱不开者，有责之上游结热者，有责之肺气不化者。温热之小便不通，无膀胱不开证，皆上游指小肠而言热结，与肺气不化而然也。小肠火腑，故以三黄苦药通之；热结则液干，故以甘寒润之；金受火刑，化气维艰，故倍用麦冬以化之。

冬地三黄汤方甘苦合化阴气法

麦冬八钱　黄连一钱　苇根汁半酒杯，冲　元参四钱　黄柏一钱　银花露半酒杯，冲　细生地四钱　黄芩一钱　生甘草三钱

水八杯，煮取三杯，分三次服，以小便得利为度。

三十、温病小便不利者，淡渗不可与也，忌五苓、八正辈。【申淡渗禁，吃紧。】

此用淡渗之禁也。热病有余于火，不足于水，惟以滋水泻火为急务，岂可再以淡渗动阳而烁津乎？奈何吴又可于小便条下，特立猪苓汤，乃去仲景原方之阿胶，反加木通、车前，渗而又渗乎！其治小便血分之桃仁汤中，仍用滑石，不识何解！

三一、温病燥热，欲解燥者，先滋其干，不可纯用苦寒也，服之反燥甚。【申苦寒禁，尤吃紧。】

此用苦寒之禁也。温病有余于火，不用淡渗犹易明，并苦寒亦设禁条，则未易明也。举世皆以苦能降火，寒能泻热，坦然用之而无疑，不知苦先入心，其化以燥，服之不应，愈化愈燥。宋人以目为火户，设立三黄汤，久服竟至于瞽，非化燥之明征乎？吾见温病而恣用苦寒，津液干涸不救者甚多，盖化气比本气更烈。故前条冬地三黄汤，甘寒十之八九，苦寒仅十之一二耳。至茵陈蒿汤之纯苦，止有一用，或者再用，亦无屡用之理。吴又可屡诋用黄连之非，而又恣用大黄，惜乎其未通甘寒一法也。

三二、阳明温病，下后热退，不可即食，食者必复。周十二时后，缓缓与食，先取清者，勿令饱，饱则必复。复必重也。【申暴食禁，亦要。】

此下后暴食之禁也。下后虽然热退，余焰尚存，盖无形质之邪，每借有形质者以为依附，必须坚壁清野，勿令即食。一日后，稍可食清而又清之物，若稍重浊，犹必复也。勿者，禁止之词；必者，断然之词也。

三三、阳明温病，下后脉静，身不热，舌上津回，十数日不大便，可与益胃、增液辈，断不可再与承气也。下后舌苔未尽退，口微渴，面微赤，脉微数，身微热，日浅者亦与增液辈；日深舌微干者，属下焦复脉法也方见下焦。**勿轻与承气，轻与者肺燥而咳，脾滑而泄，热反不除，渴反甚也，百日死。**【申数下禁，尤要。】

此数下亡阴之大戒也。下后不大便十数日，甚至二十日，乃肠胃津液受伤之故，不可强责其便，但与复阴，自能便也。此条脉静身凉，人犹易解，至脉虽不躁而未静，身虽不壮热而未凉，俗医必谓邪气不尽，必当再下。在又可法中亦必再下。不知大毒治病，十衰其六，但与存阴退热，断不误事下后邪气复聚，大热大渴，面正赤，脉躁甚，不在此例。【论于存阴退热类尽之，此则推之于终极也。】若轻与苦燥，频伤胃阴，肺之母气受伤，阳明化燥，肺无秉气，反为燥逼，焉得不咳。燥咳久者，必身热而渴也。若脾气为快利所伤，必致滑泄，滑泄则阴伤而热渴愈加矣，迁延三月，天道小变之期，其势不能再延，故曰百日死也。

三四、**阳明温病，渴甚者，雪梨浆沃之。**

雪梨浆方法见前

三五、**阳明温病，下后微热，舌苔不退者，薄荷末拭之。**

以新布蘸新汲凉水，再蘸薄荷细末，频擦舌上。

三六、**阳明温病，癍疹，温痘，温疮，温毒，发黄，神昏谵语者，安宫牛黄丸主之。**

心居膈上，胃居膈下，虽有膜膈，其浊气太甚，则亦可上干包络，且病自上焦而来，故必以芳香逐秽开窍为要也。

安宫牛黄丸方见上焦篇

三七、**风温、温热、温疫、温毒、冬温之在中焦，阳明病居多；湿温之在中焦，太阴病居多；暑温则各半也。**【总纲，扼要。】

此诸温不同之大关键也。温热等皆因于火，以火从火，阳明阳土，以阳从阳，故阳明病居多。湿温则以湿从湿，太阴阴土，以阴从阴，则太阴病居多。暑兼湿热，故各半也。

暑温　伏暑

三八、**脉洪滑，面赤身热，头晕，不恶寒，但恶热，舌上黄滑苔，渴欲凉饮，饮**

不解渴，得水则呕，按之胸下痛，小便短，大便闭者，阳明暑温，水结在胸也，小陷胸汤加枳实主之。【此条别于湿热，全在舌滑、胸痛、呕水。】

脉洪面赤，不恶寒，病已不在上焦矣。暑兼湿热，热甚则渴，引水求救。湿郁中焦，水不下行，反来上逆，则呕。胃气不降，则大便闭。故以黄连、瓜蒌清在里之热痰，半夏除水痰而强胃。加枳实者，取其苦辛通降，开幽门而引水下行也。

小陷胸加枳实汤方苦辛寒法

黄连二钱　瓜蒌三钱　枳实二钱　半夏五钱

急流水五杯，煮取二杯，分二次服。

三九、阳明暑温，脉滑数，不食不饥不便，浊痰凝聚，心下痞者，半夏泻心汤去人参、干姜、大枣、甘草加枳实、杏仁主之。

不饥不便，而有浊痰，心下痞满，湿热互结而阻中焦气分。故以半夏、枳实开气分之湿结；黄连、黄芩开气分之热结；杏仁开肺与大肠之气痹；暑中热甚，故去干姜；非伤寒误下之虚痞，故去人参、甘草、大枣，且畏其助湿作满也。

半夏泻心汤去干姜甘草加枳实杏仁方苦辛寒法

半夏一两　黄连二钱　黄芩三钱　枳实二钱　杏仁三钱

水八杯，煮取三杯，分三次服。虚者复纳人参二钱、大枣三枚。

四十、阳明暑温，湿气已化，热结独存，口燥咽干，渴欲饮水，面目俱赤，舌燥黄，脉沉实者，小承气汤各等分下之。

暑兼湿热，其有体瘦质燥之人，感受热重湿轻之证，湿先从热化尽，只余热结中焦，具诸下证，方可下之。

汪按：湿热入胃腑方可下，虽云化热，究从湿来，故枳、朴、大黄等分用也。大抵温病诊舌为要，痞满之证，见黄燥，方可议下；黄而不燥，仍用宣泄，以驱之入胃，或苦温助之化燥，见黄，方可用苦泄泻心、陷胸之属；黄白相兼，或灰白色，仍用升提三香、杏、蔻、枳、桔之属，以达之于肺，不可误也。又叶天士论伤寒热邪劫烁，下之宜猛；温病多湿邪内搏，下之宜轻；伤寒大便溏为邪尽，不可下；湿温病大便溏为邪未尽，便硬方为无湿，不可攻也。此皆要论，不可不知。

小承气汤方义并见前。此处不必以大黄为君，三物各等分可也。

四一、暑温蔓延三焦，舌滑微黄，邪在气分者，三石汤主之；邪气久留，舌绛苔少，热搏血分者，加味清宫汤主之；神识不清，热闭内窍者，先与紫雪丹，再与清宫汤。【"气血"二字扼要。】

蔓延三焦，则邪不在一经一脏矣，故以急清三焦为主。然虽云三焦，以手太阴一经为要领。盖肺主一身之气，气化则暑湿俱化，且肺脏受生于阳明，肺之脏象属金色白。阳明之气运亦属金色白，故肺经之药多兼走阳明，阳明之药多兼走肺也。再肺经通调水道，下达膀胱，肺痹开则膀胱亦开，是虽以肺为要领，而胃与膀胱皆在治中，则三焦俱备矣，是邪在气分而主以三石汤之奥义也。若邪气久羁，必归血络，心主血脉，故以加味清宫汤主之。内窍欲闭，则热邪盛矣，紫雪丹开内窍而清热最速者也。【着眼。】

三石汤方

飞滑石三钱　生石膏五钱　寒水石三钱　杏仁三钱　竹茹炒，二钱　银花三钱，花露更妙　金汁一酒杯，冲　白通草二钱

水五杯，煮成二杯，分二次温服。

〔方论〕　此微苦辛寒兼芳香法也。盖肺病治法，微苦则降，过苦反过病所，辛凉所以清热，芳香所以败毒而化浊也。按：三石，紫雪丹中之君药，取其得庚金之气，清热退暑利窍，兼走肺胃者也；杏仁、通草为宣气分之用，且通草直达膀胱，杏仁直达大肠；竹茹以竹之脉络，而通人之脉络；金汁、银花，败暑中之热毒。

加味清宫汤方

即于前清宫汤内加知母三钱、银花二钱、竹沥五茶匙冲入。

〔方论〕　此苦辛寒法也。清宫汤前已论之矣，加此三味者：知母泻阳明独胜之热，而保肺清金；银花败毒而清络；竹沥除胸中大热，止烦闷消渴；合清宫汤为暑延三焦血分之治也。

四二、暑温伏暑，三焦均受，舌灰白，胸痞闷，潮热呕恶，烦渴自利，汗出溺短者，杏仁滑石汤主之。【上二条湿轻热重，此条湿热两停。】

舌白胸痞，自利呕恶，湿为之也。潮热烦渴，汗出溺短，热为之也。热处湿中，

湿蕴生热，湿热交混，非偏寒偏热可治，故以杏仁、滑石、通草，先宣肺气，由肺而达膀胱以利湿，厚朴苦温而泻湿满，芩、连清里而止湿热之利，郁金芳香走窍而开闭结，橘、半强胃而宣湿化痰以止呕恶，俾三焦混处之邪，各得分解矣。

杏仁滑石汤方苦辛寒法

杏仁三钱　滑石三钱　黄芩二钱　橘红一钱五分　黄连一钱　郁金二钱　通草一钱　厚朴二钱　半夏三钱

水八杯，煮取三杯，分三次服。

寒　湿

四三、湿之入中焦，有寒湿，有热湿，有自表传来，有水谷内蕴，有内外相合。其中伤也，有伤脾阳，有伤脾阴，有伤胃阳，有伤胃阴，有两伤脾胃，伤脾胃之阳者十常八九，伤脾胃之阴者十居一二。彼此混淆，治不中窾，遗患无穷，临证细推，不可泛论。【总纲扼要。】

此统言中焦湿证之总纲也。寒湿者，湿与寒水之气相搏也，盖湿水同类，其在天之阳时为雨露，阴时为霜雪，在江河为水，在土中为湿，体本一源，易于相合，最损人之阳气。热湿者，在天时长夏之际，盛热蒸动湿气流行也，在人身湿郁本身阳气，久而生热也，兼损人之阴液。自表传来，一由经络而脏腑，一由肺而脾胃。水谷内蕴，肺虚不能化气，脾虚不能散津，或形寒饮冷，或酒客中虚。内外相合，客邪既从表入，而伏邪又从内发也。伤脾阳，在中则不运痞满，传下则洞泄腹痛。伤胃阳，则呕逆不食，膈胀胸痛。两伤脾胃，既有脾证，又有胃证也。其伤脾胃之阴若何？湿久生热，热必伤阴，古称湿火者是也。【南方卑湿，伤阴者十常六七。】伤胃阴，则口渴不饥。伤脾阴，则舌先灰滑，后反黄燥，大便坚结。湿为阴邪，其伤人之阳也，得理之正，故多而常见。其伤人之阴也，乃势之变，故罕而少见。治湿者必须审在何经何脏，兼寒兼热，气分血分，而出辛凉、辛温、甘温、苦温、淡渗、苦渗之治，庶所投必效。若脾病治胃，胃病治脾，兼下焦者，单治中焦，或笼统混治，脾胃不分，阴阳寒热不辨，将见肿胀、黄疸、洞泄、衄血、便血，诸证蜂起矣。惟在临证者细心推求，下手有准的耳。【着眼。】盖土为杂气，兼证甚多，最难分析，岂可泛论湿气而已哉！

汪按：温热、湿温，为本书两大纲。温热从口鼻吸受，并无寒证，最忌辛温表散，但当认定门径，勿与伤寒混杂，再能按三焦投药，辨清气血营卫，不失先后缓急之序，便不致误。湿温为三气杂感，浊阴弥漫，有寒有热，传变不一，全要细察兼证，辨明经络脏腑气血阴阳，湿热二气偏多偏少，方可论治。故论湿温方法，轻温热为多，读者以此意求之，无余蕴矣。再按：热证清之则愈，湿证宣之则愈，重者往往宣之未愈，待其化热而后清，清而后愈。一为阳病，一兼阴病，至鲁至道，难易较然。

四四、足太阴寒湿，痞结胸满，不饥不食，半苓汤主之。

此书以温病名，并列寒湿者，以湿温紧与寒湿相对，言寒湿而湿温更易明析。【借宾定主。】

痞结胸满，仲景列于太阴篇中，乃湿郁脾阳，足太阴之气，不为鼓动运行。脏病而累及腑，痞结于中，故亦不能食也。故以半夏、茯苓培阳土以吸阴土之湿，厚朴苦温以泻湿满，黄连苦以渗湿，重用通草以利水道，使邪有出路也。

半苓汤方此苦辛淡渗法也

半夏五钱　茯苓块五钱　川连一钱　厚朴三钱　通草八钱，煎汤煮前药

水十二杯，煮通草成八杯，再入余药煮成三杯，分三次服。

四五、足太阴寒湿，腹胀，小便不利，大便溏而不爽，若欲滞下者，四苓加厚朴秦皮汤主之，五苓散亦主之。

《经》谓：太阴所至，发为膜胀。又谓：厥阴气至为膜胀，盖木克土也。太阴之气不运，以致膀胱之气不化，故小便不利。四苓辛淡渗湿，使膀胱开而出邪，以厚朴泻胀，以秦皮洗肝也。其或肝气不热，则不用秦皮，仍用五苓中之桂枝以和肝，通利三焦而行太阳之阳气，故五苓散亦主之。

四苓加厚朴秦皮汤方苦温淡法

茅术三钱　厚朴三钱　茯苓块五钱　猪苓四钱　秦皮二钱　泽泻四钱

水八杯，煮成八分三杯，分三次服。

五苓散甘温淡法

猪苓一两　赤术一两　茯苓一两　泽泻一两六钱　桂枝五钱

共为细末，百沸汤和服三钱，日三服。

四六、足太阴寒湿，四肢乍冷，自利，目黄，舌白滑，甚则灰，神倦不语，邪阻脾窍，舌謇语重，四苓加木瓜草果厚朴汤主之。

脾主四肢，脾阳郁故四肢乍冷。湿渍脾而脾气下溜，故自利。目白精属肺，足太阴寒则手太阴不能独治，两太阴同气也，且脾主地气，肺主天气，地气上蒸，天气不化，故目睛黄也。白滑与灰，寒湿苔也。湿困中焦，则中气虚寒，中气虚寒，则阳光不治，主正阳者心也，心藏神，故神昏。心主言，心阳虚故不语。脾窍在舌，湿邪阻窍，则舌謇而语声迟重。湿以下行为顺，故以四苓散驱湿下行，加木瓜以平木，治其所不胜也。厚朴以温中行滞，草果温太阴独胜之寒，芳香而达窍，补火以生土，驱浊以生清也。

四苓加木瓜厚朴草果汤方苦热兼酸淡法

於白术三钱　猪苓一钱五分　泽泻一钱五分　赤苓块五钱　木瓜一钱　厚朴一钱　草果八分　半夏三钱

水八杯，煮取八分三杯，分三次服。阳素虚者，加附子二钱。

四七、足太阴寒湿，舌灰滑，中焦滞痞，草果茵陈汤主之；面目俱黄，四肢常厥者，茵陈四逆汤主之。

湿滞痞结，非温通而兼开窍不可，故以草果为君。茵陈因陈生新，生发阳气之机最速，故以之为佐。广皮、大腹，厚朴，共成泻痞之功。猪苓、泽泻，以导湿外出也。若再加面黄肢逆，则非前汤所能济，故以四逆回厥，茵陈宣湿退黄也。

草果茵陈汤方苦辛温法

草果一钱　茵陈三钱　茯苓皮三钱　厚朴二钱　广皮一钱五分　猪苓二钱　大腹皮二钱　泽泻一钱五分

水五杯，煮取二杯，分二次服。

茵陈四逆汤方苦辛甘热复微寒法

附子炮，三钱　干姜五钱　炙甘草二钱　茵陈六钱

水五杯，煮取二杯。温服一杯，厥回止后服；仍厥，再服；尽剂，厥不回，再作服。

四八、足太阴寒湿，舌白滑，甚则灰，脉迟，不食，不寐，大便窒塞，浊阴凝聚，阳伤腹痛，痛甚则肢逆，椒附白通汤主之。

此足太阴寒湿，兼足少阴、厥阴证也。白滑灰滑，皆寒湿苔也。脉迟者，阳为寒湿所困，来去俱迟也。不食，胃阳痹也。不寐，中焦湿聚，阻遏阳气不得下交于阴也。大便窒塞，脾与大肠之阳，不能下达也。阳为湿困，返逊位于浊阴，故浊阴得以蟠踞中焦而为痛也。凡痛皆邪正相争之象，虽曰阳困，究竟阳未绝灭，两不相下，故相争而痛也后凡言痛者仿此。【古人论痛，未有如此之明快者。】椒附白通汤，齐通三焦之阳，而急驱浊阴也。

椒附白通汤方

生附子炒黑，三钱　川椒炒黑，二钱　淡干姜二钱　葱白三茎　猪胆汁半烧酒杯，去渣后调入

水五杯，煮成二杯，分二次凉服。

〔方论〕　此苦辛热法复方也。苦与辛合，能降能通，非热不足以胜重寒而回阳。附子益太阳之标阳，补命门之真火，助少阳之火热。盖人之命火，与太阳之阳少阳之阳旺，行水自速。三焦通利，湿不得停，焉能聚而为痛，故用附子以为君，火旺则土强。【寒湿系阴症，中阳素弱者，病此尤多，虽盛暑犹宜姜、附，不可畏而不用。】干姜温中逐湿痹，太阴经之本药；川椒燥湿除胀消食，治心腹冷痛，故以二物为臣。葱白由内而达外，中空通阳最速，亦主腹痛，故以为之使。浊阴凝聚不散，有格阳之势，故反佐以猪胆汁，猪，水畜，属肾，以阴求阴也；胆乃甲木，从少阳，少阳主开泄，生发之机最速。此用仲景白通汤，与许学士椒附汤，合而裁制者也。

四九、阳明寒湿，舌白腐，肛坠痛，便不爽，不喜食，附子理中汤去甘草加广皮厚朴汤主之。

九窍不和，皆属胃病。胃受寒湿所伤，故肛门坠痛而便不爽；阳明失阖，故不喜食。理中之人参补阳明之正，苍术补太阴而渗湿，姜、附运坤阳以劫寒，盖脾阳转而

后湿行，湿行而后胃阳复。去甘草，畏其满中也。加厚朴、广皮，取其行气。合而言之，辛甘为阳，辛苦能通之义也。

附子理中汤去甘草加厚朴广皮汤方辛甘兼苦法

生茅术三钱　人参一钱五分　炮干姜一钱五分　厚朴二钱　广皮一钱五分　生附子炮黑，一钱五分

水五杯，煮取八分二杯，分二次服。

徵按：仲景理中汤原方中用术，今定以苍术者，苍术燥湿而兼解郁，不似白术之呆滞也，丹溪制越鞠丸方，以苍术治湿郁，以上见证，皆郁证也，故用苍术古书只有术名，而无苍、白之分，至唐本草始分赤白，后世又谓赤术为苍术矣。

五十、寒湿伤脾胃两阳，寒热，不饥，吞酸，形寒，或脘中痞闷，或酒客湿聚，苓姜术桂汤主之。

此兼运脾胃，宣通阳气之轻剂也。

苓姜术桂汤方苦辛温法

茯苓块五钱　生姜三钱　炒白术三钱　桂枝三钱

水五杯，煮取八分二杯，分温再服。

五一、湿伤脾胃两阳，既吐且利，寒热身痛，或不寒热，但腹中痛，名曰霍乱。寒多，不欲饮水者，理中汤主之。热多，欲饮水者，五苓散主之。吐利汗出，发热恶寒，四肢拘急，手足厥冷，四逆汤主之。吐利止而身痛不休者，宜桂枝汤小和之。

【此条有阴阳二证，以欲饮不欲饮辨之，欲饮水而不能者仍阴症。】

按：霍乱一证，长夏最多，本于阳虚寒湿凝聚，关系非轻，伤人于顷刻之间。奈时医不读《金匮》，不识病源，不问轻重，一概主以藿香正气散，轻者原有可愈之理，重者死不旋踵；更可笑者，正气散中加黄连、麦冬，大用西瓜治渴欲饮水之霍乱，病者岂堪命乎！瑭见之屡矣，故将采《金匮》原文，备录于此。胃阳不伤不吐，脾阳不伤不泻，邪正不争不痛，营卫不乖不寒热。以不饮水之故，知其为寒多，主以理中汤。原文系理中丸。方后自注云：然丸不及汤，盖丸缓而汤速也；且恐丸药不精，故直改从汤温中散寒。人参，甘草，胃之守药；白术、甘草，脾之守药；干姜能通能守，上下两泄者，故脾胃两守之，且守中有通，通中有守，以守药作通用，以通药作守用。苦热欲饮水

之证，饮不解渴，而吐泄不止，则主以五苓。邪热须从小便去，膀胱为小肠之下游，小肠，火腑也，五苓通前阴，所以守后阴也。太阳不开，则阳明不阖，开太阳正所以守阳明也。此二汤皆有一举两得之妙。吐利则脾胃之阳虚，汗出则太阳之阳亦虚；发热者，浮阳在外也；恶寒者，实寒在中也；四肢拘急，脾阳不荣四末；手足厥冷，中土虚而厥阴肝木来乘病者，四逆汤善救逆，故名四逆汤。人参、甘草守中阳，干姜、附子通中阳，人参、附子护外阳，干姜、甘草护中阳，中外之阳复回，则群阴退避，而厥回矣。吐利止而身痛不休者，中阳复而表阳不和也，故以桂枝汤温经络而微和之。

理中汤方甘热微苦法。此方分量以及后加减法，悉照《金匮》原文，用者临时斟酌

人参　甘草　白术　干姜各三两

水八杯，煮取三杯，温服一杯，日三服。

〔加减法〕　若脐上筑者，肾气动也，去术加桂四两。吐多者，去术加生姜三两。下多者还用术。悸者加茯苓二两。渴欲饮水者，加术足前成四两半。腹中痛者，加人参足前成四两半。寒者，加干姜足前成四两半。腹满者，去术加附子一枚。服汤后，如食顷，饮热粥一升许，微自汗，勿发揭衣服。

五苓散方见前

〔加减法〕　腹满者，加厚朴、广皮各一两。渴甚面赤，脉大紧而急，搧扇不知凉，饮冰不知冷，腹痛甚，时时躁烦者，格阳也，加干姜一两五钱。此条非仲景原文，余治验也。

百沸汤和，每服五钱，日三服。

汪按：湿温、湿疟、寒湿、中寒等证，皆有阴盛格阳。若春温、风温、暑热、温疫、温毒，非犯逆则绝无此证，虽或病前病中，兼犯房劳遗泄，亦断无阴证，而阳盛格阴者，是往往有之。俗医传派不清，临事狐疑，失之毫厘，人命立绝。此条与温热门中中下焦阳厥数条参看，庶乎临证了然，厥功巨矣。

四逆汤方辛甘热法。分量临时斟酌

炙甘草二两　干姜一两半　生附子去皮，一枚　加人参一两

水五茶碗，煮取二碗，分二次服。

按：原方无人参，此独加人参者，前条寒多不饮水，较厥逆尚轻，仲景已用人参；此条诸阳欲脱，中虚更急，不用人参，何以固内。柯韵伯《伤寒注》云：仲景凡治虚证，以里为重，协热下利，脉微弱者，便用人参；汗后身痛，脉沉迟者，便加人参。此脉迟而利清谷，且不烦不咳，中气大虚，元气已脱，但温不补，何以救逆乎！观茯苓四逆之烦躁，且以人参；况通脉四逆，岂得无参。是必有脱落耳，备录于此存参。

五二、霍乱兼转筋者，五苓散加防己桂枝薏仁主之；寒甚脉紧者，再加附子。

肝藏血，主筋，筋为寒湿搏急而转，故于五苓和霍乱之中，加桂枝温筋，防己急驱下焦血分之寒温，薏仁主湿痹脚气，扶土抑木，治筋急拘挛。甚寒脉紧，则非纯阳之附子不可。

五苓散加防己桂枝薏仁方

即于前五苓散内，加防己一两、桂枝一两半，足前成二两，薏仁二两。寒甚者，加附子大者一枚。杵为细末，每服五钱，百沸汤和，日三，剧者日三夜一，得卧则勿令服。

五三、卒中寒湿，内挟秽浊，眩冒欲绝，腹中绞痛，脉沉紧而迟，甚则伏，欲吐不得吐，欲利不得利，甚则转筋，四肢欲厥，俗名发痧，又名干霍乱，转筋者，俗名转筋火，古方书不载。不载者，不载上三条之俗名耳；若是证，当于《金匮》腹满、腹痛、心痛、寒疝诸条参看自得。蜀椒救中汤主之，九痛丸亦可服；语乱者，先服至宝丹，再与汤药。

按：此证夏日湿蒸之时最多，故因霍乱而类记于此。中阳本虚，内停寒湿，又为蒸腾秽浊之气所干，由口鼻而直行中道，以致腹中阳气受逼，所以相争而为绞痛；胃阳不转，虽欲吐而不得；脾阳困闭，虽欲利而不能；其或经络亦受寒湿，则筋如转索，而后者向前矣；中阳虚而肝木来乘，则厥。俗名发痧者何？盖以此证病来迅速，或不及延医，或医亦不识，相传以钱，或用磁碗口，蘸姜汤或麻油，刮其关节，刮则其血皆分，住则复合，数数分合，动则生阳，关节通而气得转，往往有随手而愈者，刮处必现血点，红紫如沙，故名痧也。但刮后须十二时不饮水，方不再发。【尝见一

人患此病，饮米汤立毙。】不然则留邪在络，稍受寒发怒，则举发矣。以其欲吐不吐，欲利不利而腹痛，故又名干霍乱。其转筋名转筋火者，以常发于夏月，夏月火令，又病迅速如火也，其实乃伏阴与湿相搏之故。以大建中之蜀椒，急驱阴浊下行；干姜温中；去人参、胶饴者，畏其满而守也；加厚朴以泻湿中浊气；槟榔以散结气，直达下焦；广皮通行十二经之气，改名救中汤，急驱浊阴，所以救中焦之真阳也。九痛丸一面扶正，一面驱邪，其驱邪之功最迅，故亦可服。再按：前吐泻之霍乱，有阴阳二证，干霍乱则纯有阴而无阳，所谓天地不通，闭塞而成冬，有若否卦之义。【辨要。】若语言乱者，邪干心包，故先以至宝丹，驱包络之邪也。

救中汤方苦辛通法

蜀椒炒出汗，三钱　淡干姜四钱　厚朴三钱　槟榔二钱　广皮二钱

水五杯，煮取二杯，分二次服。兼转筋者，加桂枝三钱、防己五钱、薏仁三钱，厥者加附子二钱。

九痛丸方治九种心痛，苦辛甘热法

附子三两　生狼牙一两　人参一两　干姜一两　吴茱萸一两　巴豆去皮、心，熬碾如膏，一两

蜜丸梧子大，酒下，强人初服三丸，日三服；弱者二丸。

兼治卒中恶，腹胀痛，口不能言；又治连年积冷，流注心胸痛，并冷冲上气，落马、坠车、血病等证皆主之。忌口如常法。

〔方论〕　《内经》有五脏胃腑心痛，并痰虫食积，即为九痛也。心痛之因，非风即寒，故以干姜、附子驱寒壮阳，吴茱萸能降肝脏浊阴下行，生狼牙善驱浮风，以巴豆驱逐痰虫陈滞之积，人参养正驱邪，因其药品气血皆入，补泻攻伐皆备，故治中恶腹胀痛等证。

附录《外台》走马汤：治中恶、心痛、腹胀、大便不通，苦辛热法。沈目南注云：中恶之证，俗谓绞肠乌痧，即秽臭恶毒之气，直从口鼻入于心胸肠胃脏腑，壅塞正气不行，故心痛腹胀，大便不通，是为实证，非似六淫侵入而有表里清浊之分。故用巴豆极热大毒峻猛之剂，急攻其邪，佐杏仁以利肺与大肠之气，使邪从后阴一扫尽除，则病得愈。若缓须臾，正气不通，营卫阴阳机息则死。是取通则不痛之义也。

巴豆去心、皮，熬，二枚　杏仁二枚

上二味，以绵缠槌令碎，热汤二合，捻取白汁饮之，当下。老小强弱量之。通治飞尸鬼击病。

按：《医方集解》中，治霍乱用阴阳水一法，有协和阴阳，使不相争之义。又治干霍乱用盐汤探吐一法，盖闭塞至极之证，除针灸之外，莫如吐法通阳最速。夫呕，厥阴气也；寒痛，太阳寒水气也；否，冬象也，冬令太阳寒水，得厥阴气至，风能上升，则一阳开泄，万象皆有生机矣。至针法，治病最速，取祸亦不缓，当于《甲乙经》中求之，非善针者，不可令针也。

汪按：《玉龙经》干霍乱取委中。今世俗多用热水，急拍腿湾，红筋高起即刺之，出血愈。又按：此证，亦有不由触秽受寒，但因郁怒而发者，其宜急攻下气，与触秽受寒同。

徵按：痧证向无方论，人多忽之。然其病起于仓卒，或不识其证，或不得其治，戕人甚速。总因其人浊阴素重，清阳不振，偶感浊阴之气，由口鼻直行中道，邪正交争，营卫逆乱。近世治之者，率有三法，不知起自何人。一则乱之，前按所云是也。一则焠之，以大灯草，或纸捻蘸麻油照看其头面额角，及胸前腹上肩膊等处，凡皮肤间隐隐有红点发出，或如蚊迹，或累累填起，疏密不同，层次难定，一经照出，轻轻灼而焠之，爆响有声，则病者似觉轻松痛减。一则刺之，其法以针按穴刺出血，凡十处，名曰放痧。此皆针灸遗意，但不见古书，故不悉载。又有试法，与以生黄豆嚼之，不腥者痧，觉有豆腥气者非痧，与试疔同。患此者，俗忌生姜、麻油之类，余历验多年，知其言亦不谬。曾见有少女服生姜而毙，有少男子服干姜一夜而死，余俱随觉随解之耳。前二方中俱有干姜，似与俗说相悖；然干姜与槟榔、巴豆并用，正使邪有出路，既有出路，则干姜不为患矣。但后之人不用此方则已，用此方而妄减其制，必反误事，不可不知。至若羌活、麻黄，则在所大禁。余尚有二方，附记于后，以备裁采。

立生丹治伤暑、霍乱、痧证、疟、痢、泄泻、心痛、胃痛、腹痛、吞吐酸水，及一切阴寒之证、结胸、小儿寒痉

母丁香一两二钱　沉香四钱　茅苍术一两二钱　明雄黄一两二钱

上为细末，用蟾酥八钱，铜锅内加火酒一小杯，化开，入前药末，丸绿豆大。每服二丸，小儿一丸，温水送下。又下死胎如神。凡被蝎蜂螫者，调涂立效，惟孕妇忌之。

此方妙在干燥药中加芳香透络。蟾乃土之精，上应月魄，物之浊而灵者，其酥入络，以毒攻毒，而方又有所监制，故应手取效耳。

独胜散治绞肠痧痛急，指甲唇俱青，危在顷刻

马粪年久弥佳

不拘分两，瓦上焙干为末。老酒冲服二三钱，不知，再作服。

此方妙在以浊攻浊。马性刚善走，在卦为干，粪乃浊阴所结，其象圆，其性通，故能摩荡浊阴之邪，仍出下窍。忆昔年济南方切庵莅任九江，临行，一女子忽患痧证，就地滚嚎，声嘶欲绝。切庵云：偶因择日不谨，误犯红痧，或应此乎？余急授此方，求马粪不得；即用骡粪，并非陈者，亦随手奏功。

湿温 疟、痢、疸、痹附

五四、湿热上焦未清，里虚内陷，神识如蒙，舌滑脉缓，人参泻心汤加白芍主之。

湿在上焦，若中阳不虚者，必始终在上焦，断不内陷；或因中阳本虚，或因误伤于药，其势必致内陷。温之中人也，首如裹，目如蒙，热能令人昏，故神识如蒙，此与热邪直入包络谵语神昏有间。里虚故用人参以护里阳，白芍以护真阴；湿陷于里，故用干姜、枳实之辛通；湿中兼热，故用黄芩、黄连之苦降。此邪已内陷，其势不能还表，法用通降，从里治也。

人参泻心汤方苦辛寒兼甘法

人参二钱　干姜二钱　黄连一钱五分　黄芩一钱五分　枳实一钱　生白芍二钱

水五杯，煮取二杯，分二次服，渣再煮一杯服。

五五、湿热受自口鼻，由募原直走中道，不饥不食，机窍不灵，三香汤主之。

此邪从上焦来，还使上焦去法也。

三香汤方微苦微辛微寒兼芳香法

瓜蒌皮三钱　桔梗三钱　黑山栀二钱　枳壳二钱　郁金二钱　香豉二钱　降香末三钱

水五杯，煮取二杯，分二次温服。

〔方论〕　按：此证由上焦而来，其机尚浅，故用蒌皮、桔梗、枳壳微苦微辛开上，山栀轻浮微苦清热，香豉、郁金、降香化中上之秽浊而开郁。上条以下焦为邪之出路，故用重；此条以上焦为邪之出路，故用轻；以下三焦均受者，则用分消。【分析极清。】彼此互参，可以知叶氏之因证制方，心灵手巧处矣！惜散见于案中而人多不察，兹特为拈出，以概其余。

五六、吸受秽湿，三焦分布，热蒸头胀，身痛呕逆，小便不通，神识昏迷，舌白，渴不多饮，先宜芳香通神利窍，安宫牛黄丸；继用淡渗分消浊湿，茯苓皮汤。

按：此证表里经络脏腑三焦，俱为湿热所困，最畏内闭外脱，故急以牛黄丸宣窍清热而护神明；但牛黄丸不能利湿分消，故继以茯苓皮汤。【着眼。】

安宫牛黄丸方法见前

茯苓皮汤淡渗兼微辛微凉法

茯苓皮五钱　生薏仁五钱　猪苓三钱　大腹皮三钱　白通草三钱　淡竹叶二钱

水八杯，煮取三杯，分三次服。

五七、阳明湿温，气壅为哕者，新制橘皮竹茹汤主之。

按：《金匮》橘皮竹茹汤，乃胃虚受邪之治，今治湿热壅遏胃气致哕，不宜用参甘峻补，故改用柿蒂。按：柿成于秋，得阳明燥金之主气，且其形多方，他果未之有也，故治肺胃之病有独胜肺之脏象属金，胃之气运属金。柿蒂乃柿之归束处，凡花皆散，凡子皆降，凡降先收，从生而散而收而降，皆一蒂为之也，治逆呃之能事毕矣。再按：草木一身，芦与蒂为升降之门户，载生气上升者芦也，受阴精归藏者蒂也，格物者不可不于此会心焉。【前辈有言：本草解药性不尽得此，知察理之精，求之五色五味之外，凡辨药须实就物理体会，方有妙悟，不可泥定本草。本论拈出处可以隅反。】

新制橘皮竹茹汤苦辛通降法

橘皮三钱　竹茹三钱　柿蒂七枚　姜汁三茶匙，冲

水五杯，煮取二杯，分二次温服，不知，再作服。有痰火者，加竹沥、瓜蒌霜。有瘀血者，加桃仁。

五八、三焦湿郁，升降失司，脘连腹胀，大便不爽，一加减正气散主之。

再按：此条与上第五十六条同为三焦受邪，彼以分消开窍为急务，此以升降中焦为定法，各因见证之不同也。【以下诸条，看其因症变法之妙，可得用古方法。】

一加减正气散方

藿香梗二钱　厚朴二钱　杏仁二钱　茯苓皮二钱　广皮一钱　神曲一钱五分　麦芽一钱五分　绵茵陈二钱　大腹皮一钱

水五杯，煮二杯，再服。

〔方论〕　正气散本苦辛温兼甘法，今加减之，乃苦辛微寒法也。去原方之紫苏、白芷，无须发表也。去甘、桔，此证以中焦为扼要，不必提上焦也。只以藿香化浊，厚朴、广皮、茯苓、大腹泻湿满，加杏仁利肺与大肠之气，神曲、麦芽升降脾胃之气，茵陈宣湿郁而动生发之气，藿香但用梗，取其走中不走外也。茯苓但用皮，以诸皮皆凉，泻湿热独胜也。

五九、湿郁三焦，脘闷，便溏，身痛，舌白，脉象模糊，二加减正气散主之。

上条中焦病重，故以升降中焦为要。此条脘闷便溏，中焦证也，身痛舌白，脉象模糊，则经络证矣，故加防己急走经络中湿郁；以便溏不比大便不爽，故加通草、薏仁，利小便所以实大便也；大豆黄卷从湿热蒸变而成，能化蕴酿之湿热，而蒸变脾胃之气也。

二加减正气散苦辛淡法

藿香梗三钱　广皮二钱　厚朴二钱　茯苓皮二钱　木防己三钱　大豆黄卷二钱　川通草一钱五分　薏苡仁三钱

水八杯，煮三杯，三次服。

六十、秽湿着里，舌黄脘闷，气机不宣，久则酿热，三加减正气散主之。

前两法，一以升降为主，一以急宣经隧为主；此则以舌黄之故，预知其内已伏热，久必化热，而身亦热矣，故加杏仁利肺气，气化则湿热俱化，滑石辛淡而凉，清湿中之热，合藿香所以宣气机之不宣也。

三加减正气散方苦辛寒法

藿香连梗、叶，三钱　茯苓皮三钱　厚朴二钱　广皮一钱五分　杏仁三钱　滑石五钱

水五杯，煮二杯，再服。

六一、秽湿着里，邪阻气分，舌白滑，脉右缓，四加减正气散主之。

以右脉见缓之故，知气分之湿阻，故加草果、楂肉、神曲，急运坤阳，使足太阴之地气不上蒸手太阴之天气也。

四加减正气散方苦辛温法

藿香梗三钱　厚朴二钱　茯苓三钱　广皮一钱五分　草果一钱　楂肉炒，五钱　神曲二钱

水五杯，煮二杯，渣再煮一杯，三次服。

六二、秽湿着里，脘闷便泄，五加减正气散主之。

秽湿而致脘闷，故用正气散之香开；便泄而知脾胃俱伤，故加大腹运脾气，谷芽升胃气也。以上二条，应入前寒湿类中，以同为加减正气散法，欲观者知化裁古方之妙，故列于此。

五加减正气散苦辛温法

藿香梗二钱　广皮一钱五分　茯苓块三钱　厚朴二钱　大腹皮一钱五分　谷芽一钱　苍术二钱

水五杯，煮二杯，日再服。

按：今人以藿香正气散统治四时感冒，试问四时止一气行令乎？抑各司一气，且有兼气乎？况受病之身躯脏腑，又各有不等乎？历观前五法，均用正气散，而加法各有不同，亦可知用药非丝丝入扣，不能中病。彼泛论四时不正之气，与统治一切诸病之方，皆未望见轩岐之堂室者也，乌可云医乎！

六三、脉缓身痛，舌淡黄而滑，渴不多饮，或竟不渴，汗出热解，继而复热，内不能运水谷之湿，外复感时令之湿，发表攻里，两不可施，误认伤寒，必转坏证，徒

清热则湿不退，徒祛湿则热愈炽，黄芩滑石汤主之。

脉缓身痛，有似中风，但不浮，舌滑不渴饮，则非中风矣。若系中风，汗出则身痛解而热不作矣。今继而复热者，乃湿热相蒸之汗，湿属阴邪，其气留连，不能因汗而退，故继而复热。内不能运水谷之湿，脾胃困于湿也；外复受时令之湿，经络亦困于湿矣。倘以伤寒发表攻里之法施之，发表则诛伐无过之表，阳伤而成痉；攻里则脾胃之阳伤，而成洞泄寒中，故必转坏证也。湿热两伤，不可偏治，故以黄芩、滑石、茯苓皮清湿中之热，蔻仁、猪苓宣湿邪之正，再加腹皮、通草，共成宣气利小便之功，气化则湿化，小便利则火腑通而热自清矣。

黄芩滑石汤方苦辛寒法

黄芩三钱　滑石三钱　茯苓皮三钱　大腹皮二钱　白蔻仁一钱　通草一钱　猪苓三钱

水六杯，煮取二杯，渣再煮一杯，分温三服。

六四、阳明湿温，呕而不渴者，小半夏加茯苓汤主之；呕甚而痞者，半夏泻心汤去人参、干姜、大枣、甘草加枳实、生姜主之。

呕而不渴者，饮多热少也，故主以小半夏加茯苓，逐其饮而呕自止。呕而兼痞，热邪内陷，与饮相搏，有固结不通之患，故以半夏泻心去参、姜、甘、枣之补中，加枳实、生姜之宣胃也。

小半夏加茯苓汤

半夏六钱　茯苓六钱　生姜四钱

水五杯，煮取二杯，分二次服。

半夏泻心汤去人参干姜甘草大枣加枳实生姜方

半夏六钱　黄连二钱　黄芩三钱　枳实三钱　生姜三钱

水八杯，煮取三杯，分三次服，虚者复纳人参、大枣。

微按：湿之为病，其来也渐，其去也迟，譬若小人之易进而难退也。湿温之痞，与湿寒异，湿寒之痞，兼有食积；湿温之痞，热陷邪留，故呕而兼痞也。水气上逆则呕，水停膈间则痞，上干于头则眩，中凌于心则悸。方目本文，字字俱有斟酌，难为粗心者道。

六五、湿聚热蒸，蕴于经络，寒战热炽，骨骱烦疼，舌色灰滞，面目萎黄，病名湿痹，宣痹汤主之。

《经》谓：风寒湿三者合而为痹。《金匮》谓：经热则痹。盖《金匮》诚补《内经》之不足。痹之因于寒者固多，痹之兼乎热者，亦复不少，合参二经原文，细验于临证之时，自有权衡。本论因载湿温而类及热痹，见湿温门中，原有痹证，不及备载痹证之全，学者欲求全豹，当于《内经》、《金匮》、喻氏、叶氏以及宋元诸名家，合而参之自得。大抵不越寒热两条，虚实异治。寒痹势重而治反易，热痹势缓而治反难，实者单病躯壳易治，虚者兼病脏腑夹痰饮腹满等证，则难治矣，犹之伤寒两感也。此条以舌灰目黄，知其为湿中生热；寒战热炽，知其在经络；骨骱疼痛，知其为痹证。若泛用治湿之药，而不知循经入络，则罔效矣。故以防己急走经络之湿，杏仁开肺气之先，连翘清气分之湿热，赤豆清血分之湿热，滑石利窍而清热中之湿，山栀肃肺而泻湿中之热，薏苡淡渗而主挛痹，半夏辛平而主寒热，蚕沙化浊道中清气，痛甚加片子姜黄、海桐皮者，所以宣络而止痛也。

宣痹汤方苦辛通法

防己五钱　杏仁五钱　滑石五钱　连翘三钱　山栀三钱　薏苡五钱　半夏醋炒，三钱　晚蚕沙三钱　赤小豆皮三钱。赤小豆乃五谷中之赤小豆，味酸肉赤，凉水浸取皮用，非药肆中之赤小豆。药肆中之赤豆乃广中野豆，赤皮蒂黑肉黄，不入药者也。

水八杯，煮取三杯，分温三服。痛甚加片子姜黄二钱，海桐片三钱。

六六、湿郁经脉，身热身痛，汗多自利，胸腹白疹，内外合邪，纯辛走表，纯苦清热，皆在所忌，辛凉淡法，薏苡竹叶散主之。

上条但痹在经脉，此则脏腑亦有邪矣，故又立一法。汗多则表阳开，身痛则表邪郁，表阳开而不解表邪，其为风湿无疑。盖汗之解者寒邪也，风为阳邪，尚不能以汗解，况湿为重浊之阴邪，故虽有汗不解也。学者于有汗不解之证，当识其非风则湿，或为风湿相搏也。自利者小便必短，白疹者，风湿郁于孙络毛窍。此湿停热郁之证，故主以辛凉解肌表之热，辛淡渗在里之湿，俾表邪从气化而散，里邪从小便而驱，双解表里之妙法也，与下条互勘自明。

薏苡竹叶散方辛凉淡法，亦轻以去实法

薏苡五钱　竹叶三钱　飞滑石五钱　白蔻仁一钱五分　连翘三钱　茯苓块五钱　白通草
一钱五分

共为细末，每服五钱，日三服。

六七、风暑寒湿，杂感混淆，气不主宣，咳嗽头胀，不饥舌白，肢体若废，杏仁薏苡汤主之。

【着眼】杂感混淆，病非一端，乃以"气不主宣"四字为扼要。故以宣气之药为君。既兼雨湿中寒邪，自当变辛凉为辛温。此条应入寒湿类中，列于此者，以其为上条之对待也。

杏仁薏苡汤苦辛温法

杏仁三钱　薏苡三钱　桂枝五分　生姜七分　厚朴一钱　半夏一钱五分　防己一钱五分
白蒺藜二钱

水五杯，煮三杯，渣再煮一杯，分温三服。

六八、暑湿痹者，加减木防己汤主之。

此治痹之祖方也。【痹证总以宣气为主，郁则痹，宣则通也。】风胜则引，引者吊痛、掣痛之类，或上或下，四肢游走作痛，经谓行痹是也加桂枝、桑叶。湿胜则肿，肿者土曰敦阜加滑石、萆薢、苍术。寒胜则痛，痛者加防己、桂枝、姜黄、海桐皮。面赤口涎自出者《灵枢》谓：胃热则廉泉开，重加石膏、知母。绝无汗者，加羌活、苍术；汗多者，加黄芪、炙甘草。兼痰饮者，加半夏、厚朴、广皮。因不能备载全文，故以祖方加减如此，聊示门径而已。【以此条加减及上数条参之，思过半矣。】

加减木防己汤辛温辛凉复法

防己六钱　桂枝三钱　石膏六钱　杏仁四钱　滑石四钱　白通草二钱　薏仁三钱

水八杯，煮取三杯，分温三服。见小效不即退者，加重服，日三夜一。

汪按：痹证有周、行、著之分，其原有风、寒、湿、热之异。奈古方多以寒湿论治，且多杂用风药，不知湿家忌汗，圣训昭然，寒湿固有，热湿尤多，误用辛温，其害立见。再外感初伤气分，惟贵宣通，误认虚证，投柔腻补药，其祸尤酷，学者细考本文，可得治热痹之梗概矣。

六九、湿热不解，久酿成疸，古有成法，不及备载，聊列数则，以备规矩下疟、痢等证仿此。

本论之作，原补前人之未备，已有成法可循者，安能尽录。因横列四时杂感，不能不列湿温，连类而及，又不能不列黄疸、疟、痢，不过略标法则而已。按：湿温门中，其证最多，其方最伙。盖土居中位，秽浊所归，四方皆至，悉可兼证，故错综参伍，无穷极也。即以黄疸一证而言，《金匮》有辨证三十五条，出治一十二方，先审黄之必发不发，在于小便之利与不利；疸之易治难治，在于口之渴与不渴；再察瘀热入胃之因，或因外并，或因内发，或因食谷，或因醋酒，或因劳色，有随经蓄血，入水黄汗；上盛者一身尽热，下郁者小便为难；又有表虚里虚，热除作哕，火劫致黄。知病有不一之因，故治有不紊之法。于是脉弦胁痛，少阳未罢，仍主以和；渴饮水浆，阳明化燥，急当泻热；湿在上，以辛散，以风胜；湿在下，以苦泄，以淡渗；如狂蓄血，势所必攻；汗后溺白，自宜投补；酒客多蕴热，先用清中，加之分利，后必顾其脾阳；女劳有秽浊，始以解毒，继以滑窍，终当峻补真阴；表虚者实卫，里虚者建中；入水火劫，以及治逆变证，各立方论，以为后学津梁。至寒湿在里之治，阳明篇中，惟见一则，不出方论，指人以寒湿中求之。盖脾本畏木而喜风燥，制水而恶寒湿。今阴黄一证，寒湿相搏，譬如卑监之土，须暴风日之阳，纯阴之病，疗以辛热无疑，方虽不出，法已显然。奈丹溪云：不必分五疸，总是如盦酱相似。以为得治黄之扼要，殊不知以之治阳黄，犹嫌其混，以之治阴黄，恶乎可哉！喻嘉言于阴黄一证，竟谓仲景方论亡失，恍若无所循从。惟罗谦甫具有卓识，力辨阴阳，遵仲景寒湿之旨，出茵陈四逆汤之治。瑭于阴黄一证，究心有年，悉用罗氏法而化裁之，无不应手取效。间有始即寒湿，从太阳寒水之化，继因其人阳气尚未十分衰败，得燥热药数帖，阳明转燥金之化而为阳证者，即从阳黄例治之。

七十、夏秋疸病，湿热气蒸，外干时令，内蕴水谷，必以宣通气分为要，失治则为肿胀。由黄疸而肿胀者，苦辛淡法，二金汤主之。

此揭疸病之由与治疸之法，失治之变，又因变制方之法也。

二金汤方苦辛淡法

鸡内金五钱　海金沙五钱　厚朴三钱　大腹皮三钱　猪苓三钱　白通草二钱

水八杯，煮取三杯，分三次温服。

七一、诸黄疸小便短者，茵陈五苓散主之。

沈氏目南云：此黄疸气分实证通治之方也。胃为水谷之海，营卫之源，风入胃家气分，风湿相蒸，是为阳黄；湿热流于膀胱，气郁不化，则小便不利，当用五苓散宣通表里之邪，茵陈开郁而清湿热。

茵陈五苓散五苓散方见前。五苓散系苦辛温法，今茵陈倍五苓，乃苦辛微寒法

茵陈末十分　五苓散五分

共为细末，和匀，每服三钱，日三服。

《金匮》方不及备载，当于本书研究，独采此方者，以其为实证通治之方，备外风内湿一则也。

七二、黄疸脉沉，中痞恶心，便结溺赤，病属三焦里证，杏仁石膏汤主之。

前条两解表里，此条统治三焦，有一纵一横之义。【金针尽度，《经》所谓治节出焉也。】杏仁、石膏开上焦，姜、半开中焦，枳实则由中驱下矣，山栀通行三焦，黄柏直清下焦。凡通宣三焦之方，皆扼重上焦，以上焦为病之始入，且为气化之先，虽统宣三焦之方，而汤则名杏仁石膏也。

杏仁石膏汤方苦辛寒法

杏仁五钱　石膏八钱　半夏五钱　山栀三钱　黄柏三钱　枳实汁每次三茶匙，冲　姜汁每次三茶匙，冲

水八杯，煮取三杯，分三次服。

七三、素积劳倦，再感湿温，误用发表，身面俱黄，不饥溺赤，连翘赤豆饮煎送保和丸。

前第七十条，由黄而变他病，此则由他病而变黄，亦遥相对待。证系两感，故方用连翘赤豆饮以解其外，保和丸以和其中，俾湿温、劳倦、治逆，一齐解散矣。保和丸苦温而运脾阳，行在里之湿；陈皮、连翘由中达外，其行湿固然矣。兼治劳倦者何？《经》云：劳者温之。盖人身之动作行为，皆赖阳气为之主张，积劳伤阳。劳倦者，因劳而倦也，倦者，四肢倦怠也。脾主四肢，脾阳伤，则四肢倦而无力也。再肺属金而主气，气者，阳也；脾属土而生金，阳气虽分内外，其实特一气之转输耳。劳

虽自外而来，外阳既伤，则中阳不能独运，中阳不运，是人之赖食湿以生者，反为食湿所困。脾既困于食湿，安能不失牝马之贞，而上承乾健乎！古人善治劳者，前则有仲景，后则有东垣，皆从此处得手。奈之何后世医者，但云劳病，辄用补阴，非惑于丹溪一家之说哉！本论原为外感而设，并不及内伤，兹特因两感而略言之。

连翘赤豆饮方苦辛微寒法

连翘二钱　山栀一钱　通草一钱　赤豆二钱　花粉一钱　香豆豉一钱

煎送保和丸三钱。

保和丸方苦辛温平法

山楂　神曲　茯苓　陈皮　卜子　连翘　半夏

七四、湿甚为热，疟邪痞结心下，舌白口渴，烦躁自利，初身痛，继则心下亦痛，泻心汤主之。

此疟邪结心下气分之方也。

泻心汤方法见前

七五、疮家湿疟，忌用发散，苍术白虎汤加草果主之。

《金匮》谓：疮家忌汗，发汗则病痉。盖以疮者血脉间病，心主血脉，血脉必虚而热，然后成疮；既成疮以后，疮脓又系血液所化，汗为心液，由血脉而达毛窍，再发汗以伤其心液，不痉何待！故以白虎辛凉重剂，清阳明之热湿由肺卫而出；加苍术、草果，温散脾中重滞之寒湿，亦由肺卫而出。阳明阳土，清以石膏、知母之辛凉；太阴阴土，温以苍术、草果之苦温，适合其脏腑之宜，矫其一偏之性而已。

苍术白虎汤加草果方辛凉复苦温法

即前白虎汤内加苍术、草果。

七六、背寒，胸中痞结，疟来日晏，邪渐入阴，草果知母汤主之。

此素积烦劳，未病先虚，故伏邪不肯解散，正阳馁弱，邪热固结。是以草果温太阴独胜之寒，知母泻阳明独胜之热，厚朴佐草果泻中焦之湿蕴，合姜、半而开痞结，花粉佐知母而生津退热；脾胃兼病，最畏木克，乌梅、黄芩清热而和肝；疟来日晏，邪欲入阴，其所以升之使出者，全赖草果俗以乌梅、五味等酸敛，是知其一，莫知其他也。酸味

秉厥阴之气，居五味之首，与辛味合用，开发阳气最速，观小青龙汤自知。【今晋人感寒用蒜醋发汗即此义。】

草果知母汤方苦辛寒兼酸法

草果一钱五分　知母二钱　半夏三钱　厚朴二钱　黄芩一钱五分　乌梅一钱五分　花粉一钱五分　姜汁五匙，冲

水五杯，煮取二杯，分二次温服。

按：此方即吴又可之达原饮去槟榔，加半夏、乌梅、姜汁。治中焦热结阳陷之证，最为合拍，吴氏乃以治不兼湿邪之温疫初起，其谬甚矣。

再按：前贤制方，与集书者选方，不过示学者知法度，为学者立模范而已，未能预测后来之病证，其变幻若何？其兼证若何？其年岁又若何？所谓大匠诲人，能与人规矩，不能使人巧；至于奇巧绝伦之处，不能传，亦不可传，可遇而不可求，可暂而不可常者也。学者当心领神会，先务识其所以然之故，而后增减古方之药品分量，宜重宜轻，宜多宜寡，自有准的，所谓神而明之，存乎其人！【举一反三，全书皆当以此观之。】

七七、疟伤胃阳，气逆不降，热劫胃液，不饥不饱，不食不便，渴不欲饮，味变酸浊，加减人参泻心汤主之。

此虽阳气受伤，阴汁被劫，恰偏于阳伤为多。故救阳立胃基之药四，存阴泻邪热之药二，喻氏所谓变胃而不受胃变之法也。

加减人参泻心汤苦辛温复咸寒法

人参二钱　黄连一钱五分　枳实一钱　干姜一钱五分　生姜二钱　牡蛎二钱

水五杯，煮取二杯，分二次温服。

按：大辛大温与大苦大寒合方，乃厥阴经之定例。盖别脏之与腑，皆分而为二，或上下，或左右，不过经络贯通，膜膜相连耳。惟肝之与胆，合而为一，胆即居于肝之内，肝动则胆亦动，胆动而肝即随。肝宜温，胆宜凉，仲景乌梅圆、泻心汤，立万世法程矣。于小柴胡，先露其端。此证疟邪扰胃，致令胃气上逆，而亦用此辛温寒苦合法者何？盖胃之为腑，体阳而用阴，本系下降，无上升之理，其呕吐哕痞，有时上逆，升者胃气，所以使胃气上升者，非胃气也，肝与胆也，故古人以呕为肝病，今人

则以为胃病已耳。【各论。】

汪按：古人云：肝为刚脏，能受柔药；胃为柔脏，能受刚药。故胃阳伤者可与刚中之柔，不可与柔中之刚。又云：治肝不效，每以胃药收功。盖土衰木必乘之，扶阳明，所以制厥阴也。再考厥阴为阴阳交际之处，贞下起元，内藏相火，故用寒必复热，用热必复寒，仲景茱萸四逆、当归四逆，不用纯阳；乌梅、泻心，阴阳并用，为此也先贤于内伤肾肝阴中之阳者，用羊肉、鹿茸等血肉之品，不用姜附；及温肾必助凉肝，皆此义。至胃为中土，伤阳则为卑监，当用刚远柔；伤阴则为燥亢，当用柔远刚；阳衰者少佐宣畅，权衡在手，斯临证无差矣。

七八、疟伤胃阴，不饥不饱，不便，潮热，得食则烦热愈加，津液不复者，麦冬麻仁汤主之。

暑湿伤气，疟邪伤阴，故见证如是。此条与上条不饥不饱不便相同。上条以气逆味酸不食辨阳伤，此条以潮热得食则烦热愈加定阴伤也。阴伤既定，复胃阴者莫若甘寒，复酸味者，酸甘化阴也。两条胃病，皆有不便者何？九窍不和，皆属胃病也。

麦冬麻仁汤方酸甘化阴法

麦冬连心，五钱　火麻仁四钱　生白芍四钱　何首乌三钱　乌梅肉二钱　知母二钱

水八杯，煮取三杯，分三次温服。

七九、太阴脾疟，寒起四末，不渴多呕，热聚心胸，黄连白芍汤主之；烦躁甚者，可另服牛黄丸一丸。

脾主四肢，寒起四末而不渴，故知其为脾疟也。热聚心胸而多呕，中土病而肝木来乘，故方以两和肝胃为主。此偏于热甚，故清热之品重，而以芍药收脾阴也。

黄连白芍汤方苦辛寒法

黄连二钱　黄芩二钱　半夏三钱　枳实一钱五分　白芍三钱　姜汁五匙，冲

水八杯，煮取三杯，分三次温服。

八十、太阴脾疟，脉濡寒热，疟来日迟，腹微满，四肢不暖，露姜饮主之。

此偏于太阴虚寒，故以甘温补正。其退邪之妙，全在用露，清肃能清邪热，甘润不伤正阴，又得气化之妙谛。

露姜饮方甘温复甘凉法

人参一钱　生姜一钱

水两杯半，煮成一杯，露一宿，重汤温服。

八一、太阴脾疟，脉弦而缓，寒战，甚则呕吐噫气，腹鸣溏泄，苦辛寒法不中与也；苦辛温法，加味露姜饮主之。

上条纯是太阴虚寒，此条邪气更甚，脉兼弦则土中有木矣，故加温燥泄木退邪。

加味露姜饮方苦辛温法

人参一钱　半夏二钱　草果一钱　生姜二钱　广皮一钱　青皮醋炒，一钱

水二杯半，煮成一杯，滴荷叶露三匙，温服，渣再煮一杯服。

八二、中焦疟，寒热久不止，气虚留邪，补中益气汤主之。

留邪以气虚之故，自以升阳益气立法。

补中益气汤方

炙黄芪一钱五分　人参一钱　炙甘草一钱　白术炒，一钱　广皮五分　当归五分
升麻炙，三分　柴胡炙，三分　生姜三片　大枣去核，二枚

水五杯，煮取二杯，渣再煮一杯，分温三服。

八三、脉左弦，暮热早凉，汗解渴饮，少阳疟偏于热重者，青蒿鳖甲汤主之。

少阳切近三阴，立法以一面领邪外出，一面防邪内入为要领。小柴胡汤以柴胡领邪，以人参、大枣、甘草护正；以柴胡清表热，以黄芩、甘草苦甘清里热；半夏、生姜两和肝胃，蠲内饮，宣胃阳，降胃阴，疏肝；用生姜、大枣调和营卫。使表者不争，里者内安，清者清，补者补，升者升，降者降，平者平，故曰和也。青蒿鳖甲汤，用小柴胡法而小变之，却不用小柴胡之药者，小柴胡原为伤寒立方，疟缘于暑湿，其受邪之源，本自不同，故必变通其药味，以同在少阳一经，故不能离其法。青蒿鳖甲汤以青蒿领邪，青蒿较柴胡力软，且芳香逐秽、开络之功则较柴胡有独胜。寒邪伤阳，柴胡汤中之人参、甘草、生姜，皆护阳者也；暑热伤阴，故改用鳖甲护阴，鳖甲乃蠕动之物，且能入阴络搜邪。柴胡汤以胁痛、干呕为饮邪所致，故以姜、半通阳降阴而清饮邪；青蒿鳖甲汤以邪热伤阴，则用知母、花粉以清热邪而止渴，丹皮清少阳血分，桑叶清少阳络中气分。宗古法而变古方者，以邪之偏寒偏热不同也。此叶

氏之读古书，善用古方，岂他人之死于句下者所可同日语哉！

青蒿鳖甲汤方[1] 苦辛咸寒法

青蒿三钱　知母二钱　桑叶二钱　鳖甲五钱　丹皮二钱　花粉二钱

水五杯，煮取二杯。疟来前，分二次温服。

八四、少阳疟如伤寒证者，小柴胡汤主之。渴甚者去半夏，加瓜蒌根；脉弦迟者，小柴胡加干姜陈皮汤主之。

少阳疟如伤寒少阳证，乃偏于寒重而热轻，故仍从小柴胡法。若内躁渴甚，则去半夏之燥，加瓜蒌根生津止渴。脉弦迟则寒更重矣，《金匮》谓脉弦迟者，当温之，故于小柴胡汤内，加干姜、陈皮温中，且能由中达外，使中阳得伸，逐邪外出也。

【疟症数条皆于偏于寒热阴阳处着眼。】

小柴胡汤方 苦辛甘温法

柴胡三钱　黄芩一钱五分　半夏二钱　人参一钱　炙甘草一钱五分　生姜三片　大枣去核，二枚

水五杯，煮取二杯，分二次温服。加减如《伤寒论》中法。渴甚者去半夏，加瓜蒌根三钱。

小柴胡加干姜陈皮汤方 苦辛温法

即于小柴胡汤内，加干姜二钱、陈皮二钱。

水八杯，煮取三杯，分三次，温服。

八五、舌白脘闷，寒起四末，渴喜热饮，湿蕴之故，名曰湿疟，厚朴草果汤主之。

此热少湿多之证。舌白脘闷，皆湿为之也。寒起四末，湿郁脾阳，脾主四肢，故寒起于此。渴，热也，当喜凉饮，而反喜热饮者，湿为阴邪，弥漫于中，喜热以开之也。故方法以苦辛通降，纯用温开，而不必苦寒也。

厚朴草果汤方 苦辛温法

厚朴一钱五分　杏仁一钱五分　草果一钱　半夏二钱　茯苓块三钱　广皮一钱

---

〔1〕青蒿鳖甲汤方：此方原在84条下，今据体例移此。

水五杯，煮取二杯，分二次温服。

按：中焦之疟，脾胃正当其冲。偏于热者胃受之，法则偏于救胃；偏于湿者脾受之，法则偏于救脾。胃，阳腑也，救胃必用甘寒苦寒；脾，阴脏也，救脾必用甘温苦辛。两平者，两救之。本论列疟证，寥寥数则，略备大纲，不能遍载。然于此数条反复对勘，彼此互印，再从上焦篇究来路，下焦篇阅归路，其规矩准绳，亦可知其大略矣。

八六、湿温内蕴，夹杂饮食停滞，气不得运，血不得行，遂成滞下，俗名痢疾，古称重证，以其深入脏腑也。初起腹痛胀者易治；日久不痛并不胀者难治。脉小弱者易治；脉实大数者难治。老年久衰，实大小弱并难治，脉调和者易治。日数十行者易治；一二行或有或无者难治。面色便色鲜明者易治；秽暗者难治。噤口痢属实者尚可治；属虚者难治。先滞俗所谓痢疾**后利**俗谓之泄泻**者易治；先利后滞者难治。先滞后疟者易治；先疟后滞者难治。本年新受者易治；上年伏暑，酒客积热，老年阳虚积湿者难治。季胁少腹无动气疝瘕者易治；有者难治。**

此痢疾之大纲。【扼要。】虽罗列难治易治十数条，总不出邪机向外者易治，深入脏络者难治也。谚云：饿不死的伤寒，膜不死的痢疾。时人解云：凡病伤寒者，当禁其食，令病者饿，则不至与外邪相搏而死也。痢疾日下数十行，下者既多，肠胃空虚，必令病者多食，则不至肠胃尽空而死也。不知此二语，乃古之贤医金针度人处，后人不审病情，不识句读，以致妄解耳。按：《内经》热病禁食，在少愈之际，不在受病之初。仲景《伤寒论》中，现有食粥却病之条，但不可食重浊肥腻耳。痢疾、暑湿夹饮食内伤，邪非一端，肠胃均受其殃，古人每云淡薄滋味，如何可以恣食，与邪气团成一片，病久不解耶！吾见痢疾不戒口腹而死者，不可胜数。盖此二语，"饿"字、"膜"字，皆自为一句，谓患伤寒之人，尚知饿而思食，是不死之证；其死者，医杀之也。盖伤寒暴发之病，自外而来，若伤卫而未及于营，病人知饿，病机尚浅，医者助胃气，捍外侮，则愈，故云不死，若不饿则重矣。仲景谓："风病能食，寒病不能食"是也。痢疾久伏之邪，由内下注，若脏气有余，不肯容留邪气，彼此互争则膜，邪机向外，医者顺水推舟则愈，故云不死。若脏气已虚，纯逊邪气，则不膜而寇深矣。

汪按：疟、痢二证，若不能薄味，药虽对证亦不能效，其愈后坚壁清野之法，与伤寒温病相同。但疟疾至正气大衰之时，胃虚不能胜邪，俗人仍令禁食，亦大谬也。丹溪《格致余论》俗言无饱死痢一条，可参看。

八七、自利不爽，欲作滞下，腹中拘急，小便短者，四苓合芩芍汤主之。

既自利_{俗谓泄泻矣}，理当快利，而又不爽者何？盖湿中藏热，气为湿热郁伤，而不得畅遂其本性，故滞。脏腑之中，全赖此一气之转输，气既滞矣，焉有不欲作滞下之理乎！曰欲作，作而未遂也；拘急，不爽之象，积滞之情状也；小便短者，湿注大肠，阑门_{小肠之末，大肠之始}不分水，膀胱不渗湿也。故以四苓散分阑门，通膀胱，开支河，使邪不直注大肠；合芩芍法宣气分，清积滞，预夺其滞下之路也。此乃初起之方，久痢阴伤，不可分利，故方后云：久利不在用之。

按：浙人倪涵初，作疟痢三方，于痢疾条下，先立禁汗、禁分利、禁大下、禁温补之法，是诚见世之妄医者，误汗、误下、误分利、误温补，以致沉疴不起，痛心疾首而有是作也。然一概禁之，未免因噎废食，且其三方，亦何能包括痢门诸证，是安于小成，而不深究大体也。瑭勤求古训，静与心谋，以为可汗则汗，可下则下，可清则清，可补则补，一视其证之所现，而不可先有成见也。至于误之一字，医者时刻留心，犹恐思虑不及，学术不到，岂可谬于见闻而不加察哉！

四苓合芩芍汤方_{苦辛寒法}

苍术_{二钱} 猪苓_{二钱} 茯苓_{二钱} 泽泻_{二钱} 白芍_{二钱} 黄芩_{二钱} 广皮_{一钱五分} 厚朴_{二钱} 木香_{一钱}

水五杯，煮取二杯，分二次温服，久痢不在用之。

八八、暑湿风寒杂感，寒热迭作，表证正盛，里证复急，腹不和而滞下者，活人败毒散主之。

此证乃内伤水谷之酿湿，外受时令之风湿，中气本自不足之人，又气为湿伤，内外俱急。立方之法，以人参为君，坐镇中州，为督战之帅；以二活、二胡合芎劳从半表半里之际领邪出外，喻氏所谓逆流挽舟者此也；以枳壳宣中焦之气，茯苓渗中焦之湿，以桔梗开肺与大肠之痹，甘草和合诸药，乃陷者举之之法，不治痢而治致痢之源，痢之初起，憎寒壮热者，非此不可也。若云统治伤寒、温疫、瘴气则不可。凡病各有所因，岂一方之所得而统之也哉！【令人概以发表矣。】此方在风湿门中，用处甚多，若湿不兼风而兼热者，即不合拍，奚况温热门乎！世医用此方治温病，已非一日，吾只见其害，未见其利也。

活人败毒散 辛甘温法

羌活　独活　茯苓　川芎　枳壳　柴胡　人参　前胡　桔梗以上各一两　甘草五钱

共为细末，每服二钱，【每服二钱，是每味仅二分耳，陷者举之即止，并非犯下利不可发汗之大戒也。后人每味辄用钱许，并去人参，何其谬哉】水一杯，生姜三片，煎至七分，顿服之。热毒冲胃禁口者，本方加陈仓米各等分，名仓廪散，服法如前，加一倍，噤口属虚者勿用之。

汪按：噤口有虚实之分，此方虚者固不可用；即实证亦惟表证重者当用。若中焦湿热壅滞，当用丹溪人参、黄连法；虚者当于理中等法求之。

八九、滞下已成，腹胀痛，加减芩芍汤主之。

此滞下初成之实证，一以疏利肠间湿热为主。

加减芩芍汤方 苦辛寒法

白芍三钱　黄芩二钱　黄连一钱五分　厚朴二钱　木香煨，一钱　广皮二钱

水八杯，煮取三杯，分三次温服。忌油腻生冷。

〔加减法〕　肛坠者，加槟榔二钱。腹痛甚欲便，便后痛减，再痛再便者，白滞加附子一钱五分，酒炒大黄三钱；红滞加肉桂一钱五分，酒炒大黄三钱，通爽后即止，不可频下。如积未净，当减其制，红积加归尾一钱五分，红花一钱，桃仁二钱。舌浊脉实有食积者，加楂肉一钱五分、神曲二钱、枳壳一钱五分。湿重者，目黄舌白不渴，加茵陈三钱，白通草一钱，滑石一钱。

九十、滞下湿热内蕴，中焦痞结，神识昏乱，泻心汤主之。

滞下由于湿热内蕴，以致中痞，但以泻心治痞结之所由来，而滞自止矣。

泻心汤 方法并见前

九一、滞下红白，舌色灰黄，渴不多饮，小溲不利，滑石藿香汤主之。

此暑湿内伏，三焦气机阻窒，故不肯见积治积，乃以辛淡渗湿宣气，芳香利窍，

治所以致积之因，庶积滞不期愈而自愈矣。

滑石藿香汤方辛淡合芳香法

飞滑石三钱　白通草一钱　猪苓二钱　茯苓皮三钱　藿香梗二钱　厚朴二钱　白蔻仁一钱　广皮一钱

水五杯，煮取二杯，分二次服。

九二、湿温下利，脱肛，五苓散加寒水石主之。

此急开支河，俾湿去而利自止。

五苓散加寒水石方辛温淡复寒法

即于五苓散内加寒水石三钱，如服五苓散法，久痢不在用之。

九三、久痢阳明不阖，人参石脂汤主之。

九窍不和，皆属胃病，久痢胃虚，虚则寒，胃气下溜，故以堵截阳明为法。

人参石脂汤方辛甘温合涩法，即桃花汤之变法也

人参三钱　赤石脂细末，三钱　炮姜二钱　白粳米炒，一合

水五杯，先煮人参、白米、炮姜令浓，得二杯，后调石脂细末和匀，分二次服。

九四、自利腹满，小便清长，脉濡而小，病在太阴，法当温脏，勿事通腑，加减附子理中汤主之。

此偏于湿，合脏阴无热之证，故以附子理中汤，去甘守之人参、甘草，加通运之茯苓、厚朴。

加减附子理中汤方苦辛温法

白术三钱　附子二钱　干姜二钱　茯苓三钱　厚朴二钱

水五杯，煮取二杯，分二次温服。

汪按：理中不独湿困太阴宜用，每见夏日伤冷水瓜果，立时发病者，止有寒湿，并无热证，小儿尤多此证，小便亦或短赤，不可拘泥，宜用理中，甚则加附子。瓜果积加丁香、草果；下利滞涩者，加当归；其有误用克伐者，则人参又当倍用矣；上焦有暑湿或呕者，反佐姜、连少许。

九五、自利不渴者属太阴，甚则哕俗名呃忒**，冲气逆，急救土败，附子粳米汤主之。**

此条较上条更危，上条阴湿与脏阴相合，而脏之真阳未改，此则脏阳结而邪阴与脏阴毫无忌惮，故上条犹系通补，此则纯用守补矣。扶阳抑阴之大法如此。

附子粳米汤方苦辛热法

人参三钱　附子二钱　炙甘草二钱　粳米一合　干姜二钱

水五杯，煮取二杯，渣再煮一杯，分三次温服。

九六、疟邪热气，内陷变痢，久延时日，脾胃气衰，面浮腹膨，里急肛坠，中虚伏邪，加减小柴胡汤主之。

疟邪在经者多，较之痢邪在脏腑者浅，痢则深于疟矣。内陷云者，由浅入深也。治之之法，不出喻氏逆流挽舟之议，盖陷而入者，仍提而使之出也。【以上数条，俱于虚实浅深字着眼。】故以柴胡由下而上，入深出浅，合黄芩两和阴阳之邪，以人参合谷芽宣补胃阳，丹皮、归、芍内护三阴，谷芽推气分之滞，山楂推血分之滞。谷芽升气分故推谷滞，山楂降血分故推肉滞也。

加减小柴胡汤苦辛温法

柴胡三钱　黄芩二钱　人参一钱　丹皮一钱　白芍炒，二钱　当归土炒，一钱五分　谷芽一钱五分　山楂炒，一钱五分

水八杯，煮取三杯，分三次温服。

九七、春温内陷下痢，最易厥脱，加减黄连阿胶汤主之。

春温内陷，其为热多湿少明矣。热必伤阴，故立法以救阴为主。救阴之法，岂能出育阴坚阴两法外哉！此黄连之坚阴，阿胶之育阴，所以合而名汤也。从黄连者黄芩，从阿胶者生地、白芍也，炙草则统甘苦而并和之。此下三条，应列下焦，以与诸内陷并观，故列于此。

加减黄连阿胶汤甘寒苦寒合化阴气法

黄连三钱　阿胶三钱　黄芩二钱　炒生地四钱　生白芍五钱　炙甘草一钱五分

水八杯，煮取三杯，分三次温服。

九八、气虚下陷，门户不藏，加减补中益气汤主之。

此邪少虚多，偏于气分之证，故以升补为主。

加减补中益气汤甘温法

人参二钱　黄芪二钱　广皮一钱　炙甘草一钱　归身二钱　炒白芍三钱　防风五分　升麻三分

水八杯，煮取三杯，分三次温服。

九九、内虚下陷，热利下重，腹痛，脉左小右大，加味白头翁汤主之。

此内虚湿热下陷，将成滞下之方。仲景《厥阴篇》谓热利下重者，白头翁汤主之。按：热注下焦，设不差，必圊脓血。脉右大者，邪从上中而来；左小者，下焦受邪，坚结不散之象。故以白头翁无风而摇者，禀甲乙之气，透发下陷之邪，使之上出；又能有风而静，禀庚辛之气，清能除热，燥能除湿，湿热之积滞去而腹痛自止。秦皮得水木相生之气，色碧而气味苦寒，所以能清肝热。黄连得少阴水精，能清肠澼之热。黄柏得水土之精，渗湿而清热。加黄芩、白芍者，内陷之证，由上而中而下，且右手脉大，上中尚有余邪，故以黄芩清肠胃之热，兼清肌表之热；黄连、黄柏但走中下，黄芩则走中上，盖黄芩手足阳明、手太阴药也；白芍去恶血，生新血，且能调血中之气也。按：仲景太阳篇有表证未罢，误下而成协热下利之证。心下痞硬之寒证，则用桂枝人参汤；脉促之热证，则用葛根黄连黄芩汤，与此不同。

加味白头翁汤苦寒法

白头翁三钱　秦皮二钱　黄连二钱　黄柏二钱　白芍二钱　黄芩三钱

水八杯，煮取三杯，分三次服。

汪按：治痢之法，非通则涩，扼要在有邪无邪，阴阳气血浅深，久暂虚实之间，稍误则危，不可不慎也。又痢俱兼湿，例禁柔腻温邪下痢者非。其有久痢阴虚，当摄纳阴液，或阴中阳虚，应用理阴煎等法者，属下焦。

微按：滞下自利诸条，俱系下焦篇证，似不应列入中焦。要知致病之由，则自中焦而起，所以《金匮》方中只有黄芩汤，以治太阳、少阳两经合病之下利，遂开万世治利之门。《经》云治病必求其本，此之谓也。

秋　燥

一百、燥伤胃阴，五汁饮主之，玉竹麦门冬汤亦主之。

五汁饮方法并见前

玉竹麦门冬汤甘寒法

玉竹三钱　麦冬三钱　沙参二钱　生甘草一钱

水五杯，煮取二杯，分二次服。土虚者，加生扁豆。气虚者，加人参。

一百一、胃液干燥，外感已净者，牛乳饮主之。

此以津血填津血法也。

牛乳饮甘寒法

牛乳一杯

重汤炖熟，顿服之，甚者日再服。

一百二、燥证气血两燔者，玉女煎主之。

玉女煎方见上焦篇

汪按：燥证路经无多，故方法甚简。如用辛凉，继用甘凉，与温热相似。但温热传至中焦，间有当用寒苦者；燥证则惟喜柔润，最忌苦燥，断无用之之理矣。其有湿未退而燥已起，及上燥下湿、下燥上湿者，俱见湿门。

卷三　下焦篇

风温　温热　温疫　温毒　冬温

一、风温、温热、温疫、温毒、冬温，邪在阳明久羁，或已下，或未下，身热面赤，口干舌燥，甚则齿黑唇裂，脉沉实者，仍可下之。脉虚大，手足心热甚于手足背者，加减复脉汤主之。

温邪久羁中焦阳明阳土，未有不克少阴癸水者，或已下而阴伤，或未下而阴竭，若实证居多，正气未至溃败，脉来沉实有力，尚可假手于一下，即《伤寒论》中急下以存津液之谓。若中无结粪，邪热少而虚热多，其人脉必虚，手足心主里，其热必甚于手足背之主表也。若再下其热，是竭其津而速之死也。故以复脉汤复其津液，阴复则阳留，庶可不至于死也。去参、桂、姜、枣之补阳，加白芍收三阴之阴，故云加减复脉汤。在仲景当日，治伤于寒者之结代，自有取于参、桂、姜、枣，复脉中之阳；今治伤于温者之阳亢阴竭，不得再补其阳也。用古法而不拘用古方，医者之化裁也。

二、温病误表，津液被劫，心中震震，舌强神昏，宜复脉法复其津液，舌上津回则生；汗自出，中无所主者，救逆汤主之。

误表动阳，心气伤则心震，心液伤则舌謇，故宜复脉复其津液也。若伤之太甚，阴阳有脱离之象，复脉亦不胜任，则非救逆不可。

三、温病耳聋，病系少阴，与柴胡汤者必死，六七日以后，宜复脉辈复其精。

温病无三阳经证，却有阳明腑证<small>中焦篇已申明腑证之由矣</small>、三阴脏证。盖脏者，藏也，藏精者也。温病最善伤精，三阴实当其冲。如阳明结则脾阴伤而不行，脾胃脏腑切近相连，夫累及妻，理固然也，有急下以存津液一法。土实则水虚，浸假而累及少阴矣，耳聋、不卧等证是也。水虚则木强，浸假而累及厥阴矣，目闭、痉厥等证是也。此由上及下，由阳入阴之道路，学者不可不知。按：温病耳聋，《灵》、《素》称其必死，岂少阳耳聋，竟至于死耶？《经》谓：肾开窍于耳，脱精者耳聋。盖初则阳火上闭，阴精不得上承，清窍不通，继则阳亢阴竭，若再以小柴胡汤直升少阳，其势必至下竭上厥，不死何待！何时医悉以陶氏《六书》，统治四时一切病证，而不究心于《灵》、《素》、《难经》也哉！瑭于温病六七日以外，壮火少减，阴火内炽耳聋者，悉以复阴得效。曰宜复脉辈者，不过立法如此，临时对证，加减尽善，是所望于当其任者。

四、劳倦内伤，复感温病，六七日以外不解者，宜复脉法。

此两感治法也。甘能益气，凡甘皆补，故宜复脉。服二三帖后，身不热而倦甚，仍加人参。

五、温病已汗而不得汗，已下而热不退，六七日以外，脉尚躁盛者，重与复脉汤。

已与发汗而不得汗，已与通里而热不除，其为汗下不当可知。脉尚躁盛，邪固不为药衰，正气亦尚能与邪气纷争，故须重与复脉，扶正以敌邪，正胜则生矣。

六、温病误用升散，脉结代，甚则脉两至者，重与复脉，虽有他证，后治之。

此留人治病法也。即仲景里急，急当救里之义。

七、汗下后，口燥咽干，神倦欲眠，舌赤苔老，与复脉汤。

在中焦下后与益胃汤，复胃中津液，以邪气未曾深入下焦。若口燥咽干，乃少阴之液无以上供，神昏欲眠，有少阴但欲寐之象，故与复脉。

八、热邪深入，或在少阴，或在厥阴，均宜复脉。

此言复脉为热邪劫阴之总司也。盖少阴藏精，厥阴必待少阴精足而后能生，二经均可主以复脉者，乙癸同源也。

加减复脉汤方甘润存津法

炙甘草六钱　干地黄六钱。按：地黄三种用法：生地者，鲜地黄未晒干者也，可入药煮用，可取汁用，其性甘凉，上中焦用以退热存津；干地黄者，乃生地晒干，已为丙火炼过，去其寒凉之性，本草称其甘平；熟地制以酒与砂仁，九蒸九晒而成，是又以丙火、丁火合炼之也，故其性甘温。奈何今人悉以干地黄为生地，北人并不知世有生地，金谓干地黄为生地，而曰寒凉，指鹿为马，不可不辨。　生白芍六钱　麦冬不去心，五钱　阿胶三钱　麻仁三钱。按：柯韵伯谓：旧传麻仁者误，当系枣仁。彼从"心悸动"三字中看出传写之误，不为无见。今治温热，有取于麻仁甘益气，润去燥，故仍从麻仁

水八杯，煮取八分三杯，分三次服。剧者加甘草至一两，地黄、白芍八钱，麦冬七钱，日三，夜一服。

救逆汤方镇摄法

即于加减复脉汤内去麻仁，加生龙骨四钱、生牡蛎八钱，煎如复脉法。脉虚大欲散者，加人参二钱。

九、下后大便溏甚，周十二时三四行，脉仍数者，未可与复脉汤，一甲煎主之；服一二日，大便不溏者，可与一甲复脉汤。

下后法当数日不大便，今反溏而频数，非其人真阳素虚，即下之不得其道，有亡阴之虑。若以复脉滑润，是以存阴之品，反为泻阴之用。故以牡蛎一味，单用则力大，即能存阴，又涩大便，且清在里之余热，一物而三用之。

一甲煎咸寒兼涩法

生牡蛎碾细，二两

水八杯，煮取三杯，分温三服。

一甲复脉汤方

即于加减复脉汤内，去麻仁，加牡蛎一两。

十、下焦温病，但大便溏者，即与一甲复脉汤。

温病深入下焦劫阴，必以救阴为急务。然救阴之药多滑润，但见大便溏，不必待日三四行，即以一甲复脉法，复阴之中，预防泄阴之弊。

十一、少阴温病，真阴欲竭，壮火复炽，心中烦，不得卧者，黄连阿胶汤主之。

按：前复脉法为邪少虚多之治。其有阴既亏而实邪正盛，甘草即不合拍。心中烦，阳邪挟心阳独亢于上，心体之阴，无容留之地，故烦杂无奈；不得卧，阳亢不入于阴，阴虚不受阳纳，虽欲卧得乎！此证阴阳各自为道，不相交互，去死不远，故以黄芩从黄连，外泻壮火而内坚真阴；以芍药从阿胶，内护真阴而外捍亢阳。名黄连阿胶汤者，取一刚以御外侮，一柔以护内主之义也。其交关变化神明不测之妙，全在一

鸡子黄。前人训鸡子黄，佥谓鸡为巽木，得心之母气，色赤入心，虚则补母而已，理虽至当，殆未尽其妙。盖鸡子黄有地球之象，为血肉有情，生生不已，乃奠安中焦之圣品，有甘草之功能，而灵于甘草。其正中有孔，故能上通心气，下达肾气，居中以达两头，有莲子之妙用。其性和平，能使亢者不争，弱者得振。其气焦臭，故上补心。其味甘咸，故下补肾。再释家有地水风火之喻，此证大风一起，荡然无余，鸡子黄镇定中焦，通彻上下，合阿胶能预息内风之震动也。然不知人身阴阳相抱之义，必未能识仲景用鸡子黄之妙，谨将人身阴阳生死寤寐图形，开列于后，以便学者入道有阶也。

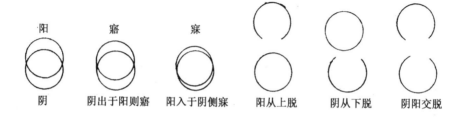

阳	寤	寐			
阴	阴出于阳则寤	阳入于阴侧寐	阳从上脱	阴从下脱	阴阳交脱

黄连阿胶汤方 苦甘咸寒法

黄连四钱　黄芩一钱　阿胶三钱　白芍一钱　鸡子黄二枚

水八杯，先煮三物，取三杯，去滓，内胶烊尽，再内鸡子黄，搅令相得，日三服。

微按：此《金匮》治伤寒少阴病，二三日以上，心烦不得卧之祖方也。二三日以上，寒变热之时也。少阴多寐，以传经之阳邪灼阴，故不得卧，与少阴温病，确乎相合。"阳亢不入于阴，阴虚不受阳纳"二语，虽倡自叶氏，然亦自经文"卫气留于阳则阳气满，不得入于阴，则阴气虚，故目不瞑"而来，可为一切不寐之总纲。他如湿痰留于胃腑不寐，《内经》则有半夏汤以通其阳，其方则以千里外之流水扬万遍，取五升，炊以苇薪，沸则内秫米一升，半夏五合，炊至升半，去渣，饮汁一小杯，日三服，以知为度。虚烦不眠，仲祖则有酸枣仁汤以和其阴，方用枣仁二升，知母、茯苓、川芎各二两，甘草一两，以水八升，煮酸枣仁得六升，内诸药，煮取三升，分温三服。又如胆虚不寐，《本事方》有鳖甲丸，鳖甲、枣仁、羌活、牛膝、五味、参、芪各等分，细末蜜丸桐子大，每用温酒服三四十丸。痰热不眠，《集验方》有温胆汤，橘红、半夏、茯神、甘草、枳实、竹茹。振悸不眠，半夏、陈皮、甘草、芡实、茯苓、竹茹。虚劳不寐，枣仁二两，碾末同半夏二合煮糜，入地黄汁一合，再煮，时时与服。六一散加牛黄，治烦躁不眠。竹叶汤调服炒枣仁末，治脾虚不眠之类。条例甚多，总不出乎安胃和中，俾阳明之气顺，则阴阳之道路可通而已矣。

十二、夜热早凉，热退无汗，热自阴来者，青蒿鳖甲汤主之。

夜行阴分而热，日行阳分而凉，邪气深伏阴分可知；热退无汗，邪不出表而仍归阴分，更可知矣，故曰热自阴分而来，非上中焦之阳热也。邪气深伏阴分，混处气血之中，不能纯用养阴，又非壮火，更不得任用苦燥。故以鳖甲蠕动之物，入肝经至阴之分，既能养阴，又能入络搜邪；以青蒿芳香透络，从少阳领邪外出；细生地清阴络之热；丹皮泻血中之伏火；知母者，知病之母也，佐鳖甲、青蒿而成搜剔之功焉。再此方有先入后出之妙，青蒿不能直入阴分，有鳖甲领之入也；鳖甲不能独出阳分，有青蒿领之出也。

青蒿鳖甲汤方辛凉合甘寒法

青蒿二钱　鳖甲五钱　细生地四钱　知母二钱　丹皮三钱

水五杯，煮取二杯，日再服。

十三、热邪深入下焦，脉沉数，舌干齿黑，手指但觉蠕动，急防痉厥，二甲复脉汤主之。

此示人痉厥之渐也。温病七八日以后，热深不解，口中津液干涸，但觉手指掣动，即当防其痉厥，不必俟其已厥而后治也。故以复脉育阴，加入介属潜阳，使阴阳交纽，庶厥不可作也。

二甲复脉汤方咸寒甘润法

即于加减复脉汤内，加生牡蛎五钱、生鳖甲八钱。

十四、下焦温病，热深厥甚，脉细促，心中憺憺大动，甚则心中痛者，三甲复脉汤主之。

前二甲复脉，防痉厥之渐，即痉厥已作，亦可以二甲复脉止厥。兹又加龟板名三甲者，以心中大动，甚则痛而然也。心中动者，火以水为体，肝风鸱张，立刻有吸尽西江之势。肾水本虚，不能济肝而后发痉，既痉而水难猝补，心之本体欲失，故憺憺然而大动也。甚则痛者，"阴维为病主心痛"，此证热久伤阴，八脉丽于肝肾，肝肾虚而累及阴维故心痛，非如寒气客于心胸之心痛可用温通。故以镇肾气、补任脉、通阴维之龟板止心痛，合入肝搜邪之二甲，相济成功也。【此心动与水停心下者相反。心为丁火，所恶者客水，而所喜者真水，故心与肾并主少阴也。一则水气上凌心，若薪炭之见水而爆沸也；一则水不济火，若游鱼之失水而腾跃也。一则通阳利水，一则潜阳补水，当于脉证详辨之。】

三甲复脉汤方同二甲汤法

即于二甲复脉汤内，加生龟板一两。

十五、既厥且哕俗名呃忒，**脉细而劲，小定风珠主之。**

温邪久踞下焦，烁肝液为厥，扰冲脉为哕，脉阴阳俱减则细，肝木横强则劲。故以鸡子黄实土而定内风；龟板补任谓任脉而镇冲脉；阿胶沉降，补液而息肝风；淡菜生于咸水之中而能淡，外偶内奇，有坎卦之象，能补阴中之真阳，其形翕合，故又能潜真阳之上动；童便以浊液仍归浊道，用以为使也。名定风珠者，以鸡子黄宛如珠形，得巽木之精，而能息肝风，肝为巽木，巽为风也。龟亦有珠，具真武之德而镇震木。震为雷，在人为胆，雷动未有无风者，雷静而风亦静矣。亢阳直上巅顶，龙上于天也，制龙者，龟也。【鳖名神守，亦此义。】古者豢龙御龙之法，失传已久，其大要不出乎此。

小定风珠方甘寒咸法

鸡子黄生用，一枚　　真阿胶二钱　　生龟板六钱　　童便一杯　　淡菜三钱

水五杯，先煮龟板、淡菜得二杯，去滓，入阿胶，上火烊化，内鸡子黄，搅令相得，再冲童便，顿服之。

十六、热邪久羁，吸烁真阴，或因误表，或因妄攻，神倦瘛疭，脉气虚弱，舌绛苔少，时时欲脱者，大定风珠主之。

此邪气已去八九，真阴仅存一二之治也。观脉虚苔少可知，故以大队浓浊填阴塞隙，介属潜阳镇定。以鸡子黄一味，从足太阴，下安足三阴，上济手三阴，使上下交合，阴得安其位，斯阳可立根基，俾阴阳有眷属一家之义，庶可不致绝脱欤！

大定风珠方酸甘咸法

生白芍六钱　　阿胶三钱　　生龟板四钱　　干地黄六钱　　麻仁二钱　　五味子二钱　　生牡蛎四钱
麦冬连心，六钱　　炙甘草四钱　　鸡子黄生，二枚　　鳖甲生，四钱

水八杯，煮取三杯，去滓，再入鸡子黄，搅令相得，分三次服。喘加人参，自汗者加龙骨、人参、小麦，悸者加茯神、人参、小麦。

十七、壮火尚盛者，不得用定风珠、复脉。邪少虚多者，不得用黄连阿胶汤。阴虚欲痉者，不得用青蒿鳖甲汤。

此诸方之禁也。前数方虽皆为存阴退热而设，其中有以补阴之品为退热之用者，有一面补阴一面搜邪者，有一面填阴一面护阳者，各宜心领神会，不可混也。

十八、痉厥神昏，舌短，烦躁，手少阴证未罢者，先与牛黄、紫雪辈，开窍搜邪；再与复脉汤存阴，三甲潜阳。临证细参，勿致倒乱。

痉厥神昏，舌蹇烦躁，统而言之为厥阴证。然有手经、足经之分。在上焦以清邪为主，清邪之后，必继以存阴；在下焦以存阴为主，存阴之先，若邪尚有余，必先以搜邪。手少阴证未罢，如寸脉大，口气重，颧赤，白睛赤，热壮之类。

十九、邪气久羁，肌肤甲错，或因下后邪欲溃，或因存阴得液蒸汗，正气已虚，不能即出，阴阳互争而战者，欲作战汗也，复脉汤热饮之。虚盛者加人参。肌肉尚盛者，但令静，勿妄动也。

按：伤寒汗解必在下前，盖病多在下后。缚解而后得汗，诚有如吴又可所云者。凡欲汗者，必当先烦，乃有汗而解。若正虚邪重，或邪已深入下焦，得下后里通；或因津液枯燥，服存阴药，液增欲汗，邪正努力纷争，则作战汗，战之得汗则生，汗不得出则死。此系生死关头，在顷刻之间。战者，阳极而似阴也，肌肤业已甲错，其津液之枯燥，固不待言。故以复脉加人参助其一臂之力，送汗出表。若其人肌肤尚厚，未至大虚者，无取复脉之助正，但当听其自然，勿事骚扰可耳，次日再议补阴未迟。

【以上十九条，立法虽多，而一以存阴退热为法。】

二十、时欲漱口不欲咽，大便黑而易者，有瘀血也，犀角地黄汤主之。

邪在血分，不欲饮水，热邪燥液口干，又欲求救于水，故但欲漱口，不欲咽也。瘀血溢于肠间，血色久瘀则黑，血性柔润，故大便黑而易也。犀角味咸，入下焦血分以清热，地黄去积聚而补阴，白芍去恶血，生新血，丹皮泻血中伏火，此蓄血自得下行，故用此轻剂以调之也。

犀角地黄汤方甘咸微苦法

干地黄一两　生白芍三钱　丹皮三钱　犀角三钱

水五杯，煮取二杯，分二次服，渣再煮一杯服。

二十一、**少腹坚满，小便自利，夜热昼凉，大便闭，脉沉实者，蓄血也，桃仁承气汤主之，甚则抵当汤。**

少腹坚满，法当小便不利，今反自利，则非膀胱气闭可知。夜热者，阴热也；昼凉者，邪气隐伏阴分也；大便闭者，血分结也。故以桃仁承气通血分之闭结也。若闭结太甚，桃仁承气不得行，则非抵当不可，然不可轻用，不得不备一法耳。【以上二条法稍变。一则为阴亏蓄血而设，补中有泻；一则为邪多蓄血而设，重在攻邪，以泻为补。】

桃仁承气汤方苦辛咸寒法

大黄五钱　芒硝二钱　桃仁三钱　当归三钱　芍药三钱　丹皮三钱

水八杯，煮取三杯，先服一杯，得下止后服，不知，再服。

抵当汤方飞走攻络苦咸法

大黄五钱　虻虫炙干为末，二十枚　桃仁五钱　水蛭炙干为末，五分

水八杯，煮取三杯，先服一杯，得下止后服，不知，再服。

二十二、**温病脉，法当数，今反不数而濡小者，热撤里虚也。里虚下利稀水，或便脓血者，桃花汤主之。**

温病之脉本数，因用清热药撤其热，热撤里虚，脉见濡小，下焦空虚则寒，即不下利，亦当温补，况又下利稀水脓血乎！故用少阴自利，关闸不藏，堵截阳明法。

桃花汤方甘温兼涩法

赤石脂一两，半整用煎，半为细末调　炮姜五钱　白粳米二合

水八杯，煮取三杯，去渣，入石脂末一钱五分，分三次服。若一服愈，余勿服。虚甚者加人参。

二十三、**温病七八日以后，脉虚数，舌绛苔少，下利日数十行，完谷不化，身虽热者，桃花粥主之。**

上条以脉不数而濡小，下利稀水，定其为虚寒而用温涩。此条脉虽数而日下数

十行，至于完谷不化，其里邪已为泄泻下行殆尽。完谷不化，脾阳下陷，火灭之象；脉虽数而虚，苔化而少，身虽余热未退，亦虚热也，纯系关闸不藏见证，补之稍缓则脱。故改桃花汤为粥，取其逗留中焦之意，此条认定"完谷不化"四字要紧。【以上二条大略相似，其中有移步换形之妙，学者留心。】

桃花粥方甘温兼涩法

人参三钱　炙甘草三钱　赤石脂细末，六钱　白粳米二合

水十杯，先煮参、草得六杯，去渣，再入粳米煮得三杯，纳石脂末三钱，顿服之。利不止，再服第二杯，如上法；利止停后服。或先因过用寒凉脉不数、身不热者，加干姜三钱。

汪按：前一甲煎为下后滑泄者设，此二方为阳虚而关闸撤者设，当审证用之。此外有虽下利而邪未净，如热结旁流之类，仍当下；及热利下重，当用苦寒坚阴，如白头翁汤、芩芍汤之类者，各有本条，不在此例，不可误用。其湿温、疟、痢等证，有当兼用升提者，又一例。

邪热不杀谷，亦有完谷一证，不可不慎，当于脉之虚实，并兼现之证辨之。

二十四、温病少阴下利，咽痛，胸满，心烦者，猪肤汤主之。

此《伤寒论》原文。按：温病热入少阴，逼液下走，自利咽痛，亦复不少，故采录于此。柯氏云：少阴下利，下焦虚矣。少阴脉循喉咙，其支者出络心，注胸中，咽痛胸满心烦者，肾火不藏，循经而上走于阳分也；阳并于上，阴并于下，火不下交于肾，水不上承于心，此未济之象。猪为水畜而津液在肤，用其肤以除上浮之虚火，佐白蜜、白粉之甘，泻心润肺而和脾，滋化源，培母气，水升火降，上热自除，而下利自止矣。

猪肤汤方甘润法

猪肤一斤，用白皮从内刮去肥，令如纸薄

上一味，以水一斗，煮取五升，去渣，加白蜜一升，白米粉五合，熬香，和令相得。

二十五、温病少阴咽痛者，可与甘草汤；不差者，与桔梗汤。

柯氏云：但咽痛而无下利、胸满、心烦等证，但甘以缓之足矣。不差者，配以桔梗，辛以散之也。其热微，故用此轻剂耳。

甘草汤方甘缓法

甘草二两

上一味，以水三升，煮取一升半，去渣，分温再服。

桔梗汤方苦辛甘开提法

甘草二两　桔梗二两

法同前。

二十六、温病入少阴，呕而咽中伤，生疮不能语，声不出者，苦酒汤主之。【以上三条均系咽痛，其中又有分别。】

王氏晋三云：苦酒汤治少阴水亏不能上济君火，而咽生疮声不出者。疮者，疳也。半夏之辛滑，佐以鸡子清之甘润，有利窍通声之功，无燥津涸液之虑。然半夏之功能，全赖苦酒，摄入阴分，劫涩敛疮，即阴火沸腾，亦可因苦酒而降矣，故以为名。

苦酒汤方酸甘微辛法

半夏制，二钱　鸡子一枚，去黄，内上苦酒鸡子壳中

上二味，内半夏着苦酒中，以鸡子壳置刀环中，安火上，令三沸，去渣，少少含咽之。不差，更作三剂。

微按：醋能开胃散水，敛热解毒，局方消暑丸尝以之煮半夏，亦此意也。

二十七、妇女温病，经水适来，脉数耳聋，干呕烦渴，辛凉退热，兼清血分，甚至十数日不解，邪陷发痉者，竹叶玉女煎主之。

此与两感证同法。辛凉解肌，兼清血分者，所以补上中焦之未备；甚至十数日不解，邪陷发痉，外热未除，里热又急，故以玉女煎加竹叶，两清表里之热。

竹叶玉女煎方辛凉合甘寒微苦法

生石膏六钱　干地黄四钱　麦冬四钱　知母二钱　牛膝二钱　竹叶三钱

水八杯，先煮石膏、地黄得五杯，再入余四味，煮成二杯，先服一杯，候六时复

之，病解停后服，不解再服上焦用玉女煎去牛膝者，以牛膝为下焦药，不得引邪深入也。兹在下焦，故仍用之。

二十八、热入血室，医与两清气血，邪去其半，脉数，余邪不解者，护阳和阴汤主之。

此系承上条而言之也。大凡体质素虚之人，驱邪及半，必兼护养元气，仍佐清邪，故以参、甘护元阳，而以白芍、麦冬、生地，和阴清邪也。

护阳和阴汤方甘凉甘温复法，偏于甘凉，即复脉汤法也

白芍五钱　炙甘草二钱　人参二钱　麦冬连心炒，二钱　干地黄炒，三钱

水五杯，煮取二杯，分二次温服。

二十九、热入血室，邪去八九，右脉虚数，暮微寒热者，加减复脉汤，仍用参主之。

此热入血室之邪少虚多，亦以复脉为主法。脉右虚数，是邪不独在血分，故仍用参以补气。暮微寒热，不可认作邪实，乃气血俱虚，营卫不和之故。

加减复脉汤仍用参方

即于前复脉汤内，加人参三钱。

三十、热病经水适至，十余日不解，舌痿饮冷，心烦热，神气忽清忽乱，脉右长左沉，瘀热在里也，加减桃仁承气汤主之。

前条十数日不解用玉女煎者，以气分之邪尚多，故用气血两解。此条以脉左沉，不与右之长同，而神气忽乱，定其为蓄血，故以逐血分瘀热为急务也。

加减桃仁承气汤方苦辛走络法

大黄制，三钱　桃仁炒，三钱　细生地六钱　丹皮四钱　泽兰二钱　人中白二钱【即上第二十一条方去芒硝、归、芍而易以生地、泽兰、人中白也。】

水八杯，煮取三杯，先服一杯，候六时，得下黑血，下后神清渴减，止后服。不知，渐进。

按：邵新甫云：考热入血室，《金匮》有五法。第一条主小柴胡，因寒热而用，虽经水适断，急提少阳之邪，勿令下陷为最。第二条伤寒发热，经水适来，已现昼明

夜剧，谵语见鬼，恐人认阳明实证，故有无犯胃气及上二焦之戒。第三条中风寒热，经水适来，七八日脉迟身凉，胸胁满如结胸状，谵语者，显无表证，全露热入血室之候，自当急刺期门，使人知针力比药力尤捷。第四条阳明病下血谵语，但头汗出，亦为热入血室，亦刺期门，汗出而愈。第五条明其一证而有别因为害，如痰潮上脘，昏冒不知，当先化其痰，后除其热。【第五条非另列一法也，总承上四条而分缓急之治，一证者，言其或单有表证之寒热，或单有里证之谵语、结胸等证，而又有别因为害，则当从其急者而先治之。】仲景教人当知变通，故不厌推广其义，乃今人一遇是证，不辨热入之轻重，血室之盈亏，遽与小柴胡汤，贻害必多。要之热甚而血瘀者，与桃仁承气及山甲、归尾之属；血舍空而热者用犀角地黄汤，加丹参、木通之属；表邪未尽而表证仍兼者，不妨借温通为使；血结胸，有桂枝红花汤，参入海蛤、桃仁之治；昏狂甚，进牛黄膏，调入清气化结之煎。【此段最宜着眼，证同而治不同者，全在几希之间。】再观叶案中有两解气血燔蒸之玉女煎法；热甚阴伤，有育阴养气之复脉法；又有护阴涤热之缓攻法。先圣后贤，其治条分缕析，学者审证定方，慎毋拘乎柴胡一法也。

三十一、温病愈后，嗽稀痰而不咳，彻夜不寐者，半夏汤主之

此中焦阳气素虚之人，偶感温病，医以辛凉甘寒或苦寒清温热，不知十衰七八之戒，用药过剂，以致中焦反停寒饮，令胃不和，故不寐也。《素问》云：胃不和则卧不安，饮以半夏汤，覆杯则寐。盖阳气下交于阴则寐，胃居中焦，为阳气下交之道路，中寒饮聚，致令阳气欲下交而无路可循，故不寐也。半夏逐痰饮而和胃，秫米秉燥金之气而成，故能补阳明燥气之不及而渗其饮，饮退则胃和，寐可立至，故曰覆杯则寐也。

半夏汤辛甘淡法

半夏制，八钱　秫米二两。即俗所谓高粱是也，古人谓之稷，今或名为芦稷，如南方难得，则以薏仁代之

水八杯，煮取三杯，分三次温服。

汪按：不寐之因甚多，有阴虚不受阳纳者，有阳亢不入阴者，有胆热者，有肝用不足者，有心气虚者，有心液虚者，有跷脉不和者，有痰饮扰心者。温热病中，往往

有兼不寐者，各察其因而治之，斯不误矣。

三十二、饮退则寐，舌滑，食不进者，半夏桂枝汤主之。

此以胃腑虽和，营卫不和，阳未卒复，故以前半夏汤合桂枝汤，调其营卫，和其中阳，自能食也。

半夏桂枝汤方辛温甘淡法

半夏六钱　秫米一两　白芍六钱　桂枝四钱。虽云桂枝汤，却用小建中汤法。桂枝少于白芍者，表里异治也　炙甘草一钱　生姜三钱　大枣去核，二枚

水八杯，煮取三杯，分温三服。

三十三、温病解后，脉迟，身凉如水，冷汗自出者，桂枝汤主之。

此亦阳气素虚之体质，热邪甫退，即露阳虚，故以桂枝汤复其阳也。

桂枝汤方见上焦篇。但此处用桂枝，分量与芍药等，不必多于芍药也；亦不必啜粥再令汗出，即仲景以桂枝汤小和之法是也。

三十四、温病愈后，面色萎黄，舌淡，不欲饮水，脉迟而弦，不食者，小建中汤主之。

此亦阳虚之质也，故以小建中，小小建其中焦之阳气，中阳复则能食，能食则诸阳皆可复也。

小建中汤方甘温法

白芍酒炒，六钱　桂枝四钱　甘草炙，三钱　生姜三钱　大枣去核，二枚　胶饴五钱

水八杯，煮取三杯，去渣，入胶饴，上火烊化，分温三服。

汪案：温热病虑涸其阴，湿温病虑虚其阳。病后调理，温热当以滋阴为法甘凉或佐甘酸，湿温当以扶阳为法甘温或佐辛甘，不可错误。热病解后，脉静身凉，然而炎威虽退，余焰犹存，略予甘温，燎原复炽，饮食尚能助邪，况参、术、姜、桂，及二陈之类乎！但体质不同，或平素阳虚，或寒凉过当，邪去正衰，不扶其阳则气立孤危，故列益阳数法于右，以备采用，所谓"有者求之，无者求之"，学者固不可不知有此法，然非见之真确，断不可冒昧轻投也。寒湿、湿温，病后化燥，有当用凉润者，可以隅反。

三十五、温病愈后，或一月，至一年，面微赤，脉数，暮热，常思饮不欲食者，五汁饮主之，牛乳饮亦主之。病后肌肤枯燥，小便溺管痛，或微燥咳，或不思食，皆胃阴虚也，与益胃、五汁辈。

前复脉等汤，复下焦之阴。此由中焦胃用之阴不降，胃体之阳独亢，故以甘润法救胃用，配胃体，则自然欲食，断不可与俗套开胃健食之辛燥药，致令燥咳成痨也。

【以上五条，皆温热病后之余证。】

五汁饮、牛乳饮方并见前秋燥门

益胃汤见中焦篇

按：吴又可云："病后与其调理不善，莫若静以待动"，是不知要领之言也。夫病后调理，较易于治病，岂有能治病，反不能调理之理乎！但病后调理，不轻于治病，若其治病之初，未曾犯逆，处处得法，轻者三五日而解，重者七八日而解，解后无余邪，病者未受大伤，原可不必以药调理，但以饮食调理足矣，《经》所谓食养尽之是也。若病之始受既重，医者又有误表、误攻、误燥、误凉之弊，遗殃于病者之气血，将见外感变而为内伤矣。全赖医者善补其过谓未犯他医之逆；或其人阳素虚，阴素亏；或前因邪气太盛，攻剂不得不重；或本虚邪不能张，须随清随补之类，而补人之过谓已犯前医之治逆，退杀气谓余邪或药伤，迎生气或养胃阴，或护胃阳，或填肾阴，或兼固肾阳，以迎其先后天之生气，活人于万全，岂得听之而已哉。万一变生不测，推诿于病者之家，能不愧于心乎？至调理大要，温病后一以养阴为主。饮食之坚硬浓厚者，不可骤进。间有阳气素虚之体质，热病一退，即露旧亏，又不可固执养阴之说，而灭其阳火。故本论中焦篇列益胃、增液、清燥等汤，下焦篇列复脉、三甲、五汁等复阴之法，乃热病调理之常理也。下焦篇又列建中、半夏、桂枝数法，以为阳气素虚，或误伤凉药之用，乃其变也。《经》所谓："有者求之，无者求之，微者责之，盛者责之"，全赖司其任者，心诚求之也。

暑温　伏暑

三十六、暑邪深入少阴消渴者，连梅汤主之；入厥阴麻痹者，连梅汤主之；心热烦躁神迷甚者，先与紫雪丹，再与连梅汤。

肾主五液而恶燥，暑先入心，助心火独亢于上，肾液不供，故消渴也。再心与肾均为少阴，主火，暑为火邪，以火从火，二火相搏，水难为济，不消渴得乎！以黄连泻壮火，使不烁津，以乌梅之酸以生津，合黄连酸苦为阴；以色黑沉降之阿胶救肾水，麦冬、生地合乌梅酸甘化阴，庶消渴可止也。肝主筋而受液于肾，热邪伤阴，筋经无所秉受，故麻痹也。【大凡麻痹，皆气不运行之故，暑温则壮火食气，壮火散气，故麻痹也。】再包络与肝均为厥阴，主风木，暑先入心，包络代受，风火相搏，不麻痹得乎！以黄连泻克水之火，以乌梅得木气之先，补肝之正，阿胶增液而息肝风，冬、地补水以柔木，庶麻痹可止也。心热烦躁神迷甚，先与紫雪丹者，开暑邪之出路，俾梅、连有入路也。

连梅汤方酸甘化阴酸苦泄热法

云连二钱　乌梅去核，三钱　麦冬连心，三钱　生地三钱　阿胶二钱

水五杯，煮取二杯，分二次服。脉虚大而芤者，加人参。

三十七、暑邪深入厥阴，舌灰，消渴，心下板实，呕恶吐蛔，寒热，下利血水，甚至声音不出，上下格拒者，椒梅汤主之。

此土败木乘，正虚邪炽，最危之候。故以酸苦泄热，辅正驱邪立法，据理制方，冀其转关耳。

椒梅汤方酸苦复辛甘法，即仲景乌梅圆法也，方义已见中焦篇【此方自乌梅圆化出，较之连梅，有一刚一柔之分。】

黄连二钱　黄芩二钱　干姜二钱　白芍生，三钱　川椒炒黑，三钱　乌梅去核，三钱　人参二钱　枳实一钱五分　半夏二钱

水八杯，煮取三杯，分三次服。

三十八、暑邪误治，胃口伤残，延及中下，气塞填胸，燥乱口渴，邪结内踞，清

浊交混者，来复丹主之。

此正气误伤于药，邪气得以窃据于中，固结而不可解，攻补难施之危证，勉立旋转清浊一法耳。

来复丹方酸温法

太阴元精石一两　舶上硫黄一两　硝石一两，同硫黄为末，微火炒结砂子大　橘红二钱　青皮去白，二钱　五灵脂澄去砂，炒令烟尽，二钱

〔方论〕　晋三王氏云：《易》言一阳来复于下，在人则为少阳生气所出之脏。病上盛下虚，则阳气去，生气竭，此丹能复阳于下，故曰来复。元精石乃盐卤至阴之精，硫黄乃纯阳石火之精，寒热相配，阴阳互济，有扶危拯逆之功；硝石化硫为水，亦可佐元、硫以降逆；灵脂引经入肝最速，能引石性内走厥阴，外达少阳，以交阴阳之枢纽；使以橘红、青皮者，纳气必先利气，用以为肝胆之向导也。

三十九、暑邪久热，寝不安，食不甘，神识不清，阴液元气两伤者，三才汤主之。

凡热病久入下焦，消烁真阴，必以复阴为主。其或元气亦伤，又必兼护其阳。三才汤两复阴阳，而偏于复阴为多者也。温热、温疫末传，邪退八九之际，亦有用处。暑温末传，亦有用复脉、三甲、黄连阿胶等汤之处。彼此互参，勿得偏执。盖暑温不列于诸温之内，而另立一门者，以后夏至为病暑，湿气大动，不兼湿不得名暑温，仍归温热门矣。既兼湿，则受病之初，自不得与诸温同法，若病至末传，湿邪已化，惟余热伤之际，其大略多与诸温同法，其不同者，前后数条，已另立法矣。

三才汤方甘凉法

人参三钱　天冬二钱　干地黄五钱

水五杯，浓煎两杯，分二次温服。欲复阴者，加麦冬、五味子。欲复阳者，加茯苓、炙甘草。

四十、蓄血，热入血室，与温热同法。

四十一、伏暑、湿温胁痛，或咳，或不咳，无寒，但潮热，或竟寒热如疟状，不可误认柴胡证，香附旋覆花汤主之；久不解者，间用控涎丹。【此证亦有兼眩冒、欲渴、欲

呕或有时烦躁者。】

按：伏暑、湿温，积留支饮，悬于胁下，而成胁痛之证甚多，即《金匮》水在肝而用十枣之证。彼因里水久积，非峻攻不可；此因时令之邪，与里水新搏，其根不固，不必用十枣之太峻。只以香附、旋覆，善通肝络而逐胁下之饮；苏子、杏仁，降肺气而化饮；所谓建金以平木；广皮、半夏消痰饮之正；茯苓、薏仁开太阳而合阳明，所谓治水者必实土，中流涨者开支河之法也。用之得当，不过三五日自愈。其或前医不识病因，不合治法，致使水无出路，久居胁下，恐成悬饮内痛之证，为患非轻，虽不必用十枣之峻，然不能出其范围，故改用陈无择之控涎丹，缓攻其饮。

香附旋覆花汤方苦辛淡合芳香开络法

生香附三钱　旋覆花绢包，三钱　苏子霜三钱　广皮二钱　半夏五钱　茯苓块三钱　薏仁五钱

水八杯，煮取三杯，分三次温服。腹满者，加厚朴；痛甚者，加降香末。

控涎丹方苦寒从治法

痰饮，阴病也。以苦寒治阴病，所谓求其属以衰之是也。按：肾经以脏而言，属水，其味咸，其气寒；以经而言，属少阴，主火，其味苦，其气化燥热。肾主水，故苦寒为水之属，不独咸寒为水之属也，盖真阳藏之于肾，故肾与心并称少阴，而并主火也，知此理则知用苦寒、咸寒之法矣。泻火之有余用苦寒，寒能制火，苦从火化，正治之中，亦有从治；泻水之太过，亦用苦寒，寒从水气，苦从火味，从治之中，亦有正治，所谓水火各造其偏之极，皆相似也。苦咸寒治火之有余、水之不足为正治，亦有治水之有余、火之不足者，如介属芒硝并能行水，水行则火复，乃从治也。

甘遂去心制　大戟去皮制　白芥子

上等分为细末，神曲糊为丸，梧子大，每服九丸，姜汤下，壮者加之，羸者减之，以知为度。【以上暑温六条。】

寒湿 便血、咳嗽、疝瘕附

四十二、湿之为物也，在天之阳时为雨露，阴时为霜雪，在山为泉，在川为水，包含于土中者为湿。其在人身也，上焦与肺合，中焦与脾合，其流于下焦也，与少阴癸水合。

此统举湿在天地人身之大纲。【为湿立案，语妙千古。不言寒者，寒本于湿，言湿而寒在其中矣。】异出同源，以明土为杂气，水为天一所生，无处不合者也。上焦与肺合者，肺主太阳湿土之气，肺病湿则气不得化，有霾雾之象，向之火制金者，今反水克火矣，故肺病而心亦病也。观《素问》寒水司天之年，则曰阳气不令，湿土司天之年，则曰阳光不治自知，故上焦一以开肺气救心阳为治。中焦与脾合者，脾主湿土之质，为受湿之区，故中焦湿证最多；脾与胃为夫妻，脾病而胃不能独治，再胃之脏象为土，土恶湿也，故开沟渠，运中阳，崇刚土，作堤防之治，悉载中焦。上中不治，其势必流于下焦。《易》曰：水流湿，《素问》曰：湿伤于下。下焦乃少阴癸水，湿之质即水也，焉得不与肾水相合。吾见湿流下焦，邪水旺一分，正水反亏一分，正愈亏而邪愈旺，不可为矣。夫肾之真水，生于一阳，坎中满也，故治少阴之湿，一以护肾阳，使火能生土为主；肾与膀胱为夫妻，泄膀胱之积水，从下治，亦所以安肾中真阳也。脾为肾之上游，升脾阳，从上治，亦所以使水不没肾中真阳也。其病厥阴也奈何？盖水能生木，水太过，木反不生，木无生气，自失其疏泄之任，《经》有"风湿交争，风不胜湿"之文，可知湿土太过，则风木亦有不胜之时，故治厥阴之湿，以复其风木之本性，使能疏泄为主也。

本论原以温热为主，而类及于四时杂感。以宋元以来，不明仲景《伤寒》一书专为伤寒而设，乃以《伤寒》一书，应四时无穷之变，殊不合拍，遂至人著一书，而悉以伤寒名书。陶氏则以一人而屡著伤寒书，且多立妄诞不经名色，使后世学者，如行昏雾之中，渺不自觉其身之坠于渊也。今胪列四时杂感，春温、夏热、长夏暑湿、秋燥、冬寒，得其要领，效如反掌。夫春温、夏热、秋燥，所伤皆阴液也，学者苟能时时预护，处处提防，岂复有精竭人亡之虑。伤寒所伤者阳气也，学者诚能保护得法，自无寒化热而伤阴，水负火而难救之虞。【燥亦有伤阳者，详见杂说。】即使有受伤处，临证者知何者当护阳，何者当救阴，何者当先护阳，何者当先救阴，因端竟委，可备知终始而超道妙之神。瑭所以三致意者，乃在湿温一证。盖土为杂气，寄旺四时，藏垢纳污，无所不受，其间错综变化，不可枚举。其在上焦也，如伤寒；其在下焦也，如内伤；其在中焦也，或如外感，或如内伤。至人之受病也，亦有外感，亦有内伤，使学者心摇目眩，无从捉摸。其变证也，则有湿痹、水气、咳嗽、痰饮、黄汗、黄瘅、肿胀、疟疾、痢疾、淋症、带症、便血、疝气、痔疮、痈脓等证，较之风火燥寒四门之中，倍而又倍，苟非条分缕析，体贴入微，未有不张冠李戴者。

汪按：近代俗医，皆以伤寒法治温、热、暑、燥，入手妄用表散，末后又误认虚劳，妄行补阴补阳，以至生民夭枉，此书所为作也。若湿温之症，则又不然。世有粗工，稍知热病，一遇湿温，亦以温热之法施之，较之误认温热为伤寒者，厥罪惟均。【学者宜细心分别。】盖湿温一证，半阴半阳，其反复变迁，不可穷极，而又缠绵黏腻，不似伤寒之一表即解，温热之一清即愈。施治之法，万绪千端，无容一毫执著。篇中所述，亦只举其一隅，学者务宜勤求古训，精研理气，而后能贯通融会，泛应不穷。《经》云："知其要者，一言而终；不知其要，流散无穷"，是在潜心深造者矣。

四十三、湿久不治，伏足少阴，舌白身痛，足跗浮肿，鹿附汤主之。【此治湿伤肾证一法。】

湿伏少阴，故以鹿茸补督脉之阳。督脉根于少阴，所谓八脉丽于肝肾也；督脉总督诸阳，此阳一升，则诸阳听令。附子补肾中真阳，通行十二经，佐之以菟丝，凭空行气而升发少阴，则身痛可休。独以一味草果，温太阴独胜之寒以醒脾阳，则地气上蒸天气之白苔可除；且草果，子也，凡子皆达下焦。以茯苓淡渗，佐附子开膀胱，小便得利，而跗肿可愈矣。

鹿附汤方苦辛咸法

鹿茸五钱　附子三钱　草果一钱　菟丝子三钱　茯苓五钱

水五杯，煮取二杯，日再服，渣再煮一杯服。

四十四、湿久，脾阳消乏，肾阳亦惫者，安肾汤主之。【此治湿伤脾，并及于肾者又

一法。】

凡肾阳惫者，必补督脉，故以鹿茸为君，附子、韭子等补肾中真阳；但以苓、术二味，渗湿而补脾阳，釜底增薪法也其曰安肾者，肾以阳为体，体立而用安矣。

安肾汤方辛甘温法

鹿茸三钱　　胡芦巴三钱　　补骨脂三钱　　韭子一钱　　大茴香二钱　　附子二钱　　茅术二钱
茯苓三钱　　菟丝子三钱

水八杯，煮取三杯，分三次服。大便溏者，加赤石脂。久病恶汤者，可用二拾分作丸。

四十五、湿久伤阳，痿弱不振，肢体麻痹，痔疮下血，术附姜苓汤主之。【此治湿伤脾肾两阳，由脏而及于腑者。】

按：痔疮有寒湿、热湿之分，下血亦有寒湿、热湿之分，本论不及备载，但载寒湿痔疮下血者，以世医但知有热湿痔疮下血，悉以槐花、地榆从事，并不知有寒湿之因，畏姜、附如虎，故因下焦寒湿而类及之，方则两补脾肾两阳也。

术附姜苓汤方辛温苦淡法

生白术五钱　　附子三钱　　干姜三钱　　茯苓五钱

水五杯，煮取二杯，日再服。

四十六、先便后血，小肠寒湿，黄土汤主之。【此治湿伤腑阳而并及于脏阴者。】

此因上条而类及，以补偏救弊也，义见前条注下。前方纯用刚者，此方则以刚药健脾而渗湿，柔药保肝肾之阴，而补丧失之血，刚柔相济，又立一法，以开学者门径。后世黑地黄丸法，盖仿诸此。

黄土汤方甘苦合用刚柔互济法

甘草三两　　干地黄三两　　白术三两　　附子炮，三两　　阿胶三两　　黄芩三两　　灶中黄土半斤

水八升，煮取二升，分温二服。分量服法，悉录古方，未敢增减，用者自行斟酌可也。

徵按：李东垣云：古之方剂分量，与今不同。云一升，即今之大白盏也；日字，二分半也；铢，四分也；四字曰钱，十分也；二十四铢为一两。云三两，即今之二两；云一两，即今之六钱半也；云一升，即二合半也；古之一两，今用六钱可也。以

上所用古方，俱可类推。

四十七、秋湿内伏，冬寒外加，脉紧无汗，恶寒身痛，喘咳稀痰，胸满，舌白滑，恶水不欲饮，甚则倚息不得卧，腹中微胀，小青龙汤主之；脉数有汗，小青龙去麻、辛主之；大汗出者，倍桂枝，减干姜，加麻黄根。【此治秋湿至冬而发，移步换形法。】

此条以《经》有"秋伤于湿，冬生咳嗽"之明文，故补三焦饮症数则，略示门径。按：《经》谓"秋伤于湿"者，以长夏湿土之气，介在夏秋之间，七月大火西流，月建申，申者，阳气毕伸也，湿无阳气不发，阳伸之极，湿发亦重，人感此而至冬日寒水司令，湿水同体相搏而病矣。【明乎此方，可与之言《经》。从来注家，孰论及此。】喻氏擅改经文，谓湿曰燥者，不明六气运行之道。如大寒，冬令也，厥阴气至而纸鸢起矣。四月，夏令也，古谓首夏犹清和，俗谓四月为麦秀寒，均谓时虽夏令，风木之气犹未尽灭也。他令仿此。至于湿土寄旺四时，虽在冬令，朱子谓"将大雨雪，必先微温"，盖微温则阳气通，阳通则湿行，湿行而雪势成矣，况秋日竟无湿气乎！【此一段使喻氏复起，当亦为之心折矣。】此其间有说焉，《经》所言之秋，指中秋以前而言，秋之前半截也；喻氏所指之秋，指秋分以后而言，秋之后半截也。古脱燥论，盖世远年湮，残缺脱简耳。喻氏补论诚是，但不应擅改经文，竟崇己说，而不体之日月运行，寒暑倚伏之理与气也。喻氏学问诚高，特霸气未消，其温病论亦犯此病。【眼前都是至理，不明乎今者，不可与之言古。】学者遇咳嗽之证，兼合脉色，以详察其何因，为湿，为燥，为风，为火，为阴虚，为阳弱，为前候伏气，为现行时令，为外感而发动内伤，为内伤而招引外感，历历分明。或当用温用凉，用补用泻，或寓补于泻，或寓泻于补，择用先师何法何方，妙手空空，毫无成见，因物付物，自无差忒矣。即如此症，以喘咳痰稀，不欲饮水，胸满腹胀，舌白，定其为伏湿痰饮所致。以脉紧无汗，为遇寒而发，故用仲景先师辛温甘酸之小青龙，外发寒而内蠲饮，龙行而火随，故寒可去；龙动而水行，故饮可蠲。【用青龙汤者，知此义否。】以自汗脉数此因饮邪上冲肺气之数，不可认为火数，为遇风而发，不可再行误汗伤阳，使饮无畏忌，故去汤中之麻黄、细辛，发太阳、少阴之表者。【非真寒伤太阳经者，不可用麻黄、细辛。】倍桂枝以安其表。汗甚则以麻黄根收表疏之汗。夫根有归束之义，麻黄能行太阳之表，即以其根归束太阳之气也。大汗出减干姜者，畏其辛而致汗也。有汗去麻、辛不去干姜者，干姜根而中实，色黄而圆土象也，土性缓，不比麻黄干而中空，色青而直。木象也，木性急，干姜岂性缓药哉！较之麻黄为缓耳。且干姜得丙火煅炼而成，能守中阳；麻黄则纯行卫阳，故其慓急之性，远甚于干姜也。细辛细而辛窜，走络最急也。且少阴经之报使，误发少阴汗者，必伐血。

小青龙汤方辛甘复酸法

麻黄去节，三钱　甘草炙，三钱　桂枝去皮，五钱　芍药三钱　五味二钱　干姜三钱　半夏五钱　细辛二钱

水八碗，先煮麻黄减一碗许，去上沫，内诸药，煮取三碗，去滓，温服一碗。得效，缓后服，不知，再服。

四十八、喘咳息促，吐稀涎，脉洪数，右大于左，喉哑，是为热饮，麻杏石甘汤主之。

《金匮》谓：病痰饮者，当以温药和之。盖饮属阴邪，非温不化，故饮病当温者，十有八九，然当清者，亦有一二。如此证息促，知在上焦；涎稀，知非劳伤之咳，亦非火邪之但咳无痰而喉哑者可比；右大于左，纯然肺病，此乃饮邪隔拒，心火壅遏，肺气不能下达。音出于肺，金实不鸣。故以麻黄中空而达外，杏仁中实而降里，石膏辛淡性寒，质重而气清轻，合麻杏而宣气分之郁热，甘草之甘以缓急，补土以生金也。按：此方，即大青龙之去桂枝、姜、枣者也。

麻杏石甘汤方辛凉甘淡法

麻黄去节，三钱　杏仁去皮尖，碾细，三钱　石膏碾，三钱　甘草炙，二钱

水八杯，先煮麻黄，减二杯，去沫，内诸药，煮取三杯，先服一杯，以喉亮为度。

四十九、支饮不得息，葶苈大枣泻肺汤主之。

支饮上壅胸膈，直阻肺气，不令下降，呼吸难通，非用急法不可。故以禀金火之气，破癥瘕积聚，通利水道，性急之葶苈，急泻肺中之壅塞；然其性慓悍，药必入胃过脾，恐伤脾胃中和之气，故以守中缓中之大枣，护脾胃而监制之，使不旁伤他脏，一急一缓，一苦一甘，相须成功也。

葶苈大枣泻肺汤 苦辛甘法

苦葶苈炒香，碾细，三钱　　大枣去核，五枚

水五杯，煮成二杯，分二次服，得效，减其制，不效，再作服，衰其大半而止。

五十、饮家反渴，必重用辛，上焦加干姜、桂枝，中焦加枳实、橘皮，下焦加附子、生姜。

《金匮》谓：干姜、桂枝为热药也，服之当遂渴，今反不渴者，饮也。足以不渴定其为饮，人所易知也。又云："水在肺，其人渴"，是饮家亦有渴症，人所不知。今人见渴投凉，轻则用花粉、冬、地，重则用石膏、知母，全然不识病情。盖火咳无痰，劳咳胶痰，饮咳稀痰，兼风寒则难出，不兼风寒则易出，深则难出，浅则易出。其在上焦也，郁遏肺气，不能清肃下降，反挟心火上升烁咽，渴欲饮水，愈饮愈渴，饮后水不得行，则愈饮愈咳，愈咳愈渴，明知其为饮而渴也，用辛何妨，《内经》所谓辛能润是也。以干姜峻散肺中寒水之气，而补肺金之体，使肺气得宣，而渴止咳定矣。其在中焦也，水停心下，郁遏心气不得下降，反来上烁咽喉，又格拒肾中真液，不得上潮于喉，故嗌干而渴也。重用枳实急通幽门，使水得下行而脏气各安其位，各司其事，不渴不咳矣。其在下焦也，水郁膀胱，格拒真水不得外滋上潮，且邪水旺一分，真水反亏一分，藏真水者，肾也，肾恶燥，又肾脉入心，由心入肺，从肺系上循喉咙，平人之不渴者，全赖此脉之通调，开窍于舌下玉英、廉泉，今下焦水积而肾脉不得通调，故亦渴也。附子合生姜为真武法，补北方司水之神，使邪水畅流，而真水滋生矣，大抵饮家当恶水，不渴者其病犹轻，渴者其病必重。如温热应渴，渴者犹轻，不渴者甚重，反象也。所谓加者，于应用方中，重加之也。

五十一、饮家阴吹，脉弦而迟，不得固执《金匮》法，当反用之，橘半桂苓枳姜汤主之。

《金匮》谓：阴吹正喧，猪膏发煎主之。盖以胃中津液不足，大肠津液枯槁，气不后行，逼走前阴，故重用润法，俾津液充足流行，浊气仍归旧路矣。若饮家之阴吹，则大不然。【阴吹亦有受风而作者，然必先蓄湿在内。】盖痰饮盘踞中焦，必有不寐、不食、不饥、不便、恶水等证，脉不数而迟弦，其为非津液之枯槁，乃津液之积聚胃口可知。故用九窍不和，皆属胃病例，峻通胃液下行，使大肠得胃中津液滋润而病如

失矣。此证系余治验，故附录于此，以开一条门径。

橘半桂苓枳姜汤苦辛淡法

半夏二两　小枳实一两　橘皮六钱　桂枝一两　茯苓块六钱　生姜六钱

甘澜水十碗，煮成四碗，分四次，日三夜一服，以愈为度。愈后以温中补脾，使饮不聚为要。其下焦虚寒者，温下焦。肥人用温燥法，瘦人用温平法。

按：痰饮有四，除久留之伏饮，非因暑湿暴得者不议外；悬饮已见于伏暑例中，暑饮相搏，见上焦篇第二十九条；兹特补支饮、溢饮之由，及暑湿暴得者，望医者及时去病，以免留伏之患。并补《金匮》所未及者二条，以开后学读书之法。【能从此等处留心，则学日进，所以读书贵乎得间也。】《金匮》溢饮条下，谓大青龙汤主之，小青龙汤亦主之。注家俱不甚晰，何以同一溢饮，而用寒用热，两不相侔哉？按：大青龙有石膏、杏仁、生姜、大枣，而无干姜、细辛、五味、半夏、白芍，盖大青龙主脉洪数、面赤、喉哑之热饮，小青龙主脉弦紧、不渴之寒饮也。由此类推，"胸中有微饮，苓桂术甘汤主之，肾气丸亦主之"，苓桂术甘，外饮治脾也；肾气丸，内饮治肾也。再胸痹门中，"胸痹心中痞，留气结在胸，胸满，胁下逆抢心，枳实薤白汤主之，人参汤亦主之"，又何以一通一补，而主一胸痹乎？盖胸痹因寒湿痰饮之实证，则宜通阳，补之不惟不愈，人参增气且致喘满；若无风寒痰饮之外因、不内外因，但系胸中清阳之气不足而痹痛者，如苦读书而妄想，好歌曲而无度，重伤胸中阳气者，老人清阳日薄者，若再以薤白、瓜蒌、枳实，滑之，泻之，通之，是速之成劳也，断非人参汤不可。学者能从此类推，方不死于句下，方可与言读书也。

五十二、暴感寒湿成疝，寒热往来，脉弦反数，舌白滑，或无苔不渴，当脐痛，或胁下痛，椒桂汤主之。

此小邪中里证也。疝，气结如山也。此肝脏本虚，或素有肝郁，或因暴怒，又猝感寒湿，秋月多得之。既有寒热之表证，又有脐痛之里证，表里俱急，不得不用两解。方以川椒、吴萸、小茴香直入肝脏之里，又芳香化浊流气；以柴胡从少阳领邪出表，病在肝治胆也；又以桂枝协济柴胡者，病在少阴，治在太阳也，《经》所谓病在脏治其腑之义也，况又有寒热之表证乎！佐以青皮、广皮，从中达外，峻伐肝邪也；使以良姜，温下焦之里也；水用急流，驱浊阴使无留滞也。

椒桂汤方_{苦辛通法}

川椒_{炒黑，六钱}　桂枝_{六钱}　良姜_{三钱}　柴胡_{六钱}　小茴香_{四钱}　广皮_{三钱}　吴茱萸_{泡淡，四钱}　青皮_{三钱}

急流水八碗，煮成三碗，温服一碗，覆被令微汗佳；不汗，服第二碗，接饮生姜汤促之；得汗，次早服第三碗，不必覆被再令汗。

五十三、寒疝脉弦紧，胁下偏痛，发热，大黄附子汤主之。

此邪居厥阴，表里俱急，故用温下法以两解之也。脉弦为肝郁，紧，里寒也；胁下偏痛，肝胆经络为寒湿所搏，郁于血分而为痛也；发热者，胆因肝而郁也。故用附子温里通阳，细辛暖水脏而散寒湿之邪；肝胆无出路，故用大黄，借胃腑以为出路也；大黄之苦，合附子、细辛之辛，苦与辛合，能降能通，通则不痛也。

大黄附子汤方_{苦辛温下法}

大黄_{五钱}　熟附子_{五钱}　细辛_{三钱}

水五杯，煮取两杯，分温二服_{原方分量甚重，此则从时改轻，临时对证斟酌。}

五十四、寒疝，少腹或脐旁，下引睾丸，或掣胁，下掣腰，痛不可忍者，天台乌药散主之。

此寒湿客于肝肾小肠而为病，故方用温通足厥阴、手太阳之药也。乌药祛膀胱冷气，能消肿止痛；木香透络定痛；青皮行气伐肝；良姜温脏劫寒；茴香温关元，暖腰肾，又能透络定痛；槟榔至坚，直达肛门散结气，使坚者溃，聚者散，引诸药逐浊气，由肛门而出；川楝导小肠湿热，由小便下行，炒以斩关夺门之巴豆，用气味而不用形质，使巴豆帅气药散无形之寒，随槟榔下出肛门；川楝得巴豆迅烈之气，逐有形之湿，从小便而去，俾有形无形之结邪，一齐解散而病根拔矣。

按：疝瘕之证尚多，以其因于寒湿，故因下焦寒湿而类及三条，略示门径，直接中焦篇腹满腹痛等证。古人良法甚伙，而张子和专主于下，本之《金匮》病至其年月日时复发者当下之例，而方则从大黄附子汤悟入，并将淋、带、痔疮、癃闭等证，悉收入疝门，盖皆下焦寒湿湿热居多。而叶氏于妇科久病癥瘕，则以通补奇经，温养肝肾为主，盖本之《内经》"任脉为病，男子七疝，女子带下瘕聚"也。此外良法甚多，学者当于各家求之，兹不备载。

天台乌药散方苦辛热急通法

乌药五钱　木香五钱　小茴香炒黑，五钱　良姜炒，五钱　青皮五钱　川楝子十枚　巴豆七十二粒　槟榔五钱

先以巴豆微打破，加麸数合，炒川楝子，以巴豆黑透为度，去巴豆、麸子不用，但以川楝同前药为极细末，黄酒和服一钱。不能饮者，姜汤代之。重者日再服，痛不可忍者，日三服。

湿温　疟、痢附

五十五、湿温久羁，三焦弥漫，神昏窍阻，少腹硬满，大便不下，宣清导浊汤主之。【自此以后二十三条皆补前第四十二条之所引而未发者，故另立一门，以见湿者有寒热之分，而湿温之变化无穷也。】

此湿久郁结于下焦气分，闭塞不通之象，故用能升、能降、苦泄滞、淡渗湿之猪苓，合甘少淡多之茯苓，以渗湿利气；寒水石色白性寒，由肺直达肛门，宣湿清热，盖膀胱主气化，肺开气化之源，肺藏魄，肛门曰魄门，肺与大肠相表里之义也；晚蚕砂化浊中清气，大凡肉体未有死而不腐者，蚕则僵而不腐，得清气之纯粹者也，故其粪不臭不变色，得蚕之纯清，虽走浊道而清气独全，既能下走少腹之浊部，又能化浊湿而使之归清，以己之正，正人之不正也，用晚者，本年再生之蚕，取其生化最速也；皂荚辛咸性燥，入肺与大肠，金能退暑，燥能除湿，辛能通上下关窍，子更直达下焦，通大便之虚闭，合之前药，俾郁结之湿邪，由大便而一齐解散矣。二苓、寒石，化无形之气；蚕砂、皂子，逐有形之湿也。

宣清导浊汤苦辛淡法

猪苓五钱　茯苓五钱　寒水石六钱　晚蚕沙四钱　皂荚子去皮，三钱

水五杯，煮成两杯，分二次服，以大便通快为度。

五十六、湿凝气阻，三焦俱闭，二便不通，半硫丸主之。

热伤气，湿亦伤气者何？热伤气者，肺主气而属金，火克金则肺所主之气伤矣。

湿伤气者，肺主天气，脾主地气，俱属太阴湿土，湿气太过，反伤本脏化气，湿久浊凝，至于下焦，气不惟伤而且阻矣。气为湿阻，故二便不通，今人之通大便，悉用大黄，不知大黄性寒，主热结有形之燥粪；若湿阻无形之气，气既伤而且阻，非温补真阳不可。硫黄热而不燥，能疏利大肠，半夏能入阴，燥胜湿，辛下气，温开郁，三焦通而二便利矣。按：上条之便闭，偏于湿重，故以行湿为主；此条之便闭，偏于气虚，故以补气为主。盖肾司二便，肾中真阳为湿所困，久而弥虚，失其本然之职，故助之以硫黄；肝主疏泄，风湿相为胜负，风胜则湿行，湿凝则风息，而失其疏泄之能，故通之以半夏。若湿尽热结，实有燥粪不下，则又不能不用大黄矣。学者详审其证可也。

半硫丸酸辛温法

石硫黄硫黄有三种：土黄、水黄、石黄也。入药必须用产于石者。土黄土纹，水黄直丝，色皆滞暗而臭；惟石硫黄方棱石纹而有宝光不臭，仙家谓之黄矾，其形大势如矾。按：硫黄感日之精，聚土之液，相结而成。生于艮土者佳，艮土者，少土也，其色晶莹，其气清而毒小。生于坤土者恶，坤土者，老土也，秽浊之所归也，其色板滞，其气浊而毒重，不堪入药，只可作火药用。石黄产于外洋，来自舶上，所谓倭黄是也。入莱菔内煮六时则毒去 半夏制

上二味，各等分为细末，蒸饼为丸梧子大，每服一二钱，白开水送下。按：半硫丸通虚闭，若久久便溏，服半硫丸亦能成条，皆其补肾燥湿之功也。

五十七、浊湿久留，下注于肛，气闭，肛门坠痛，胃不喜食，舌苔腐白，术附汤主之。

此浊湿久留肠胃，致肾阳亦困，而肛门坠痛也。肛门之脉曰尻，肾虚则痛，气结亦痛。但气结之痛有二：寒湿、热湿也。热湿气实之坠痛，如滞下门中用黄连、槟榔之证是也。此则气虚而为寒湿所闭，故以参、附峻补肾中元阳之气，姜、术补脾中健运之气，朴、橘行浊湿之滞气，俾虚者充，闭者通，浊者行，而坠痛自止，胃开进食矣。按：肛痛有得之大恐或房劳者，治以参、鹿之属，证属虚劳，与此对勘，故并及之。再此条应入寒湿门，以与上三条有互相发明之妙，故列于此，以便学者之触悟也。

术附汤方苦辛温法

生茅术五钱　人参二钱　厚朴三钱　生附子三钱　炮姜三钱　广皮三钱

水五杯，煮成两杯，先服一杯；约三时，再服一杯，以肛痛愈为度。

五十八、疟邪久羁，因疟成劳，谓之劳疟；络虚而痛，阳虚而胀，胁有疟母，邪留正伤，加味异功汤主之。

此证气血两伤。《经》云：劳者温之，故以异功温补中焦之气，归、桂合异功温养下焦之血，以姜、枣调和营卫，使气血相生而劳疟自愈。此方补气，人所易见，补血人所不知，《经》谓：中焦受气，取汁变化而赤，是谓血。凡阴阳两伤者，必于气中补血，定例也。

加味异功汤方辛甘温阳法

人参三钱　当归一钱五分　肉桂一钱五分　炙甘草二钱　茯苓三钱　於术炒焦，三钱　生姜三钱　大枣去核，二枚　广皮二钱

水五杯，煮成两杯，渣再煮一杯，分三次服。

五十九、疟久不解，胁下成块，谓之疟母，鳖甲煎丸主之。

疟邪久扰，正气必虚，清阳失转运之机，浊阴生窃踞之渐，气闭则痰凝血滞，而块势成矣。胁下乃少阳、厥阴所过之地。按：少阳、厥阴为枢，疟不离乎肝胆，久扰则脏腑皆困，转枢失职，故结成积块，居于所部之分。谓之疟母者，以其由疟而成，且无已时也。按：《金匮》原文："病疟以月一日发，当以十五日愈；设不瘥，当月尽解；如其不瘥，当云何？此结为癥瘕，名曰疟母，急治之，宜鳖甲煎丸。"盖人身之气血与天地相应，故疟邪之着于人身也，其盈缩进退，亦必与天地相应。如月一日发者，发于黑昼月廓空时，气之虚也，当俟十五日愈。五者，生数之终；十者，成数之极；生成之盈数相会，五日一元，十五日三元一周；一气来复，白昼月廓满之时，天气实而人气复，邪气退而病当愈。设不瘥，必俟天气再转，当于月尽解。如其不瘥，又当云何？然月自亏而满，阴已盈而阳已缩；自满而亏，阳已长而阴已消。天地阴阳之盈缩消长已周，病尚不愈，是本身之气血，不能与天地之化机相为流转，日久根深，牢不可破，故宜急治也。

鳖甲煎丸方

鳖甲炙，十二分　　乌扇烧，三分　　黄芩三分　　柴胡六分　　鼠妇熬，三分　　干姜三分　　大黄三分　　芍药五分　　桂枝三分　　葶苈熬，一分　　石韦去毛，三分　　厚朴三分　　牡丹皮五分　　瞿麦二分　　紫葳三分　　半夏一分　　人参一分　　䗪虫熬，五分　　阿胶炒，三分　　蜂窝炙，四分　　赤硝十二分　　蜣螂熬，六分　　桃仁二分

上二十三味，为细末。取煅灶下灰一斗，清酒一斛五斗，浸灰，俟酒尽一半，煮鳖甲于中，煮令泛烂如胶漆，绞取汁，纳诸药煎为丸，如梧子大。空心服七丸，日三服。

〔方论〕　此辛苦通降，咸走络法。鳖甲煎丸者，君鳖甲而以煎成丸也，与他丸法迥异，故曰煎丸。方以鳖甲为君者，以鳖甲守神入里，专入肝经血分，能消癥瘕，领带四虫，深入脏络，飞者升，走者降，飞者兼走络中气分，走者纯走络中血分。助以桃仁、丹皮、紫葳之破满行血，副以葶苈、石韦、瞿麦之行气渗湿，臣以小柴胡、桂枝二汤，总去三阳经未结之邪；大承气急驱入腑已结之渣滓；佐以人参、干姜、阿胶，护养鼓荡气血之正，俾邪无容留之地，而深入脏络之病根拔矣。按：小柴胡汤中有甘草，大承气汤中有枳实，仲景之所以去甘草，畏其太缓，凡走络药不须守法；去枳实，畏其太急而直走肠胃，亦非络药所宜也。

六十、太阴三疟，腹胀不渴，呕水，温脾汤主之。

三疟本系深入脏真之痼疾，往往经年不愈，现脾胃症，犹属稍轻。腹胀不渴，脾寒也，故以草果温太阴独胜之寒，辅以厚朴消胀。呕水者，胃寒也，故以生姜降逆，辅以茯苓渗湿而养正。蜀漆乃常山苗，其性急走疟邪，导以桂枝，外达太阳也。

温脾汤方苦辛温里法

草果二钱　　桂枝三钱　　生姜五钱　　茯苓五钱　　蜀漆炒，三钱　　厚朴三钱

水五杯，煮取两杯，分三次温服。

六十一、少阴三疟，久而不愈，形寒嗜卧，舌淡脉微，发时不渴，气血两虚，扶阳汤主之。

《疟论》篇：黄帝问曰：时有间二日，或至数日发，或渴或不渴，其故何也？岐伯曰：其间日者，邪气客于六腑，而有时与卫气相失，不能相得，故休数日乃作也。

疟者，阴阳更胜也。或甚或不甚，故或渴或不渴。《刺疟》篇曰：足少阴之疟，令人呕吐甚，多寒热，热多寒少，欲闭户牖而处，其病难已。夫少阴疟，邪入至深，本难速已；三疟又系积重难反，与卫气相失之证，久不愈，其常也。既已久不愈矣，气也、血也，有不随时日耗散也哉？形寒嗜卧，少阴本证，舌淡脉微不渴，阳微之象。故以鹿茸为君，峻补督脉。一者八脉丽于肝肾，少阴虚，则八脉亦虚；一者督脉总督诸阳，为卫气之根本。人参、附子、桂枝，随鹿茸而峻补太阳，以实卫气；当归随鹿茸以补血中之气，通阴中之阳；单以蜀漆一味，急提难出之疟邪，随诸阳药努力奋争，由卫而出。阴脏阴证，故汤以扶阳为名。

扶阳汤辛甘温阳法

鹿茸生锉末，先用黄酒煎得，五钱　　熟附子三钱　　人参二钱　　粗桂枝三钱　　当归二钱蜀漆炒黑，三钱

水八杯，加入鹿茸酒，煎成三小杯，日三服。

六十二、厥阴三疟，日久不已，劳则发热，或有痞结，气逆欲呕，减味乌梅圆法主之。

凡厥阴病甚，未有不犯阳明者。邪不深不成三疟。三疟本有难已之势，既久不已，阴阳两伤。劳则内发热者，阴气伤也；痞结者，阴邪也；气逆欲呕者，厥阴犯阳明，而阳明之阳将惫也。故以乌梅圆法之刚柔并用，柔以救阴，而顺厥阴刚脏之体，刚以救阳，而充阳明阳腑之体也。

减味乌梅圆法酸苦为阴，辛甘为阳复法

以下方中多无分量，以分量本难预定，用者临时斟酌可也。

半夏　黄连　干姜　吴萸　茯苓　桂枝　白芍　川椒炒黑　乌梅

按疟痢两门，日久不治，暑湿之邪，与下焦气血混处者，或偏阴、偏阳、偏刚、偏柔；或宜补、宜泻、宜通、宜涩；或从太阴，或从少阴，或从厥阴，或护阳明，其证至杂至多，不及备载。本论原为温暑而设，附录数条于湿温门中者，以见疟痢之原起于暑湿，俾学者识得源头，使杂症有所统属，粗具规模而已。欲求美备，勤绎各家。

六十三、酒客久痢，饮食不减，茵陈白芷汤主之。

久痢无他证，而且能饮食如故，知其病之未伤脏真胃土，而在肠中也；痢久不止者，酒客湿热下注，故以风药之辛，佐以苦味入肠，芳香凉淡也。盖辛能胜湿而升脾阳，苦能渗湿清热，芳香悦脾而燥湿，凉能清热，淡能渗湿也，俾湿热去而脾阳升，痢自止矣。

茵陈白芷汤方苦辛淡法

绵茵陈　白芷　北秦皮　茯苓皮　黄柏　藿香

六十四、老年久痢，脾阳受伤，食滑便溏，肾阳亦衰，双补汤主之。

老年下虚久痢，伤脾而及肾，食滑便溏，亦系脾肾两伤。无腹痛、肛坠、气胀等证，邪少虚多矣。故以人参、山药、茯苓、莲子、芡实甘温而淡者补脾渗湿，再莲子、芡实水中之谷，补土而不克水者也；以补骨、苁蓉、巴戟、菟丝、覆盆、萸肉、五味酸甘微辛者，升补肾脏阴中之阳，而兼能益精气安五脏者也。此条与上条当对看：上条以酒客久痢，脏真未伤而湿热尚重，故虽日久仍以清热渗湿为主；此条以老年久痢，湿热无多而脏真已歉，故虽滞下不净，一以补脏固正，立法于此，亦可以悟治病之必先识证也。

双补汤方复方也，法见注中

人参　山药　茯苓　莲子　芡实　补骨脂　苁蓉　萸肉　五味子　巴戟天　菟丝子　覆盆子

六十五、久痢小便不通，厌食欲呕，加减理阴煎主之。

此由阳而伤及阴也。小便不通，阴液涸矣；厌食欲呕，脾胃两阳败矣。故以熟地、白芍、五味收三阴之阴，附子通肾阳，炮姜理脾阳，茯苓理胃阳也。按原方通守兼施，刚柔互用，而名理阴煎者，意在偏护阴也。熟地守下焦血分，甘草守中焦气分，当归通下焦血分，炮姜通中焦气分，盖气能统血，由气分之通，及血分之守，此其所以为理也。此方去甘草、当归，加白芍、五味、附子、茯苓者，为其厌食欲呕也。若久痢阳不见伤，无食少欲呕之象，但阴伤甚者，又可以去刚增柔矣。用成方总以活泼流动，对症审药为要。

加减理阴煎方辛淡为阳，酸甘化阴复法。凡复法，皆久病未可以一法了事者

熟地　白芍　附子　五味　炮姜　茯苓

六十六、久痢带瘀血，肛中气坠，腹中不痛，断下渗湿汤主之。

此涩血分之法也。腹不痛，无积滞可知，无积滞，故用涩也。然腹中虽无积滞，而肛门下坠，痢带瘀血，是气分之湿热久而入于血分，故重用樗根皮之苦燥湿、寒胜热、涩以断下，专入血分而涩血为君；地榆得先春之气，木火之精，去瘀生新；茅术、黄柏、赤苓、猪苓开膀胱，使气分之湿热，由前阴而去，不致遗留于血分也；楂肉亦为化瘀而设，银花为败毒而然。

断下渗湿汤方苦辛淡法

樗根皮炒黑，一两　生茅术一钱　生黄柏一钱　地榆炒黑，一钱五分　楂肉炒黑，三钱　银花炒黑，一钱五分　赤苓三钱　猪苓一钱五分

水八杯，煮成三杯，分三次服。

六十七、下痢无度，脉微细，肢厥，不进食，桃花汤主之。

此涩阳明阳分法也。下痢无度，关闸不藏；脉微细，肢厥，阳欲脱也。故以赤石脂急涩下焦，粳米合石脂堵截阳明，干姜温里而回阳，俾痢止则阴留，阴留则阳斯恋矣。

桃花汤方法见温热下焦篇

六十八、久痢，阴伤气陷，肛坠尻酸，地黄余粮汤主之。

此涩少阴阴分法也。肛门坠而尻脉酸，肾虚而津液消亡之象。故以熟地、五味补肾而酸甘化阴；余粮固涩下焦，而酸可除，坠可止，痢可愈也。按：石脂、余粮，皆系石药而性涩，桃花汤用石脂不用余粮，此则用余粮而不用石脂。盖石脂甘温，桃花温剂也；余粮甘平，此方救阴剂也，无取乎温，而有取乎平也。

地黄余粮汤方酸甘兼涩法

熟地黄　禹余粮　五味子

六十九、久痢伤肾，下焦不固，肠腻滑下，纳谷运迟，三神丸主之。

此涩少阴阴中之阳法也。肠腻滑下，知下焦之不固；纳谷运迟，在久痢之后，不惟脾阳不运，而肾中真阳亦衰矣。故用三神丸温补肾阳，五味兼收其阴，肉果涩自滑

之脱也。

三神丸方酸甘辛温兼涩法，亦复方也

五味子　补骨脂　肉果去净油

七十、久痢伤阴，口渴舌干，微热微咳，人参乌梅汤主之。

口渴微咳于久痢之后，无湿热客邪款证，故知其阴液太伤，热病液涸，急以救阴为务。

人参乌梅汤酸甘化阴法

人参　莲子炒　炙甘草　乌梅　木瓜　山药

按：此方于救阴之中，仍然兼护脾胃。若液亏甚而土无他病者，则去山药、莲子，加生地、麦冬，又一法也。

七十一、痢久阴阳两伤，少腹肛坠，腰胯脊髀酸痛，由脏腑伤及奇经，参茸汤主之。

少腹坠，冲脉虚也；肛坠，下焦之阴虚也；腰，肾之腑也；胯，胆之穴也谓环跳；脊，太阳夹督脉之部也；髀，阳明部也；俱酸痛者，由阴络而伤及奇经也。参补阳明，鹿补督脉，归、茴补冲脉，菟丝、附子升少阴，杜仲主腰痛，俾八脉有权，肝肾有养，而痛可止，坠可升提也。

按：环跳本穴属胆，太阳少阴之络实会于此。

参茸汤辛甘温法

人参　鹿茸　附子　当归炒　茴香炒　菟丝子　杜仲

按：此方虽曰阴阳两补，而偏于阳。若其人但坠而不腰脊痛，偏于阴伤多者，可于本方去附子加补骨脂，又一法也。

七十二、久痢伤及厥阴，上犯阳明，气上撞心，饥不欲食，干呕腹痛，乌梅圆主之。

肝为刚脏，内寄相火，非纯刚所能折；阳明腑，非刚药不复其体。仲景厥阴篇中，列乌梅圆治木犯阳明之吐蛔，自注曰：又主久痢方。然久痢之症不一，亦非可一概用之者也。叶氏于木犯阳明之疟痢，必用其法而化裁之，大抵柔则加白芍、木瓜之

类，刚则加吴萸、香附之类，多不用桂枝、细辛、黄柏，其与久痢纯然厥阴见证，而无犯阳明之呕而不食撞心者，则又纯乎用柔，是治厥阴久痢之又一法也。按：泻心寒热并用，而乌梅圆则又寒热刚柔并用矣。盖泻心治胸膈间病，犹非纯在厥阴也，不过肝脉络胸耳。若乌梅圆则治厥阴、防少阳、护阳明之全剂。

乌梅圆方酸甘辛苦复法。酸甘化阴，辛苦通降，又辛甘为阳，酸苦为阴

乌梅　细辛　干姜　黄连　当归　附子　蜀椒炒焦去汗　桂枝　人参　黄柏

此乌梅圆本方也。独无论者，以前贤名注林立，兹不再赘。分量制法，悉载《伤寒论》中。

七十三、休息痢经年不愈，下焦阴阳皆虚，不能收摄，少腹气结，有似癥瘕，参芍汤主之。

休息痢者，或作或止，止而复作，故名休息，古称难治。所以然者，正气尚旺之人，即受暑、湿、水、谷、血、食之邪太重，必日数十行，而为胀、为痛、为里急后重等证，必不或作或辍也。其成休息证者，大抵有二，皆以正虚之故。一则正虚留邪在络，至其年月日时复发，而见积滞腹痛之实证者，可遵仲景凡病至其年月日时复发者当下之例，而用少少温下法，兼通络脉，以去其隐伏之邪。或丸药缓攻，俟积尽而即补之；或攻补兼施，中下并治。此虚中之实证也。一则纯然虚证，以痢久滑泄太过，下焦阴阳两伤，气结似乎癥瘕，而实非癥瘕，舍温补其何从。故以参、苓、炙草守补中焦，参、附固下焦之阳，白芍、五味收三阴之阴，而以少阴为主，盖肾司二便也。汤名参芍者，取阴阳兼固之义也。

参芍汤方辛甘为阳酸甘化阴复法

人参　白芍　附子　茯苓　炙甘草　五味子

七十四、噤口痢，热气上冲，肠中逆阻似闭，腹痛在下尤甚者，白头翁汤主之。

此噤口痢之实证，而偏于热重之方也。

白头翁汤方注见前

七十五、噤口痢，左脉细数，右手脉弦，干呕腹痛，里急后重，积下不爽，加减泻心汤主之。

此亦噤口痢之实证，而偏于湿热太重者也。脉细数，温热著里之象；右手弦者，

木入土中之象也。故以泻心去守中之品，而补以运之，辛以开之，苦以降之；加银花之败热毒，楂炭之克血积，木香之通气积，白芍以收阴气，更能于土中拔木也。

加减泻心汤方苦辛寒法

川连　黄芩　干姜　银花　楂炭　白芍　木香汁

七十六、噤口痢，呕恶不饥，积少痛缓，形衰脉弦，舌白不渴，加味参苓白术散主之。

此噤口痢邪少虚多，治中焦之法也。积少痛缓，则知邪少；舌白者无热；形衰不渴，不饥不食，则知胃关欲闭矣；脉弦者，《金匮》谓：弦则为减，盖谓阴精阳气俱不足也。《灵枢》谓：诸小脉者，阴阳形气俱不足，勿取以针，调以甘药也。仲景实本于此而作建中汤，治诸虚不足，为一切虚劳之祖方。李东垣又从此化出补中益气、升阳益气、清暑益气等汤，皆甘温除大热法，究不若建中之纯，盖建中以德胜，而补中以才胜者也。调以甘药者，十二经皆秉气于胃，胃复则十二经之诸虚不足，皆可复也。叶氏治虚多脉弦之噤口痢，仿古之参苓白术散而加之者，亦同诸虚不足调以甘药之义，又从仲景、东垣两法化出，而以急复胃气为要者也。

加味参苓白术散方本方甘淡微苦法，加则辛甘化阳，芳香悦脾，微辛以通，微苦以降也

人参二钱　白术炒焦，一钱五分　茯苓一钱五分　扁豆炒，二钱　薏仁一钱五分　桔梗一钱　砂仁炒，七分　炮姜一钱　肉豆蔻一钱　炙甘草五分

共为极细末，每服一钱五分，香粳米汤调服，日二次。

〔方论〕　参苓白术散原方，兼治脾胃，而以胃为主者也，其功但止土虚无邪之泄泻而已。此方则通宣三焦．提上焦，涩下焦，而以醒中焦为要者也。参、苓、白术加炙草，则成四君矣。按：四君以参、苓为胃中通药，胃者腑也，腑以通为补也；白术、炙草，为脾经守药，脾者脏也，脏以守为补也。茯苓淡渗，下达膀胱，为通中之通；人参甘苦，益肺胃之气，为通中之守；白术苦能渗湿，为守中之通；甘草纯甘，不兼他味，又为守中之守也，合四君为脾胃两补之方。加扁豆、薏仁以补肺胃之体，炮姜以补脾肾之用；桔梗从上焦开提清气，砂仁、肉蔻从下焦固涩浊气，二物皆芳香能涩滑脱，而又能通下焦之郁滞，兼醒脾阳也。为末，取其留中也；引以香粳米，亦以其芳香悦土，以胃所喜为补也。上下斡旋，无非冀胃气渐醒，可以转危为安也。

七十七、噤口痢，胃关不开，由于肾关不开者，肉苁蓉汤主之。

此噤口痢邪少虚多，治下焦之法也。盖噤口日久，有责在胃者，上条是也；亦有由于肾关不开，而胃关愈闭者，则当以下焦为主。方之重用苁蓉者，以苁蓉感马精而生，精血所生之草而有肉者也。马为火畜，精为水阴，禀少阴水火之气而归于太阴坤土之药，其性温润平和，有从容之意，故得从容之名，补下焦阳中之阴有殊功。《本经》称其强阴益精，消癥瘕。强阴者，火气也，益精者，水气也，癥瘕乃气血积聚有形之邪，水火既济，中土气盛，而积聚自消。兹以噤口痢阴阳俱损，水土两伤，而又滞下之积聚未清，苁蓉乃确当之品也；佐以附子补阴中之阳，人参、干姜补土，当归、白芍补肝肾，芍用桂制者，恐其呆滞，且束入少阴血分也。

肉苁蓉汤辛甘法

肉苁蓉泡淡，一两　附子二钱　人参二钱　干姜炭二钱　当归二钱　白芍肉桂汤浸炒，三钱

水八杯，煮取三杯，分三次缓缓服，胃稍开，再作服。

秋　　燥

七十八、燥久伤及肝肾之阴，上盛下虚，昼凉夜热，或干咳，或不咳，甚则痉厥者，三甲复脉汤主之，定风珠亦主之，专翕大生膏亦主之。【此方不专治前证也，凡上实下虚、肾液不足及妇人血海枯干、八脉伤损等证，皆可以此治之，其用宏矣。】

肾主五液而恶燥，或由外感邪气久羁而伤及肾阴，或不由外感而内伤致燥，均以培养津液为主。肝木全赖肾水滋养，肾水枯竭，肝断不能独治，所谓乙癸同源，故肝肾并称也。三方由浅入深，定风浓于复脉，皆用汤，从急治。专翕取乾坤之静，多用血肉之品，熬膏为丸，从缓治。盖下焦深远，草木无情，故用有情缓治。再暴虚易复者，则用二汤；久虚难复者，则用专翕。专翕之妙，以下焦丧失皆腥臭脂膏，即以腥臭脂膏补之，较之丹溪之知柏地黄，云治雷龙之火而安肾燥，明眼自能辨之。盖凡甘能补，凡苦能泻，独不知苦先入心，其化以燥乎！再雷龙不能以刚药直折也，肾水足

则静，自能安其专翁之性；肾水亏则动而躁，因燥而躁也。善安雷龙者，莫如专翁，观者察之。

三甲复脉汤、定风珠并见前

专翁大生膏酸甘咸法

人参二斤，无力者以制洋参代之　茯苓二斤　龟板另熬胶，一斤　乌骨鸡一对　鳖甲一斤，另熬胶　牡蛎一斤　鲍鱼二斤　海参二斤　白芍二斤　五味子半斤　麦冬不去心，一斤　羊腰子八对　猪脊髓一斤　鸡子黄二十圆　阿胶二斤　莲子二斤　芡实三斤　熟地黄三斤　沙苑蒺藜一斤　白蜜一斤　枸杞子炒黑，一斤

上药分四铜锅忌铁器，搅用铜勺，以有情归有情者二，无情归无情者二，文火细炼三昼夜，去渣，再熬六昼夜，陆续合为一锅，煎炼成膏，末下三胶，合蜜和匀，以方中有粉无汁之茯苓、白芍、莲子、芡实为细末，合膏为丸。每服二钱，渐加至三钱，日三服，约一日一两，期年为度。每殒胎必三月，肝虚而热者，加天冬一斤，桑寄生一斤，同熬膏，再加鹿茸二十四两为末。本方以阴生于八，成于七，故用三七二十一之奇方，守阴也。加方用阳生于七，成于八，三八二十四之偶方，以生胎之阳也。古法通方多用偶，守法多用奇，阴阳互也。

微按：此集始于银翘散之清芬，终于专翁膏之浊臭，本乎天者亲上，本乎地者亲下，则各从其类也。后之觉者，亦可以悟三焦大意矣。

卷四　杂说

汗　论

汗也者，合阳气阴精蒸化而出道也。《内经》云：人之汗，以天地之雨名之。盖汗之为物，以阳气为运用，以阴精为材料。阴精有余，阳气不足，则汗不能自出，不出则死；阳气有余，阴精不足，多能自出，再发则痉，痉亦死；或熏灼而不出，不出亦死也。其有阴精有余，阳气不足，又为寒邪肃杀之气所搏，不能自出者，必用辛温味薄急走之药，以运用其阳气，仲景之治伤寒是也。《伤寒》一书，始终以救阳气为主。其有阳气有余，阴精不足，又为温热升发之气所烁，而汗自出，或不出者，必用辛凉以止其自出之汗，用甘凉甘润培养其阴精为材料，以为正汗之地，本论之治温热是也。本论始终以救阴精为主。此伤寒所以不可不发汗，温热病断不可发汗之大较也。唐宋以来，多昧于此，是以人各著一伤寒书，而病温热者之祸亟矣。呜呼！天道欤？抑人事欤？【阴阳配对疏发，致汗之由与不汗之由，可汗之由与不可汗之由，二千余年以来不断之疑案，至今始定。】

方中行先生或问六气论

原文云：或问天有六气——风、寒、暑、湿、燥、火。风、寒、暑、湿，《经》皆揭病出条例以立论，而不揭燥、火，燥、火无病可论乎？曰：《素问》言"春伤于风，夏伤于暑，秋伤于湿，冬伤于寒"者，盖以四气之在四时，各有专令，故皆专病也。燥、火无专令，故不专病，而寄病于百病之中；犹土无正位，而寄王于四时辰戌丑未之末。不揭者，无病无燥、火也。愚按：此论牵强臆断，不足取信，盖"信经太过则凿"之病也。春风，夏火，长夏湿土，秋燥，冬寒，此所谓播五行于四时也。《经》言先夏至为病温，即火之谓；夏伤于暑，指长夏中央土而言也；秋伤于湿，指初秋而言，乃上令湿土之气，流行未尽。盖天之行令，每微于令之初，而盛于令之末。至正秋伤燥，想代远年湮，脱简故耳。喻氏补之诚是，但不当硬改经文，已详论于下焦寒湿第四十七条中。今乃以土寄王四时比燥、火，则谬甚矣。夫寄王者，湿土也，岂燥、火哉！以先生之高明，而于六气乃昧昧焉，亦千虑之失矣。

伤寒注论

仲祖《伤寒论》，诚为金科玉律，奈注解甚难。盖代远年湮，中间不无脱简，又为后人妄增，断不能起仲景于九原而问之，何条在先，何条在后，何处尚有若干文字，何处系后人伪增，惟有阙疑阙殆，择其可信者而从之，不可信者而考之已尔。创斯注者，则有林氏、成氏，大抵随文顺解，不能透发精义，然创始实难，不为无功。有明中行方先生，实能苦心力索，畅所欲言，溯本探微，阐幽发秘，虽未能处处合拍，而大端已具。喻氏起而作《尚论》，补其阙略，发其所未发，亦诚仲景之功臣也；然除却心解数处，其大端亦从方论中来，不应力诋方氏。【从来著作家多犯此病】北海林先生，刻方氏前条辨，附刻《尚论篇》，历数喻氏僭窃之罪，条分而畅评之。喻氏之后，又有高氏，注《尚论》发明，亦有心得可取处，其大端暗窃方氏，明尊喻氏，而又力诋喻氏，亦如喻氏之于方氏也。北平刘觉莽先生起而证之，亦如林北海之证《尚论》者然，公道自在人心也。其他如郑氏、程氏之后条辨，无足取者，明眼人自识之。舒驰远之集注，一以喻氏为主，兼引程郊倩之后条辨，杂以及门之论断，若不知有方氏之前条辨者，遂以喻氏窃方氏之论，直谓为喻氏书矣。此外有沈目南注，张隐庵集注，程云来集注，皆可阅。至慈溪柯韵伯注《伤寒论》著《来苏集》，聪明才辩，不无发明，可供采择。然其自序中谓大青龙一证，方、喻之注大错，目之曰郑声，曰杨墨，及取三注对勘，虚中切理而细绎之。柯注谓风有阴阳：汗出脉缓之桂枝证，是中鼓动之阳风；汗不出脉紧烦躁之大青龙证，是中凛冽之阴风。试问中鼓动之阳风者，而主以桂枝辛甘温法，置《内经》"风淫于内，治以辛凉，佐以苦甘"之正法于何地？仲景自序云："撰用《素问》、《九卷》，"反背《素问》而立法耶？且以中鼓动之阳风者，主以甘温之桂枝，中凛冽之阴风者，反主以寒凉之石膏，有是理乎？其注烦躁，又曰热淫于内，则心神烦扰；风淫于内，故手足躁乱方先生原注：风为烦，寒则躁。既曰凛冽阴风，又曰热淫于内，有是理乎？种种矛盾，不可枚举。方氏立风伤卫，寒伤营，风寒两伤营卫，吾不敢谓即仲景之本来面目，然欲使后学眉目清楚，不为无见。如柯氏之所序，亦未必即仲景之心法，而高于方氏也。其删改原文处，多逞臆说，不若方氏之纯正矣。【恃才气者多武断。】且方氏创通大义，其功不可没也。喻氏、高氏、柯氏，三子之于方氏，补偏救弊，其卓识妙悟，不无可取，而独恶其自高己见，各立门户，务掩前人之善耳。【仁人之言，其利溥哉。】后之学者，其各以明道济世为急，毋以争名竞胜为心，民生幸甚。

汪按：分风寒营卫三法，始于成氏，未为甚非。至方氏始各立疆界，喻氏并将温病小儿分为三法，则愈失愈远矣。

风　　论

《内经》曰："风为百病之长。"又曰："风者善行而数变。"夫风何以为百病之长乎？《大易》曰："元者，善之长也。"盖冬至四十五日，以后夜半少阳起而立春，于立春前十五日交大寒节，而厥阴风木行令，所以疏泄一年之阳气，以布德行仁，生养万物者也。故王者功德既成以后，制礼作乐，舞八佾而宣八风，所谓四时和，八风理，而民不夭折。风非害人者也，人之腠理密而精气足者，岂以是而病哉！而不然者，则病斯起矣。以天地生生之具，反为人受害之物，恩极大而害亦广矣。盖风之体不一，而风之用有殊。春风自下而上，夏风横行空中，秋风自上而下，冬风刮地而行。其方位也，则有四正四隅，此方位之合于四时八节也。立春起艮方，从东北隅而来，名之曰条风，八节各随其方而起，常理也。如立春起坤方，谓之冲风，又谓之虚邪贼风，为其乘月建之虚，则其变也。春初之风，则夹寒水之母气；春末之风，则带火热之子气；夏初之风，则木气未尽，而炎火渐生；长夏之风，则挟暑气、湿气、木气未为木库，大雨而后暴凉，则挟寒水之气；久晴不雨，以其近秋也，而先行燥气，是长夏之风，无所不兼，而人则无所不病矣。初秋则挟湿气，季秋则兼寒水之气，所以报冬气也。初冬犹兼燥金之气，正冬则寒水本令，而季冬又报来春风木之气，纸鸢起矣【所谓土兼五行也。】。再由五运六气而推，大运如甲己之岁，其风多兼湿气；一年六气中，客气所加何气，则风亦兼其气而行令焉。然则五运六气非风不行，风也者，六气之帅也，诸病之领袖也，故曰：百病之长也。其数变也奈何？如夏日早南风，少移时则由西而北而东，方南风之时，则晴而热，由北而东，则雨而寒矣。四时皆有早暮之变，不若夏日之数而易见耳。夫夏日曰长曰化，以盛万物也，而病亦因之而盛，《阴符》所谓害生于恩也。无论四时之风，皆带凉气者，木以水为母也；转化转热者，木生火也；且其体无微不入，其用无处不有，学者诚能体察风之体用，而于六淫之病，思过半矣。前人多守定一桂枝，以为治风之祖方，下此则以羌、防、柴、葛为治风之要药，皆未体风之情与《内经》之精义者也。桂枝汤在伤寒书内，所治之风，风兼寒者也，治风之变法也。若风之不兼寒者，则从《内经》风淫于内，治以辛凉，佐以苦甘，治风之正法也。【医不讲化气，不可与言治病用药。】以辛凉为正而甘温为变者何？风者，木也，辛凉者，金气，金能制木故也。风转化转热，辛凉苦甘则化凉气也。

医书亦有经子史集论

儒书有经子史集，医书亦有经子史集。《灵枢》、《素问》、《神农本经》、《难经》、《伤寒论》、《经匮玉函经》，为医门之经；而诸家注论、治验、类案、本草、方书等，则医之子、史、集也。经细而子、史、集粗，经纯而子、史、集杂，理固然也。学者必不可不尊经，不尊经则学无根柢，或流于异端；然尊经太过，死于句下，则为贤者过之，《孟子》所谓：尽信书，则不如无书也。不肖者不知有经，仲景先师所谓：各承家技，终始顺旧。省疾问病，务在口给，相对斯须，便处汤药，自汉时而已然矣，遑问后世，此道之所以常不明而常不行也。

本论起银翘散论

本论第一方用桂枝汤者，以初春余寒之气未消，虽曰风温系少阳之气，少阳紧承厥阴，厥阴根乎寒水，初起恶寒之证尚多，故仍以桂枝为首，【此是初春畏寒之症，即以桂枝鼓动微阳。】犹时文之领上文来脉也。本论方法之始，实始于银翘散。

汪按：温病首桂枝，宗仲景也。再按：初春少阳主令，柴胡证亦时有，果诊候确当，亦当用之。本论不载者，以世俗多妄以柴胡通治四时杂感，故不欲相混，恐致伤寒温病界限不清耳。

吴按：六气播于四时，常理也。诊病者，要知夏日亦有寒病，冬日亦有温病，次年春夏尚有上年伏暑，错综变化，不可枚举，全在测证的确。本论凡例内云：除伤寒宗仲景法外，俾四时杂感，朗若列眉，后世学者，察证之时，若真知确见其为伤寒，无论何时，自当仍宗仲景；若真知六气中为何气，非伤寒者，则于本论中求之。上焦篇辨伤寒、温暑疑似之间最详。

本论粗具规模论

本论以前人信经太过，《经》谓热病者，伤寒之类也。又以《伤寒论》为方法之祖，故前人遂于伤寒法中求温热，中行且犯此病。混六气于一《伤寒论》中，治法悉用辛温，其明者亦自觉不合，而未能自立模范。【大意已见于前卷，此又反复以申明之。】瑭哀道之不明，人之不得其死，不自揣度而作是书，非与人争名，亦毫无求胜前贤之私心也。至其序论采录处，粗陈大略，未能细详，如暑证中之大顺散、冷香饮子、浆水散之类，俱未收录。一以前人已有，不必屋上架屋，一以卷帙纷繁，作者既苦日力无多，观者反畏繁而不览，是以本论不过粗具三焦六淫之大概规模而已。惟望后之贤者，进而求之，引而伸之，斯愚者之大幸耳。

寒疫论

世多言寒疫者，【微按：寒疫颇类伤寒，但脉不甚紧，亦不数而缓，间亦有口渴、便秘、耳聋者。】究其病状，则憎寒壮热，头痛骨节烦疼，虽发热而不甚渴，时行则里巷之中，病俱相类，若役使者然，非若温病之不甚头痛骨痛而渴甚，故名曰寒疫耳。盖六气寒水司天在泉，或五运寒水太过之岁，或六气中加临之客气为寒水，不论四时，或有是证。其未化热而恶寒之时，则用辛温解肌；既化热之后，如风温证者，则用辛凉清热，无二理也。

伪病名论

病有一定之名，近有古无今有之伪名，盖因俗人不识本病之名而伪造者，因而乱治，以致误人性命。如滞下、肠澼，下便脓血，古有之矣，今则反名曰痢疾。盖利者，滑利之义，古称自利者，皆泄泻通利太过之证也。滞者，淤涩不通之象，二义正相反矣，然治法尚无大疵谬也。至妇人阴挺、阴蚀、阴痒、阴菌等证，古有明文，大抵多因于肝经郁结，湿热下注，浸淫而成。近日北人名之曰癌，历考古文，并无是字，焉有是病！而治法则用一种恶劣妇人，以针刺之，或用细钩勾之，利刀割之，十割九死，哀哉！其或间有一二刀伤不重，去血不多，病本轻微者，得愈，则恣索重谢。【即或不死而已割复发，此生非割不行，竟委身于恶妇，岂亦宿孽使然欤。】试思前阴乃肾之部，肝经蟠结之地，冲任督三脉由此而分走前后，岂可肆用刀钩之所。甚则肝郁胁痛，经闭寒热等证，而亦名之曰癌，无形可割，则以大针针之。在妇人犹可借口曰：妇人隐疾，以妇人治之。甚至数岁之男孩，痔疮、疝、瘕、痞疾，外感之遗邪，总而名之曰瘰，而针之，割之，更属可恶。在庸俗乡愚信而用之，犹可说也，竟有读书明理之文人，而亦为之蛊惑，不亦怪哉！又如暑月中恶腹痛，若霍乱而不得吐泻，烦闷欲死，阴凝之痞证也，治以苦辛芳热则愈，成霍乱则轻，论在中焦寒湿门中，乃今世相传谓之痧证，又有绞肠痧、乌痧之名，遂至方书中亦有此等名目矣。俗治以钱刮关节，使血气一分一合，数分数合而阳气行，行则通，通则痞开痛减而愈。但愈后周十二时不可饮水，饮水得阴气之凝，则留邪在络，遇寒或怒动厥阴，则不时举发，发则必刮痧也。是则痧固伪名，刮痧乃通阳之法，虽流俗之治，颇能救急，犹可也。但禁水甚难，最易留邪。无奈近日以刮痧之法刮温病，夫温病，阳邪也，刮则通阳太急，阴液立见消亡，虽后来医治得法，百无一生。吾亲见有痉而死者，有痒不可忍而死者，庸俗之习，牢不可破，岂不哀哉！【有以伪名相传者，亦有本不知其证，而随口捏造伪名者，外科尤甚。】此外伪名妄治颇多，兹特举其尤者耳。若时医随口捏造伪名，南北皆有，不胜指屈矣。呜呼！名不正，必害于事，学者可不察乎！

温病起手太阴论

四时温病，多似伤寒；伤寒起足太阳，今谓温病起手太阴，何以手太阴亦主外感乎？手太阴之见证，何以大略似足太阳乎？手足有上下之分，阴阳有反正之义，庸可混乎！《素问·平人气象论》曰：藏真高于肺，以行营卫阴阳也。《伤寒论》中，分营分卫，言阴言阳，以外感初起，必由卫而营，由阳而阴。足太阳如人家大门，由外以统内，主营卫阴阳；手太阴为华盖，三才之天，由上以统下，亦由外以包内，亦主营卫阴阳，故大略相同也。【微按：外以统内，犹城郭之于宫室；上以统下，犹冠冕之于裳履。二者相似略同。】大虽同而细终异，异者何？如太阳之窍主出，太阴之窍兼主出入；太阳之窍开于下，太阴之窍开于上之类，学者须于同中求异，异中验同，同异互参，真诠自见。

微按：昔贤有云：伤寒传足不传手。是说也，举世莫名其故。考诸《阴阳别论》，三阳三阴之脉，皆起于足，不起于手。人之伤于寒也，每伤于太阳寒水之地气，故其应于人身也，足先受之。太阳根起于至阴，其穴在足小指之外侧；阳明根起于厉兑，其穴在足大指次指之端；少阳根起于窍阴，其穴在足小指次指之端；太阴根起于隐白，其穴在足大指之端；少阴根起于涌泉，其穴在足心下踡指宛宛中；厥阴根起于大敦，其穴在足大指三毛中。其行于周身也，三阳脉行于表，三阴脉行于里，外为阳，内为阴，背为阳，腹为阴。伤寒由表入里，由浅入深，以次相传，必然之势。惟其足先受也，其病侧重在足，自不传于手经，不然，岂有一人之身，截而为二之理，而六气之邪，又有所偏向哉！若赵氏《医贯》中，直将三阳三阴传经之说，一概抹煞，并不分伤寒温病，惟以一逍遥散主治，又不免师心悖经之弊。以上所云，盖指冬月之正伤寒也。初春去冬未远，寒水之气尚在；至若四时伤寒，虽非寒水之气，而亦不免于浊阴之地气，诚不若温病所受，受于身半以上，多从鼻孔而入，盖身半以上主天气，肺开窍于鼻，亦天气也。

燥 气 论

前三焦篇所序之燥气，皆言化热伤津之证，治以辛甘微凉，金必克木，木受克，则子为母复仇，火来胜复矣。未及寒化。盖燥气寒化，乃燥气之正，《素问》谓"阳明所至为清劲"是也。《素问》又谓"燥极而泽"土为金母，水为金子也，本论多类及于寒湿、伏暑门中，如腹痛呕吐之类，《经》谓"燥淫所胜，民病善呕，心胁痛不能转侧"者是也。治以苦温，《内经》治燥之正法也。前人有六气之中，惟燥不为病之说。盖以燥统于寒，吴氏《素问》注云：寒统燥湿，暑统风火，故云寒暑六入也。而近于寒，凡见燥病，只以为寒，而不知其为燥也。合六气而观之，余俱主生，独燥主杀，岂不为病者乎！细读《素问》自知。再前三篇原为温病而设，而类及于暑温、湿温，其于伏暑、湿温门中，尤必三致意者，盖以秋日暑湿踞于内，新凉燥气加于外，燥湿兼至，最难界限清楚，稍不确当，其败坏不可胜言。《经》谓粗工治病，湿证未已，燥证复起，盖谓此也。湿有兼热兼寒，暑有兼风兼燥，燥有寒化热化。先将暑湿燥分开，再将寒热辨明，自有准的。

外感总数论

天以六气生万物，其错综变化无形之妙用，愚者未易窥测，而人之受病，即从此而来。近人止知六气太过曰六淫之邪，《内经》亦未穷极其变。夫六气伤人，岂界限清楚毫无兼气也哉！以六乘六，盖三十六病也。夫天地大道之数，无不始于一，而成于三，如一三为三，三三如九，九九八十一，而黄钟始备。六气为病，必再以三十六数，乘三十六，得一千二百九十六条，而外感之数始穷。此中犹不兼内伤，若兼内伤，则靡可纪极矣。呜呼！近人凡见外感，主以一柴葛解肌汤，岂不谬哉！

治病法论

治外感如将；兵贵神速，机圆法活，去邪务尽，善后务细，盖早平一日，则人少受一日之害。治内伤如相；坐镇从容，神机默运，无功可言，无德可见，而人登寿域。治上焦如羽非轻不举；治中焦如衡非平不安。治下焦如权非重不沉。

吴又可温病禁黄连论

唐宋以来，治温热病者，初用辛温发表，见病不为药衰，则恣用苦寒，大队芩、连、知、柏，愈服愈燥，河间且犯此弊。盖苦先入心，其化以燥，燥气化火，反见齿板黑，舌短黑，唇裂黑之象，火极而似水也。吴又可非之诚是，但又不识苦寒化燥之理，以为黄连守而不走，大黄走而不守。夫黄连不可轻用，大黄与黄连同一苦寒药，迅利于黄连百倍，反可轻用哉？余用普济消毒饮于温病初起，必去芩、连，畏其入里而犯中下焦也。于应用芩、连方内，必大队甘寒以监之，但令清热化阴，不令化燥。如阳亢不寐，火腑不通等证，于酒客便溏频数者，则重用之。湿温门则不惟不忌芩、连，仍重赖之，盖欲其化燥也。语云："药用当而通神"，医者之于药，何好何恶，惟当之是求。

汪按：王太仆曰："大热而甚，寒之不寒，是无水也"，苦寒者，寒之也，甘寒者，壮水之主，以制阳光也。

风温、温热气复论

仲景谓腰以上肿当发汗，腰以下肿当利小便，盖指湿家风水、皮水之肿而言。又谓无水虚肿，当发其汗，盖指阳气闭结而阴不虚者言也。若温热大伤阴气之后，由阴精损及阳气，愈后阳气暴复，阴尚亏欠之至，岂可发汗利小便哉！吴又可于气复条下，谓血乃气之依归，气先血而生，无所依归，故暂浮肿，但静养节饮食自愈。余见世人每遇浮肿，便与淡渗利小便方法，岂不畏津液消亡而成三消证，快利津液为肺痈、肺痿证与阴虚、咳嗽身热之劳损证哉！余治是证，悉用复脉汤，重加甘草，只补其未足之阴，以配其已复之阳，而肿自消。千治千得，无少差谬，敢以告后之治温热气复者，暑温、湿温不在此例。

治 血 论

【名言不刊。】人之血，即天地之水也，在卦为坎坎为血卦。治水者不求之水之所以治，而但曰治水，吾未见其能治也。盖善治水者，不治水而治气。坎之上下两阴爻，水也；坎之中阳，气也；其原分自乾之中阳。乾之上下两阳，臣与民也；乾之中阳，在上为君，在下为师；天下有君师各行其道于天下，而彝伦不叙者乎？天下有彝伦攸叙，而水不治者乎？【所谓水天一气。】此《洪范》所以归本皇极，而与《禹贡》相为表里者也。故善治血者，不求之有形之血，而求之无形之气。盖阳能统阴，阴不能统阳；气能生血，血不能生气。倘气有未和，如男子不能正家而责之无知之妇人，不亦拙乎？至于治之之法，上焦之血，责之肺气，或心气；中焦之血，责之胃气，或脾气；下焦之血，责之肝气、肾气、八脉之气。治水与血之法，间亦有用通者，开支河也；有用塞者，崇堤防也。然皆已病之后，不得不与治其末；而非未病之先，专治其本之道也。

汪按：血虚者，补其气而血自生；血滞者，调其气而血自通；血外溢者，降其气而血自下；血内溢者，固其气而血自止。

九窍论

人身九窍，上窍七，下窍二，上窍为阳，下窍为阴，尽人而知之也。其中阴阳奇偶生成之妙谛，《内经》未言，兹特补而论之。阳窍反用偶，阴窍反用奇。上窍统为阳，耳目视听，其气清为阳；鼻嗅口食，其气浊则阴也。耳听无形之声，为上窍阳中之至阳，中虚而形纵，两开相离甚远。目视有形之色，为上窍阳中之阴，中实而横，两开相离较近。【独出心裁，穷理入细。】鼻嗅无形之气，为上窍阴中之阳，虚而形纵，虽亦两窍，外则仍统于一。口食有形之五味，为上窍阴中之阴，中又虚又实，有出有纳，而形横，外虽一窍，而中仍二。合上窍观之，阳者偏，阴者正，土居中位也；阳者纵，阴者横，纵走气，而横走血，血阴而气阳也。虽曰七窍，实则八也。阳窍外阳七数而内阴八数。外奇而内偶，阳生于七，成于八也。生数，阳也；成数，阴也。阳窍用成数，七、八成数也。下窍能生化之前阴，阴中之阳也；外虽一窍而内实二，阳窍用偶也。后阴但主出浊，为阴中之至阴，内外皆一而已，阴窍用奇也。合下窍观之，虽曰二窍，暗则三也。阴窍外阴二数而内阳三数，外偶而内奇，阴窍用生数，二、三生数也。上窍明七，阳也；暗八，阴也。下窍明二，阴也；暗三，阳也。合上下窍而论之，明九，暗十一。十一者，一也；九为老，一为少，老成而少生也。九为阳数之终，一为阳数之始，始终上下，一阳气之循环也。开窍者，运阳气也。妙谛无穷，一"互"字而已。但互中之互，最为难识，余尝叹曰：修身者，"是"字难；格致者，"互"字难。

汪按：此即阴阳互根之义，发明极精核。

形体论

《内经》之论形体，头足腹背、经络脏腑，详矣，而独未总论夫形体之大纲，不揣鄙陋补之。人之形体，顶天立地，端直以上，不偏不倚，木之象也。在天为元，在五常为仁。是天以仁付之人也，故使其体直而麟凤龟龙之属莫与焉。孔子曰：人之生也直，罔之生也幸而免，蓬蒢戚施直之对也。程子谓：生理本直，味本字之义。盖言天以本直之理，生此端直之形，人自当行公直之行也。【以希贤希圣之心，行生物生人之道。】人之形体，无鳞介毛羽，谓之倮虫，倮者，土也，土主信，是地以信付之人也。人受天之仁，受地之信，备建顺五常之德而有精、神、魂、魄、心、意、志、思、智、虑，以行孝悌忠信，以期不负天地付畀之重。自别于麟凤龟龙之属，故孟子曰：万物皆备于我矣。又曰：惟圣人然后可以践形。《孝经》曰："天地之道，人为贵"，人可不识人之形体以为生哉？医可不识人之形体以为治哉？

徵按：本论补《伤寒论》未备而作也。杂说一卷，又补篇中遗意，而欲拯流俗之弊，末作九窍、形体二论，总结全部，兼补《内经》之所阙，欲人见著知微，明体达用，即如九窍、形体，日在目前，犹且习焉不察，从未经人道破。甚矣！格致之难也。儒者不能格致，则无以穷理尽性以至于命，是负天之所生；医者不能格致，则无以处方用法，生物生人，日从事于轩岐之书，亦犹是瞑行而索途耳。盖人之自生，与生人之生，异出同原，皆赖此一点不忍之心为之，所谓仁也。论形体而归本于造化，见天地付畀甚重，不可不自重，而又望人甚重以重之。是篇也，兼形气名物理数而言，非若小家倚于一偏之论而已也。其不忍之心，为何如耶！

汪按：杂说一篇，因本论有未备者，作此以纬之。虽偶及形体气血，大旨仍以发明本论，非泛言医理也。妇人、小儿，各有专科，然自温病门径未清，因而产后惊风、急惊、慢惊之伪名，纷纭舛错，故作解产难、解儿难。痘疹之为证，仍与六气同治。痘虽原于胎毒，亦因六气而发，故并及之。盖温病门径不清，势必以他法妄治。然非诸证门径皆清，亦不能辨明温病。《经》云：知其要者，一言而终。是所望于学者之博学详说，而一以贯之矣。

卷五 解产难

解产难题词

天地化生万物，人为至贵，四海之大，林林总总，孰非母产。然则母之产子也，得天地、四时、日月、水火自然之气化，而亦有难云乎哉？曰：人为之也。产后偶有疾病，不能不有赖于医。无如医者不识病，亦不识药；而又相沿故习，伪立病名；或有成法可守者而不守，或无成法可守者，而妄生议论；或固执古人一偏之论，而不知所变通；种种遗患，不可以更仆数。夫以不识之药，处于不识之病，有不死之理乎？其死也，病家不知其所以然，死者更不知其所以然，而医者亦复不知其所以然，呜呼冤哉！瑭目击神伤，作解产难。

产后总论

产后治法，前人颇多，非如温病混入伤寒论中，毫无尺度者也。奈前人亦不无间有偏见，且散见于诸书之中，今人读书不能搜求拣择，以致因陋就简，相习成风。兹特指出路头，学者随其所指而进步焉，当不歧于路矣。本论不及备录，古法之阙略者补之，偏胜者论之，流俗之坏乱者正之，治验之可法者表之。

产后三大证论一

产后惊风之说，由来已久，方中行先生驳之最详，兹不复议。《金匮》谓新产妇人有三病：一者病痉，二者病郁冒，三者大便难。新产血虚，多汗出，喜中风，故令人病痉；亡血复汗，故令郁冒；亡津液胃燥，故大便难。产妇郁冒，其脉微弱，呕不能食，大便反坚，但头汗出，所以然者，血虚而厥，厥而必冒，冒家欲解，必大汗出，以血虚下厥，孤阳上出，故头汗出。所以产妇喜汗出者，亡阴血虚，阳气独盛，故当汗出，阴阳乃复。【《经》所谓阴平阳秘，精神乃治也。】大便坚，呕不能食，小柴胡汤主之。病解能食，七八日复发热者，此为胃实，大承气汤主之。按：此论乃产后大势之全体也，而方则为汗出中风一偏之证而设。故沈目南谓仲景本意，发明产后气血虽虚，然有实证，即当治实，不可顾虑其虚，反致病剧也。

产后三大证论二

按：产后亦有不因中风，而本脏自病郁冒、痉厥、大便难三大证者。盖血虚则厥，阳孤则冒，液短则大便难。冒者汗者，脉多洪大而芤。痉者厥者，脉则弦数，叶氏谓之肝风内动，余每用三甲复脉，大小定风珠及专翕大生膏而愈方法注论悉载下焦篇。浅深次第，临时斟酌。

产后三大证论三

《心典》云："血虚汗出，筋脉失养，风入而益其劲，此筋病也；亡阴血虚，阳气遂厥，而寒复郁之，则头眩而目瞀，此神病也；胃藏津液而灌溉诸阳，亡津液胃燥，则大肠失其润而大便难，此液病也。三者不同，其为亡血伤津则一，故皆为产后所有之病"。即此推之，凡产后血虚诸证，可心领而神会矣。按以上三大证，皆可用三甲复脉、大小定风珠、专翕膏主之。盖此六方，皆能润筋，皆能守神，皆能增液故也，但有浅深次第之不同耳。产后无他病，但大便难者，可与增液汤方注并见中焦篇温热门。【方出血心，悟从《金匮》，故能奏效如神，非若张氏之以羌活代麻黄也。】以上七方，产后血虚液短，虽微有外感，或外感已去大半，邪少虚多者，便可选用，不必俟外感尽净而后用之也。再产后误用风药，误用辛温刚燥，致令津液受伤者，并可以前七方斟酌救之。余制此七方，实从《金匮》原文体会而来，用之无不应手而效，故敢以告来者。

产后瘀血论

张石顽云："产后元气亏损，恶露乘虚上攻，眼花头眩，或心下满闷，神昏口噤，或痰涎壅盛者，急用热童便主之。或血下多而晕，或神昏烦乱，芎归汤加人参、泽兰、童便，兼补而散之。此条极须斟酌，血下多而晕，血虚可知，岂有再用芎、归、泽兰辛窜走血中气分之品，以益其虚哉！其方全赖人参固之，然人参在今日，值重难办，方既不善，人参又不易得，莫若用三甲复脉、大小定风珠之为愈也，明者悟之。又败血上冲有三：或歌舞谈笑，或怒骂坐卧，甚则逾墙上屋，此败血冲心多死，用花蕊石散，或琥珀黑龙丹，如虽闷乱，不至癫狂者，失笑散加郁金；若饱闷呕恶腹满胀痛者，此败血冲胃，五积散或平胃加姜、桂，不应，送来复丹，呕逆腹胀，血化为水者，《金匮》下瘀血汤；若面赤呕逆欲死，或喘急者，此败血冲肺，人参、苏木，甚则加芒硝荡涤之。大抵冲心者，十难救一，冲胃者五死五生，冲肺者十全一二。【今所谓冲心者，皆冲胃也。冲心者，十不一见。】又产后口鼻起黑色而鼻衄者，是胃气虚败而血滞也，急用人参、苏木，稍迟不救。"愚按：产后原有瘀血上冲等证，张氏论之详矣。产后瘀血实证，必有腹痛拒按情形，如果痛处拒按，轻者用生化汤，重者用回生丹最妙。盖回生丹以醋煮大黄，直入病所而不伤他脏，内多飞走有情食血之虫，又有人参护正，何瘀不破，何正能伤。近见产妇腹痛，医者并不问拒按喜按，一概以生化汤从事，甚至病家亦不延医，每至产后，必服生化汤十数贴，成阴虚劳病，可胜悼哉！余见古本《达生篇》中，生化汤方下注云：专治产后瘀血腹痛、儿枕痛，能化瘀生新也。方与病对，确有所据。近日刻本，直云："治产后诸病"，甚至有注"产下即服者"，不通已极，可恶可恨。再《达生篇》一书，大要教人静镇，待造化之自然，妙不可言，而所用方药，则未可尽信。如达生汤下，"怀孕九月后服，多服尤妙"，所谓天下本无事，庸人自扰之矣。岂有不问孕妇之身体脉象，一概投药之理乎？假如沉涩之脉，服达生汤则可，若流利洪滑之脉，血中之气本旺，血分温暖，何可再用辛走气乎？【孕妇之脉洪滑流利者无病，沉弦迟涩皆病也。】必致产后下血过多而成痉厥矣。如此等不通之语，辨之不胜其辨，可为长太息也！

微按：近时有保产无忧饮一方，不知起自何人？盛行都下，无论产前何病，一概用之。甚至有孕妇人，无病亦服之，名曰安胎，而药肆中即以此方，并生化汤，撮合现成，谓之官方药，治胎前产后一切病证，更觉可笑。

产后宜补宜泻论

朱丹溪云："产后当大补气血，即有杂病，从末治之；一切病多是血虚，皆不可发表"。张景岳云："产后既有表邪，不得不解；既有火邪，不得不清；既有内伤停滞，不得不开通消导，不可偏执。如产后外感风寒，头痛身热，便实中满，脉紧数洪大有力，此表邪实病也。又火盛者，必热渴躁烦，或便结腹胀，口鼻舌焦黑，酷喜冷饮，眼眵尿痛，溺赤，脉洪滑，此内热实病也。又或因产过食，致停蓄不散，此内伤实病也。又或郁怒动肝，胸胁胀满，大便不利，脉弦滑，此气逆实病也。又或恶露未尽，瘀血上冲，心腹胀满，疼痛拒按，大便难，小便利，此血逆实证也。遇此等实证，若用大补，是养虎为患，误矣"。愚按：二子之说，各有见地，不可偏废，亦不可偏听。如丹溪谓产后不可发表，仲景先师原有亡血禁汗之条，盖汗之则痉也。产后气血诚虚，不可不补，然杂证一概置之不问，则亦不可，张氏驳之，诚是。但治产后之实证，自有妙法，妙法为何？手挥目送是也。【执其两端，用其中于民。】手下所治系实证，目中、心中、意中注定是产后。识证真，对病确，一击而罢。治上不犯中，治中不犯下，目中清楚，指下清楚，笔下再清楚，治产后之能事毕矣。如外感自上焦而来，固云治上不犯中，然药反不可过轻，须用多备少服法，中病即已，外感已即复其虚，所谓无粮之兵，贵在速战；若畏产后虚怯，用药过轻，延至三四日后，反不能胜药矣。余治产后温暑，每用此法。如腹痛拒按则化瘀，喜按即补络，快如转丸，总要医者平日用功参悟古书，临证不可有丝毫成见而已。【胸中要有成竹，临证时却不可先有成见。】

产后六气为病论

产后六气为病，除伤寒遵仲景师外孕妇伤寒，后人有六合汤法，当于前三焦篇中求之。斟酌轻重，或速去其邪，所谓无粮之师，贵在速战者是也。或兼护其虚，一面扶正，一面驱邪。大抵初起以速清为要，重证亦必用攻。余治黄氏温热，妊娠七月，胎已欲动，大实大热，目突舌烂，乃前医过于瞻顾所致，用大承气一服，热退胎安，今所生子二十一岁矣。如果六气与痉瘛之因，皦然心目，俗传产后惊风之说可息矣。

产后不可用白芍辩

朱丹溪谓产后不可用白芍，恐伐生生之气，则大谬不然，但视其为虚寒虚热耳。【仲祖方中四逆散用之，当归四逆汤亦用之，真武汤亦用之。】若系虚寒，虽非产后，亦不可用，如仲景有桂枝汤去芍药法，小青龙去芍药法。若系虚热，必宜用之收阴。后世不善读书者，古人良法不知守，此等偏谬处，偏牢记在心，误尽大事，可发一叹。按：白芍花开春末夏初，禀厥阴风木之全体，得少阴君火之气化，炎上作苦，故气味苦平。《本经》芍药并无"酸"字，但云苦平无毒，"酸"字后世妄加者也。主治邪气腹痛，除血痹，破坚积，寒热疝瘕，止痛，利小便，益气，岂伐生生之气者乎？使伐生气，仲景小建中汤，补诸虚不足而以之为君乎？张隐庵《本草崇原》中论之最详。

微按：产后之不用白芍，犹之乎产后之不用人参也。世俗医者云："不怕胎前一两，只怕产后一分"，甚言产后之不用参也。余荆室素禀阳微，产后恶露亦少，忽而郁冒不知人，仆妇儿女环侍逾时，皆以为死，且唤且哭。余审视之，知其为阳气不复也，急以独参汤灌之乃苏，而其母家犹以为孟浪。甚矣！邪说之害，良可叹也！

产后误用归芎亦能致瘀论

当归、川芎，为产后要药，然惟血寒而滞者为宜，若血虚而热者断不可用。盖当归秋分始开花，得燥金辛烈之气，香窜异常，甚于麻、辛，不过麻、辛无汁而味薄，当归多汁而味厚耳。用之得当，功力最速，用之不当，为害亦不浅。如亡血液亏，孤阳上冒等证，而欲望其补血，不亦愚哉！盖当归止能运血，衰多益寡，急走善窜，不能静守，误服致瘀，瘀甚则脱。川芎有车轮纹，其性更急于当归，盖物性之偏长于通者，必不长于守也。世人不敢用白芍，而恣用当归、川芎，何其颠倒哉！【生化汤命名，全是以通为补之义。】

产后当究奇经论

产后虚在八脉，孙真人创论于前，叶天士畅明于后，妇科所当首识者也。盖八脉丽于肝肾，如树木之有本也，阴阳交构，胎前产后，生生化化，全赖乎此。古语云：医道通乎仙道者，此其大门也。【知此而后可读丹经。】

下死胎不可拘执论

死胎不下，不可拘执成方而悉用通法，当求其不下之故，参之临时所现之证若何，补偏救弊，而胎自下也。余治一妇，死胎不下二日矣，诊其脉则洪大而芤，问其证则大汗不止，精神恍惚欲脱。余曰：此心气太虚，不能固胎，不问胎死与否，先固心气，用救逆汤加人参，煮三杯，服一杯而汗敛，服二杯而神清气宁，三杯未服而死胎下矣。下后补肝肾之阴，以配心阳之用而愈。若执成方而用平胃、朴硝，有生理乎？

催生不可拘执论

催生亦不可拘执一辙，阳虚者补阳，阴损者翕阴，血滞者通血。余治一妇素日脉迟，而有癥瘕寒积厥痛，余用通补八脉大剂丸料，服半载而成胎，产时五日不下，是夕方延余诊视。【不问其所以然之故而惟事催生，若冬葵子、兔脑丸之类，遇此等证何益哉。】余视其面青，诊其脉再至，用安边桂五钱，加入温经补气之品，作三杯，服二杯而生矣，亦未曾服第三杯也。次日诊其脉涩，腹痛甚拒按，仍令其服第三杯，又减其制，用一帖，下癥块长七八寸，宽二三寸，其人腹中癥块本有二枚，兹下其一，不敢再通矣。【《经》所谓衰其大半而止，过则死也。】仍用温通八脉由渐而愈。其他治验甚多，略举一二，以见门径耳。

产后当补心气论

产后心虚一证，最为吃紧。盖小儿禀父之肾气、母之心气而成，胞宫之脉，上系心包，产后心气十有九虚，故产后补心气亦大扼要。再水火各自为用，互相为体，产后肾液虚，则心体亦虚，补肾阴以配心阳，取坎填离法也。余每于产后惊悸脉芤者，用加味大定风珠，获效多矣。方见温热下焦篇，即大定风珠，加人参、龙骨、浮小麦、茯神者。产后一切外感，当于本论三焦篇中求之，再细参叶案则备矣。

产后虚寒虚热分别论治论

产后虚热，前则有三甲复脉三方，大小定风珠二方。专翕膏一方，增液汤一方。三甲、增液，原为温病善后而设；定风珠、专翕膏，则为产后虚损，无力服人参而设者也。古人谓产后不怕虚寒，单怕虚热。盖温经之药，多能补虚，而补虚之品，难以清热也。故本论详立补阴七法，所以补丹溪之未备。又立通补奇经丸，为下焦虚寒而设。又立天根月窟膏，为产后及劳伤下焦阴阳两伤而设也，乃从阳补阴，从阴补阳互法，所谓天根月窟间来往，三十六宫都是春也。

汪按：产后别有类白虎一证，大热、大汗、大渴，全似白虎，惟脉大而无力，东垣用补血汤治之，余用有验。盖此证本于劳役伤阳，不徒阴虚，此汤即从仲景羊肉汤化出也。

保胎论一

每殒胎五六月者，责之中焦不能荫胎，宜平日常服小建中汤；下焦不足者，天根月窟膏，蒸动命门真火，上蒸脾阳，下固八脉，真精充足，自能固胎矣。【此书原补前人未备，非谓全璧，学者参考可也。】

汪按：五六月堕胎者，用杜仲续断丸；脾虚甚者，加白术。三月堕胎者，用逍遥散加生地，热甚者加黄芩，亦能保胎。论中所立膏方，乃为虚损之甚，精血衰亏者设耳。

保胎论二

每殒胎必三月者，肝虚而热，古人主以桑寄生汤。夫寄生临时保胎，多有鞭长莫及之患，且方中重用人参合天冬，岂尽人而能用者哉！莫若平时长服二十四味专翁膏 方见下焦篇秋燥门，轻者一料，即能大生，重者两料 滑过三四次者，永不堕胎。每一料得干丸药二十斤，每日早中晚服三次，每次三钱，约服一年。必须戒房事，毋令速速成胎方妙。盖肝热者成胎甚易，虚者又不能保，速成速堕，速堕速成，尝见一年内二三次堕者，不死不休，仍未曾育一子也。专翁纯静，翁摄阳动之太过，肝虚热易成易堕，岂非动之太过乎？药用有情者半，以补下焦精血之损；以洋参数斤代人参，九制以去其苦寒之性，炼九日以合其纯一之休，约费不过三四钱人参之价可办矣。愚制二十一味专翁膏，原为产后亡血过多，虚不肯复，痉厥心悸等证而设，后加鹿茸、桑寄生、天冬三味，保三月殒胎三四次者，获效多矣，故敢以告来者。

通补奇经丸方 甘咸微辛法

鹿茸八两，力不能者以嫩毛角代之　紫石英生研极细，二两　龟板炙，四两　枸杞子四两　当归炒黑，四两　肉苁蓉六两　小茴香炒黑，四两　鹿角胶六两　沙苑蒺藜二两　补骨脂四两　人参力绵者以九制洋参代之，人参用二两，洋参用四两　杜仲二两

上为极细末，炼蜜为丸，小梧子大，每服二钱，渐加至三钱。大便溏者加莲子、芡实、牡蛎各四两，以蒺藜、洋参熬膏法丸。淋带者加桑螵蛸、菟丝子各四两。癥瘕久聚少腹痛者，去补骨、蒺藜、杜仲，加肉桂、丁香各二两。

天根月窟膏方 酸甘咸微辛法，阴阳两补、通守兼施复法也

鹿茸一斤　乌骨鸡一对　鲍鱼二斤　鹿角胶一斤　鸡子黄十六枚　海参二斤　龟板二斤　羊腰子十六枚　桑螵蛸一斤　乌贼骨一斤　茯苓二斤　牡蛎二斤　洋参三斤　菟丝子一斤　龙骨二斤　莲子三斤　桂圆肉一斤　熟地四斤　沙苑蒺藜二斤　白芍二斤　芡实二斤　归身一斤　小茴香一斤　补骨脂二斤　枸杞子二斤　肉苁蓉二斤　萸肉一斤　紫石英一斤　生杜仲一斤　牛膝一斤　萆薢一斤　白蜜三斤

上三十二味，熬如专翕膏法。用铜锅四口，以有情归有情者二，无情归无情者二，文火次第煎炼取汁，另入一净锅内，细炼九昼夜成膏；后下胶、蜜，以方中有粉无汁之茯苓、莲子、芡实、牡蛎、龙骨、鹿茸、白芍、乌贼骨八味为极细末，和前膏为丸梧子大。每服三钱，日三服。

此方治下焦阴阳两伤，八脉告损，急不能复，胃气尚健，胃弱者不可与，恐不能传化重浊之药也。无湿热证者；男子遗精滑泄，精寒无子，腰膝酸痛之属肾虚者；以上数条，有湿热皆不可服也。老年体瘦痱中，头晕耳鸣，左肢麻痹，缓纵不收，属下焦阴阳两虚者；以上诸证有单属下焦阴虚者，宜专翕膏，不宜此方。妇人产后下亏，淋带癥瘕，胞宫虚寒无子，数数殒胎，或少年生育过多，年老腰膝尻胯酸痛者。

卷六　解儿难

解儿难题词

儿曷为乎有难？曰：天时人事为之也，难于天者一，难于人者二。天之大德曰生，曷为乎难儿也？曰：天不能不以阴阳五行化生万物，五行之运，不能不少有所偏，在天原所以相制，在儿任其气则生，不任其气则难，虽天亦莫可如何也，此儿之难于天者也。其难于人者奈何？曰：一难于儿之父母，一难于庸陋之医。天下之儿皆天下父母所生，天下父母有不欲其儿之生者乎？曷为乎难于父母耶？曰：即难于父母欲其儿之生也。父母曰：人生于温，死于寒。故父母惟恐其儿之寒也。父母曰：人以食为天，饥则死。故父母惟恐其儿之饥也。天下之儿，得全其生者，此也；天下之儿，或受其难者，亦此也。谚有之曰：小儿无冻饿之患，有饱暖之灾。此发乎情，不能止乎义礼，止知以慈为慈，不知以不慈为慈，此儿之难于父母者也。天下之医，操生人之术，未有不欲天下之儿之生，未有不利天下之儿之生，天下之儿之难，未有不赖天下之医之有以生之也。然则医也者，所以补天与父母之不及以生儿者也，曷为乎天下之儿，难于天下之医也？曰：天下若无医，则天下之儿难犹少，且难于天与父母无怨也。人受生于天与父母，即难于天与父母，又何怨乎？自天下之医愈多，斯天下之儿难愈广，以受生于天于父母之儿，而难于天下之医，能无怨乎？曷为乎医愈多，而儿之难愈广也？曰：医也者，顺天之时，测气之偏，适人之情，体物之理，名也，物也，象也，数也，无所不通，而受之以谦，而后可以言医，尤必上与天地呼吸相通，下与小儿呼吸相通，而守之以诚，而后可以为医。奈何挟生人之名，为利己之术，不求岁气，不畏天和，统举四时，率投三法，毫无知识，囿于见闻，并不知察色之谓何，闻声之谓何，朝微夕甚之谓何，或轻或重之谓何。甚至一方之中，外自太阳，内至厥阴，既与发表，又与攻里；且坚执小儿纯阳之说，无论何气使然，一以寒凉为准，无论何邪为病，一以攻伐为先；谬造惊风之说，惑世诬民；妄为疳疾之丸，戕生伐性；天下之儿之难，宁有终穷乎？前代贤医，历有辨难，而未成书。瑭虽不才，愿解儿难。

儿科总论

古称难治者，莫如小儿，名之曰哑科。以其疾痛烦苦，不能自达；且其脏腑薄，藩篱疏，易于传变；肌肤嫩，神气怯，易于感触；其用药也，稍呆则滞，稍重则伤，稍不对证，则莫知其乡，捉风捕影，转救转剧，转去转远；惟较之成人，无七情六欲之伤，外不过六淫，内不过饮食胎毒而已。然不精于方脉妇科，透彻生化之源者，断不能作儿科也。

汪按：小儿但无色欲耳，喜怒悲恐，较之成人更专且笃，亦不可不察也。

俗传儿科为纯阳辩

古称小儿纯阳，此丹灶家言，谓其未曾破身耳，非盛阳之谓。小儿稚阳未充，稚阴未长者也。男子生于七，成于八。故八月生乳牙，少有知识；八岁换食牙，渐开智慧；十六而精通，可以有子；三八二十四岁真牙生俗谓尽根牙而精足，筋骨坚强，可以任事，盖阴气长而阳亦充矣。女子生于八，成于七。故七月生乳牙，知提携；七岁换食牙，知识开，不令与男子同席；二七十四而天癸至；三七二十一岁而真牙生，阴始足，阴足而阳充也，命之嫁。小儿岂盛阳者哉！俗谓女子知识恒早于男子者，阳进阴退故也。

儿科用药论

世人以小儿为纯阳也，故重用苦寒。夫苦寒药，儿科之大禁也。丹溪谓产妇用白芍，伐生生之气，不知儿科用苦寒，最伐生生之气也。小儿，春令也，东方也，木德也，其味酸甘。酸味人或知之，甘则人多不识。【小儿每喜食酸甘，其理于此可悟。】盖弦脉者，木脉也，《经》谓弦无胃气者死。胃气者，甘味也，木离土则死，再验之木实，则更知其所以然矣，木实惟初春之梅子，酸多甘少，其他皆甘多酸少者也。故调小儿之味，宜甘多酸少，如钱仲阳之六味丸是也。苦寒之所以不可轻用者何？炎上作苦，万物见火而化，苦能渗湿。人，倮虫也，体属湿土，湿淫固为人害，人无湿则死。故湿重者肥，湿少者瘦；小儿之湿，可尽渗哉！在用药者以为泻火，不知愈泻愈瘦，愈化愈燥。苦先入心，其化以燥也，而且重伐胃汁，直致痉厥而死者有之。小儿之火，惟壮火可减；若少火则所赖以生者，何可恣用苦寒以清之哉！【《经》云：壮火食气，气食少火】故存阴退热为第一妙法，存阴退热，莫过六味之酸甘化阴也。惟湿温门中，与辛淡合用，燥火则不可也。余前序温热，虽在大人，凡用苦寒，必多用甘寒监之，惟酒客不禁。

儿科风药禁

近日行方脉者，无论四时所感为何气，一概羌、防、柴、葛。不知仲景先师，有风家禁汗、亡血家禁汗、湿家禁汗、疮家禁汗四条，皆为其血虚致痉也。然则小儿痉病，多半为医所造，皆不识六气之故。

痉因质疑

痉病之因，《素问》曰："诸痉项强，皆属于湿"。此"湿"字，大有可疑，盖"风"字误传为"湿"字也。余少读方中行先生《痉书》，一生治病，留心痉证，觉六气皆能致痉。风为百病之长，六气莫不由风而伤人，所有痉病现证，皆风木刚强屈拗之象。湿性下行而柔，木性上行而刚，单一"湿"字，似难包得诸痉。且"湿"字与"项强"字即不对，中行《痉书》一十八条，除引《素问》、《千金》二条，余十六条内，脉二条，证十四条，俱无"湿"字证据。如脉二条，一曰：夫痉脉按之紧如弦，直上下行。二曰：《脉经》云：痉家，其脉伏坚，直上下。皆风木之象，湿之反面也。余十四条：风寒致痉居其十，风家禁下一条，疮家禁汗一条，新产亡血二条，皆无所谓湿也者。即《千金》一条，曰：太阳中风，重感于寒湿则变痉也。上下文义不续，亦不可以为据。【汪按：方书首一条引《金匮》太阳病发汗太多，因致痉。《经》但云发汗太多，并未言湿。方氏以汗多流漓为湿，有的牵合《素问》，未为真确。且刚痉无汗，何以亦谓之湿？方氏注此亦觉难通而强为之说。又如水流漓，风去湿不去，乃湿家之禁，桂枝解肌尚不欲大汗，若麻黄发汗并太过之禁，况本文汗多致痉，正以血虚之故，并非因汗而湿、因湿而痉，方中瓜蒌、桂枝、葛根等汤亦无除湿之义。方氏立论，附会难通，后学易为所误可也。】中行注云：痉，自《素问》以来，其见于《伤寒论》者，乃叔和所述《金匮》之略也；《千金》虽有此言，未见其精悉。可见中行亦疑之。且《千金》一书，杂乱无章，多有后人搀杂，难以为据。《灵枢》、《素问》二书，非神圣不能道，然多述于战国汉人之笔，可信者十之八九，其不可信者一二。如其中多有后世官名地名，岂轩岐逆料后世之语，而先言之哉？且代远年湮，不无脱简错误之处。瑭学述浅陋，不敢信此"湿"字，亦不敢直断其非，阙疑以俟来者。

汪按：古书甚少，除朝廷史志外，其余学术，皆师弟以口耳相传，至战国时始著之竹帛，如《内经》等书，后人或以为岐黄自作，或以后人伪托，皆非也。

湿痉或问

或问：子疑《素问》痉因于湿，而又谓六淫之邪皆能致痉，亦复有湿痉一条，岂不自相矛盾乎？曰：吾所疑者"诸"字、"皆"字，似"湿"之一字，不能包括诸痉，惟风可以该括，一也；再者湿性柔，不能致强，初起之湿痉，必兼风而后成也。且俗名痉为惊风，原有急慢二条。所谓急者，一感即痉，先痉而后病；所谓慢者，病久而致痉者也。一感即痉者，只要认证真，用药确，一二帖即愈，易治也。病久而痉者，非伤脾阳，肝木来乘；即伤胃汁肝阴，肝风鸱张，一虚寒，一虚热，为难治也。吾见湿因致痉，先病后痉者多，如夏月小儿暑湿泄泻暴注，一昼夜百数十行，下多亡阴，肝乘致痉之类，霍乱最能致痉，皆先病后痉者也。【瘛疭与掣纵义同。方后云：或掣纵口张为痉，俗作痓。】当合之杂说中《风论》一条参看。以卒得痉病而论，风为百病之长，六淫之邪，皆因风而入。以久病致痉而论，其强直背反瘛疭之状，皆肝风内动为之也。似"风"之一字，可以包得诸痉。要知痉者筋病也，知痉之为筋病，思过半矣。

痉有寒热虚实四大纲论

六淫致痉，实证也；产妇亡血，病久致痉，风家误下，温病误汗，疮家发汗者，虚痉也。风寒、风湿致痉者，寒证也；风温、风热、风暑、燥火致痉者，热痉也。

按：此皆瘛证属火，后世统谓之痉矣，后另有论。俗称慢脾风者，虚寒痉也；本论后述本脏自病者，虚热痉也。亦系瘛证。

小儿痉病瘛病共有九大纲论

【前既应寒热虚实四大纲，如屋之有柱矣，此又分为九大纲，层层入细。】

寒痉

仲景先师所述方法具在，但须对证细加寻绎，如所云太阳证体强，几几然，脉沉迟之类，有汗为柔痉，为风多寒少，而用桂枝汤加法；无汗为刚痉，为寒痉，而用葛根汤，汤内有麻黄，乃不以桂枝立名，亦不以麻黄立名者，以其病已至阳明也。诸如此类，须平时熟读其书，临时再加谨慎，手下自有准的矣。

风寒咳嗽致痉者，用杏苏散辛温例，自当附入寒门。

风温痉<small>按：此即瘈证，少阳之气为之也，下温热、暑温、秋燥，皆同此例。</small>

乃风之正令，阳气发泄之候，君火主气之时，宜用辛凉正法。轻者用辛凉轻剂，重者用辛凉重剂，如本论上焦篇银翘散、白虎汤之类；伤津液者加甘凉，如银翘加生地、麦冬，玉女煎以白虎合冬、地之类；神昏谵语，兼用芳香以开膻中，如清宫汤、牛黄丸、紫雪丹之类；愈后用六味、三才、复脉辈，以复其丧失之津液。

风温咳嗽致痉者，用桑菊饮、<small>方见上焦篇。</small>银翘散辛凉例，与风寒咳嗽迥别，断不可一概用杏苏辛温也。

温热痉<small>即六淫之火气，消铄真阴者也，《内经》谓先夏至为病温者是也。</small>

即同上风温论治。但风温之病痉者轻而少，温热之致痉者多而重也。药之轻重浅深，视病之轻重浅深而已。

暑痉<small>暑兼湿热，后有湿痉一条，此则偏于热多湿少之病，去温热不远，《经》谓后夏至为病暑者是也。</small>

按：俗名小儿急惊风者，惟暑月最多，而谦证最杂，非心如澄潭，目如智珠，笔如分水犀者，未易辨此。盖小儿肤薄神怯，经络脏腑嫩小，不奈三气发泄。邪之来也，势如奔马，其传变也，急如掣电，岂粗疏者所能当此任哉！如夏月小儿身热头痛，项强无汗，此暑兼风寒者也，宜新加香薷饮；有汗则仍用银翘散，重加桑叶；咳嗽则用桑菊饮；汗多则用白虎，脉芤而喘，则用人参白虎；身重汗少，则用苍术白虎；脉芤面赤多言，喘喝欲脱者，即用生脉散；神识不清者，即用清营汤加钩藤、丹皮、羚羊角；神昏者，兼用紫雪丹、牛黄丸等；病势轻微者，用清络饮之类，方法悉载上焦篇，学者当与前三焦篇暑门中细心求之。但分量或用四之一，或用四之二，量儿之壮弱大小加减之。痉因于暑，只治致痉之因，而痉自止，不必沾沾但于痉中求之。若执痉以求痉，吾不知痉为何物。夫痉，病名也，头痛亦病名也。善治头痛者必问致头痛之因，盖头痛有伤寒头痛，伤风头痛，暑头痛，热头痛，湿头痛，燥头痛，痰厥头痛，阳虚头痛，阴虚头痛，跌扑头痛，心火欲作痈脓之头痛，肝风内动上窜少阳胆络之偏头痛，朝发暮死之真头痛，若不问其致病之因，如时人但见头痛，一以羌活、藁本从事，何头痛之能愈哉！况痉病之难治者乎！

湿痉 按：此一条，瘛痉兼有，其因于寒湿者，则兼太阳寒水气，其泄泻太甚，下多亡阴者，木气来乘，则瘛矣。

按：中湿即痉者少，盖湿性柔而下行，不似风刚而上升也。其间有兼风之痉，《名医类案》中有一条云："小儿吐呗欲作痫者，五苓散最妙"；本论湿温上焦篇，有三仁汤一法；邪入心包，用清宫汤去莲心、麦冬，加银花、赤小豆皮一法；用紫雪丹一法；银翘马勃散一法；千金苇茎汤加滑石、杏仁一法；而寒湿例中，有形似伤寒，舌白不渴，经络拘急，桂枝姜附汤一法，凡此非必皆现痉病而后治。【圣人不治已病治未病，不治已乱治未乱，此其道也。】盖既感外邪，久则致痉，于其未痉之先，知系感受何邪，以法治之，而痉病之源绝矣，岂不愈于见痉治痉哉！若儿科能于六淫之邪，见几于早，吾知小儿之痉病必少。湿久致痉者多，盖湿为浊邪，最善弥漫三焦，上蔽清窍，内蒙膻中，学者当于前中焦、下焦篇中求之。由疟、痢而致痉者，见其所伤之偏阴、偏阳而补救之，于疟、痢门中求之。

燥痉

燥气化火，消铄津液，亦能致痉，其治略似风温，学者当于本论前三焦篇秋燥门中求之。但正秋之时，有伏暑内发，新凉外加之证，燥者宜辛凉甘润，有伏暑则兼湿矣，兼湿则宜苦辛淡，甚则苦辛寒矣，不可不细加察焉。燥气化寒，胁痛呕吐，法用苦温，佐以甘辛。

内伤饮食痉 俗所谓慢脾风者是也。

按：此证必先由于吐泻，有脾胃两伤者，有专伤脾阳者，有专伤胃阳者，有伤及肾阳者，参苓白术散、四君、六君、异功、补中益气、理中等汤，皆可选用。虚寒甚者，理中加丁香、肉桂、肉果、诃子之类，因他病伤寒凉药者，亦同此例。叶案中有阴风入脾络一条，方在小儿痫痉厥门中，其小儿吐泻门中，言此证最为详细。案后华岫云驳俗论最妙，学者不可不静心体察焉！再参之钱仲阳、薛立斋、李东垣、张景岳诸家，可无余蕴矣。再按：此证最险，最为难治，世之讹传妄治已久，四海同风，历有年所，方中行驳之于前，诸君子畅论于后，至今日而其伪风不息，是所望于后之强有力者，悉取其伪书而焚耳。细观叶案治法之妙，全在见吐泻时，先防其痉，非于既痉而后设法也。故余前治六淫之痉，亦同此法，所谓上工不治已病治未病，圣人不治已乱治未乱也。

客忤痉 俗所谓惊吓是也。

按：小儿神怯气弱，或见非常之物，听非常之响，或失足落空，跌扑之类，百证中或有一二，非小儿所有痉病，皆因于惊吓也。证现发热，或有汗，或无汗，面时青时赤，梦中呓语，手足蠕动，宜复脉汤去参、桂、姜、枣，加丹参、丹皮、犀角，补心之体，以配心之用。大便结者，加元参，溏者加牡蛎；汗多神不宁有恐惧之象者，加龙骨、整琥珀、整朱砂块。取其气而不用其质，自无流弊。必细询病家确有所见者，方用此例。若语涉支离，猜疑不定者，静心再诊，必得确情，而后用药。

愚儿三岁，六月初九日辰时，倚门落空，少时发热，随热随痉，昏不知人，手足如冰，无脉，至戌时而痉止，身热神昏无汗。次日早，余方与复脉汤去参、桂、姜、枣，每日一帖，服三四杯。不饮不食，至十四日巳时，得战汗而愈。若当痉厥神昏之际，妄动乱治，岂有生理乎！盖痉厥则阴阳逆乱，少不合拍则不可救，病家情急，因乱投药饵，胡针乱灸而死者，不可胜纪。病家中无主宰，医者又无主宰，儿命其何堪哉！如包络热重，唇舌燥，目白睛有赤缕者，牛黄清心丸，本论牛黄安宫丸、紫雪丹辈，亦可酌而用之。

汪按：世妄传惊风之证，惟此一证，乃副其名。其因风、因热等项之惊，神气昏愦，往往对面击鼓放铳，全然不知；客忤之证，则神惊胆怯，畏见异言异服，极易分别也。又按：此证心气素虚者，复脉中须仍用人参。

本脏自病痉 此证则瘈病也。

按：此证由于平日儿之父母恐儿之受寒，覆被过多，着衣过厚，或冬日房屋热炕过暖，以致小儿每日出汗，汗多亡血，亦如产妇亡血致痉一理。肝主血，肝以血为自养，血足则柔，血虚则强，故曰本脏自病。然此一痉也，又实为六淫致痉之根。盖汗多亡血者，本脏自病，汗多亡卫外之阳，则易感六淫之邪也。全赖明医参透此理，于平日预先告谕小儿之父母，勿令过暖汗多亡血，暗中少却无穷之病矣，所谓治未病也。治本脏自病法，一以育阴柔肝为主，即同产后血亡致痉一例，所谓血足风自灭也。六味丸、复脉汤、三甲复脉三方、大小定风珠二方、专翕膏，皆可选用。专翕膏为痉止后，每日服四五钱，分二次，为填阴善后计也。六淫误汗致痉者，亦同此例。救风温、温热误汗者，先与存阴，不比伤寒误汗者急与护阳也，盖寒病不足在阳，温病不足在阴也。

徵按：痉证有五，乃督脉病也。秦越人《难经》，督脉为病，脊强而厥；张仲景《金匮》，脊强者，五痉之总名，其证卒口噤，背反张而瘛疭。此段重重细说，可以补仲景之未备。

小儿易痉总论

按：小儿易痉之故，一由于肌肤薄弱，脏腑嫩小，传变最速；一由近世不明六气感人之理，一见外感，无论何邪，即与发表。既痉之后，重用苦寒，虽在壮男壮女，二三十岁，误汗致痉而死者，何可胜数！小儿薄弱，则更多矣。余于医学，不敢自信，然留心此证几三十年，自觉洞彻此理，尝谓六气明而痉必少，敢以质之明贤，共商救世之术也。

痉病瘛病总论

《素问》谓：太阳所至为痉，少阳所至为瘛。盖痉者，水也；瘛者，火也；又有寒厥、热厥之论最详。后人不分痉、瘛、厥为三病，统言曰惊风痰热，曰角弓反张，曰搐搦，曰抽掣，曰痫、痉、厥。方中行作《痉书》，其或问中所论，亦混瘛而为痉，笼统议论。叶案中治痫、痉、厥最详，而统称痉厥，无瘈之名目，亦混瘈为痉。考之他书，更无分别，前痉病论因之，从时人所易知也。谨按：痉者，强直之谓，后人所谓角弓反张，古人所谓痉也。瘈者，蠕动引缩之谓，后人所谓抽掣、搐搦，古人所谓瘈也。抽掣搐搦不止者，瘈也。时作时止，止后或数日，或数月复发，发亦不待治而自止者，痫也。四肢冷如冰者，厥也；四肢热如火者，厥也；有时而冷如冰，有时而热如火者，亦厥也。【厥原有阴厥、阳厥之分。】大抵痉、瘈、痫、厥四门，当以寒热虚实辨之，自无差错。仲景刚痉、柔痉之论，为伤寒而设，未尝议及瘈病，故总在寒水一门，兼风则有有汗之柔痉，盖寒而实者也。除寒痉外，皆瘈病之实而热者也。湿门则有寒痉，有热瘈，有实有虚。热病久耗其液，则成虚热之瘈矣。前列小儿本脏自病一条，则虚热也。产后惊风之痉，有寒痉，仲景所云是也；有热瘈，本论所补是也。总之，痉病宜用刚而温，瘈病宜用柔而凉。又有痉而兼瘈，瘈而兼痉，所谓水极而似火，火极而似水也。至于痫证，亦有虚有实，有留邪在络之客邪，有五志过极之脏气，叶案中辨之最详，分别治之可也。瑭因前辈混瘈与痉为一证，故分析而详论之，以备裁采。

微按：此亦数千余年之疑案，莫能剖而析之，女娲炼石补天，予独不以其言为河汉。

六气当汗不当汗论

六气六门，止有寒水一门，断不可不发汗者。伤寒脉紧无汗，用麻黄汤正条；风寒挟痰饮，用大小青龙一条。饮者，寒水也，水气无汗，用麻黄甘草、附子麻黄等汤。水者，寒水也，有汗者即与护阳。湿门亦有发汗之条，兼寒者也；其不兼寒而汗自出者则多护阳之方。其他风温禁汗，暑门禁汗，亡血禁汗，疮家禁汗，禁汗之条颇多，前已言之矣。盖伤于寒者，必入太阳，寒邪与寒水一家，同类相从也。其不可不发者何？太阳本寒标热，寒邪内合寒水之气，止有寒水之本，而无标热之阳，不成其为太阳矣。水来克火，如一阳陷于二阴之中，故急用辛温发汗，提阳外出。欲提阳者，乌得不用辛温哉！若温暑伤手太阴，火克金也，太阴本燥标湿，若再用辛温，外助温暑之火，内助脏气之燥，两燥相合，而土之气化无从，不成其为太阴矣，津液消亡，不痉何待！故初用辛凉以救本脏之燥，而外退温暑之热；继用甘润，内救本脏之湿，外敌温暑之火，而脏象化气，本来面目可不失矣。此温暑之断不可发汗，即不发汗之辛甘，亦在所当禁也。且伤寒门中，兼风而自汗者，即禁汗，所谓有汗不得用麻黄。无奈近世以羌活代麻黄，不知羌活之更烈于麻黄也。盖麻黄之发汗，中空而通，色青而疏泄，生于内地，去节方发汗，不去节尚能通能留，其气味亦薄。若羌活乃羌地所生之独活，气味雄烈不可当。试以麻黄一两，煮于一室之内，两三人坐于其侧，无所苦也。以羌活一两，煮于一室内，两三人坐于其侧，则其气味之发泄，弱者即不能受矣。温暑门之用羌、防、柴、葛，产后亡血家之用当归、川芎、泽兰、炮姜，同一杀人利剑，有心者共筹之。

微按：麻黄轻虚，形如肺管，宣阳救肺，遇壅塞之证，有用至一二两方效者。羌活中实，形如骨节，故能窜走周身，追风至骨，其去麻黄远矣。

疳疾论

疳者，干也，人所共知。不知干生于湿，湿生于土虚，土虚生于饮食不节，饮食不节，生于儿之父母之爱其子，惟恐其儿之饥渴也。盖小儿之脏腑薄弱，能化一合者，与一合有半，即不能化，而脾气郁矣。再小儿初能饮食，见食即爱，不择精粗，不知满足，及脾气已郁而不舒，有拘急之象，儿之父母，犹认为饥渴而强与之。日复一日，脾因郁而水谷之气不化，水谷之气不化而脾愈郁，不为胃行津液，湿斯停矣。土恶湿，湿停而脾胃俱病矣。中焦受气，取汁变化而赤，是谓血，中焦不受水谷之气，无以生血而血干矣。再水谷之精气，内入五脏，为五脏之汁；水谷之悍气，循太阳外出，捍卫外侮之邪而为卫气。中焦受伤，无以散精气，则五脏之汁亦干，无以行悍气，而卫气亦馁。卫气馁故多汗，汗多而营血愈虚，血虚故肢体日瘦。中焦湿聚不化而腹满，腹日满而肢愈瘦，故曰干生于湿也。医者诚能识得干生于湿，湿生于土虚，且扶土之不暇，犹敢恣用苦寒，峻伤其胃气，重泄其脾气哉！治法允推东垣、钱氏、陈氏、薛氏、叶氏，诚得仲景之心法者也。疏补中焦，第一妙法。升降胃气，第二妙法。升陷下之脾阳，第三妙法。甘淡养胃，第四妙法。调和营卫，第五妙法。食后击鼓，以鼓动脾阳，第六妙法即古者以乐侑食之义，鼓荡阳气，使之运用也。《难经》谓伤其脾胃者，调其饮食，第七妙法。如果生有疳虫，再少用苦寒酸辛，如芦荟、胡黄连、乌梅、史君、川椒之类，此第八妙法。若见疳即与苦寒杀虫便误矣。【苦能燥湿，辛本燥气之化。】考洁古、东垣，每用丸药缓运脾阳，缓宣胃气，盖有取乎渣质有形，与汤药异歧，亦第九妙法也。

近日都下相传一方，以全蝎三钱，烘干为末，每用精牛肉四两，作肉团数枚，加蝎末少许，蒸熟令儿逐日食之，以全蝎末完为度，治疳疾有殊功。愚思蝎色青，属木，肝经之虫，善窜而疏土，其性阴，兼通阴络，疏脾郁之久病在络者最良，然其性慓悍有毒【青州全蝎其功无胜】。牛肉甘温，得坤土之精，最善补土，禀牡马之贞，其性健顺，既能补脾之体，又能运脾之用。牛肉得全蝎而愈健，全蝎得牛肉而不悍，一通一补，相需成功，亦可备用。一味金鸡散亦妙。用鸡内金不经水洗者，不拘多少，烘干为末，不拘何食物皆加之，性能杀虫磨积，即鸡之脾，能复脾之本性。小儿疳疾，有爱食生米、黄土、石灰、纸、布之类者，皆因小儿无知，初饮食时，不拘何物即食之，脾不能运，久而生虫，愈爱食之矣。全在提携之者，有以谨之于先，若既病治法，亦惟有暂运脾阳，有虫者兼与杀虫，断勿令再食，以新推陈，换其脏腑之性，复其本来之真方妙。

徵按：奇偶偏方，每多奏效，其力专也。犹忆幼务举业时，业师华阴孝廉李公，世精于医，有以患疳证之小儿来求治者，出一方，则惟大枣百十枚，去核，像核之大小，实以生军，外裹以面，煨透熟捣为丸，如小枣核大，每服七丸，日再服，神效。此亦一通一补法也。

痘证总论

《素问》曰：治病必求其本。盖不知其本，举手便误，后虽有锦绣心思，皆鞭长莫及矣。治痘明家，古来不下数十，可称尽善，不比温病毫无把握，尚俟愚陋之鄙论也。但古人治法良多，而议病究未透彻来路，皆由不明六气为病，与温病之源。故论痘发之源者，只及其半，谓痘证为先天胎毒，由肝肾而脾胃而心肺，是矣。总未议及发于子午卯酉之年，而他年罕发者何故？盖子午者，君火司天；卯酉者，君火在泉；人身之司君火者，少阴也。少阴有两脏，心与肾也。先天之毒，藏于肾脏，肾者，坎也，有二阴以恋一阳，又以太阳寒水为腑，故不发也，必待君火之年，与人身君火之气相搏，激而后发也。【卓识确论，千古不磨。】故北口外寒水凝结之所，永不发痘。盖人生之胎毒如火药，岁气之君火如火线，非此引之不发。以是知痘证与温病之发同一类也。试观《六元正纪》所载温厉大行，民病温厉之处，皆君相两火加临之候，未有寒水湿土加临而病温者，亦可知愚之非臆说矣。

痘证禁表药论

表药者，为寒水之气郁于人之皮肤经络，与人身寒水之气相结，不能自出而设者也。痘证由君火温气而发，要表药何用？以寒水应用之药，而用之君火之证，是犹缘木而求鱼也。缘木求鱼，无后灾；以表药治痘疮，后必有大灾。盖痘以筋骨为根本，以肌肉为战场，以皮肤结痂为成功之地。用表药虚表，先坏其立功之地，故八九朝灰白塌陷，咬牙寒战，倒靥黑陷之证蜂起矣。古方精妙不可胜数，惟用表药之方，吾不敢信。【说理精透。】今人且恣用羌、防、柴、葛、升麻、紫苏矣。更有愚之愚者，用表药以发闷证是也。痘发内由肝肾，外由血络，闷证有紫白之分：紫闷者，枭毒把持太过，法宜清凉败毒，古用枣变百祥丸，从肝肾之阴内透，用紫雪芳凉，从心包之阳外透；白闷则本身虚寒，气血不支之证，峻用温补气血，托之外出，按理立方，以尽人力，病在里而责之表，不亦愚哉！

痘证初起用药论

痘证初起，用药甚难，难者何？预护之为难也。盖痘之放肥，灌浆，结痂，总从见点之初立根基，非深思远虑者不能也。且其形势未曾显张，大约辛凉解肌，芳香透络，化浊解毒者，十之七八；本身气身虚寒，用温煦保元者，十之二三。尤必审定儿之壮弱肥瘦，黑白青黄，所偏者何在？所不足者何在？审视体质明白，再看已未见点，所出何苗？参之春夏秋冬，天气寒热燥湿，所病何时？而后定方。务于七日前先清其所感之外邪，七日后只有胎毒，便不夹杂矣。

微按：治痘之法，全是活泼泼地，不可执一。谚云：走马看伤寒，回头看痘疹，言其转关最速也。

治痘明家论

治痘之明家甚多，皆不可偏废者也。若专主于寒、热、温、凉一家之论，希图省事，祸斯亟矣。痘科首推钱仲阳、陈文中二家，钱主寒凉，陈主温热，在二家不无偏胜，在后学实不可偏废。盖二家犹水火也，似乎极不同性，宗此则害彼，宗彼则害此。然万物莫不成于水火，使天时有暑而无寒，万物焦矣，有寒而无暑，万物冰矣，一阴一阳之谓道，二家之学，似乎相背，其实相需，实为万世治痘立宗旨。宗之若何？大约七日以前，外感用事，痘发由温气之行，用钱之凉者十之八九，用陈之温者一二。七日以后，本身气血用事，纯赖脏真之火，炼毒成浆，此火不外鼓，必致内陷，用陈之温者多，而用钱之凉者少也。若始终实热者，则始终用钱；始终虚寒者，则始终用陈。痘科无一定之证，故无一定之方也。丹溪立解毒、和中、安表之说，【"和"、"安"二字极有酌。】亦最为扼要。痘本有毒可解，但须解之于七日之前，有毒郁而不放肥，不上浆者，乌得不解毒哉！如天之亢阳不雨，万物不生矣。痘证必须和中，盖脾胃最为吃紧，前所谓以中焦作战场也。安表之论，更为妙谛，表不安，虽至将成犹败也，前所谓以皮肤结痂，为成功之地，而可不安之也哉！安之不暇，而可混发以伤之也哉！至其宗钱而非陈，则其偏也。万氏以脾胃为主，魏氏以保元为主，亦确有见识，虽皆从二家脱化，而稍偏于陈。费建中《救偏琐言》，盖救世人不明痘之全体大用，偏用陈文中之辛热者也；书名救偏，其意可知，若专主其法，悉以大黄、石膏从事，则救偏而反偏矣。胡氏辄投汗下，下法犹有用处，汗法则不可也。翁仲仁《金镜录》一书，诚为痘科宝筏，其妙处全在于看，认证真确，治之自效。初学必须先熟读其书，而后历求诸家，方不误事。后此翟氏、聂氏，深以气血盈亏，解毒化毒，分析阐扬钱氏、陈氏底蕴，超出诸家之上，然分别太多，恐读者目眩。愚谓看法必宗翁氏，叶氏有补翁仲仁不及之条；治法兼用钱、陈，以翟氏、聂氏，为钱、陈之注，参考诸家可也。【如此立法则古人皆为我师，古师皆为我用矣，所谓学无常师，主善为师也。】近日都下盛行《正宗》一书，大抵用费氏、胡氏之法而推广之，恣用大汗大下，名归宗汤，石膏、大黄始终重用，此在枭毒太过者则可，岂可以概治天下之小儿哉！南方江西、江南等省，全恃种痘，一遇自出之痘，全无治法，医者无论何痘，概禁寒凉，以致有毒火者，轻者重，重者死，此皆偏之为害也。

痘疮稀少不可恃论

相传痘疮稀少，不过数十粒，或百余粒，根颗圆绽者，以为状元痘，可不服药。愚则以为三四日间，亦须用辛凉解毒药一帖，无庸多服；七八日间，亦宜用甘温托浆药一帖，多不过二帖，务令浆行满足。所以然者何？愚尝见稀少之痘，竟有浆行不足，结痂后患目，毒流心肝二经，或数月，或半年后，烦躁而死，不可救药者。

汪按：产者，常用，可不服药。痘则病也，当以药调。惟药之不当，反不如勿药耳。所云三四日，七八日者，当参之形色，不可执一。

痘证限期论

痘证限期，近日时医，以为十二日结痂之后，便云收功。古传百日内，皆痘科事也。愚有表侄女，于三四月间出痘，浆行不足，百日内患目，目珠高出眼外，延至次年二月方死，死时面现五色，忽而青而赤而黄而白而黑，盖毒气遍历五脏，三昼夜而后气绝。至今思之，犹觉惨甚，医者可不慎哉！十二日者，结痂之限也，况结痂之限，亦无定期。儿生三岁以后者，方以十二日为准；若初周以后，只九日限耳；未周一岁之孩，不过七日限。【儿愈小则其愈促，此限不可不知。】

行浆务令满足论

近时人心不古，竞尚粉饰，草草了事。痘顶初浑，便云浆足，病家不知，惟医是听。浆不足者，发痘毒犹可医治；若发于关节隐处，亦致丧命，或成废人；患目烦躁者，百无一生，即不死而双目失明矣。愚经历不少，浆色大约以黄豆色为准，痘多者腿脚稍清犹可。愚一生所治之痘，痘后毫无遗患，无他谬巧，行浆足也。近时之弊，大约有三：一由于七日前过用寒凉，七日后又不知补托，畏温药如虎，甚至一以大黄从事，此用药之不精也；二由于不识浆色，此自力之不精也；三由于存心粉饰，心地之不慈也。余存心不敢粉饰，不忍粉饰，口过直而心过慈，以致与世不合，目击儿之颠连疾苦而莫能救，不亦大可哀哉！今作此论，力矫时弊，实从数十年经历中得来。见痘后之证，百难于痘前。盖痘前有浆可上，痘后无浆可行；痘前自内而外出，外出者顺，痘后自外而内陷，内陷者逆也。毒陷于络，犹可以法救之；毒陷于脏而脏真伤，考古竟无良法可救。由逆痘而死者，医可以对儿；由治法不精，而遗毒死者，其何以对小儿哉？阅是论者，其思慎之于始乎！

汪按：北方之一以大黄从事，犹南方之专用升发温补也。然北方之法，在枭毒之证，有宜用者。余甥女出痘，于二十日外，犹日用大黄，计前后用大黄至四五斤，石膏称是，然后收功。每日服四两大黄浓汁，方能进食，此亦不可不知。总之无一定之痧，故无一定之方，前论二言尽之矣。

疹　论

若明六气为病，疹不难治。但疹之限期最迫，只有三日。一以辛凉为主，如俗所用防风、广皮、升麻、柴胡之类，皆在所禁。俗见疹必表，外道也。大约先用辛凉清解，后用甘凉收功。赤疹误用麻黄、三春柳等辛温伤肺，以致喘咳欲厥者，初用辛凉加苦梗、旋覆花，上提下降；甚则用白虎加旋覆、杏仁；继用甘凉加旋覆花以救之；咳大减者去之。凡小儿连咳数十声不能回转，半日方回如鸡声者，千金苇茎汤合葶苈大枣泻肺汤主之；近世用大黄者，杀之也。盖葶苈走肺经气分，虽兼走大肠，然从上下降，而又有大枣以载之缓之，使不急于趋下；大黄则纯走肠胃血分，下有形之滞，并不走肺，徒伤其无过之地故也。若固执病在脏泻其腑之法，则误矣。

微按：疹，肺病也，凡腑药都用不着，明明发于皮毛，非若疮疖之发于阳明，肌肉也，但为其有出没之势，故欲为透表，并不知疹为何物耳。

泻白散不可妄用论

钱氏制泻白散，方用桑白皮、地骨皮、甘草、粳米，治肺火皮肤蒸热，日晡尤甚，喘咳气急，面肿热郁肺逆等证。历来注此方者，只言其功，不知其弊。如李时珍以为泻肺诸方之准绳，虽明如王晋三、叶天士，犹率意用之。愚按：此方治热病后与小儿痘后，外感已尽真气不得归元，咳嗽上气，身虚热者，甚良；若兼一毫外感，即不可用。【不兼一毫外感方用，宜细审之。】如风寒、风温正盛之时，而用桑皮、地骨，或于别方中加桑皮，或加地骨，如油入面，锢结而不可解矣。考《金匮》金疮门中王不留行散，取用桑东南根白皮以引生气，烧灰存性以止血，仲景方后自注云：小疮即粉之，大疮但服之，产后亦可服，如风寒，桑根勿取之。沈目南注云：风寒表邪在经络，桑根下降，故勿取之。愚按：桑白皮虽色白入肺，然桑得箕星之精，箕好风，风气通于肝，实肝经之本药也。【近世皆以为肺药耳，皆不能格物之过。】且桑叶横纹最多而主络，故蚕食桑叶而成丝，丝，络象也；桑皮纯丝结成象筋，亦主络；肝主筋，主血，络亦主血，象筋与络者，必走肝，同类相从也。肝经下络阴器，如树根之蟠结于土中；桑根最为坚结，《诗》称："彻彼桑土"，《易》言："系于苞桑"是也。再按：肾脉之直者，从肾上贯肝膈，入肺中，循喉咙，挟舌本；其支者，从肺出络心，注胸中。肺与肾为子母，金下生水。桑根之性，下达而坚结，由肺下走肝肾者也。内伤不妨用之，外感则引邪入肝肾之阴，而咳嗽永不愈矣。吾从妹八九岁时，春日患伤风咳嗽，医用杏苏散加桑白皮，至今将五十岁，咳嗽永无愈期，年重一年，试思如不可治之嗽，当早死矣，如可治之嗽，何以至四十年不愈哉？亦可以知其故矣。【受此害者颇多，不独小儿也。】愚见小儿久嗽不愈者，多因桑皮、地骨，凡服过桑皮、地骨而嗽不愈者，即不可治，伏陷之邪，无法使之上出也。至于地骨皮之不可用者，余因仲景先师风寒禁桑皮而悟入者也。盖凡树木之根，皆生地中，而独枸杞之根，名地骨者何？盖枸杞之根，深入黄泉，无所终极，古又名之曰仙人杖，盖言凡人莫得而知其所终也。木本之入下最深者，未有如地骨者，故独异众根，而独得地骨之名。【谚有云：土地爷玩枸杞，我独知根，孰谓俚言无理哉。】凡药有独异之形，独异之性，得独异之名者，必有独异之功能，亦必有独异之偏胜也。地骨入下最深，禀少阴水阴之气，主骨蒸之劳热，力能至骨，有风寒外感者，而可用之哉！或曰：桑皮、地骨，良药也，子何畏之若是？余曰：人参、甘草，非良药耶？实证用人参，中满用甘草，外感用桑皮、地骨，同一弊也。

万物各有偏胜论

无不偏之药，则无统治之方。如方书内所云：某方统治四时不正之气，甚至有兼治内伤产妇者，皆不通之论也。近日方书盛行者，莫过汪讱庵《医方集解》一书，其中此类甚多，以其书文理颇通，世多读之而不知其非也。天下有一方而可以统治四时者乎?【地有高下燥湿之不同,人有东西南北之互异,而人之身有肥瘦长短之不齐,人之性又有缓急刚柔之难一。】宜春者即不宜夏,宜春夏者更不宜秋冬。余一生体认物情,只有五谷作饲,可以统治四时饿病,其他未之闻也。在五谷中尚有偏胜,最中和者莫过饮食,且有冬日饮汤,夏日饮水之别,况于药乎!得天地五运六气之全者,莫如人,人之本源虽一,而人之气质,其偏胜为何如者?人之中最中和者,莫如圣人,而圣人之中,且有偏于任,偏于清,偏于和之异。千古以来不偏者,数人而已。常人则各有其偏,如《灵枢》所载阴阳五等可知也。降人一等,禽与兽也;降禽兽一等,木也;降木一等,草也;降草一等,金与石也;用药治病者,用偏以矫其偏。以药之偏胜太过,故有宜用,有宜避者,合病情者用之,不合者避之而已。无好尚,无畏忌,惟病是从。医者性情中正和平,然后可以用药,自不犯偏于寒热温凉一家之固执,而亦无笼统治病之弊矣。

汪按:食能养人,不能医病;药能医病,不能养人。无病而服药,有病而议药,此人之大患也。茯苓、甘草,误用亦能杀人;巴豆、砒霜,对病即能起死。舍病而论药,庸人之通病也。又按:今世医者学医,惟求其便;病家择医,惟求其稳;然非通何由得便,非当无所谓稳;舍通而求便,舍当而求稳,必夭人性命矣。

草木各得一太极论

古来著本草者,皆逐论其气味性情,未尝总论夫形体之大纲,生长化收藏之运用,兹特补之。盖芦主生,干与枝叶主长,花主化,子主收,根主藏,木也;草则收藏皆在子。凡干皆升,芦胜于干;凡叶皆散,花胜于叶;凡枝皆走络,须胜于枝;凡根皆降,子胜于根;由芦之升而长而化而收,子则复降而升而化而收矣。此草木各得一太极之理也。【直从格物致知得来,可括本草一部。】

愚之学,实不足以著书,是编之作,补苴罅漏而已。末附二卷,解儿难、解产难,简之又简,只摘其吃紧大端,与近时流弊,约略言之耳。览者谅之。

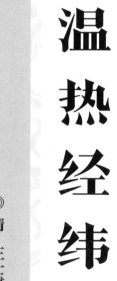

温热经纬

◎ 清·王士雄 纂

提　要

　　《温热经纬》，五卷。清·王士雄（孟英）纂于咸丰二年（1852）。书"以轩岐仲景之文为经，叶薛诸家之辩为纬"，故以"经纬"名书。此书类似文献集成，但所选文献十分精当，并杂以本人见解，依自己临证经验，补充发挥了温病学说。

　　王氏感于温热一证，庸手妄为治疗，夭札甚多，故作此书，俾学者得所遵循。书中选取《黄帝内经》《伤寒论》《金匮要略》有关热病的论述，以及叶天士、陈平伯、薛生白、余师愚等清代诸家温病条文，分卷分条辑录，并采用后世诸家的见解，参以王氏按语逐条注释析义。王氏依自己临证经验，补充发挥了温病学说。王氏在书中明确了温病按新感和伏邪分类；提出伏气温病由血及气；对前人"暑必挟湿"提出异议；对温病治疗方面进行了补充，指出可用常用食品代替药物养阴生津，创甘露消毒丹、清暑益气汤等名方。王氏在温病的理论上虽不如叶桂、吴瑭有重大建树，但他承前启后，对温病学做了较系统的整理和提高，基本反映了清末以前温病学说发展的水平，是后人了解温病学演变概况及深入探讨温热病理法方药的重要著作，后人谓之为"温病学之集大成者"，并以之为温病学习的入门之作。书中有较丰富的温病的诊断、治疗内容，卷五"方论"详述书中所载诸方的药量、药性和方义，因此该书又是温病诊治的参考书，流传颇广。

　　本书自成书后，屡被翻刻，至今有30余种版本（含刻本，石印本，铅印本，影印本）。据《全国中医图书联合目录》（简称《联目》）载，而此书最早的版本为《温热经纬》王士雄自序撰写之年，即咸丰二年（1852年）版。但是，经三个现存此本的调研，三本均有四个序言，最后一序撰于同治二年（1863年）。故此本真实的刊行年代，最早只能是此年，即（1863年）。今以所存最早版本同治二年（1863年）刻本为底本，以同治十三年（1874年）年湖北崇文书局刻本为主校本予以校点。

杨 序[1]

余读孟英之《霍乱论》也，在道光纪元之二十有八年。阅三载，孟英游江右，时余握篆宜黄，始纳交于孟英，因得读其《回春录》、《仁术志》诸治案，为之编纂排比，付诸剞劂，以惠世人。孟英知余耽情竹素，积嗜成癖，所获奇方秘籍，恒邮寄相示，拓我见闻。而余每有所疑，驰书相问难，孟英为之条分缕析，援古证今，如冰斯开，如结斯解，披函庄诵，未尝不抚案称快。数载以来，尺书往复，鱼雁为劳。夫疾疢人之所时有也，不有药石，患害曷瘳？然而医籍流传途径多歧，聚讼纷纭，各鸣一得，使后学彷徨眩惑，罔决适从，识者病之。余恒欲广搜百氏，兼综群言，吸摄精华，倾吐糟粕，勒为一书，以质好学深思之士。而才识谫陋，不敢自信，欲俟资力稍充，邀孟英共事扬榷，成斯盛举。浮沉数载，而所志迄莫能偿。既而军事兴，粤西贼起，攻长沙，屠武昌，陷安庆，遂踞金陵。江西左皖右楚，以大江为门户，大宪议保甲议团练以固疆围。时余自宜黄改任临川，虽地居腹里，而民气素浮，讹言繁兴，张皇既虞生事，优柔又恐养奸，昕夕鹿鹿簿书间，而此事遂不暇计及。未几，先君子在籍弃养，奔丧归里，干戈载途，道路梗涩。乃取道长沙，泛洞庭，涉江汉，当武昌之南，溯流而西。至樊城，弃舟登车，揽许昌之遗迹，登大梁之故墟，慨然发怀古之思。及渡河，则桑梓在望，故里非遥，将涉滹沱，猝与贼遇，遽折而东，旅寓于丰宁之间。盖纡回六千里，驰驱五阅月，而迄未得归也。甲寅秋，烽烟稍靖，始得展祖宗之邱墓，安先君子于窀穸。十年游子，重返敝庐，闾里故人，半归零落，追念畴昔，喟然兴叹。居数月，复以公事牵率，买舟南下，因得谒孟英于武林，握手言欢，历叙契阔。而孟英业益精，学益邃，涵养深醇，粹然见于面目。余以行迫，未得深谈，惘惘而别。已而孟英来答拜，舆夫负巨簏置舟中，则孟英所赠书也。舟行正苦岑寂，得此奇编，如亲良友，遂次第读之。中得一编，题曰《潜斋丛书》，急阅之，盖孟英数年所搜辑言医之书也。或表著前徽，或独摅心得，或采撷奇方如《肘后》，或区别品汇如《图经》。匡坐篷窗间，回环雒诵，奇情妙绪，层见叠出，满纸灵光，与严陵山色竞秀争奇。噫！

---

〔1〕杨序：原无，据文意补，以区别于另一序。

技至此乎。夫士君子能成不朽之盛业，而为斯民所托命者，其精神必强固，其志虑必专一，其学问必博洽，其蕴蓄必深厚，而天又必假以宽闲之岁月，以成其志。孟英怀才抱奇，隐居不仕，而肆力于医，故所造如此，岂偶然哉？余行抵玉山，遇贼不能前，仍返武林，就孟英居焉。晨夕过从，相得甚欢，因并读其《温热经纬》。经纬者，盖以轩岐、仲景为经，叶、薛诸家为纬，体例一仍《霍乱论》之旧，而理益粹，论益详，其言则前人之言也，而其意则非前人所及也。余于此事怀之数年，莫能措手，孟英已奋笔而成此书，洋洋洒洒数十万言，无一支字蔓语羼杂其间，是何才之奇而识之精耶。异日由此例而推之各杂证，力辟榛芜，独开异境，为斯道集大成，洵千秋快事哉。余于孟英之学，无能望其项背，而孟英谬引为知己，殆所谓形骸之外别有神契者耶？因备述颠末于简端，以志交谊之雅云。

咸丰五年岁次乙卯端阳前三日定州杨照藜叙

赵 序[1]

自来生民之疾，莫重于伤寒，存亡判乎呼吸，得失决于一朝，变化万端，不容或紊。而伤寒中，温热暑湿之病，证因非一，尤易混淆，前贤所以各有专书，互相阐发，而斤斤于此也。顾明于此者昧于彼，聚讼纷纭，各鸣己得，徒使好学之士无所适从，而或过信一家之言，未免偏之为害矣。王君孟英，该博淹贯，引经斥异，众美兼收。谓前人之说既已中肯，何必再申己意，因而弃瑕录瑜，汇成《温热经纬》一编。盖本述而不作之意，而其中间以按语，亦谓旁考他书，参以阅历，则亦犹之述耳，而初非有私心臆断于其间也。仆懵不知医，过从之余，窃闻绪论，喜长沙之学既得诸家表彰于前，复得王氏厘订于后，由是千秋绝业不致淆乱于群言，而四时五气之感亦不致难辨而失之歧误，其有裨生民之命，岂浅鲜哉！属为弁言，爰不揣谫陋而书之。

咸丰二年壬子[2]初夏仁和赵梦龄

---

〔1〕赵序：原无，据文意补，以区别于前一序。
〔2〕咸丰二年壬子：即公元 1852 年。

汪曰桢赞 [1]

　　温热一证，庸手妄为治疗，夭札多矣。梦隐怜之而作此书，俾学者得所遵循。生平著述等身，当以此书称首，真宝书也。其友乌程汪曰桢读而善之，因为之赞曰：

　　活人妙术，司命良箴，不偏不易，宜古宜今。千狐之裘，百衲之琴，轩岐可作，其鉴此心。

同治二年癸亥二月朔书于上海旅次

---

[1] 汪曰桢赞：原无，据文意补。

自　序

　　《内经》云：天有四时五行，以生长收藏，以生寒暑燥湿风。夫此五气，原以化生万物，而人或感之为病者，非天气有偶偏，即人气有未和也。《难经》云：伤寒有五，有中风，有伤寒，有湿温，有热病，有温病。此五气感人，古人皆谓之伤寒，故仲圣著论亦以伤寒统之，而条分中风、伤寒、温病、湿、暍五者之证治，与《内经》、《难经》渊源一辙，法虽未尽，名已备焉。《阴符经》云：天有五贼，见之者昌。后贤不见，遂至议论愈多，至理愈晦。或以伤寒为温热，或以温热为伤寒；或并疫于风温，或并风温于疫；或不知有伏气为病，或不知有外感之温。甚至并"暑"、"暍"二字而不识，良可慨已！我曾王父《随笔》中首为剖论，兹雄不揣愚昧，以轩岐、仲景之文为经，叶、薛诸家之辩为纬，纂为《温热经纬》五卷。其中注释择昔贤之善者而从之，间附管窥，必加"雄案"二字以别之，俾读者先将温、暑、湿、热诸病名了然于胸中，然后博览群书，庶不为其所眩惑，而知所取舍矣。非敢妄逞意见，欲盖前贤，用质通方，毋嗤荒陋。

咸丰二年壬子春二月海宁王士雄书于潜斋

目　　录

卷 一

海宁王士雄孟英　纂

定州杨照藜素园

乌程汪曰桢谢城　　评

仁和沈宗淦辛甫　参

内经伏气温热篇

《素问》"生气通天论"曰：冬伤于寒，春必温病。

张仲景曰：冬时严寒，万类深藏，君子固密，则不伤于寒。【雄按：伤而即病者为伤寒，不即病者为温热。】

章虚谷曰：冬寒伏于少阳，郁而化热，乘春阳上升而外发者为实证。

"金匮真言论"曰：夫精者，身之本也。故藏于精者，春不病温。

王启元曰：精气伏藏则阳不妄升，故春无温病。

尤拙吾曰：冬伤于寒者，春月温病之由，而冬不藏精者，又冬时受寒之源也。

吴鞠通曰：不藏精非专主房劳说，一切人事之能动摇其精者皆是。即冬时天气应寒而阳不潜藏，如春日之发泄，甚至桃李反花之类亦是也。

章虚谷曰：《经》论温病，有内伏而发外者，有外感随时而成者。其由内伏发外者，又有虚实二证，上条为实证，此条为虚证也。

"热论篇"曰：凡病伤寒而成温者，先夏至日者为病温，后夏至日者为病暑。暑当与汗出，勿止。

王启元曰：此以热之微甚为义也。阳热未盛故曰温，阳热大盛故曰暑。

杨上善曰：冬伤于寒，轻者夏至以前发为温病，重者夏至以后发为暑病。

林观子曰：少阴真气既亏，邪必深入，郁久化热，自内而出。《伤寒序例》云：暑病者，热极重于温。是暑病者，其实热病也。

沈尧封曰：伤寒有五，热病乃其一耳，余论俱散失矣。

章虚谷曰：此言凡病伤寒，则不独指冬时之寒也，盖寒邪化热，随时皆有也。

雄按："脉要精微论"曰：彼春之暖，为夏之暑。夫暖即温也，热之渐也。然夏未至则不热，故病发犹曰温。其首先犯肺者，乃外感温邪。若夏至后则渐热，故病发名曰暑。盖六月节曰小暑，六月中曰大暑，与冬至后之小寒、大寒相对待，是病暑即病热也。乃仲圣以夏月外感热病名曰暍者，别于伏气之热病而言也。《说文》云：暍，伤暑也。《汉书•武帝纪》云：夏大旱，民多暍死。故暑也，热也，暍也，皆夏令一气之名也。后人不察，妄腾口说，甚至讲太极，推先天，非不辩也，其实与病情无涉，而于医理反混淆也。

淦按：此言其常也。然春时亦有热病，夏日亦有温病。温，热之轻者也；热，温之重者也。故古人往往互称。

"刺热篇"曰：肝热病者，小便先黄，腹痛多卧，身热，热争则狂言及惊，胁满痛，手足躁，不得安卧。庚辛甚，甲乙大汗，气逆则庚辛日死。刺足厥阴、少阳。其逆则头痛员员，脉引冲头也。

吴鞠通曰：肝病小便先黄者，肝脉络阴器，又肝主疏泄，肝病则失其疏泄之职，故小便先黄也。腹痛多卧，木病克脾土也。热争，邪热盛而与正气相争也。狂言及惊，手厥阴心包病也。两厥阴同气，热争则手厥阴亦病也。胁满痛，肝脉行身之两旁胁，其要路也。手足躁不得安卧，肝主风，风淫四末，又木病克土，脾主四肢，木病热必吸少阴肾中真阴，阴伤故骚扰不得安卧也。庚辛金日，克木故甚；甲乙肝木旺时，故汗出而愈。气逆谓病重而不顺其可愈之理，故逢其不胜之日而死也。厥阴、少阴并刺者，病在脏兼泻其腑也。逆则头痛以下，肝主升，病极而上升之故。自庚辛日甚以下之理，余脏仿此。

心热病者，先不乐，数日乃热，热争则卒心痛，烦闷善呕，头痛面赤，无汗。壬癸甚，丙丁大汗，气逆则壬癸死。刺手少阴、太阳。

吴鞠通曰：心病先不乐者，心包名膻中，居心下，代君用事，经谓膻中为臣使之官，喜乐出焉，心病故不乐也。卒心痛，凡实痛皆邪正相争，热争故卒然心痛也。烦闷，心主火故烦，膻中气不舒故闷。呕，肝病也，木火同气，热甚而肝病亦见也。且邪居膈上，多善呕也。头痛，火升也。面赤，火色也。无汗，汗为心液，热闭液干，汗不得通也。

章虚谷曰：人身生阳之气，根于肾脏，始发于肝木，木生火，火生土，土生金，金生水，水又生木，如是生生不息，则安和无患也。邪伏血气之中，必随生阳之气而动，动甚则病发。然其发也，随气所注而无定处，故《难经》言：温病之脉，行在诸经，不知何经之动也。如仲景所论，或发于阴经，或发于阳经，正合《难经》之言也。今《内经》按生气之序，首列肝，次以心、脾、肺、肾，以明邪随生气而动，其于不定之中，自有一定之理，足以印证《难经》、仲景之言。而轩岐、越人、仲景之一脉相承，更可见矣。

脾热病者，先头重，颊痛烦心，颜青欲呕，身热，热争则腰痛不可用俯仰，腹满泄而颔痛。甲乙甚，戊己大汗，气逆则甲乙死。刺足太阴、阳明。

吴鞠通曰：脾病头先重者，脾属湿土，性重，《经》谓湿之中人也，首如裹，故脾病头先重也。颊，少阳部也，土之与木，此负则彼胜，土病而木病亦见也。烦心，脾脉注心也。颜青欲呕，亦木病也。腰痛不可用俯仰，脾病则胃不能独治，阳明主约束而利机关，故痛而至于不可俯仰也。腹满泄，脾经本病。颔痛，亦木病也。

肺热病者，先淅然厥，起毫毛，恶风寒，舌上黄，身热。热争则喘咳，痛走胸膺背，不得太息，头痛不堪，汗出而寒。丙丁甚，庚辛大汗，气逆则丙丁死。刺手太阴、阳明，出血如大豆立已。

吴鞠通曰：肺病先恶风寒者，肺主气，又主皮毛，肺病则气膹郁，不得捍卫皮毛也。舌上黄者，肺气不化，则湿热聚而为黄苔也。章虚谷曰：若外邪初感而非内热，其苔必白。喘气，郁极也。咳，火克金也。胸膺背之腑也，皆天气主之，肺主天气，肺气郁极故痛也。走者，不定之词。不得太息，热闭肺脏也。头痛不堪，亦天气膹郁，热不得泄，直上冲脑也。郁热而腠开汗出，其热暂泄则寒也。略参章氏。

肾热病者，先腰痛胻酸，苦渴数饮，身热，热争则项痛而强，胻寒且酸，足下

热，不欲言。其逆则项痛员员，澹澹然。戊己甚，壬癸大汗，气逆则戊己死。刺足少阴、太阳。

吴鞠通曰：肾病腰先痛者，腰为肾之腑，又肾脉贯脊，会于督之长强穴。腨，肾脉入跟中，以上腨内，太阳之脉亦下贯腨内，腨即腨也。酸，热铄液也；苦渴数饮，肾主五液而恶燥，病热则液伤而燥，故苦渴而饮水求救也。项，太阳之脉从颠入络脑，还出别项下，肾病至于热争，脏病甚而移之腑，故项痛而强也。腨寒，热极为寒也。足下热，肾脉从小指之下，邪趋足心涌泉穴，病甚而热也。不欲言，有无可奈何之苦也。邪气上逆则项更痛，员员澹澹，一身不能自主，难以形状之病也。略参章氏。

肝热病者，左颊先赤；心热病者，颜先赤；脾热病者，鼻先赤；肺热病者，右颊先赤；肾热病者，颐先赤。病虽未发，见赤色者刺之，名曰治未病。

章虚谷曰：此更详五脏热邪未发，而必先见于色之可辨也。左颊、颜、鼻、右颊、颐，是肝、心、脾、肺、肾脏之气应于面之部位也。病虽未发，其色先见，可见邪本伏于血气之中，随气血流行而不觉，更可印证《难经》所云温病之脉行在诸经，不知何经之动也。故其发也，必随生气而动，而先见色于面。良工望而知其邪动之处，乘其始动即刺而泄之，使邪势杀而病自轻，即《难经》所云随其经之所在而取之者，是为上工治未病也。用药之法，亦可类推矣。

治诸热病，以饮之寒水，乃刺之，必寒衣之，居此寒处，身寒而止。

章虚谷曰：以其久伏之邪，热从内发，故治之必先饮寒水，从里逐热，然后刺之，从外而泄，再衣以寒，居处以寒，身寒热除而后止。

雄按：今人不读《内经》，虽温热暑疫诸病，一概治同伤寒，禁其凉饮，厚其衣被，闭其户牖，因而致殂者，我见实多。然饮冷亦须有节，过度则有停饮、肿满、呕利等患。更有愈后手指足缝出水，速投米仁三两，茯苓三两，白术一两，车前五两，桂心一钱，名驱湿保脱汤，连服十剂，可免脚趾脱落。此即谚所谓脱脚伤寒也，亦不可不知。若饮冷虽多，而汗出亦多，必无后患。

太阳之脉，色荣颧骨，热病也，荣未交，日今且得汗，待时而已。与厥阴脉争见者，死期不过三日，其热病内连肾。

章虚谷曰：此明外感与伏邪互病之证也，与"热论篇"之两感同中有异。彼则内外同时受邪，内外俱病，故不免于死。此则外感先发，伏邪后发者可生，若同发则死期不过三日也。云太阳之脉者，邪受太阳经脉，即一日巨阳受之，头项痛，腰脊强者是也。色荣颧骨者，鲜荣色赤见于颧骨也。盖颧者骨之本，骨者肾所主，肾脏伏热之邪已动，循荣血见色于颧也。荣未交，今且得汗，待时而已者，言太阳经脉外受之邪，与荣血中伏热之邪，尚未相交，今且使其得汗先解外邪，所谓未满三日可汗之是也。其内伏之邪后发，待脏气旺时可已，如肾热病待壬癸日得大汗而已也。又如所云见赤色者刺之，名治未病亦可也。倘与厥阴经脉病证争见，则肾肝皆有邪热内发，其势必与太阳外邪连合而不可解，故比之两感，死期更速，不过三日也。盖两感病起于经，必待胃气尽，六日方死，此则其热病内连肾脏，本元即绝，故死速也。

少阳之脉，色荣颊前，热病也，荣未交，曰今且得汗，待时而已。与少阴脉争见者，死期不过三日。

章虚谷曰：上言肝热病者，左颊先赤，肝为厥阴，胆为少阳，相表里者也。外邪受于少阳经脉，而肝脏伏热之色荣于颊前，若外内之邪尚未相交，今且使其得汗以解外，其内发之热可待脏气旺时而已。若与少阴经脉病证争见，则肝连肾热，而内外邪势必交合难解，死期不过三日也。大抵外内之邪发有先后，而不交合尚可解救，故要紧在荣未交一句。下文病名阴阳交，亦即荣已交之义也。经文止举太阳、少阳两证，不及阳明、太阴合病者，余窃度之，以阳明之腑可用攻泻之法，不至必死，非同太阳、少阳、厥阴，其邪连合而无出路，则必死也。

"评热病篇"：帝曰：有病温者，汗出辄复热，而脉躁疾，不为汗衰，狂言，不能食，病名为何？岐伯曰：名阴阳交，交者死也。

叶香岩曰：交者，阴液外泄，阳邪内陷也。

尤拙吾曰："交"非交通之谓，乃错乱之谓也。阴阳错乱而不可复理，攻其阴则阳捍之不得入，攻其阳则阴持之不得通，故曰交者死也。郭氏谓即是两感病。然两感是阴阳齐病，而非阴阳交病也。

章虚谷曰：阴阳之气本来相交而相生者，今因邪势弥漫，外感阳分之邪与内发阴分之邪交合为一，而本元正气绝矣，故病名阴阳交，交者死，非阴阳正气之相交也。

下文明其所以然之理。

人之所以汗出者，皆生于谷，谷生于精。今邪气交争于骨肉而得汗者，是邪却而精胜也。精胜则当能食而不复热。复热者，邪气也。汗出者，精气也。今汗出而辄复热，是邪胜也。不能食者，精无俾也。病而留者，其寿可立而倾也。且夫《热论》曰：汗出而脉尚躁盛者死。今脉不与汗相应，此不胜其病也，其死明矣。狂言者是失志，失志者死。今见三死不见一生，虽愈，必死也。

章虚谷曰：汗生于谷，谷生于精者，谓由本元精气化水谷以生津液，发而为汗，邪随汗泄，则邪却而精胜也。精气胜则当能食，以化水谷，其邪已泄则不复热矣。乃复热者，邪气未去也。其所出之汗，精气徒泄也。故汗出而辄复热，是精却而邪胜也。所以不能食，精无俾也。俾者倚藉之谓，其病虽留连，其寿可立待而倾也。古论云：汗出而脉躁盛者死，正谓其精却而邪不去也。若邪去而精气存，脉必静矣。今脉与汗不相应，则精气不胜邪气也，其死明矣。且狂言是失志，失志者死，一也；汗出复热，精却邪盛，二也；汗与脉不相应，三也。今见三死证不见一生证，虽似愈必死也。

雄按：温证误作伤寒治，而妄发其汗，多有此候。

汪按：此条为温证不可妄表之训，梦隐一语可谓要言不烦。盖温病误表，纵不成死候，亦必不易愈矣。麻黄、桂枝人犹胆馁，最误人者，陶节庵之柴葛解肌汤也。

"阳明脉解篇"曰：足阳明之脉病，恶人与火，闻木音则惕然而惊，钟鼓不为动。闻木音而惊，何也？岐伯曰：阳明者，胃脉也，胃者，土也，故闻木音而惊者，土恶木也。帝曰：其恶火何也？岐伯曰：阳明主肉，其脉血气盛，邪客之则热，热甚则恶火。帝曰：其恶人何也？岐伯曰：阳明厥则喘而悗，悗则恶人。

章虚谷曰：土被邪困，更畏木克，故闻木音而惊也。钟鼓之音属金，土故不为动也。热甚故恶火，仲景所云不恶寒反恶热也。邪结而气厥逆则喘而悗，悗者懊侬，故恶人也。

帝曰：或喘而死者，或喘而生者，何也？岐伯曰：厥逆连脏则死，连经则生。

章虚谷曰：邪结在腑则气阻而喘，不能循经达于四肢，而又厥逆，盖四肢禀气于脾胃也。邪内入则连脏，故死；外出则连经，故生。

帝曰：病甚则弃衣而走，登高而歌，或至不食数日，逾垣上屋，所上之处，皆非

其素所能也，而反能者，何也？岐伯曰：四肢者，诸阳之本也，阳盛则四肢实，实则能登高也。帝曰：其弃衣而走者，何也？岐伯曰：热盛于身，故弃衣欲走也。帝曰：其妄言骂詈，不避亲疏，而不欲食，不欲食故妄走也。

章虚谷曰：四肢禀气于脾胃，胃为脏腑之海，而阳明行气于三阳，故四肢为诸阳之本也。邪盛于胃，气实于四肢，则能登高也。热盛于身，故弃衣欲走。邪乱神明，怒气冲动，故妄言骂詈。胃中邪实，不欲饮食。四肢多力，则妄走也，是大承气汤之证。其邪连经，脉必滑大，下之可生；其邪连脏，脉必沉细。仲景云：阳病见阴脉者死。则虽有下证，不可用下法矣。

雄按：温证误投热药补剂，亦有此候，经证亦有，可用白虎汤者。沉细之脉，亦有因热邪闭塞使然。形证实者，下之可生，未可概以阴脉见而断其必死。凡热邪壅遏，脉多细软迟涩，按证清解，自形滑数，不比内伤病服凉药而脉加数者为虚也。

汪按：大承气证，仲圣谓脉弦者生，涩者死。洄溪则云弦则尚有可生之机，未必尽生，涩则断无不死者也。余所见滑大者，固下之不必顾忌，亦有弦而兼涩，下之而愈者。若大汗淋漓者，可用白虎也。

"生气通天论"曰：因于暑，汗，烦则喘喝，静则多言。

吴鞠通曰：暑为火邪，与心同气，心受邪迫，汗出而烦。烦从火从页，谓心气不安而面若火铄也。喘喝者，火克金故喘。遏郁胸中清廓之气，故欲喝而伸之。其或邪不外张而内藏于心则静，心主言，暑邪在心，虽静亦欲自言不休也。略参拙意。

"刺志论"曰：气盛身寒，得之伤寒；气虚身热，得之伤暑。

林观子曰：虽云身寒，实指身发热言也，要以意得之。【雄按：虽发热而仍恶寒，不似伤暑之恶热，故曰身寒。】

吴鞠通曰：此伤寒、暑之辨也。经语分明如此，奈何世人悉以治寒法治温暑哉！

雄按：不但寒伤形、暑伤气截然分明，而寒为阴邪，虽有红炉暖阁、羔酒、狐裘而患火病者，不可谓寒是阳邪，寒必兼火也，暑为阳邪虽有袭凉饮冷夹杂阴寒之证，亦人事之兼伤，非天气之本然也，亦如水火之不相射。《经》云：天寒地冻，天暑地热。又云阴阳之升降，寒暑彰其兆。理极明显，奈后贤道在迩而求诸远，遂不觉其立言之失而用药之非也。

淦按：云得之者，推原受病之始，分清证因也。伤寒、伤暑为《内经》两大纲，是从对待说。若春伤于风，夏生飧泄云云，则从四序说。喻氏于《内经》中又补伤燥，可见诸气感人皆能为病，先圣后贤论极昭析，何今人治感不论何证，但以伤寒药治之，而不知有温、暑、燥、湿之病？陋矣！

"热论篇"：帝曰：热病已愈，时有所遗者，何也？岐伯曰：诸病遗者，热甚而强食之，故有所遗也。若此者，皆病已衰，而热有所藏，因其谷气相薄，两热相合，故有所遗也。帝曰：治遗奈何？岐伯曰：视其虚实，调其逆从，可使必已也。帝曰：病热常何禁之？岐伯曰：病热少愈，食肉则复，多食则遗，此其禁也。

叶香岩曰：因食复、劳复、女劳复而发汗，必致亡阳而死。

章虚谷曰：此言病初愈，余热留藏于经络血气中而未净，因食助气，则两热相合而复炽，故食肉病必复发，多食谷则邪遗留，必淹缠难愈，故当戒口，清淡稀粥渐为调养也。

"论疾诊尺篇"曰：尺肤热甚，脉盛躁者，病温也。其脉盛而滑者，病且出也。

吴鞠通曰：经之辨温病，分明如是，何世人悉谓伤寒，而悉以伤寒足三阴经温法治之哉？张会卿作《类经》，割裂经文，蒙混成章，由未细心绀绎也。尺肤热甚，火铄精也。脉盛躁，精被火煎沸也。脉盛而滑，邪机向外也。此节以下诊温病之法。

"平人气象论"曰：人一呼脉三动，一吸脉三动而躁，尺热曰病温，尺不热脉滑曰病风，脉涩曰痹。

吴鞠通曰：呼吸俱三动是六七至脉矣。而气象又急躁，若尺部肌肤热，则为病温。盖温病必伤金水二脏之津液，尺之脉属肾，尺之穴属肺也，此处肌肉热，故知为病温。其不热而脉兼滑者，则为病风。风之伤人也，阳先受之，尺为阴，故不热也。如脉动躁而兼涩，是气有余而血不足，病则为痹矣。

"玉版论要"曰：病温，虚甚死。

吴鞠通曰：病温之人，精血虚甚，则无阴以胜温热，故死。

"热病篇"曰：热病三日而气口静，人迎躁者，取之诸阳五十九刺，以泻其热而出其汗，实其阴以补其不足者。

吴鞠通曰：人迎躁，邪在上焦，故取之诸阳以泄其阳邪，阳气通则汗随之。实其阴以补其不足者，阳盛则阴衰，泻阳则阴得安其位，故曰实其阴。泻阳之有余，即所以补阴之不足，故曰补其不足也。【雄按：用药之道亦如此。】

又曰：实其阴以补其不足，此一句实治温热之吃紧大纲。盖热病未有不耗阴者，其耗之未尽则生，尽则阳无留恋，必脱而死也。真能体味斯言，思过半矣。【雄按：耗之未尽者，尚有一线之生机可望，若耗尽而阴竭，如旱苗之根已枯矣，沛然下雨，亦曷济也？】

汪按：叶氏必以保津液为要，细考经文此条，可知其理，奈何恣用升提温燥，重伤其津耶？

身热甚，阴阳皆静者，勿刺也。其可刺者，急取之，不汗出则泄。所谓勿刺者，有死征也。

吴鞠通曰：阳证阴脉，故曰勿刺。

热病七日八日，动喘而弦者，急刺之，汗且自出，浅刺手大指间。

吴鞠通曰：喘为肺气实，弦为风火鼓荡，故浅刺手大指间以泄肺热，肺之热痹开则汗出。大指间，肺之少商穴也。

热病七八日，脉微小，病者溲血，口中干，一日半而死；脉代者，一日死。

吴鞠通曰：邪气深入下焦，逼血从小便出，故溲血。肾精告竭，阴液不得上潮，故口中干，脉至微小，不惟阴精竭，阳气亦从而竭矣，死象自明。倘脉实者，可治。

热病已得汗出，而脉尚躁，喘而复热，勿刺肤，喘甚者死。

吴鞠通曰：热不为汗衰，金受火克，喘而化源欲绝，故死。然间有可治者。

热病不知所痛，耳聋不能自收，口干，阳热甚，阴颇有寒者，热在骨髓，死不可活。

吴鞠通曰：不知所痛，正衰不与邪争也。耳聋，阴伤精欲脱也。不能自收，正气惫也。口干热甚，阳邪独盛也。阴颇有寒，热邪深入阴分，外虽似寒而热在骨髓也，故曰死不治。其有阴精未至涸竭者，间可微幸得生略参拙意。

热病已得汗而脉尚躁盛，此阴脉之极也，死。其得汗而脉静者，生。

吴鞠通曰：汗后脉躁，阴虚之极，故曰死。然虽不可刺，能以甘凉药沃之得法，亦有得生者。

热病者，脉尚躁盛，而不得汗者，此阳脉之极也，死。脉盛躁，得汗静者，生。

吴鞠通曰：脉躁无汗，阳盛之极，阳盛而至于极，阴无容留之地，故亦曰死。虽然较前阴阳俱静有差，此证犹可大剂急急救阴，亦有活者。即已得汗而阳脉躁甚，邪强正弱，正尚能与邪争，若留得一分津液便有一分生理，贵在留之得法耳。至阴阳俱静，邪气深入下焦阴分，正无捍邪之意，直听邪之所为，不死何恃！

热病不可刺者有九，一曰汗不出，大颧发赤，【杨按：阴虚劳损，两颧必赤，可与此比类而观。】哕者死。

雄按：汗不出，大颧赤，似属阳盛。哕者，呃忒也，肺胃之气不降，【杨按：此是实证，必颜赤，不仅两颧赤】则呃，呃而上逆也。治以轻清肃化之剂，病似可瘳，何以经文即断为不可刺之死候，殆谓热邪方炽，而肾阳欲匮，阳已无根，病深声哕之证欤。【杨按：大颧属肾，发赤是伏藏之阳上脱也，加以哕则证与色合，顷刻而脱，故不治。】则其哕必自下焦而升，病由冬不藏精所致，更察其脉，亦必与上焦阳盛之病有别也。

二曰泄而腹满，甚者死。

雄按：腹满者，当泄之，既泄而满甚，是邪尚踞而阴下脱，犹之乎热不为汗衰也，故死。又陈远公云：喘满，直视，谵语，下利一齐同见者，不治。若有一证未见者，或可望生。宜用人参、麦冬、白芍各一两，石膏五钱，竹茹三钱，名挽脱汤，欲脱未脱时亟服之，庶几可挽。

三曰目不明，热不已者死。

吴鞠通曰：目不明，精散而气脱也。《经》曰：精散视歧。又曰：气脱者，目不明。热犹未已，仍铄其精，而伤其气，不死得乎？

汪按：此目不明，乃《难经》所谓脱阴者目盲也。阴竭而热犹不已，安得不死？

四曰老人、婴儿热而腹满者死。

雄按：腹满者宜泄之，老人、婴儿不任大泄，既不任泄，热无出路，老弱阴液不充之体，涸可立待，故曰死。

五曰汗不出，呕，下血者死。

雄按：汗不出，热内逼，上干清道以为呕，迫铄于营而下血，阴液两夺，是为死征。

六曰舌烂，热不已者死。

吴鞠通曰：阳邪深入，则一阴一阳之火结于血分，肾水不得上济，故舌本烂，热退犹可生，热仍不止，故曰死也。

汪按：此舌烂，乃由肾中虚阳，故断为死候，与肺胃热炽，大热，口舌糜腐者大异。

七日咳而衄，汗不出，出不至足者死。

吴鞠通曰：咳而衄，邪闭肺络，上行清道，汗出邪泄可生，不然则化源绝矣。

雄按：汗出不至足者，肺气不能下及，亦是化源欲绝之征也。

八日髓热者死。

九日热而痉者死。腰折瘛疭，齿噤龄也。

吴鞠通曰：髓热者，邪人至深，至于肾部也。热而痉，邪人至深，至于肝部也。○此节历叙热病之死征，以禁人之刺，为刺则必死也。然刺固不可，亦有可药而愈者。盖刺法能泄、能通，开热邪之闭结最速，至于益阴以存津杨云：二语乃治温要领，实刺法之所短，而汤药之所长也。

汪按：统观死候九条，大抵由于阴竭者为多，吴氏语破的。

卷　二

海宁王士雄孟英　纂

定州杨照藜素园

乌程汪曰桢谢城　评

钱塘顾俊听泉　参

仲景伏气温病篇

《伤寒论》：师曰：伏气之病，以意候之，今月之内，欲有伏气，假令旧有伏气，当须脉之。若脉微弱者，当喉中痛似伤，非喉痹也。病人云实咽中痛。虽尔，今复欲下利。

张路玉曰：冬月感寒，伏藏于经，至春当发，故曰以意候之。今月之内，言春分候也。若脉微弱者，其人真元素亏，必不发于阳而发于阴，以少阴之脉循喉咙，伏邪始发，热必上升，故必喉中痛似伤。肾司开阖，经之热邪不能外发，势必内攻，其后下利也。

章虚谷曰：此条仲景教人辨冬伏寒邪春发之温病，当以心意测候之也。如今月之内，欲有发伏气之病者，必无其气而有其病，病与时气不合，即知其病因旧有伏气而发。假令旧有伏气者，须审其脉，知其邪从何处而出也。若脉微弱，知其邪虽化热，未离少阴，循经脉而上灼，当喉中痛似伤者，却非外邪入内之喉痹，是内热欲出之喉痛也。何也？若春时外感风邪，脉浮而弦数，先见发热恶寒之外证，今脉微弱，则非外感，而反喉痛，则确知为内发之伏热，是无其气而有其病也。伏热上行，不得外散，势必又从下走，故曰实咽中痛。虽尔，今复欲下利也。然亦有兼外感者，即审其脉证，皆可照此辨之也。观仲景标中风、伤寒、暑热等病之脉，与《难经》同，惟

《难经》言温病之脉，行在诸经，不知何经之动也，各随其经所在而取之。是言温病初由伏邪，随气血流行在诸经中，及其邪之发也，不知从何经而动，既发之后，各随其邪所在之经而治之，其发无定处，故无一定之脉象可示也。今仲景又教人审脉以辨邪发之经，如脉微弱即知其邪未离少阴，必当有咽痛、下利等证，正与《难经》互相发明者也。故知下文云邪出三阳，热势大盛，其脉浮大上关上，则是脉随证变，证随脉见。其发也，既无定处，则无定证，既无定证，则无定脉，故《难经》不标脉象也。由是观之，其与外感之邪而有定证定脉者迥不同矣，故仲景与《难经》无异也。

少阴病脉微细，但欲寐也，二三日，咽痛者，可与甘草汤[1]。不差者，与桔梗汤[2]。

张路玉曰：阴邪为病，其发必暴，所以伏气发于少阴，必咽痛，仲景遂以缓法治之。甘草味甘，其性最缓，因取以治少阴伏气发温之最急者。盖甘先入脾，脾缓则阴火之势亦缓，且生用力能泻火，故不兼别味，独用以取专功也。设不差，必是伏邪所发势盛，缓不足以济急，更加桔梗升载其邪，使发于阳分之阴邪尽从阳分而散，不致仍复下陷入于阴分也。倘治稍失宜，阴津为热邪所耗，即用祛热救阴之药，恐无及也。

叶香岩曰：春夏温热之病，必自内而及外。【汪按：此专指伏气之病。】

尤拙吾曰：少阴为阴，寒邪亦为阴，以阴遇阴，故得藏而不发，是以伤寒之邪自太阳递入三阴，温病之邪自少阴传出三阳。

章虚谷曰：风寒外闭少阴而咽痛者，仲景用半夏散辛温开泄之法矣。此少阴伏热内发，循经上灼而咽痛，虽不合用辛温开泄，亦不可用凉药以遏其外出之势，故用甘草甘平和中，导邪外达，如不差，更加桔梗上通其气。【杨云：据此则桔梗分两宜轻。】盖火郁不得外出故痛，通其气使火外达则痛自止矣。伤寒之邪自表入里，故先太阳而后至少阴；温病之邪自里出表，故先少阴而后出太阳。历来不辨源流，故各条次序亦紊，而伤寒、温病搀混不清也。

淦按：伏气为病，皆自内而之外，不止春温一病，盖四时之气皆有伏久而发者，不可不知也。

少阴病，下利咽痛，胸满心烦者，猪肤汤[3]主之。

张路玉曰：下利咽痛，胸满心烦，少阴之伏邪虽发阴经，实为热证，邪热充斥，上下中间无所不到，寒下之药，不可用矣。又立猪肤汤以润少阴之燥，与用黑驴皮之意颇同。阳微者用附子温经，阴竭者用猪肤润燥，同具散邪之意，比而观之，思过半矣。

少阴病得之二三日以上，心中烦，不得卧，黄连阿胶汤［4］主之。

周禹载曰：伏邪未发，津液先已暗耗，今得之二三日以上，虽阴火不升，未见咽痛等证，而心烦不得卧，已知阴液消耗，故以芩、连祛热，胶、芍滋阴，两得之矣。

少阴病，下利六七日，咳而呕，渴，心烦不得眠者，猪苓汤［5］主之。【杨云：此当兼有停饮，故方治如此。】

章虚谷曰：此不咽痛，其邪由肺直走肠胃而下利六七日不止，因而热从下陷，不得外透，故逆于肺则咳而呕，乘心则烦渴不得眠，以心肺皆通少阴之脉故也。主以猪苓汤，利小便而滋阴，滋其阴则热随利去，利其小便则泻止，而烦渴亦解矣。

少阴病，得之二三日，口燥咽干者，急下之，宜大承气汤［6］。

张路玉曰：伏气之发于少阴，其势最急，与伤寒之传经热证不同。得病才二三日，即口燥咽干，延至五六日始下，必枯槁难为矣。故宜急下，以救肾水之燔灼也。○按少阴急下三证，一属传经热邪亢极；一属热邪转入胃腑；一属温热发自少阴。皆刻不容缓之证，故当急救欲绝之肾水，与阳明急下三法，同源异派。

章虚谷曰：上五条皆邪不离少阴，其病之轻重变化，证之虚实不同，有如此者。况又传于他经，而其变证殆无穷尽。观仲景随证设方，辨别施治，其义理精微，有难言喻矣。

太阳病，发热而渴，不恶寒者，为温病。

郭白云曰：冬伤于寒，至春发为温病，冬不伤寒，而春自感风温之气而病者，亦谓之温。【雄按：自感温病，仲圣未论，详于叶氏。列第三卷。】

王安道曰：温病如此，则知热病亦如此，是则不渴而恶寒者，非温热病矣。温热病而有恶风恶寒之证者，重有风寒新中也。

周禹载曰：温病由伏邪自内发出，一达于外，表里俱热，热势既壮，郁邪耗液，故发而即渴。其表本无邪郁，内方喜寒，故不恶寒。延至三五日间，或腹满，或下利者，即此证也，与伤寒之先表后里者大异。然犹系太阳，以未显他经之证，明自少阴发出为表里也。

叶香岩曰：发热而渴者温病，热邪自内达外。若误汗之，祸不可言。

沈尧封曰：此条虽不言脉，以后条参之，其尺部必浮也。

章虚谷曰：温病之发而无定处，少阴之表为太阳，热邪从里出表，即有发热头痛之太阳病也；不恶寒，其非外感之邪可知；渴者，热从内发之证也。仲景恐人错认为太阳伤风寒，故特标是伏热内发之温病也。其少阴温病反不标者，因伏气条内已申明咽痛下利，为少阴初发之温病也。

雄按：汪谢城孝廉云：吴氏《温病条辨·上焦篇》首引《伤寒论》云：太阳病，但恶热不恶寒而渴者，名曰温病，桂枝汤主之。今检《伤寒论》，却未见此数语，使此语真出仲景耶，亦当辨其简误。若系吴氏误记，尤不可不为之辨正。余谓非误记也，因喻氏尝云，仲景治温证，凡用表药皆以桂枝汤，以示微发于不发之意。尤在泾《读书记》云：此喻氏之臆说，非仲景之旧章。鞠通自问跳出伤寒圈子，而不觉已入嘉言套中，又不甘为人下，遂肆改原文，捏为圣训，以窃附于宫墙，而不自知其诬圣误世之罪，亦可慨已！

汪按：鞠通发愤著书，力辟升散温燥之弊，功已不细，然可议处尚多。梦隐此书去其瑕而存其瑜，乃鞠通之诤友也。

若发汗已身灼热者，名曰风温。风温为病，脉阴阳俱浮，自汗出，身重，多眠睡，鼻息必鼾，语言难出。若被下者，小便不利，直视失溲。若被火者，微发黄色，剧则如惊痫，时瘛疭。若火熏之，一逆尚引日，再逆促命期。

张隐庵曰：名曰温者，积寒成热而发也，宜辛凉发散。【杨云：此语误矣，非治此证之法。条内无"太阳病"三字，是无表邪也，何必辛凉发散？】微汗出而解。若误用辛温之药，发汗已身反灼然发热者，名曰风温。盖发汗则阴液外泄，风热之邪更甚，而身如烧灼也。脉阴阳俱浮者，风热之邪自里出表，故浮也。风热伤气，故汗出而身重多眠也。【杨云：此证最易出汗，故条中有自汗之文，不必以辛温误散而然也。】肺气通于鼻而主皮毛，风热在表而睡息必鼾也。夫心主言，肺主声，肺热受伤，故语言难出。此因风热过甚，而阴气消沮，故为病如是焉。若被妄下，则愈亡阴液于后，而小便不利于前矣。津液伤则州都之官失守，不能约束而失溲矣。足太阳之脉入目系而出项，津液内亡则目系不能转而直视矣。若加以火攻，风火交炽，脾土转病，身必发黄。火攻之甚剧，则神志散越，如惊如痫，时瘛时疭矣。是以一逆尚可苟延时日，如再以火熏之，是再逆促命期矣。【杨云：注家皆以此条承上文而来，故所注如此。其实上条乃温病提纲，此条并不与上条连贯也。汪按：杨评极精，然病名风温而脉浮，参以辛凉，未为过也。自汗固不必由于误表，然误表致成此候者亦有之。后文白虎加人参汤，石膏亦辛甘之味。】

沈尧封曰：温热二病，古人往往互称，医者只须认定脉证，拟何方治，不必拘于名式。《难经》云：热病之脉，阴阳俱浮。本条云：风温为病，脉阴阳俱浮，两证脉相同也。三阳合病，但欲眠睡，身重难以转侧；本条身重多眠，两证病相似也。热病、合病，俱主以白虎汤[7]，则此条虽无主治，似可从白虎汤拟法。

章虚谷曰：太阳外感之邪，若发汗已，必热退身凉矣。今热邪从少阴而发，既经外发，当清其热，乃误发其汗，反伤津气，助其邪势，故身更灼热，因而勾起其肝风，鼓荡其温邪，故名曰风温。其为病也，虚阳外浮，热邪漫溢，故脉阴阳俱浮。津液外泄，自汗不止。气乏神昏，则身重多眠睡。内风上鼓，而机窍窒塞，故鼻息必鼾，语言难出，其非外受风邪之证可见矣。若被下者，谓未经误汗，非谓汗后又下也。盖邪伏少阴，热灼水枯，咽干口燥，法当急下，此热已发出太阳，而少阴空虚，若下之，伤阴则小便不利，而直视失溲，则气亦脱矣。如被汗下而被火攻者，外火助内热熏蒸而发黄，剧则火邪扰心如惊痫，肝风炽盛而瘛疭，皆败坏之象也。若止火熏之，一逆尚可引日苟延，若既汗又下而再逆之，更促其命期也。

雄按：彼冬温、春温之先犯手太阴者，皆曰风温，乃吸受之温风也。此伏邪内发，误汗致逆者，亦曰风温，乃内动之虚风也。然风温在肺，只宜清解，若误以辛热之药汗之，亦有自汗多眠，鼻鼾难语之变，余治梁宜人一案可质也。案载《续编》。

淦按：鼻鼾是肺肾相关，子母同病；自汗出乃阴不内守，心液外越也，未必尽是少阴一经之证。

服桂枝汤大汗出后，大烦渴不解，脉洪大者，白虎加人参汤[8]主之。

张路玉曰：此本温热病，误认风伤卫服桂枝汤也。若风伤卫，服汤后必微汗而解矣。不知此本温热，误服桂枝汤，遂至脉洪大，大汗烦渴不解。若误用麻黄，必变如上条之危殆。盖桂枝治自外入之风邪，石膏治自内发之热邪，故白虎汤为热邪中暍之的方，专解内蒸之热，非治在经之热也。大汗伤津，故加人参以救液，则烦渴自解矣。

尤拙吾曰：温邪非发散可愈，即有表证，亦岂辛温可发？桂枝汤为伤寒表病而里和者设，温证邪从里发，而表且未病，误用桂枝，适足以助邪而耗液。盖伏寒化热，少阴之精已被劫夺，更用辛热，是绝其本而资之脱也。若曰少阴本寒标热，邪入其界，非温不散，然温病之发，寒已变热，其欲出之势，有不待引之而自出者，其不能出者，必皆阴精已涸者也，不然，宁有不出者耶？

雄按：先曾祖云：风寒为病，可以桂枝汤发汗而愈。若发汗而热反灼者，乃风温病，温即热之谓也。后人不为详玩，谓风温为汗后坏病，抑何固耶？夫病本热也，加以桂枝之辛热，故液为热迫而汗大出，液去则热愈灼，故大烦渴而脉洪大。连上条似论一证，主以白虎加人参，正《内经》"风淫热淫，治以甘寒"之旨也。又《医林改错》谓：发热有汗之证，从未见桂枝汤治愈一人。是亦温病也。

太阳与少阳合病，自下利者，与黄芩汤［9］；若呕者，黄芩加半夏生姜汤［10］主之。

张路玉曰：黄芩汤乃温病之主方，即桂枝汤以黄芩易桂枝而去生姜也。盖桂枝主在表风寒，黄芩主在里风热，不易之定法也。其生姜辛散，非温热所宜，故去之。○温病始发，即当用黄芩汤去热为主。伤寒传至少阳，热邪渐次入里，方可用黄芩佐柴胡解之，此表里寒热之次第也。

周禹载曰：明言太少二阳，何不用二经药，非伤寒也。伤寒由表入里，此则自内发外，无表何以知太少二阳？或胁满，或头痛，或口苦引饮，或不恶寒而即热，故不得谓之表也。如伤寒合病，皆表病也，今不但无表，且有下利里证，伤寒协热利，必自传经而入，不若此之即利也。温何以即利？外发未久，内郁已深，其人中气本虚，岂能一时尽泄于外，势必下走作利矣。

雄按：少阳胆木，挟火披猖，呕是上冲，利由下迫，何必中虚始利，饮聚而呕乎？半夏、生姜专开饮结，如其热炽，宜易连、茹。【杨云：此注精当，非前注所及。】

三阳合病，脉浮大上关上，但欲眠睡，目合则汗。

周禹载曰：温气发出，乃至三阳皆病，其邪涸实，不言可知，故其脉浮大也。意邪伏少阴时，则尺脉亦已大矣。今因由内发外，由下达上，而浮大见于关以上，故曰上关上也。邪虽上见阳位，少阴之源未靖，则欲眠尚显本证，而目合则汗，即为盗汗，又显少阳本证。何以独见少阳？因母虚子亦虚，而少阴邪火与少阳相火同升燔灼也。所以稍异热病者，但目合则汗，不似热病之大汗不止也。然何以不言太阳、阳明二经证？以浮为太阳经脉，大为阳明经脉也。

雄按：御纂《医宗金鉴·正误篇》云：浮大上之。"上"字，当是"弦"字，始合三阳合病之脉。至治法，缪仲淳拟用百合一两，麦冬五钱，知母、瓜蒌根、白芍药各二钱，鳖甲三钱，炙甘草一钱，竹叶五十片。

杨云：此条与发汗已身灼热之风温，正是一串，初起为此病，汗后则为风温证。

【徐亚枝云：杨候尝语余曰：《伤寒论》当逐条分读，不必固求连缀次序，其意以洄溪《伤寒类方》，但当因证以论方，不必循经而论证为直截了当。盖逐条分读，则其间脉络贯通处自见，若泥次序求连缀，不免凿矣。及读此评，益服其读书另具只眼。】

《金匮》曰：温疟者，其脉如平，身无寒但热，骨节疼烦，时呕，白虎加桂枝汤［89］主之。

尤拙吾曰：此与《内经》论疟文不同，《内经》言其因，此详其脉与证也。瘅疟、温疟俱无寒但热，俱呕，而其因不同。瘅疟者，肺素有热，而加外感，为表寒里热之证，缘阴气内虚，不能与阳相争，故不作寒也。温疟者，邪气内藏少阴，至春夏而始发，为伏气外出之证，寒蓄久而变热，故亦不作寒也。脉如平者，病非外感，故脉如其平时也；骨节疼烦时呕者，热从少阴出外，舍于肾之所合，而上并于阳明也。白虎甘寒除热，桂枝则因势而达之耳。

雄按：喻氏谓仲景论疟，既云弦数者多热矣，而复申一义，曰弦数者风发。见多热不已，必至于极热，极热则生风，风生则肝木侮土，而传其热于胃，坐耗津液，此非可徒求之药，须以饮食消息，止其炽热，即梨汁、蔗浆生津止渴之属，正《内经》"风淫于内，治以甘寒"之旨也。

仲景伏气热病篇

《伤寒论》曰：阳明脉浮而紧，咽燥口苦，腹满而喘，发热汗出，不恶寒反恶热，身重。若发汗则躁，心愦愦，反谵语。若加烧针，必怵惕，烦躁不得眠。若下之，则胃中空虚，客气动膈，心下懊侬，舌上苔者，栀子豉汤［11］主之。若渴欲饮水，口干舌燥者，白虎加人参汤［8］主之。若脉浮发热，渴欲饮水，小便不利者，猪苓汤［5］主之。

周禹载曰：浮紧，伤寒脉也，何以为热病？以其发于夏，不恶寒反恶热也。又何以独言阳明？以夏时湿热上蒸，邪从胃发，且腹满而喘，种种皆阳明证也。然咽燥非少阴证耶？不知阳明为从出之途，少阴其伏藏之地也。夫既阳明热病，曷又为脉反浮紧？正以夏时肌腠本开，人本多汗，风邪袭人，致腠理反闭而无汗，故夏之风脉每似冬之寒脉也。今云汗出而脉亦浮紧者，正因浮甚有力，热邪盛而致也。若不知者，以辛热汗之，耗其精液，必至躁妄昏昧。火劫温针，燥其阴血，必至惊扰无寐，下之必亡其阴，必至胃虚邪陷，心中懊侬，此皆误治。将何以救之乎？观舌上苔滑者，则外邪尚在，以栀子解热，香豉祛邪，是为合法。若渴饮浆水，口干舌燥，知其外邪亦入，总以白虎汤为治，加人参者，以误治而精液大伤也。设使紧脉去而浮在，发热引[1]水，小便不利，则其浮为虚，而热已入膀胱。入膀胱者，曷不饮以四苓而主以猪苓耶？伤寒之小便不利，结于气分；热病之小便不利，由于血分者也。因邪郁既深，耗液日久，故必以阿胶补虚，滑石祛热，而无取乎白术也。

沈尧封曰：未经误治之时，本是白虎汤主治。

阳明病，汗出多而渴者，不可与猪苓汤，以汗多胃中燥，猪苓汤复利其小便故也。

周禹载曰：渴而小便不利，本当用猪苓汤，然汗多在所禁也，此与伤寒入腑不令溲数同意。盖汗出阳明，已劫其津，汗出复多，更耗其液，津液曾几，更可下夺耶？

---

〔1〕引：崇文书局本作"饮"，可参。

当以白虎加人参去其热，则小便之不利者，津回而自利矣。

沈尧封曰：谷食在胃，全赖津液充足，方能滑润达下，若津液一枯，谷食即燥结难下，故阳明非燥不病。而燥者，五气之一，而五气中风与热亦能致燥。《易》曰：燥万物者，莫熯乎火。又曰：风自火出。此三义皆因乎天者。若人之致燥有二，汗与小便是也，苟过多则亦未有不燥者矣。

三阳合病，腹满身重，难以转侧，口不仁而面垢，谵语遗溺，发汗则谵语，下之则额上生汗，手足逆冷，若自汗出者，白虎汤[7]主之。【雄按：发汗则谵语下似脱一"甚"字。】

马元仪曰：此证发汗则偏于阳而津液伤，攻下则偏于阴而真气损，惟有白虎一法，主解热而不碍表里。但三阳病脉当浮大，而亦有微弱不起者，以邪热抑遏，不得外达，待清其壅则脉自起，勿谓阳衰故脉微也。【雄按：更不可误以为阳证见阴脉。】

章虚谷曰：此条邪热更重，弥漫三阳，而致腹满身重，难以转侧。口不仁者，不知味也，由胃中浊壅熏蒸，故又面垢也。热甚神昏，则谵语遗溺。若未经误治而自汗出者，主以白虎汤。【雄按：仲淳云：宜加百合。】此倒装文法，谓非误发其汗之汗，故名自汗出。【雄按：尤在泾注云：若自汗出句，顶腹满身重四句来。】若误发其汗而致谵语，【雄按：白虎加人参汤[8]或可救也。】或下之额上生汗者，是绝汗也。手足逆冷，阳气将亡，即所谓再逆促命期，非白虎所可治也。

仲景外感热病篇

太阳中热者，暍是也。其人汗出恶寒，身热而渴也。

王安道曰：暑热者，夏之令也，大行于天地之间，人受伤而为病，名曰中暑，亦曰中热，一也。【叶香岩曰：热地如炉，伤人最速。】

赵以德曰：汗出恶寒，身热而不渴者，中风也。渴者，中暍也。

周禹载曰：冬月有寒，则能伤人，名中寒；夏月有热，亦能伤人，名中热。此是外来之热，故曰中，非即伏寒发出，夏必病热之热也。然而同用白虎者，总以所伤在气，则所主在金，所病在热，生金者土，金生者水，金病则我母、我子俱病，故与伏气之在少阴，发出之由阳明者无异。要皆并主一汤，全不因冬月之伏与夏月之中为二义也，又全不以伏气之渴与今病之渴为稍异也。呜呼！圣人于此，有意立方，无心表异，以千古之前，自有此理，万世之下，自有此悟也。【雄按：古人但以寒为肃杀之气，而于暑热甚略，是阙文也。】

徐洄溪曰：凡汗出多之病，无不恶寒者，以其恶寒汗出而误认为寒，妄用热剂，则立危矣。

何报之曰：汗大泄不止亡阳，且令肾水竭绝，津液内枯，是谓亡阴，急当滋水之上源。三伏之义，为金受囚也，金遇丙丁，失其清肃，而壬水绝于巳，癸水绝于午，西北之寒清绝矣。前人有谓夏月宜补者，乃补天元之真气，非补热火也，令人夏食寒是也。

沈尧封曰：此是热病证据。《素问》在天为热，在地为火，热者火之气也，故热乃五气之一，而热病即伤寒有五之一。《伤寒论》以《难经》"热"字恐与下文"温"字相混，故特指出曰"暍是也"。感烈日之气而病，即《素问》寒、暑、燥、湿、风之暑病。或曰暍是阳邪，暑是阴邪，土润溽暑，热兼湿言也，似与暍有异。曰寒往则暑来，与寒对待，非专言热而何？古人称暑、暍、热一也，若湿热并至之病，《难经》名曰湿温，不名暑，迨至隋唐后皆指湿热为暑，于是真暑之名失，而暍之名更不知为何病矣。【雄按：《北齐书·后主纪》：六月游南苑，从官暍死者六十人。《千金须知》云：热死曰暍。是唐时尚知暑、暍之为热也。】

雄按：《内经》云：在天为热，在地为火，其性为暑。又云：岁火太过，炎暑流行。盖暑为日气，其字从日，曰炎暑，曰酷暑，皆指烈日之气而言也。夏至后有小暑、大暑，冬至后有小寒、大寒，是暑即热也，寒即冷也。暑为阳气，寒为阴气，乃天地间显然易知之事，并无深微难测之理，而从来歧说偏多，岂不可笑！更有调停其说者，强分动得、静得为阴阳。夫动静惟人，岂能使天上之暑气随人而判别乎？况《内经》有阴居避暑之文，武王有樾荫暍人[1]之事。仲景以白虎汤为热病主方，同条共贯，理益彰彰，何后贤之不察，而好为聚讼以紊道，深文以晦道耶？若谓暑必兼湿，则亢旱之年，湿难必得，况兼湿者，何独暑哉？盖湿无定位，分旺四季，风湿寒湿，无不可兼，惟夏季之土为独盛，故热湿多于寒湿。然暑字从日，日为天气，湿字从土，土为地气，霄壤不同，虽可合而为病，究不可谓暑中原有湿也。

伤寒脉浮滑，此表有热里有寒，白虎汤[7]主之。

王三阳曰：经文"寒"字当作"邪"字解，亦热也。

方中行曰：世本作表有热，里有寒，必系传写之误。夫白虎本为治热病、暑病之药，其性大寒，安得里有寒者可服之理？详本文脉浮滑，不但无紧，且复多滑，乃阳气甚而郁蒸，此里有热也。里热甚，必格寒于外，多厥逆身凉而为亢害之证，此表有寒也。"厥阴篇"中"脉滑而厥者，里有热也，白虎汤主之"，则知此表里二字为错误可知，当为上下更易。

魏念庭曰：此里尚为经络之里，非脏腑之里也。

沈尧封曰：里有寒之"寒"字，乃"喝"字之误。如果里有寒，何以反用石膏、知母乎？表有热，即身热也。上节止言病名，不言脉证，此节详言脉证，出方主治，两节本是相承。叔和校订时，此节幸有"寒"字之误，不被摘出，若见"喝"字，早已摘置别论中矣。程郊倩云：喝病脉不浮。不思《伤寒论》之喝，即《难经》之热病也。《难经》云：热病之脉，阴阳俱浮，浮之而滑，沉之散涩。此是紧要处，岂可模糊读过？本条脉浮滑与《难经》热病脉合，则白虎的是热病主方，而"寒"字的是"喝"字之误。

雄按：杨素园大令云：此条"寒"字，诸家所辩，未能妥帖。徐君亚枝谓当作"痰"字解，于义较协。余谓徐君此解可称千古只眼。夫本论无"痰"字，如湿家胸中有寒之"寒"字，亦作"痰"字解，盖痰本作"淡"，会意二火搏水成痰也。彼湿家火微湿盛，虽渴而不能饮，是为湿痰。此喝病火盛铄液，脉既滑矣，主以白虎汤，则渴欲饮水可知，是为热痰。凡痰因火动，脉至滑实而口渴欲饮者，即可以白虎治

---

[1]樾（yuè）荫喝人：樾，两木交聚而成的树荫。喝人，中暑的人。樾荫喝人，即将中暑之人置于树荫下。后因此而"樾荫"犹言蒙受荫庇也。

之，况暍家乎汪按：《灵》、《素》两经亦但曰水、曰寒，无一痰字？

伤寒脉滑而厥者，里有热也，白虎汤［7］**主之。**

张路玉曰：滑，阳脉也，故其厥为阳厥。里热郁炽，所以其外反恶寒。厥逆往往有唇面爪甲俱青者，故宜白虎以清里而除热也。

伤寒无大热，口燥渴，心烦，背微恶寒者，白虎加人参汤［8］**主之。**

张兼善曰：白虎专治大烦大渴、大燥大热之证，惟恐表证未罢而早用之。若背微恶寒及时时恶风二条，因其中烦渴燥热已甚，非白虎不能遏也。

沈尧封曰：背为阳，背微恶寒者，阳虚证也。但阳有不同，真水真火是肾中之阴阳也，气血是营卫之阴阳也。此条口燥渴心烦，则暍热内炽，仍是白虎证。惟暍热伤其卫气，致背微恶寒，故加人参补其卫也。至若少阴病口中和，其背恶寒者，则卫阳与肾阳并伤，故人参与附子并用，以两补之也。

雄按：吴鹤皋云：背微恶寒者，但觉微寒而不甚也。既有燥渴，则白虎加参用可无疑。若背恶寒而不燥渴者，不可用也。余谓以下条参之，必有汗，故可用也。

伤寒脉浮，发热无汗，其表不解者，不可与白虎汤，渴欲饮水，无表证者，白虎加人参汤［8］**主之。**

沈尧封曰：此承上文言烦渴背恶寒，固当用白虎加人参汤。但亦有中暍而外复伤风寒，亦能令恶寒，发热，脉浮，更当于有汗无汗上辨表证解不解，以定此方之可用不可用耳。

伤寒病若吐下后，七八日不解，热结在里，表里俱热，时时恶风，大渴，舌上干燥，而烦欲饮水数升者，白虎加人参汤［8］**主之。**

张路玉曰：详此条表证，比前较重，何以亦用白虎加参耶？本文热结在里，表里俱热二句，已自酌量。惟热结在里，所以表热不除。邪火内伏，所以恶风大渴，舌燥而烦，欲饮水不止，安得不以生津解热为急耶？

雄按：御纂《医宗金鉴·正误篇》：时时恶风，作时汗恶风，当遵之。又沈亮宸云：舌干且燥，谓视之无液也。然则温热之审舌苔以察津液，仲师已逗其倪矣。

太阳中暍者，身热疼重，而脉微弱，此以夏月伤冷水，水行皮中所致也，一物瓜蒂汤［12］**主之。**

皇甫士安曰：脉盛身寒，得之伤寒。脉虚身热，得之伤暑。盖寒伤形而不伤气，所以脉盛；热伤气而不伤形，所以脉虚。【雄按：所云身寒者，虽发热而仍恶寒，不似暑热病之喜凉恶热也。】

朱奉议曰：夏月发热恶寒，头痛，身体肢节痛重，其脉洪盛者，热病也；夏月自汗恶寒，身热而渴，其脉微弱者，中暑也。【雄按：此注之热病，乃夏至后所发之伏邪也，《内经》亦谓之暑病。中暑者，夏月外感之热病，亦曰中暍。病有内外之殊，脉有洪微之别，是微弱本暍脉，惟身重为湿候，后条虽亦身重，而口开齿燥，暑热内炽已极，似宜急与甘寒救液也。】

方中行曰：夏日则饮水，人之常事，而曰伤何哉？良由暑迫，饮之过多，或得之冷水澡洗，暑反入内也。

张路玉曰：此条言因热伤冷之病，乃中暍之变证。喻氏谓无形之热伤其肺金，则用白虎加人参汤以救之。有形之湿伤于肺金，则用瓜蒂汤救之，各有所主也。

太阳中暍者，发热恶寒，身重而疼痛，其脉弦细芤迟，小便已洒洒然毛耸，手足逆冷，小有劳身即热，口开前板齿燥。若发汗则恶寒甚，加温针则发热甚，数下之则淋甚。

成聊摄曰：病有在表者，有在里者，有表里俱病者，此则表里俱病者也。发热恶寒，身重疼痛者，表中暍也。脉弦细芤迟者，中暑脉虚也。小便已洒洒然毛耸，手足逆冷者，太阳经气不足也；小有劳身即热者，谓劳动其阳，而暍即发也。口开前板齿燥者，里有热也。【雄按：即此一端，可见其为热炽津枯之候，虽身重恶寒，岂可再投清暑益气汤、五苓散、藿香正气丸等辛温燥烈以重劫其阴液乎？东垣、虚谷之言贻误后人不浅。】《内经》云：因于暑，汗，烦则喘喝。口开谓喘喝也。以喘喝不止，故前板齿燥。若发汗以去表邪，则阳气外虚，故恶寒甚；若以温针助阳，则火热内攻，故发热甚；若下之以除里热，则内虚而膀胱燥，故淋甚。【雄按：观此治法之三禁，则仲景虽未立方，而甘凉撤热存津之当用，已可不言而喻矣。赵氏、方氏主用白虎加人参汤，殆从三阳合病比例而出，似亦近理。】

沈尧封曰：此言精气素亏而中暍者。

伤寒脉结代，心动悸者，炙甘草汤[13]主之。一名复脉汤。脉按之来而缓，时一止复来者，名曰结。又脉来动而中止，更来小数，中有还者反动，名曰结阴也。脉来动而中止，不能自还，因而复动者，名曰代阴也，得此脉者必难治。

方中行曰：脉结代而心动悸者，虚多实少，譬如寇欲退散，主弱不能遣发，而反自徬徨也。复脉乃核实义之名，然则是汤也，必欲使虚者加进，而驯至于实，则实者自退散而还复于元之义也。

喻嘉言曰：脉者气血之先，仲景于津液内亡之脉，名之曰结阴、代阴，又名无阳，原有至理，何可不知，聊为四言俚句以明其义：胃藏津液，水谷之海。内充脏腑，外灌形骸。津多脉盛，津少脉衰。津结病至，津竭祸来。脉见微弱，宜先建中。汗则津越，下则津空。津耗脉细，不可妄攻。小便渐减，大便自通。阳明内实，急下救焚。少缓须臾，津液无存。阳明似实，稍用调承。驱热存津，此法若神。肾中真阳，阴精所裁。胃中真阳，津液所胎。阴枯津盛，冽泉可溉。阴精衰薄，瓶罄罍哀。何谓结阴，无阳脉阖。何谓代阴，无阳脉夺。经揭无阳，津液欲竭。较彼亡阳，天地悬阔。

沈尧封曰：此论精气素亏而感微邪之治。前节有脉证而无方，治此未必即是前节主方，然观方中药，又宁必不可以治前证？

脉浮而芤，浮为阳，芤为阴，浮芤相搏，胃气生热，其阳则绝。

方中行曰：浮为上行，故曰阳；芤为血内损，故曰阴。胃中生热者，阴不足以和阳，津液干而成枯燥也。【雄按：沈氏云：浮为邪，芤为阴血虚。以余论之，凡见浮芤相搏之脉，多是暑热伤津。】

沈尧封曰：卫气为阳，人之所知也，津液为阳，人之所未知也。《经》云：上焦出气，宣五谷味，熏肤充身泽毛，若雾露之溉，是谓气。卫气即津液也。故在外之津液少则曰无阳，不能作汗。在内亡津液则曰阳绝于里。要之言阳也，即言卫气也，即言津液也。

仲景湿温篇

太阳病，关节疼痛而烦，脉沉而细者，此名湿痹。其候小便不利，大便反快，但当利其小便。

沈尧封曰：《伤寒论》原序云：撰用《素》、《难》，当即以《素》、《难》释之。《难经》伤寒有五，即《素问》寒、暑、燥、湿、风之五气为病也。故仲景于太阳论中五证并列，挨次剖析，此论湿痹，即《难经》之湿温证也。《素问》在天为湿，在地为土，湿乃土之气也，故湿为五气之一。湿温乃伤寒有五之一，编伤寒者以湿暍为非伤寒，置之别论，然则中风亦非伤寒，何以独存卷首耶？《难经》云：湿温之脉，阳濡而弱，阴小而急，与此稍异。

又曰：伤寒既以头痛、胃实等项分六经，即以汗字判风寒，渴字认燥热，小便不利认湿气，纵横辨别，邪无遁形矣。读者当于此等著实处留心。

湿家之为病，一身尽疼，发热，身色如熏黄。

倪冲之《伤寒汇言》：此湿家为病之总纲也《金铦》。盖体气素以湿为事者，是为湿家《条辨》。其痛与痹痛不同，湿在关节而疼，故曰痹，今一身尽疼而表有热，故聊摄称曰在经。熏黄与橘子黄同是湿热，彼以热胜者黄而明，此以湿胜者黄而晦，宜茵陈五苓散主之。海藏以熏黄为阴黄，盖既湿胜，则次传寒中，小便自利者有之。【雄按：此由但清其热，不治其湿，故次传寒中。】术附汤主之《折衷》。

沈尧封曰：丹溪云：如造曲然，湿热郁久则发黄也。

雄按：湿热发黄，名曰黄疸，皆是暴病，故仲景以十八日为期。其余所因甚多，有谷疸、酒疸、女劳疸、黄汗及冷汗便溏气虚之阴黄；身面浮肿，睛白，能餐劳倦之弱黄；神志不足，猝受恐吓，胆气外泄之惊黄；肝木横肆，脾胃伤残，土败而色外越之痿黄。皆与暴病不同，不可概目为湿热病矣。

湿家，其人但头汗出，背强欲得被覆向火。若下之早则哕，胸满，小便不利，舌上如胎者，以丹田有热，胸中有寒，渴欲得水而不能饮，则口燥烦也。

尤在泾曰：寒湿居表，阳气不得外通而但上越，为头汗出，为背强欲得被覆向火，是宜用温药以通阳，不可与攻法以逐湿，乃反下之，则阳更被抑而哕乃作矣。或上焦之阳不布而胸中满，或下焦之阳不化而小便不利，随其所伤之处而为病也。舌上如胎者，本非胃热，而舌上津液燥聚，如胎之状，实非胎也。盖下后阳气反陷于下，而寒湿仍聚于上，于是丹田有热，而渴欲得水，胸中有寒，而复不能饮，则口舌燥烦，而津液乃聚耳。

雄按：胸中有寒之"寒"字，当作"痰"字解。胸中有痰，故舌上如胎，其津液为痰所阻，故口燥烦。而痰饮乃水之凝结，故虽渴而不能饮也。【杨云：此注极明确，凡《伤寒论》言胸中有寒者，俱作痰解。】

湿家下之，额上汗出，微喘，小便利者死，若下利不止者亦死。

尤在泾曰：湿病在表者宜汗，在[1]里者宜利小便，苟非湿热蕴积成实，未可遽用下法。【杨云：湿证不可妄下。】额汗出微喘，阳已离而上行，小便利，下利不止，阴复决而下走，阴阳离决故死。一作"小便不利者死"，谓阳上浮而阴不下济也，亦通。

雄按：张石顽云：自此而推之，虽额汗出微喘，若大小便不利者，是阴气未脱，而阳之根犹在也。下虽大小便利，若额上无汗不喘，是阳气不越，而阴之根犹在也，则非离决，可以随其虚实而救之。至于下利不止，虽无头汗喘逆阳气上脱之候，亦死。亦有下利不止，小便反闭，而额上汗出者，谓之关。《经》云：关格不通，头无汗者可活，有汗者死。

问曰：风湿相搏，一身尽疼痛，法当汗出而解。值天阴雨不止，医云此可发汗，汗之病不愈者，何也？答曰：发其汗，汗大出者，但风气去，湿气在，是故不愈也。若治风湿者，发其汗，但微微似欲汗出者，风湿俱去也。【汪按：古人即表汗，亦须有节度如此，奈何近人必令其汗，又欲令其多耶。此与《伤寒论》桂枝汤下语，亦可互参。】

倪冲之《伤寒汇言》：湿家不惟不可误下，亦不可误汗，惟风湿相搏一证郊倩风从前来，湿伤卑下，两至搏击，一身尽为疼痛子蘇。此是微挟表邪，法当汗出而病方解郊倩，然时值淫雨隐庵，不免湿气盛行纯[2]一。医云此可发汗，若发大汗而病不愈，不惟风湿之邪不解，而且伤真气矣郊倩。况风之乘罅也速，湿之侵人也渐子蘇。然风在外而湿在内，且大汗出而渍衣被，汗转为湿，风气虽去，而湿气仍隐伏而存留，

---

〔1〕在：原作"出"，据崇文书局本改。
〔2〕纯：原作"统"，据中医书局本及下文"纯一"改。

是故不愈也纯一。使之微微似欲汗出，则正气宣发，充身泽毛，若雾露之灌溉，与病相应，斯正气行而邪气却，营卫和而风湿并解矣忠可。

章虚谷曰：治风湿者，必通其阳气，调其营卫，和其经络，使阴阳表里之气同流，则其内湿随三焦气化，由小便而去，表湿随营卫流行，化微汗而解，阴湿之邪既解，风邪未有不去者。若大发其汗，阳气奔腾，风为阳邪，随气而泄，湿邪阴滞，故反遗留而病不愈也。此治风湿与治风寒不同者。虽寒湿同为阴邪，而寒清湿浊，清者易散，浊者黏滞，故汗法大有区别也。

湿家病，身疼痛发热，面黄而喘，头晕，鼻塞而烦，其脉大，自能饮食，腹中和无病，病在头中寒湿，故鼻塞，内药鼻中则愈。

章虚谷曰：此所谓雾露清邪中于上也。三阳经脉上头而行于身表，头中寒湿，则表气不宣，故身疼发热；肺开窍于鼻，而行气于皮毛，邪从鼻入，湿遏其阳而上蒸，则面黄；气闭则喘；气壅则头痛鼻塞而烦。皆肺气窒塞不得下降，故脉反大，其与湿中于下，而在阴之脉沉细者，迥不同也。肺通喉，胃通咽，邪在肺不在胃，故自能饮食，腹中和无病。止头中寒湿，故鼻塞。当用辛香苦泄之药纳鼻中，如近世之痧药。【雄按：鼻烟亦可用，古人惟用瓜蒂散。】[14] 使肺气通达，其湿邪化水从鼻中出，则愈。【汪按：瓜蒂末嗅则水从鼻出，若汤饮则吐。】

伤寒瘀热在里，身必发黄，麻黄连轺赤小豆汤 [15] **主之。**

章虚谷曰：表邪未解，湿热内瘀，身必发黄，故以麻黄解表，连轺、赤豆等味利肺气以清湿热，其邪在经络，故从表解也。

雄按：余治夏月湿热发黄而表有风寒者，本方以香薷易麻黄辄效。【杨云：夏月用香薷，与冬月用麻黄，其理正同。】

伤寒身黄发热者，栀子檗皮汤 [16] **主之。**

尤在泾曰：此热瘀而未实之证。热瘀故身黄，热未实故发热而腹不满。栀子彻热于上，檗皮清热于下，而中未及实，故须甘草以和之耳。

沈尧封曰：栀檗汤清热利小便，治湿热之主方也。程扶生以麻连小豆汤为湿热主方，不思麻连小豆汤发汗之方，惟外兼风寒者宜之。栀檗汤，利小便之方也。【杨云：分析极清。】若以麻连小豆汤为主方，不惟栀檗汤无着落，即论内"但当利小便"句，亦无着落。

伤寒七八日，身黄如橘子色，小便不利，腹微满者，茵陈蒿汤[17]主之。

尤在泾曰：此则热结在里之证也。身黄如橘子色者，色黄而明，为热黄也。若阴黄则色黄而晦矣。热结在里，为小便不利，腹满，故宜茵陈蒿汤下热通瘀为主也。

阳明病，发热汗出，此为热越，不能发黄也。但头汗出，身无汗，剂颈而还，小便不利，渴饮水浆者，此为瘀热在里，身必发黄，茵陈蒿汤[17]主之。

尤在泾曰：热越，热随汗而外越也。热越则邪不蓄而散，安能发黄哉？若但头汗出而身无汗，剂颈而还，则热不得外达。小便不利，则热不得下泄。而又渴饮水浆，则其热之蓄于内者方炽，而湿之引于外者无已，湿与热合，瘀郁不解，则必蒸发为黄矣。茵陈蒿汤苦寒通泄，使病从小便出也。

阳明病，面合赤色，不可攻之，攻之必发热色黄，小便不利也。

沈尧封曰：此是寒邪外束之湿温证也，麻连小豆汤是其主方。除却恶寒即是栀檗证，更加腹微满即是茵陈蒿证。

章虚谷曰：上明发黄之证，此又明致黄之由也。面赤者，热郁在经，当以汗解，若攻之，伤其腑气，则在经之热反从内走，与水谷之气郁蒸发黄，三焦闭塞而小便不利也。

阳明病，无汗，小便不利，心中懊侬者，身必发黄。

章虚谷曰：虽未误下，而无汗，小便不利，其邪热闭结，心中懊侬，与胃中水液郁蒸而身必发黄也。

阳明病被火，额上微汗出，小便不利者，必发黄。

喻嘉言曰：湿停热郁而误火之，则热邪愈炽，津液上奔，额虽微汗，而周身之汗与小便愈不可得矣，发黄之变，安能免乎？

仲景疫病篇_{山阴陈坤载安注}

寸口脉阴阳俱紧者，法当清邪中于上焦，浊邪中于下焦。清邪中上，名曰洁也；

浊邪中下，名曰浑也。阴中于邪，必内栗也。表气微虚，里气不守，故使邪中于阴也。阳中于邪，必发热头痛，项强颈挛，腰痛胫酸，所谓阳中雾露之气，故曰清邪中上，浊邪中下。阴气为栗，足膝逆冷，便溺妄出。表气微虚，里气微急，三焦相混，内外不通。上焦怫郁，藏气相熏，口烂食龂也。中焦不治，胃气上冲，脾气不转，胃中为浊，营卫不通，血凝不流。若卫气前通者，小便亦黄。与热相搏，因热作使，游于经络，出入藏府，热气所过，则为痈脓。若阴气前通者，阳气厥微，阴无所使，客气入内，嚏而出之，声嗢咽塞，寒厥相逐，为热所拥，血凝自下，状如豚肝，阴阳俱厥，脾气孤弱，五液注下，下焦不阖，清便下重，令便数难，脐筑湫痛，命将难全。

此一节言受疫之源。疫者即寒、暑、燥、湿、风夹杂而成，清浊不分，三焦相混，其曰中上、中下者，是就邪之清浊而言。曰阴中、阳中者，亦即邪之中上、中下而言，扼要全在中焦得治为主。中焦者，脾胃是也。脾胃之气有权，若卫气前通者，邪可从经而汗解。若营气前通者，邪可从腑而下解。倘脾胃之气不足，邪必内陷伤脏，五液注下，便难脐痛，命将难全矣。为痈脓，下豚肝，指其重者而言，未必定当如是也。所以疫证最怕邪伏募原，内壅不溃为难治。

伤寒脉阴阳俱紧，恶寒发热则脉欲厥，厥者脉初来大，渐渐小，更来渐渐大，是其候也。【杨云：疫病乃秽邪弥漫，其脉恒模糊不清，此所云渐渐大、渐渐小，正其候也。】**如此者，恶寒甚者，翕翕汗出，喉中痛；热多者，目赤脉多，睛不慧。**【杨云：凡疫证目睛必不了了。】**医复发之，咽中则伤。若复下之，则两目闭。寒多者，便清谷。热多者，便脓血。若熏之，则身发黄。若熨之，则咽燥。若小便利者可救之，小便难者为危殆。**

此节言疫邪初起之证与脉也。阴阳俱紧，恶寒发热与伤寒同，而渐小渐大之厥脉，是疫之所异也。因邪气深伏，正气不得宣通，所以先必恶寒，而甚则又形热状[1]汗出，喉痛目赤也。若因恶寒而发汗，则助热上蒸而咽伤。若因内热而下之，则阳气内陷而目闭。阴邪多则便清谷，阳邪多则便脓血。熏之则湿热郁蒸而身黄，熨之则热燥津液而咽燥。总因邪伏募原，故汗、下、熏、熨皆误也。其可救与不救，当

---

〔1〕状：崇文书局本无此字，可参。

于小便利、不利验之也。【杨云：温病小便利，则阴气未竭；疫证小便利，则腑气尚通，邪有出路，故俱可治。】

伤寒发热头痛，微汗出，发汗则不识人，熏之则喘，不得小便，心腹满，下之则短气，小便难，头痛背强，加温针则衄。

此节言清邪之中上者，故阳分之证居多。清邪中上，直入募原也。其发热头痛微汗，为邪热熏蒸，非在表也，故发汗则热盛而神昏，【杨云：汗为心液，过汗则心虚，而邪蔽清阳。】熏之则热壅而作喘。【杨云：熏之则以热益热，而伤水之上源。】不得小便，心腹满者，气不通也，亦非在里。短气，小便难，头痛背强者，下伤津液也。衄者，温针伤络也。【杨云：邪热入营故衄。】治当先达募原，不致此变。

伤寒发热，口中勃勃气出，头痛目黄，衄不可制，贪水者必呕，【杨云：水积而不运，故呕。】**恶水者厥。**【杨云：热盛而无制，故厥。】**若下之，咽中生疮。**【杨云：热遗于上，故生疮。】**假令手足温者，必下重便脓血。**【杨云：四末属脾，温则热邪充斥脾胃，故下脓血。】**头痛目黄者，若下则两目闭。**【杨云：温邪非荡涤所能驱，而反虚其正，故目闭。】**贪水者，脉必厥，其声嘤，咽喉塞。**【杨云：亦水积汛溢之象。】**若发汗则战栗，阴阳俱虚。**【杨云：邪在里，不在表，汗之则徒虚其表。】**恶心者，若下之则里冷，不嗜食，大便完谷出。**【杨云：恶水则湿盛热微，下之则伤其中气。】**若发汗则口中伤，舌上白苔。**【杨云：津液外竭，则秽邪上蒸。】**烦躁，脉数实，**【杨云：热盛于内。】**不大便六七日，后必便血，若发汗则小便自利也。**【杨云：太阳膀胱主津液，汗之则正虚，而不能约束。】

此节言浊邪之中下者，故阴分之证居多。浊邪中下者，非下受也，仍从募原分布，谓阴邪归阴也。邪并于阴，则阴实阳虚，故有勃勃气出，头痛目黄，衄不可制，贪水咽疮，下重便脓血诸证，此阴实也。其目闭脉厥，声嘤咽塞，战栗不嗜食，大便完谷，小便自利者，此阳虚也。实为真实，虚为假虚，故非偏阴偏阳可治。

病人无表里证，发热七八日，虽脉浮数者，可下之。假令已下，脉数不解，合热则消谷善饥，至六七日不大便者，有瘀血也，宜抵当汤[18]。若脉数不解而下利不止，必协热而便脓血也。

此疫邪之分传者。病无表里证，邪在募原，此指初起而言。脉数者，热盛于内也；浮者，热蒸于外也。发热七八日而不从汗解，其内热已深，故曰可下。此指现在而言，假令已下，是指下后言也。若下后脉数不解，热传于阳，则消谷善饥，为卫气前通也；热传于阴，必伤血成瘀，为营气前通也。宜抵当汤，即下如豚肝之类。若脉数不解，而下利便脓血者，已成脾气孤绝，五液注下，为不治之证也，勿作寻常协热利看。

病在阳，应以汗解之，反以冷水潠之，若灌之，其热被却不得去，弥更益烦，肉上粟起，意欲饮水，反不渴者，服文蛤散[19]。【杨云：此条温热俱有之，不独疫病。】若不瘥者，与五苓散[21]。寒实结胸无热证者，与三物小陷胸汤[22]，白散[23]亦可服。

此疫邪之传表者。"却"字疑是"劫"字之误。【徐亚枝云：却，不得前也。热被冷抑，不得外出，转而内攻，故弥更益烦，"却"字似非误。杨云：是。】文蛤散当属文蛤汤[20]。病在阳者，谓疫邪已传阳分也。传于阳，当从汗解。潠，喷也；灌，溉也。疫邪热极，原可饮冷水得大汗而解者，乃以之潠灌皮毛，内热被冷水外劫，故内烦益甚，肉上粟起也。欲饮而不渴者，内热为外水所制也。文蛤性寒气燥，合之麻杏石甘，去外水而清内热。五苓散亦具利水彻热之功。"小陷胸汤"及"亦可服"七字疑衍。

伤寒哕而腹满，视其前后，知何部不利，利之则愈。

此疫邪之传里者。哕在伤寒多寒，在疫证为热，况见有腹满，前后不利可据，其为邪气壅蔽，无疑前后二便也。利二便，即疏里法也。

得病六七日，脉迟浮弱，恶风寒，手足温，医二三下之，不能食，而胁下满痛，面目及身黄，颈项强，小便难者，与柴胡汤，后必下重。本渴而饮水呕者，柴胡汤不中与也，食谷者哕。

此疫邪之越于三阳者。得病六七日，恶风寒而脉浮弱，非表虚也；手足温而脉迟，非里寒也。合之为疫邪内伏不溃之证。医者重于疏里，乃二三下之，不能食，小便难，不无伤中。而胁下满痛，少阳也；面目及身黄，阳明也；颈项强，太阳也。邪已越于三阳，斯时但于清解热毒剂中，按经据证，略加引经达表之药足矣。若拘于胁痛为少阳，与柴胡汤，参、甘、姜、枣锢蔽疫邪，必下重作利也。若先渴后呕，为水饮内停，非少阳喜呕，柴胡汤必不可与。食谷者哕，亦属邪蔽使然，非内寒也。末句之义，似有脱简。

太阳病未解，脉阴阳俱停，先必振栗汗出而解。但阳脉微者，先汗出而解；但阴脉微者，下之而解。若欲下之，宜调胃承气汤〔24〕。

此疫邪之越于太阳者。太阳病不解，系疫邪浮越，非太阳经病也。停，匀也。脉阴阳俱停，是尺寸浮沉迟速大小同等也。其正气有权，足以化邪，故从汗解。振栗者，战汗也。脉微，谓邪气衰也。阳邪先退，先从汗解。阴邪先退，先从下解。汗法不一，而下法宜调胃承气，以疫邪虽热，不必尽实也。

太阳病下之而不愈，因复发汗，以此表里俱虚，其人因致冒，冒家汗出自愈。所以然者，汗出表和故也。得里未和，然后下之。

此言疫邪传表，先下后汗之误。疫邪达表，当从汗解，乃拘于疏里而先下之，徒虚其里，故不愈；因复发汗，是又虚其表，故汗出而作冒也。必俟表气已和，再和里气。疫证汗后，往往有宜下者，有下后必汗出而始解者，总由邪气分传，而无一定之治法也。

太阳病下之，其脉促，不结胸者，此为欲解也。脉浮者，必结胸也。脉紧者，必咽痛。脉弦者，必两胁拘急。脉细数者，头痛未止。脉沉紧者，必欲呕。脉沉滑者，协热利。脉浮滑者，必下血。

此言疫邪误下之变。治疫虽宜疏里，但既越于太阳，自当从表，一误下之，其变有不可胜言者。促为阳盛，下之必致结胸，不结者，阳邪外散也，为欲解。浮为在表，下之则内陷为结胸。紧为邪实，下之则邪上浮为咽痛。弦者挟风，下之则引风入肝，故两胁拘急。细数者，热郁于内也，下之则邪火上冲，故头痛未止。沉紧多饮，下之必动其饮，故欲呕。沉滑者，热为湿滞也，下之则湿热下流，故协热利。浮滑者，热盛于表也，下之则热邪内攻，故下血。

阳毒之为病，面赤斑斑如锦纹，咽喉痛，唾脓血，五日可治，七日不可治，升麻鳖甲汤〔25〕主之。

阳毒者，疫邪犯于阳分也。阳邪上壅，故面赤；热极伤血，故遍体斑斑如锦纹也。咽喉痛，唾脓血，皆邪热铄津，有立时腐败之势。五日经气未周，毒犹未遍，故可治；七日则邪气遍而正气消矣，故曰不可治。方用升麻鳖甲者，所以解阳分之毒，即所以救阴分之血也。

阴毒之为病，面目青，身痛如被杖，咽喉痛，五日可治，七日不可治，升麻鳖甲汤去雄黄、蜀椒主之。

阴毒者，疫邪入于阴分也。阴中于邪，故面目青；邪闭经络，故身痛如被杖。咽喉痛者，阴分热毒上壅也。故其日数与阳经同，而治法原文去雄黄、蜀椒者，阴分已受热邪，不堪再用热药也。

雄按：王安道云：阴者非阴寒之病，乃感天地恶毒异气，入于阴经，故曰阴毒耳。后人谓阴寒极盛称为阴毒，引仲景所叙面目青，身痛如被杖，咽喉痛数语，却用附子散、正阳散等药。窃谓阴寒极盛之证，固可名为阴毒，然终非仲景所以立名之本意。后人所叙阴毒，与仲景所叙阴毒自是两般，岂可混论？盖后人所叙阴毒，是内伤生冷，或暴寒所中，或过服寒凉药，或内外俱伤于寒而成，非天地恶毒异气所中也。又赵养葵云：此阴阳二毒，是感天地疫疬非常之气，沿家传染，所谓时疫也。

又按：雄黄、蜀椒二物，用治阳毒，解者谓毒邪在阳分，以阳从阳，欲其速散也。余谓雄黄尚属解毒之品，用之治毒，理或有之，至蜀椒，岂面赤发斑，咽痛唾血所可试乎？必有错简，未可曲为之说也。【杨云：通人之论，《伤寒论》中此类甚多，俱不必强作解事也。】

又按：倪冲之《伤寒汇言》附载袁云龙云：仲景之书，前叙六经诸条，其中文义、前后起止多有阙失，历代医哲并未深勘。至于阳毒、阴毒二条，更可诧异，俱用升麻鳖甲汤，阴毒但无雄黄、蜀椒，此坊刻之讹本也。宋庞安常阴毒、阳毒概用全方，阴毒不去椒、黄，于理稍近。余于万历乙亥，得南阳旧本，其阴毒条于去雄黄下作倍蜀椒加半主之，于理为是。盖阳毒、阴毒二证，良由平素将息失宜，耗疲精髓，逆乱气血，所以猝受山林水泽瘴厉恶气所中，感而成疾。余当壮年，北游燕邸，以及辽阳之外，南游闽广黔甸，以及交阯之区，大抵南方多阳毒，北方多阴毒，时医按法施治，曾无一验。中州等处，有人患此，亦罕能救。细按二证，俱有"咽喉痛"三字，以余窃论疡科书，有锁喉风、缠喉风、铁蛾缠三证，其状相似，有面色赤如斑者，有面色青而凄惨者，有吐脓血者，有身痛如被杖者，有气喘急促者，有发谵语烦乱者，虽有兼证如此，总以咽喉闭痛为苦。猝发之间，三五日可治，至七日不减，即无生理，岂非阳毒、阴毒二证之类乎？再察其脉，缓大者生，细数紧促者死。余见此二证，不论阳毒、阴毒，概用喉科方，以蓬砂二钱，火硝六分，米醋一盏，姜汁小半盏，用鹅翎探入喉中，吐痰碗许，活者百数。据袁公之论，则阳毒为阳邪，阴毒为阴邪矣。阴邪固宜倍蜀椒之半，而以蜀椒施之阳邪，终嫌未妥，改从喉科法引吐却稳当。以余度之，阳毒即后世之烂喉痧耳，叔和谓之温毒是已。治法忌用温散，宜用清化。陈继宣《疫痧草》专论此证。

论曰：百合病者，百脉一宗，悉致其病也。意欲食复不能食，常默然，欲卧不能卧，欲行不能行，饮食或有美时，或有不用，得药则剧吐利，如有神灵者，身形如和，其脉微数。每溺时头痛者，六十日乃愈；若溺时头不痛，淅淅然者，四十日愈；若溺快然，但头眩者，二十日愈。其证或未病而预见，或病四五日而出，或二十日或一月微见者，各随证治之。【杨云：《金匮》中论此证最为明显完善。】

百合病者，皆缘时疫新愈，其三焦、腠理、荣卫之交，余热未清，正气困乏，不能流畅，如人在云雾之中，倏清倏浑；如日月被蚀之后，或明或暗，故有种种不可名言之状。而其口苦，小便赤，脉微数，乃余热的证也。病不在经络脏腑。【杨云：此句欠酌。】治不能补泻温凉，惟以清气为主，气归于肺，而肺朝百脉，一宗者，统宗于一，即悉致其病之谓也。溺时头痛者，小便由于气化，水去则火上冲也，其病为重，六十日愈，月再周而阴必复也；溺时淅淅然者，膀胱腑气一空，表气亦因之而失护也；但头眩者，阳气不能上达也，热渐衰，病渐轻，故愈日渐速也。曰其证，指溺时头痛诸证而言；曰未病预见，谓未成百合病先见头痛等证也。百合清热养阴，专润肺气，治以百合，即以百合名病也。

雄按：此病仲景以百合主治，即以百合名其病，其实余热逗留肺经之证。凡温暑湿热诸病后皆有之，不必疫也。肺主魄，魄不安则如神灵。肺失肃清，则小便赤。百合功专清肺，故以为君也。【杨云：前注已平正通达，读此更亲切不易，觉前注尚隔一层。余尝谓孟英学识，前无古人，试取其所注与古人所注较论之，当知余言之非阿所好也。】忆辛丑暮春，于役兰溪，在严州舟次，见一女子患此证，其父母以为祟也。余询其起于时证之后，察其脉数，第百合无觅处，遂以苇茎、麦冬、丝瓜子、冬瓜皮、知母为方。【汪按：百合本治肺之品，从此悟入，可谓在人意中，出人意外矣。】服之一剂知，二剂已。

百合病见于阴者，以阳法救之。见于阳者，以阴法救之。见阳攻阴，复发其汗，此为逆。见阴攻阳，乃复下之，此亦为逆。

此推究致百合病之源。见于阴者，即阴中于邪也，阴既受邪，不即与阳气通调，则阴邪愈闭，法当攻阳以救其阴也；见于阳者，即阳中于邪也，阳既受邪，不即与阴气通调，则阳邪不化，法当攻阴以救其阳也。若不攻阴救阳，复发其汗，是为见阳攻阳，不知攻阳救阴；复下之，是为见阴攻阴，二者均之为逆，皆因治不如法，阴阳未能透解，所以致有百合之病。若于百合病中并无汗下之证，毋用汗下之法也。下之，汗吐下皆此意。此处"阴阳"二字，但就营卫讲，不说到气血脏腑上。

百合病，发汗后者，百合知母汤〔26〕主之。

得之汗后者，其阳分之津液必伤，余热留连而不去，和阳必以阴，百合同知母、泉水以清其余热，而阳邪自化也。

按：初病邪重，故上节言救言攻，此病后余邪，当用和法。

百合病，吐之后者，百合鸡子黄汤〔27〕主之。

其得之吐后者，吐从上逆，较发汗更伤元气，阴火得以上乘，清窍为之蒙蔽矣。故以鸡子黄之纯阴养血者，佐百合以调和心肺，是亦用阴和阳矣。

百合病，下之后者，百合滑石代赭汤〔28〕主之。

其得之于下后者，下多伤阴，阴虚则阳往乘之，所以有下焦之热象。百合汤内加滑石、代赭，取其镇逆利窍以通阳也，是谓用阳和阴法。

百合病，不经吐下发汗，病形如初者，百合地黄汤〔29〕主之。

不经吐下发汗，正虽未伤，而邪热之袭于阴阳者，未必透解，所以致有百合病之变也。病形如初，指百合病首节而言。地黄取汁，下血分之瘀热，故云大便当如漆，非取其补也。百合以清气分之余热，为阴阳和解法。

百合病，一月不解，变成渴者，百合洗方主之。

百合病至一月不解，缠绵日久，变成渴者，津液消耗，求水以自滋也。渴而不致下消，病犹在肺，肺主皮毛，故以百合汤洗之，使毛脉合行精气于腑也。食煮饼，假麦气以助津液，勿以盐、豉，恐夺津增渴也。

百合病，渴不差者，瓜蒌牡蛎散〔31〕主之。【杨云：此条证比上条较重。】

雄按：尤在泾曰：病变成渴，与百合洗方而不瘥者，热盛而津液伤也。瓜蒌根苦寒，生津止渴。牡蛎咸寒，引热下行，不使上铄也。此注已极赅括，陈注较逊，故从尤本。

百合病，变发热者，百合滑石散〔30〕主之。

变发热者，余邪郁久，淫于肌表，热归阳分也。百合清金退热，加滑石以利窍通阳，曰当微利，指小便利言，谓热从小便去也。

狐惑之为病，状如伤寒，默默欲眠，目不得闭，卧起不得安。蚀于喉为惑，蚀于阴为狐。不欲饮食，恶闻食臭也。其面目乍赤乍黑乍白。蚀于上部则声嗄，甘草泻心汤〔32〕主之；蚀于下部，则咽干，苦参汤洗之；蚀于肛者，雄黄熏之。

百合病，是余热留连于气机者；狐惑病，是余毒停积于幽阴者。狐惑，水虫也，原疫邪不外湿热久留不散，积而生虫。【顾听泉云：疫邪久留，人不活矣。久留上宜加"余邪"二字。】喉与二阴为津液湿润之处，故虫生于此也。声嗄，因知其蚀于喉。咽干，而知其蚀于阴者，因其热郁于下，津液不能上升也。余热内郁，故状似伤寒。内热，故默默欲眠。内烦，故目不得闭，卧起不安。面目乍赤乍黑乍白，以热邪隐见不常，非虫动也。苦参、雄黄皆燥湿杀虫之品。甘草泻心，不特使中气运而湿热自化，抑亦苦辛杂用，足胜杀虫之任也略参尤氏。

病者脉数，无热微烦，默默但欲卧，汗出。初得之三四日，目赤如鸠眼。七八日，目四眦黑，若能食，脓已成，赤豆当归散〔33〕主之。

此疫邪热毒蕴伏于内也，故有脉数，身不热，微烦欲卧之证。初得之汗出，表气尚通也。至三四日目赤如鸠眼，热伤血分也。七八日目四眦黑，血已腐败也。能食者，病不在胸腹，脓成于下也。赤小豆清热去湿，兼以解毒；当归和血化脓，使毒从下解也。

先辈喻嘉言将"辨脉篇"中"清邪中上焦，浊邪中下焦"一节为仲景论疫根据，可谓独具只眼者矣。其治法以逐秽为第一义。上焦如雾，升而逐之，兼以解毒；中焦如沤，疏而逐之，兼以解毒；下焦如渎，决而逐之，兼以解毒。此论识超千古。【雄按：林北海亦云：喻氏论疫，高出千古，直发前人所未发。】盖仲景于吐利、霍乱等不过感一时冷热之气者，犹且论及，而谓疫病之为流行大毒者，反不之及耶！然则《伤寒论》

中之必有疫证，是非臆说，坤学识浅陋，不敢妄自搜罗，扰乱经旨，但将《伤寒》、《金匮》中证治，与风寒等法不合，寓有毒意者，均归之疫。【雄按：守真论温，凤逵论暑，又可论疫，立言虽似创辟，皆在仲景范围内也。】

杨按：此篇搜辑甚佳，俱古人所未及，然原论不可解处甚多，其用方与病不相登对处亦有之，读者师其意，而于其不可解者，勿强事穿凿，则善矣。【汪按：此评大妙，如此方不为昔人所愚，所谓尽信书不如无书也。】

卷 三

海宁王士雄孟英　纂

定州杨照藜素园

乌程汪曰桢谢城　评

钱塘许兰身芷卿　参

叶香岩外感温热篇

章虚谷曰：仲景论六经外感，止有风寒暑湿之邪，论温病由伏气所发，而不及外感，或因书有残阙，皆未可知。后人因而穿凿附会，以大青龙、越脾等汤证治为温病，而不知其实治风寒化热之证也。其所云太阳病发热而渴为温病，是少阴伏邪出于太阳，以其热从内发，故渴而不恶寒。若外感温病，初起却有微恶寒者，以风邪在表也，亦不渴，以内无热也，似伤寒而实非伤寒，如辨别不清，多致误治，因不悟仲景理法故也。盖风为百病之长，而无定体，如天时寒冷，则风从寒化而成伤寒，温暖则风从热化而为温病，以其同为外感，故证状相似，而邪之寒热不同，治法迥异，岂可混哉！二千年来，纷纷议论，不能剖析明白。我朝叶天士，始辨其源流，明其变化，不独为后学指南，而实补仲景之残阙，厥功大矣。爰释其义，以便览焉。

温邪上受，首先犯肺，逆传心包。肺主气，属卫；心主血，属营。辨营卫气血虽与伤寒同，若论治法，则与伤寒大异也。

华岫云曰：邪从口鼻而入，故曰上受。但春温冬时伏寒藏于少阴，遇春时温气而发，非必上受之邪也，则此所论温邪，乃是风温、湿温之由于外感者也。

吴鞠通曰：温病由口鼻而入，自上而下，鼻通于肺，肺者皮毛之合也。经云：皮应天，为万物之大表。天属金，人之肺亦属金，温者火之气，风者火之母，火未有不克金者，故病始于此。

诸邪伤人，风为领袖，故称百病之长，即随寒热温凉之气变化为病，故《经》言其善行而数变也。身半以上，天气主之，为阳；身半以下，地气主之，为阴。风从寒化属阴，故先受于足经；风从热化属阳，故先受于手经。所以言温邪上受，首先犯肺者，由卫分而入肺经也。以卫气通肺，营气通心，而邪自卫入营，故逆传心包也。《内经》言心为一身之大主而不受邪，受邪则神去而死。凡言邪之在心者，皆心之包络受之，盖包络为心之衣也。心属火，肺属金，火本克金，而肺邪反传于心，故曰逆传也。风寒先受于足经，当用辛温发汗。风温先受于手经，宜用辛凉解表。上下部异，寒温不同，故治法大异，此伤寒与温病，其初感与传变，皆不同也。不标姓氏者，皆章氏原释。

雄按：《难经》从所胜来者为微邪，章氏引为逆传心包解，误矣。盖温邪始从上受，病在卫分，得从外解，则不传矣。第四章云不从外解，必致里结，是由上焦气分以及中下二焦者，为顺传。惟包络上居膻中，邪不外解，又不下行，易于袭入，是以内陷营分者，为逆传也。然则温病之顺传，天士虽未点出。【杨云：肺与心相通，故肺热最易入心，天士有见于此，故未言顺传而先言逆传也。】，而细绎其议论，则以邪从气分下行为顺，邪入营分内陷为逆也。【杨云：二语最精确。汪按：既从气分下行为顺，是必非升提所宜矣。俗医辄云防其内陷，妄用升提，不知此内陷乃邪入营分，非真气下陷可比。】苟无其顺，何以为逆？章氏不能深究，而以生克为解，既乖本旨，又悖经文，岂越人之书竟未读耶？

盖伤寒之邪，留恋在表，然后化热入里，温邪则热变【雄按：唐本作"化热"。】**最速。未传心包，邪尚在肺，肺主气，其合皮毛**唐本作"肺合皮毛而主气"，**故云在表，在表**唐本无此二字**初用辛凉**何以首节章释改辛平，今订正之**轻剂，挟风则加入**唐本无"则"、"入"二字**薄荷、牛蒡之属，挟湿加芦根、滑石之流，或透风于热外，或渗湿于热下，不与热相搏，势必孤矣。**

伤寒邪在太阳，必恶寒甚，其身热者，阳郁不伸之故，而邪未化热也。传至阳明，其邪化热，则不恶寒，始可用凉解之法。若有一分恶寒，仍当温散，盖以寒邪阴凝，故须麻桂猛剂。若温邪为阳，则宜轻散，倘重剂大汗而伤津液，反化燥火，则难治矣。始初解表用辛凉，须避寒凝之品，恐遏其邪，反不易解也。或遇阴雨连绵，湿气感于皮毛，须解其表湿，使热外透易解，否则湿闭其热而内侵，病必重矣。其挟内湿者，清热必兼渗化之法，不使湿热相搏，则易解也。略参拙意。

不尔，风挟温热而燥生，清窍必干，谓水主之气不能上荣，两阳相劫也。湿与温合，蒸郁而蒙蔽于上，清窍为之壅塞，浊邪害清也。其病有类伤寒，其唐本无此字**验之之法：伤寒多有变证，温热虽久，在一经不移，以此为辨。**唐本作"总在一经为辨"，章本作"少传变"为"辨"，较妥。

胃中水谷，由阳气化生津液，故阳虚而寒者，无津液上升；停饮于胃，遏其阳气，亦无津液上升，而皆燥渴，仲景已备论之。此言风热两阳邪劫其津液而或燥渴，其因各不同，则治法迥异也。至风雨雾露之邪，受于上焦，与温邪蒸郁，上蒙清窍，如仲景所云头中寒湿，头痛鼻塞，纳药鼻中一条，虽与温邪蒙蔽相同，又有寒热不同也。伤寒先受于足经，足经脉长而多传变。温邪先受于手经，手经脉短，故少传变。是温病伤寒之不同，皆有可辨也。

雄按：上第一章，统言风温、湿温与伤寒证治之不同，而章氏分三节以释之也。

前言辛凉散风，甘淡驱湿，若病仍不解，是渐欲入营也。营分受热，则血液受章本作"被"**劫，心神不安，夜甚无寐，成瘢点隐隐，即撤去气药。如从风热陷入者，用犀角、竹叶之属。如从湿热陷入者，**唐本者下有"用"字**犀角、花露之品，参入凉血清热方中。若加烦躁，大便不通，金汁亦可加入。老年或平素有寒者，以人中黄代之，急急**唐本作"速"**透瘢为要。**

热入于营，舌色必绛。风热无湿者，舌无苔，或有苔亦薄也；热兼湿者，必有浊苔而多痰也。然湿在表分者亦无苔，【雄按：亦有薄苔】其脉浮部必细涩也。此论先生口授及门，以吴人气质薄弱，故用药多轻淡，是因地制宜之法，与仲景之理法同而方药不同，或不明其理法，而但仿用轻淡之药，是效颦也。或又以吴又可为宗者，又谓叶法轻淡如儿戏不可用，是皆坐井论天者也。【雄按：又可亦是吴人。】

雄按：仲景论伤寒，又可论疫证，麻桂、达原不嫌峻猛，此论温病，仅宜轻解，况本条所列，乃上焦之治，药重则过病所。吴芡山云：凡气中有热者，当行清凉薄剂。吴鞠通亦云：治上焦如羽，非轻不举也。观后章论中下焦之治，何尝不用白虎、承气等法乎？章氏未深探讨，曲为盖护，毋乃视河海为不足，而欲以泪益之耶？华岫云尝云：或疑此法仅可治南方柔弱之躯，不能治北方刚劲之质，余谓不然。其用药有极轻清、极平淡者，取效更捷，苟能悟其理，则药味分量，或可权衡轻重。至于治法，则不可移易。盖先生立法之所在，即理之所在，不遵其法，则治不循理矣。南北之人，强弱虽殊，感病之由则一也。其补泻温凉，岂可废绳墨而出范围之外乎？况姑苏商旅云集，所治岂皆吴地之人哉！不必因其轻淡而疑之也。又叶氏《景岳发挥》云：西北人亦有弱者，东南人亦有强者，不可执一而论。故医者必先议病而后议药，上焦温证，治必轻清，此一定不易之理法。天士独得之心传，不必章氏曲为遮饰也。

汪按：急急透痧，不过凉血清热解毒，俗医必以胡荽、浮萍、樱桃核、西河柳为透法，大谬。

若痧出热不解者，胃津亡也，主以甘寒，重则如玉女煎唐本无"如"字，**轻则如梨皮、蔗浆之类。或其人肾水素亏，虽未及下焦**唐本"虽"上有"病"字，**先自彷徨矣**唐本作"每多先事彷徨"，**必验之于舌**，唐本"必"上有"此"字，**如甘寒之中，加入咸寒，务在先安未受邪之地，恐其陷入易易**唐本无此二字耳。

尤拙吾曰：芦根、梨汁、蔗浆之属，味甘凉而性濡润，能使肌热除而风自息，即《内经》"风淫于内，治以甘寒"之旨也。痧出则邪已透发，理当退热，其热仍不解，故知其胃津亡，水不济火，当以甘寒生津。若肾水亏者，热尤难退，故必加咸寒，如元参、知母、阿胶、龟板之类，所谓"壮水之主，以制阳光"也。如仲景之治少阴伤寒，邪本在经，必用附子温脏，即是先安未受邪之地，恐其陷入也。热邪用咸寒滋水，寒邪用咸热助火，药不同而理法一也。验舌之法详后。

雄按：此虽先生口授及门之论，然言简意赅，不可轻移一字。本条主以甘寒，重则如玉女煎者，言如玉女煎之石膏、地黄同用，以清未尽之热，而救已亡之液。以上文曾言邪已入营，故变白虎加人参法，而为白虎加地黄法。【杨云：慧心明眼，绝世聪明。】不曰白虎加地黄，而曰如玉女煎者，以简捷为言耳。唐本删一"如"字，径作"重则玉女煎"，是印定为玉女煎之原方矣。鞠通、虚谷因而袭误。岂知胃液虽亡，身热未退，熟地、牛膝安可投乎？余治此证，立案必先正名，曰白虎加地黄汤，斯为清气血两燔之正法。至必验之于舌，乃治温热之要旨，故先发之于此，而后文乃详言之。唐氏于"必"上加一"此"字，则验舌之法，似仅指此条言者。可见一言半语之间，未可轻为增损也。【汪按：此条辨析甚当，心细如发，斯能胆大于身也。】

若其邪始终在气分流连者，可冀其战汗透邪，法宜益胃，令邪与汗并，热达腠开，邪从汗出。解后胃气空虚，当肤冷一昼夜，待气还自温暖如常矣。盖战汗而解，邪退正虚，阳从汗泄，故渐肤冷，未必即成脱证。此时宜令病者唐本无此三字安舒静卧，以养阳气来复，旁人切勿惊惶，频频呼唤，扰其元神唐本作"气"，使其烦躁唐本无此句。但诊其脉，若虚软和缓，虽倦卧不语，汗出肤冷，却非脱证。若脉急疾，躁扰不卧，肤冷汗出，便为气脱之证矣。【杨云：辨证精悉。】更有邪盛正虚，不能一战而解，停一二日再战汗而愈者，不可不知。

魏柳洲曰：脉象忽然双伏，或单伏，而四肢厥冷，或爪甲青紫，欲战汗也，宜熟记之。

邪在气分，可冀战汗。法宜益胃者，以汗由胃中水谷之气所化，水谷气旺，与邪相并而化汗，邪与汗俱出矣。故仲景用桂枝汤治风伤卫，服汤后，令啜稀粥，以助出汗。若胃虚而发战，邪不能出，反从内入也。故要在辨邪之浅深，若邪已入内而助胃，是助邪反害矣。故如风寒温热之邪，初在表者，可用助胃以托邪。若暑疫等邪，初受即在膜原，而当胃口，无助胃之法可施，虽虚人亦必先用开达，若误补，其害匪轻也。战解后，肤冷复温，亦不可骤进补药，恐余邪未净复炽也。至气脱之证，尤当细辨。若脉急疾，躁扰不卧，而身热无汗者，此邪正相争，吉凶判在此际。如其正能[1]胜邪却，即汗出身凉，脉静安卧矣。倘汗出肤冷，而脉反急疾，躁扰不安，即为气脱之候；或汗已出，而身仍热，其脉急疾而烦躁者，此正不胜邪，即《内经》所云阴阳交，交者死也。

雄按：上第二章以心肺同居膈上，温邪不从外解，易于逆传，故首节言内陷之治，次明救液之法，末言不传营者，可以战汗而解也。第邪既始终流连气分，岂可但以初在表者为释？盖章氏疑益胃为补益胃气，故未能尽合题旨。夫温热之邪，迥异风寒，其感人也，自口鼻入，先犯于肺，不从外解则里结，而顺传于胃，胃为阳土，宜

---

〔1〕能：疑为衍字，崇文书局本无此字。

降宜通，所谓腑以通为补也，故下章即有分消走泄，以开战汗之门户云云。可见益胃者，在疏瀹其枢机，灌溉汤水，俾邪气松达，与汗偕行，则一战可以成功也。【杨云：此与章注均有至理，不可偏废，学者兼观并识，而于临证时择宜而用之，则善矣。】即暑疫之邪在膜原者，治必使其邪热溃散，真待将战之时，始令多饮米汤或白汤，以助其作汗之资，审如章氏之言，则疫证无战汗之解矣。且战汗在六七朝，或旬余者居多，岂竟未之见耶？若待补益而始战解者，间亦有之，以其正气素弱耳，然亦必非初在表之候也。

再论气病有不传血分而邪留三焦，亦如唐本作"犹之"**伤寒中少阳病也。彼则和解表里之半，此则分消上下之势，随证变法，如近时杏、朴、苓等类，或如温胆汤**［97］**之走泄。因其仍在气分，犹可望其**唐本作"犹有"**战汗之门户，转疟之机括**唐本有"也"字。

沈尧封曰：邪气中人，所入之道不一，风寒由皮毛而入，故自外渐及于里；温热由口鼻而入，伏于脾胃之膜原，与胃至近，故邪气向外，则由太阳、少阳转出，邪气向里，则径入阳明。

《经》言：三焦膀胱者，腠理毫毛其应。而皮毛为肺之合，故肺经之邪，不入营而传心包，即传于三焦，其与伤寒之由太阳传阳明者不同。伤寒传阳明，寒邪化热，即用白虎等法，以阳明阳气最盛故也。凡表里之气，莫不由三焦升降出入，而水道由三焦而行，故邪初入三焦，或胸胁满闷，或小便不利，此当展其气机，虽温邪不可用寒凉遏之，如杏、朴、温胆之类，辛平甘苦以利升降而转气机，开战汗之门户，为化疟之丹头，此中妙理，非先生不能道出，以启后学之性灵也。不明此理，一闻温病之名，即乱投寒凉，反使表邪内闭，其热更甚，于是愈治而病愈重，至死而不悟其所以然，良可慨也！

雄按：章氏此释，于理颇通，然于病情尚有未协也。其所云分消上下之势者，以杏仁开上，厚朴宣中，茯苓导下，似指湿温，或其人素有痰饮者而言，故温胆汤亦可用也。【杨云：此释精确，胜章注远甚。】试以《指南》温、湿各案参之自见。若风温流连气分，下文已云到气才可清气。所谓清气者，但宜展气化以轻清，如栀、芩、蒌、苇等味是也。虽不可遽用寒滞之药，而厚朴、茯苓亦为禁剂。彼一闻温病，即乱投寒凉，固属可慨。【汪按：今人畏凉药，并轻清凉解，每多疑虑，至温补升燥，则恣用无忌，实此等医人阶之厉也。】而不辨其有无湿滞，概用枳、朴，亦岂无遗憾乎？至转疟之机括一言，原指气机通达，病乃化疟，则为邪杀也，从此迎而导之，病自渐愈。奈近日市医，既不知温热为何病，柴、葛、羌、防，随手浪用，且告病家曰：须服几剂柴胡，提而为疟，庶无变端。病家闻之，无不乐从，虽至危殆，犹曰提疟不成，病是犯真，故病家死而无怨，医者误而不悔，彼此梦梦，亦可慨也夫。【汪按：此辨尤精当明析，切中时弊。】

又按：五种伤寒，惟感寒即病者为正伤寒，乃寒邪由表而受，治以温散，尤必佐以甘草、姜、枣之类，俾助中气以托邪外出，亦杜外邪而不使内入。倘邪在半表半里之界者，治宜和解，可使转而为疟，其所感之风寒较轻，而入于少阳之经者，不为伤寒，则为正疟，脉象必弦，皆以小柴胡汤为主方。设冬伤于寒而不即病，则为春温夏热之证，其较轻者，则为温疟、瘅疟，轩岐、仲景皆有明训，何尝概以小柴胡汤治之耶？若感受风温、湿温、暑热之邪者，重则为时感，轻则为时疟，而温热、暑湿诸感证之邪气流连者，治之得法，亦可使之转疟而出。统而论之，则伤寒有五，疟亦有五，盖有一气之感证，即有一气之疟疾，不过重轻之别耳。今世温热多而伤寒少，故疟亦时疟多而正疟少。温热暑湿既不可以正伤寒法治之，时疟岂可以正疟法治之哉？其间二日而作者，正疟有之，时疟亦有之，名曰三阴疟，以邪入三阴之经也，不可误解为必属阴寒之病。医者不知五气皆能为疟，颠顶施治，罕切病情，故世人患疟，多有变证，或至缠绵岁月，以致俗人有疟无正治，疑为鬼祟等说。然以徐洄溪、魏玉横之学识，尚不知此，况其他乎？惟叶氏精于温热、暑湿诸感，故其治疟也，一以贯之，余师其意，治疟鲜难愈之证。曩陈仰山封翁询余曰：君何治疟之神哉，殆别有秘授也？余谓：何秘之有？第不惑于昔人之谬论，而辨其为风温，为湿温，为暑热，为伏邪，仍以时感法清其源耳！近杨素园大令重刻余案评云：案中所载多温疟、暑疟，故治多凉解，但温疟、暑疟虽宜凉解，尤当辨其邪之在气在营也。缪仲淳善治暑疟，而用当归、牛膝、鳖甲、首乌等血分药，于阳明证中亦属非法。若湿温为疟，与暑邪挟湿之疟，其湿邪尚未全从热化者，极要留意，况时疟之外，更有瘀血、顽痰、阳维为病等证，皆有寒热如疟之象，最宜谛审。案中诸治略备，阅者还须于凉解诸法中，缕析其同异焉。

大凡看法，卫之后方言气，营之后方言血。在卫汗之可也，到气才可_{唐本作"宜"}清气，入营_{唐本作"乍入营分"}犹可透热转气_{唐本作"仍转气分而解"}，如犀角、元参、羚羊角等物_{唐本有"是也"二字}。入血_{唐本作"至入于血"}就_{唐本作"则"}恐耗血动血，直须凉血散血，如生地、丹皮、阿胶、赤芍等物_{唐本有"是也"二字}。否则_{唐本作"若"}，前后_{唐本无此二字}不循缓急之法，虑其动手便错_{唐本有"耳"字}，反致慌张矣_{唐本无此句}。

仲景辨六经证治，于一经中，皆有表里浅深之分。温邪虽与伤寒不同，其始皆由营卫，故先生于营卫中，又分气血之浅深，精细极矣。凡温病初感，发热而微恶寒者，邪在卫分。不恶寒而恶热，小便色黄，已入气分矣。若脉数舌绛，邪入营分。若舌深绛，烦扰不寐，或夜有谵语，已入血分矣。邪在卫分，汗之宜辛凉轻解。【雄按：首章本文云：初用辛凉轻剂。华岫云注此条云：辛凉开肺，便是汗剂。章氏注此云：宜辛平表散，不可用凉，何谬妄乃尔？今特正之。】清气热不可寒滞，反使邪不外达而内闭，则病重矣。故虽入营，犹可开达，转出气分而解，倘不如此细辨施治，动手便错矣。故先生为传仲景之道脉，迥非诸家之立言所能及也。【雄按：诚如君言，何以屡屡擅改初用辛凉之文乎？】

雄按：外感温病，如此看法，风寒诸感无不皆然，此古人未达之旨，近惟王清任知之。若伏气温病，自里出表，乃先从血分而后达于气分。【芷卿云：论伏气之治，精识直过前人，然金针虽度[1]，其如粗工之聋瞆何。】故起病之初，往往舌润而无苔垢，但察其脉，软而或弦，或微数，口未渴而心烦恶热，即宜投以清解营阴之药，迫邪从气分而化，苔始渐布[2]，然后再清其气分可也。伏邪重者，初起即舌绛咽干，甚有肢冷脉伏之假象，亟宜大清阴分伏邪，继必厚腻黄浊之苔渐生，此伏邪与新邪先后不同处。更有邪伏深沉，不能一齐外出者，虽治之得法，而苔退舌淡之后，逾一二日舌复干绛，苔复黄燥，正如抽蕉剥茧，层出不穷，不比外感温邪，由卫及气，自营而血也。【杨云：阅历有得之言，故语语精实，学者所当领悉也。】秋月伏暑证，轻浅者邪伏膜原，深沉者亦多如此，苟阅历不多，未必知其曲折乃尔也。附识以告留心医学者。

---

〔1〕金针虽度：语出"金针度人"。即把某种技艺的秘法、诀窍传授给别人。

〔2〕布：原作"平"，据崇文书局本及"续刻本"改。

【雄按：余医案中，凡先治血分后治气分者，皆伏气病也，虽未点明，读者当自得之。】

且吾吴湿邪害人最广唐本作"多"，如面色白者，须要顾其阳气，湿胜则阳微也。法应清凉唐本法上有"如"字，然唐本作"用"到十分之六七，即不可过于寒唐本无此二字凉，恐成功反弃，何以故耶？唐本无此二句，有"盖恐"二字湿热一去，阳亦衰微也。面色苍者，须要顾其津液，清凉到十分之六七，往往热减身寒者，不可就唐本作"便"云虚寒，而投补剂，恐炉烟虽息，灰中有火也。须细察精详，方少少与之，慎不可直率唐本作"漫然"而往唐本作"进"也。又有酒客里湿素盛，外邪入里，里湿为合。唐本作"与之相搏"。在阳旺之躯，胃湿恒多，在阴盛之体，脾湿亦不少，然其化热则一。热病救阴犹易，通阳最难，救阴不在唐本有"补"字血，而在津与汗唐本作"养津与测汗"，通阳不在温，而在利小便。然唐本无此字较之杂证，则唐本无此字有不同也。

六气之邪，有阴阳不同，其伤人也，又随人身之阴阳强弱变化而为病。面白阳虚之人，其体丰者，本多痰湿，若受寒湿之邪，非姜、附、参、苓不能去，若湿热亦必黏滞难解，须通阳气以化湿，若过凉则湿闭而阳更困矣。面苍阴虚之人，其形瘦者，内火易动，湿从热化，反伤津液，与阳虚治法，正相反也。胃湿、脾湿，虽化热则一，而治法有阴阳不同，如仲景云：身黄如橘子色而鲜明者，此阳黄胃湿，用茵陈蒿汤［17］；其云色如熏黄而沉晦者，此阴黄脾湿，用栀子檗皮汤［16］，或后世之二妙散［34］亦可。救阴在养津，通阳在利小便，发古未发之至理也。测汗者，测之以审津液之存亡，气机之通塞也。【雄按：热胜于湿，则黄如橘子色而鲜明；湿胜于热，则色沉晦而如熏黄。皆属阳证，而非阴黄也。】

雄按：所谓六气，风、寒、暑、湿、燥、火也。分其阴阳，则《素问》云：寒暑六入，暑统风火阳也，寒统燥湿阴也。言其变化，则阳中惟风无定体，有寒风，有热风，阴中则燥湿二气，有寒有热。至暑乃天之热气，流金铄石，纯阳无阴。或云阳邪为热，阴邪为暑者，甚属不经。《经》云：热气大来，火之胜也。阳之动，始于温，盛于暑，盖在天为热，在地为火，其性为暑，是暑即热也，并非二气。或云暑为兼湿者，亦误也。暑与湿原是二气，虽易兼感，实非暑中必定有湿也。譬如暑与风亦多兼感，岂可谓暑中必有风邪？若谓热与湿合，始名为暑，然则寒与风合，又将何称？更有妄立阴暑、阳暑之名者，亦属可笑。如果暑必兼湿，则不可冠以阳字。若知暑为热气，则不可冠以阴字。其实彼所谓阴者，即夏月之伤于寒湿者耳。设云暑有阴阳，则寒亦有阴阳矣。不知寒者水之气也，热者火之气也，水火定位，寒热有一定之阴阳。寒邪传变，虽能化热，而感于人也，从无阳寒之说。人身虽有阴火，而六气中不闻有寒火之名。暑字从日，日为天上之火；寒字从冫，冫为地下之水。暑邪易入心经，寒邪先犯膀胱，霄壤不同，各从其类，故寒暑二气，不比风、燥、湿有可阴可阳之不同也。况夏秋酷热，始名为暑，冬春之热，仅名为温，而风、寒、燥、湿皆能化火。今曰六气之邪，有阴阳之不同，又随人身之阴阳变化，毋乃太无分别乎？至面白体丰之人，即病湿热，应用清凉，本文业已明言，但病去六七，不可过用寒凉耳，非谓病未去之初不可用凉也。今云与面苍形瘦之人，治法正相反，则未去六七之前，亦当如治寒湿之用姜、附、参、术矣。阳奉阴违，殊乖诠释之体，若脾湿阴黄，又岂栀檗汤苦寒纯阴之药可治哉？本文云救阴不在血，而在津与汗，言救阴须用充液之药，以血非易生之物，而汗需津液以化也。唐本于血、津上加"补"、"养"字，已属蛇足，于汗上加"测"字，则更与救字不贯，章氏仍之陋矣。上第三章。

又按：寒、暑、燥、湿、风，乃五行之气，合于五脏者也。惟暑独盛于夏令，火则四时皆有。析而言之，故曰六气。然三时之暖燠，虽不可以暑称之，亦何莫非丽日之煦照乎？须知暑即日之气也，日为众阳之宗，阳燧承之，火立至焉。以五行论，言暑则火在其中矣，非五气外另有一气也。若风、寒、燥、湿悉能化火，此由郁遏使然，又不可与天之五气统同而论矣。

又按：茅雨人云：本文谓湿胜则阳微，其实乃阳微故致湿胜也。此辨极是，学者宜知之。

再论三焦不得唐本无此字**从外解，必致成**唐本无此字**里结，里结于何？在阳明胃与肠也。亦须用下法，不可以气血之分，就**唐本作"谓其"**不可下也。但**唐本作"惟"**伤寒邪热在里，劫烁津液，下之宜猛；此多湿邪内搏，下之宜轻。伤寒大便溏，为邪已尽，不可再下；湿温病大便溏，为邪未尽，必大便硬，慎**唐本作"乃为无湿，始"**不可再攻也，以粪燥为无湿矣**唐本无此句。

胃为脏腑之海，各脏腑之邪，皆能归胃，况三焦包罗脏腑，其邪之入胃尤易也。伤寒化热，肠胃干结，故下宜峻猛。湿热凝滞，大便本不干结，以阴邪瘀闭不通，若用承气猛下，其行速而气徒伤，湿仍胶结不去，故当轻法频下，如下文所云小陷胸、泻心等，皆为轻下之法也。

雄按：伤寒化热，固是阳邪，湿热凝滞者，大便虽不干结，黑如胶漆者有之，岂可目为阴邪？谓之浊邪可也。惟其误为阴邪，故复援温脾汤下寒实之例，而自诩下阳虚之湿热，为深得仲景心法，真未经临证之言也，似是而非，删去不录。

再人之体，脘在腹上，其地位处于中唐本作"其位居中"，**按之痛，或自痛，或痞胀，当用苦泄，以其入腹近也。必验之于舌，或黄或浊，可与小陷胸汤［22］，或泻心汤［35~38］，随证治之。或**唐本作"若"**白不燥，或黄白相兼，或灰白不渴，慎不可乱投苦泄。其中有外邪未解，里**[1]**先结者，或邪郁未伸，或素属中冷者，虽有脘中痞闷，宜从开泄，宣通气滞，以达归于肺，如近俗**唐本作"世"**之杏、蔻、橘、桔等，是轻苦微辛**唐本无"是字"，**具流动之品可耳。**

此言苔白为寒，不燥则有痰湿，其黄白相兼，灰白而不浊者，皆阳气不化，阴邪壅滞，故不可乱投苦寒滑泄，以伤阳也。其外邪未解而里先结，故苔黄白相兼而脘痞，皆宜轻苦微辛以宣通其气滞也。

雄按：凡视温证，必察胸脘，如拒按者，必先开泄，若苔白不渴，多挟痰湿，轻者橘、蔻、菖、薤，重者枳实、连、夏，皆可用之。虽舌绛神昏，但胸下拒按，即不可率投凉润，必参以辛开之品，始有效也。上第四章，唐本并以第十一章连为一章，今订正之。连上章皆申明邪在气分之治法，而分别营卫气血之浅深，身形肥瘦之阴阳，苔色黄白之寒热，可谓既详且尽矣。而下又申言察苔以辨证，真千古开群朦也。

再唐本无此字**前云舌黄或渴**唐本此下有"当用陷胸、泻心"六字，**须要有地之黄，若光滑者，乃无形湿热，中有虚象**唐本作"已有中虚之象"，**大忌前法。其脐以上为大腹，或满或胀或痛，此必邪已入里矣**唐本无"矣"字，**表证必无，或十只存一**唐本作"或存十之一二"，**亦要**唐本作"须"**验之于舌。或黄甚，或如沉香色，或如灰黄色，或老黄色，或中有断纹，皆当下之，如小承气汤［39］，用槟榔、青皮、枳实、元明粉、生首乌等**唐本此下有"皆可"二字。**若未见此等舌，不宜用此等法**唐本作

---

〔1〕里：原作"表"，据崇文书局本及"续刻本"改。

"药"。恐其中有湿聚太阴为满，或寒湿错杂为痛，或气壅为胀，又当以别法治之唐本有"矣"字。

舌苔如地上初生之草，必有根，无根者为浮垢，刮之即去，乃无形湿热而胃无结实之邪，故云有中虚之象。若妄用攻泻伤内，则表邪反陷，为难治矣。即使有此等舌苔，亦不宜用攻泻之药。又如湿为阴邪，脾为湿土，故脾阳虚则湿聚腹满，按之不坚，虽见各色舌苔而必滑，色黄为热，白为寒，总当扶脾燥湿为主，热者佐凉药，寒者非大温，其湿不能去也。若气壅为胀，皆有虚实寒热之不同，更当辨别，以利气、和气为主治也。

雄按：上第五章，唐本移作第六章，今订正之。章氏所释白为寒，非大温，其湿不去，是也。然苔虽白而不燥，还须问其口中和否，如口中自觉黏腻，则湿渐化热，仅可用厚朴、槟榔等苦辛微温之品。口中苦渴者，邪已化热，不但大温不可用，必改用淡渗、苦降、微凉之剂矣。或渴喜热饮者，邪虽化热而痰饮内盛也，宜温胆汤加黄连。【杨云：原论已极郑重周详，此更辨别疑似，细极毫芒，可见心粗胆大者，必非真学问人也。】

再黄苔不甚厚而滑者，热未伤津，犹可清热透表。若虽薄而干者，邪虽去而津受伤也，苦重之药当禁，宜甘寒轻剂可也唐本"可也"作"养之"。

热初入营，即舌绛苔黄，其不甚厚者，邪结未深，故可清热，以辛开之药，从表透发。舌滑而津未伤，得以化汗而解；若津伤舌干，虽苔薄邪轻，亦必秘结难出，故当先养其津，津回舌润，再清余邪也。

雄按：上第六章，唐本移作第七章，今订正之。此二章论黄苔各证治法之不同。

再论其热传营，舌色必绛。绛，深红色也。初传绛色，中兼黄白色，此气分之邪未尽也，泄卫透营，两和可也。纯绛鲜色者，包络受病唐本作"邪"也，宜犀角、鲜生地、连翘、郁金、石菖蒲等唐本此下有"清泄之"三字。延之数日，或平素心虚有痰，外热一陷，里络就唐本作"即"闭，非菖蒲、郁金等所能开，须用牛黄丸［40］、至宝丹［41］之类以开其闭，恐其昏厥为痉也。

何报之曰：温热病一发，便壮热烦渴，舌正赤而有白苔者，虽滑即当清里，切忌表药。

绛者，指舌本也；黄白者，指舌苔也。舌本通心脾之气血，心主营，营热故舌绛也。脾胃为中土，邪入胃则生苔，如地上生草也。然无病之人，常有微薄苔如草根者，即胃中之生气也。【杨云：论舌苔之源甚佳。】若光滑如镜，则胃无生发之气，如不毛之地，其土枯矣。胃有生气而邪入之，其苔即长厚，如草根之得秽浊而长发也，故可以验病之虚实寒热，邪之浅深轻重也。脾胃统一身之阴阳，营卫主一身之气血，故脾又为营之源，胃又为卫之本也。苔兼白，白属气，故其邪未离气分，可用泄卫透营，仍从表解，勿使入内也。纯绛鲜泽者，言无苔色，则胃无浊结，而邪已离卫入营，其热在心包也。若平素有痰，必有舌苔。【雄按：绛而泽者，虽为营热之征，实因有痰，故不甚干燥也。问若胸闷者，尤为痰据，不必定有苔也。菖蒲、郁金，亦为此设。若竟无痰，必不甚泽。】其心虚血少者，舌色多不鲜赤，或淡晦无神，邪陷多危而难治，于此可卜吉凶也。若邪火盛而色赤，宜牛黄丸。痰湿盛而有垢浊之苔者，宜至宝丹略参拙意。

雄按：上第七章，唐本移为第八章，今订正之。连下二章，辨论种种舌绛证治，是统风温、湿温而言也。

再色绛而舌中心干者，乃心胃火燔，劫烁津液，即黄连、石膏，亦可加入。若烦渴烦热，舌心干，四边色红，中心或黄或白者，此非血分也，乃上焦气热烁津，急用凉膈散［42］散其无形之热，再看其后转变可也，慎勿用血药以滋腻难散。至舌绛望之若干，手扪之原有津液，此津亏湿热熏蒸，将成浊痰，蒙闭心包也。

热已入营，则舌色绛，胃火烁液，则舌心干，加黄连、石膏于犀角、生地等药中，以清营热而救胃津，即白虎加生地之例也。【雄按：此节章氏无注，今补释之。】

其舌四边红而不绛，中兼黄白而渴，故知其热不在血分，而在上焦气分，当用凉膈散清之，勿用血药引入血分，反难解散也。盖胃以通降为用，若营热蒸其胃中，浊气成痰，不能下降，反上熏而蒙蔽心包，望之若干，扪之仍湿者，是其先兆也。

雄按：上第八章，唐本与第九章，颠倒窜乱，今订正之。

再有热传营血，其人素有瘀伤宿血在胸膈中，挟热而搏唐本无此四字，其舌色必紫而暗，扪之湿，当加入散血之品，如琥珀、丹参、桃仁、丹皮等。不尔，瘀血与热为伍，阻遏正气，遂变如狂、发狂之证。若紫而肿大者，乃酒毒冲心。若紫而干晦者，肾肝色泛也，难治。

何报之曰：酒毒内蕴，舌必深紫而赤，或干涸。若淡紫而带青滑，则为寒证矣，须辨。

舌紫而暗，暗即晦也，扪之潮湿不干，故为瘀血。其晦而干者，精血已枯，邪热乘之，故为难治。肾色黑，肝色青，青黑相合而见于舌，变化紫晦，故曰肾肝色泛也。雄按：此舌虽无邪热，亦难治。酒毒冲心，急加黄连清之。

雄按：此节唐本作第十章。

舌色绛而上有黏腻似苔非苔者，中挟秽浊之气，急加芳香逐之。舌绛欲伸出口而抵齿难骤伸者，痰阻舌根，有内风也。舌绛而光亮，胃阴亡也，急用甘凉濡润之品。若舌绛而干燥者，火邪劫营，凉血清火为要。舌绛而有碎点白黄者，当生疳也。大红点者，热毒乘心也，用黄连、金汁。其有虽绛而不鲜，干枯而痿者，肾阴涸也，急以阿胶、鸡子黄、地黄、天冬等救之，缓则恐涸极而无救也。

尤拙吾曰：阳明津涸，舌干口燥者，不足虑也，若并亡其阳则殆矣。少阴阳虚，汗出而厥者，不足虑也，若并亡其阴则危矣。是以阳明燥渴能饮冷者生，不能饮者死。少阴厥逆，舌不干者生，干者死。

挟秽者，必加芳香以开降胃中浊气而清营热矣。痰阻舌根，由内风之逆，则开降中又当加辛凉咸润以息内风也。脾肾之脉，皆连舌本，亦有脾肾气败而舌短不能伸者，其形貌面色，亦必枯瘁，多为死证，不独风痰所阻之故也。其舌不鲜，干枯而痿，肾阴将涸，亦为危证。而黄连、金汁，并可治疳也。

雄按：光绛而胃阴亡者，炙甘草汤［13］去姜、桂加石斛，以蔗浆易饴糖。干绛而火邪劫营者，晋三犀角地黄汤［43］加元参、花粉、紫草、银花、丹参、莲子心、竹叶之类；若尤氏所云不能饮冷者，乃胃中气液两亡，宜复脉汤原方。【汪按：以蔗浆易饴糖，巧妙绝伦。盖温证虽宜甘药，又不可滞中也。】

其有舌独中心绛干者，此胃热心营受灼也，当于清胃方中加入清心之品，否则延及于尖，为津干火盛也。舌尖绛独干，此心火上炎，用导赤散［44］泻其腑。

其干独在舌心、舌尖，又有热邪在心、兼胃之别。尖独干是心热，其热在气分者必渴，以气热劫津也。热在血分，其津虽耗，其气不热，故口干而不渴也。多饮能消水者为渴，不能多饮，但欲略润者为干。又如血分无热而口干者，是阳气虚，不能生化津液，与此大不同也。

雄按：上第九章，唐氏窜入第八章，今厘正之。舌心是胃之分野，舌尖乃心之外候，心胃两清，即白虎加生地、黄连、犀角、竹叶、莲子心也。津干火盛者，再加西洋参、花粉、梨汁、蔗浆可耳。心火上炎者，导赤汤入童溲尤良。

再舌苔白厚而干燥者，此胃燥气伤也，滋润药中加甘草，令甘守津还之意。舌白而薄者，外感风寒也，当疏散之。若白干薄唐本作"白薄而干"**者，肺津伤也，加麦门冬、花露、芦根汁等轻清之品，为上者上之也。若白苔绛底**唐本作"苔白而底绛"**者，湿遏热伏也，当先泄湿透热，防其就**唐本作"即"**干也，勿忧之**唐本作"此可勿忧"**。再从里**唐本下有"而"字**透于外，则变润矣。初病舌就**唐本作"即"**干，神不昏者，急加养正透邪之药。若神已昏，此内匮矣**唐本"矣"字在下句之末**，不可救药。**

苔白而厚，本是浊邪，干燥伤津，则浊结不能化，故当先养津而后降浊也。肺位至高，肺津伤必用轻清之品，方能达肺，若气味厚重而下走，则反无涉矣，故曰上者上之也。【雄按：此释甚明白，何以第二章释为因地制宜，而讥他人效颦也。】湿遏热伏，必先用辛开苦降以泄其湿，湿开热透，故防舌干，再用苦辛甘凉从里而透于外，则胃气化而津液输布，舌即变润，自能作汗，而热邪亦可随汗而解。若初病舌即干，其津气素竭也，急当养正，略佐透邪。若神已昏，则本元败而正不胜邪，不可救矣。【雄按：有初起舌干而脉滑脘闷者，乃痰阻于中而液不上潮，未可率投补益也。】

又不拘何色，舌上生芒刺者，皆是上焦热极也，当用青布拭冷薄荷水揩之。即去者轻，旋即生者险矣。

生芒刺者，苔必焦黄，或黑无苔者，舌必深绛。其苔白或淡黄者，胃无大热，必无芒刺，或舌尖或两边有小赤瘰，是营热郁结，当开泄气分以通营清热也。上焦热极者，宜凉膈散[42]主之。

雄按：秦皇士云：凡渴不消水，脉滑不数，亦有舌苔生刺者，多是表邪挟食，用保和加竹沥、莱菔汁，或栀豉加枳实并效。若以寒凉抑郁，则谵语发狂愈甚，甚则口噤不语矣。有瘄疹内伏，连用升提而不出，用消导而瘄出神清者。若荤腥油腻，与邪热瘄毒纽结不解，唇舌焦裂，口臭牙疳，烦热昏沉，与以寻常消导，病必不解，徒用清里，其热愈甚，设用下夺，其死更速，惟用升麻葛根汤以宣发之，重者非升麻清胃汤，不能清理肠胃血分中之膏粱积热，或再加山楂、槟榔，多有生者。愚谓病从口入，感证夹食为患者不少，秦氏著《伤寒大白》，于六法外特补消导一门，未为无见。所用莱菔汁，不但能消痰食，即燥火闭郁，非此不清，用得其当，大可起死回生，郭云台极言其功。余每与海蛇同用，其功益懋。

舌苔不燥，自觉闷极者，属脾湿盛也。或有伤痕血迹者，必问曾经搔挖否，不可以有血而便为枯证，仍从湿治可也。**再有神情清爽，舌胀大不能出口者，此脾湿胃热郁极化风，而毒延口也，用大黄磨入当用剂内，则舌胀自消矣。**

何报之曰：凡中宫有痰饮水血者，舌多不燥，不可误认为寒也。

三焦升降之气，由脾鼓运，中焦和则上下气顺，脾气弱则湿自内生，湿盛而脾不健运，浊壅不行，自觉闷极，虽有热邪，其内湿盛，而舌苔不燥，当先开泄其湿，而后清热，不可投寒凉以闭其湿也。神情清爽而舌胀大，故知其邪在脾胃，若神不清，即属心脾两脏之病矣。邪在脾胃者，唇亦必肿也。

雄按：上第十章，唐氏析首节为第五章，次节为第十二章，末节为第十三章，今并订正。

再唐本作"又有"**舌上白苔黏腻，吐出浊厚涎沫，口必甜味也**唐本作"其口必甜"，**为脾瘅病**唐本作"此为脾瘅"。**乃湿热气聚，与谷气相搏，土有余也。盈满则上泛，当用省头草**唐本作"佩兰叶"，**芳香**[1]**辛散以逐之则退**唐本无此二字。**若舌上苔如碱者，胃中宿滞挟浊秽郁伏，当急急开泄，否则闭结中焦，不能从膜原达出矣。**

脾瘅而浊泛口甜者，更当视其舌本。如红赤者为热，当辛通苦降以泄浊。如色淡不红，由脾虚不能摄涎而上泛，当健脾以降浊也。苔如碱者，浊结甚，故当急急开泄，恐内闭也。

雄按：浊气上泛者，涎沫厚浊，小溲黄赤。脾虚不摄者，涎沫稀黏，小溲清白，见证迥异。虚证宜温中以摄液，如理中[45]或四君[46]加益智之类可也。何亦以降浊为言乎？疏矣。上第十一章，唐氏并入第四章，今订正之。此二章辨别种种白苔证治之殊，似兼疫证之舌苔而详论之，试绎之，则白苔不必尽属于寒也。

若唐本无此字**舌无苔，而有如烟煤隐隐者，不渴肢寒，知挟阴病**唐本移二句在"若润

---

〔1〕香：原作"草"，据崇文书局本及"续刻本"改。

者"上。**如口渴烦热**唐本下有"而燥者"三字，**平时胃燥舌**唐本无"舌"字**也，不可攻之。若燥者**唐本作"宜"，**甘寒益胃。若**唐本此下有"不渴肢寒而"五字**润者，甘温扶中。此何**唐本此下有"以"字**故？外露而里无也。**

凡黑苔，大有虚实寒热之不同，即黄白之苔，因食酸味，其色即黑，尤当问之。【雄按：此名染苔，食橄榄能黑，食枇杷白苔能黄之类，皆不可不知也。】其润而不燥，或无苔如烟煤者，正是肾水来乘心火，其阳虚极矣。若黑而燥裂者，火极变水，色如焚木成炭而黑也。虚实不辨，死生反掌耳。【雄按：虚寒证虽见黑苔，其舌色必润，而不紫赤，识此最为秘诀。】

雄按：更有阴虚而黑者，苔不甚燥，口不甚渴，其舌甚赤，或舌心虽黑无甚苔垢，舌本枯而不甚赤，证虽烦渴便秘，腹无满痛，神不甚昏，俱宜壮水滋阴，不可以为阳虚也。若黑苔望之虽燥而生刺，但渴不多饮，或不渴，其边或有白苔，其舌本淡而润者，亦属假热，治宜温补。其舌心并无黑苔，而舌根有黑苔而燥者，宜下之，乃热在下焦也。若舌本无苔，惟尖黑燥，为心火自焚，不可救药。上第十二章，唐本移为第十四章，今订正之。

若唐本无此字**舌黑而滑者，水来克火，为阴证，当温之。若见短缩，此肾气竭也，为难治，欲救之**唐本作"惟"。**加人参、五味子，勉希**唐本作"或救"**万一。舌黑而干者，津枯火炽，急急泻南补北。若**唐本此下有"黑"字**燥而中心厚痞**唐本无此字**者，土燥水竭，急以咸苦下之。**

何报之曰：暑热证夹血，多有中心黑润者，勿误作阴证治之。

黑苔而虚寒者，非桂、附不可治，佐以调补气血，随宜而施。若黑燥无苔，胃无浊邪雄按：非无苔也，但不厚耳。故当泻南方之火，补北方之水，仲景黄连阿胶汤[4]主之。黑燥而中心厚者，胃浊邪热干结也，宜用硝、黄咸苦下之矣。

雄按：上第十三章，唐本移为第十五章，今订正之。此二章言黑苔证治之有区别也。

又按：茅雨人云：凡起病发热胸闷，遍舌黑色而润，外无险恶情状，此胸膈素有伏痰也，不必张皇，止用薤白、瓜蒌、桂枝、半夏一剂，黑苔即退，或不用桂枝，即枳壳、桔梗亦效。

舌淡红无色者，或干而色不荣者，当是胃津伤而气无化液也，当用炙甘草汤〔13〕，不可用寒凉药。

何报之曰：红嫩如新生，望之似润而燥渴殆甚者，为妄行汗下，以致津液竭也。

淡红无色，心脾气血素虚也，更加干而色不荣，胃中津气亦亡也，故不可用苦寒药，炙甘草汤养气血以通经脉，其邪自可渐去矣。

雄按：上第十四章，唐氏移为第十一章，今订正之。此章言虚多邪少之人舌色如是，当培气液为先也。

若舌白如粉而滑，四边色紫绛者，温疫病初入膜原，未归胃腑，急急透解，莫待传陷而入，为险恶之病。且见此舌者，病必见凶，须要小心。凡瘢疹初见，须用纸捻照，见胸背两胁，点大而在皮肤上者为瘢，或云头隐隐，或琐碎小粒者为疹。又宜见而不宜见多。按方书谓瘢色红者属胃热，紫者热极，黑者胃烂，然亦必看外证所合，方可断之。

温疫白苔如积粉之厚，其秽浊重也。舌本紫绛，则邪热为浊所闭，故当急急透解，此五疫中之湿疫，又可主以达原饮，亦须随证加减，不可执也。舌本紫绛，热闭营中，故多成瘢疹。瘢从肌肉而出，属胃。疹从血络而出，属经。其或瘢疹齐见，经胃皆热。然邪由膜原入胃者多，或兼风热之人于经络，则有疹矣。不见则邪闭，故宜见。多见则邪重，故不宜多。但瘢疹亦有虚实，虚实不明，举手杀人，故先生辨之如后。

雄按：温热病舌绛而白苔满布者，宜清肃肺胃。更有伏痰内盛，神气昏瞆者，宜开痰为治。黑瘢、蓝瘢，亦有可治者。余治胡季权、姚禄皆二案，载《续编》。徐月岩室案，附曾大父《随笔》〔1〕中。

然而春夏之间，湿病俱发疹为甚，且其色要辨唐本无此句。如淡红色，四肢清，口不甚渴，脉不洪数，非虚瘢即阴瘢。或胸微见数点，面赤足冷，或下利清谷，此阴盛格阳于上而见，当温之。

此专论瘢疹，不独温疫所有，且有虚实之迥别也。然火不郁不成瘢疹，若虚火力弱而色淡，四肢清者微冷也，口不甚渴，脉不洪数，其非实火可征矣，故曰虚瘢；若

〔1〕曾大父《随笔》：指王士雄之曾祖父王秉衡所著《重庆堂随笔》。

面赤足冷，下利清谷，此阴寒盛格拒其阳于外，内真寒外假热，郁而成癍，故直名为阴斑也，须附、桂引火归元，误投凉药即死，实火误补亦死，最当详辨也。

若癍色紫唐本下有"而"字小点者，心包热也。点大而紫，胃中热也。黑癍而光亮者，热胜毒盛唐本作"热极毒炽"。虽属不治，若其人气血充者，或依法治之，尚可救。若黑而晦者，必死。若黑而隐隐，四旁赤色，火郁内伏，大用清凉透发，间有转红成可救者。若夹癍带疹，皆是邪之不一，各随其部而泄。然癍属血者恒多，疹属气者不少。癍疹皆是邪气外露之象，发出唐本下有"之时"二字宜神情清爽，为外解里和之意。如癍疹出而昏者，正不胜邪，内陷为患，或胃津内涸之故。

此论实火之癍疹也。点小即是从血络而出之疹，故热在心包。点大从肌肉而出为癍，故热在胃。黑而光亮者，元气犹充，故或可救。黑暗则元气败，必死矣。四旁赤色，其气血尚活，故可透发也。癍疹夹杂，经胃之热，各随其部而外泄。热邪入胃[1]，本属气分，见癍则邪属于血者多矣，疹从血络而出，本属血分，然邪由气而闭其血，方成疹也，必当两清气血以为治也。既出而反神昏，则正不胜邪而死矣。

雄按：上第十五章详论温疫中癍疹证治之不同，唐氏移为第十六章，今订正之。

再有一种白㾦，小粒如水晶色者，【杨云：平人夏月亦间有之。】此湿热伤肺，邪虽出而气液枯也，必得甘药补之。或未至久延，伤及气液，乃湿郁卫分，汗出不彻之故，当理气分之邪。或白如枯骨者多凶，为气液竭也。

雄按：湿热之邪郁于气分，失于轻清开泄，幸不传及他经，而从卫分发白㾦者，治当清其气分之余邪。邪若久郁，虽化白㾦，而气液随之以泄，故宜甘濡以补之。苟色白如枯骨者，虽补以甘药，亦恐不及也。上第十六章，唐氏移为第十七章，今订正之。

杨按：湿热素盛者多见此证，然在温病中为轻证，不见有他患。其白如枯骨者，未经阅历，不敢臆断。

汪按：白㾦前人未尝细论，此条之功不小。白如枯骨者，余曾见之，非惟不能救，并不及救。故俗医一见白㾦，辄以危言恐吓病家，其实白如水晶色者，绝无紧

---

〔1〕胃：原作"肾"，据崇文书局本改。

要，吾见甚多。然不知甘濡之法，反投苦燥升提，则不枯者亦枯矣。

再温热之病，看舌之后，亦须验齿。齿为肾之余，龈为胃之络，热邪不燥胃津，必耗肾液，且二经之血，皆走其地，病深动血，结瓣于上。阳血者，色必紫，紫如干漆；阴血者，色必黄，黄如酱瓣。阳血若见，安胃为主；阴血若见，救肾为要。然豆瓣色者多险，若证还不逆者，尚可治，否则难治矣。何以故耶？盖阴下竭，阳上厥也。

肾主骨，齿为骨之余，故齿浮龈不肿者，为肾火水亏也。胃脉络于上龈，大肠脉络于下龈，皆属阳明，故牙龈肿痛，为阳明之火。若湿入胃，则必连及大肠，血循经络而行，邪热动血而上结于龈，紫者为阳明之血，可清可泻。黄者为少阴之血，少阴血伤为下竭，其阳邪上亢而气厥逆，故为难治也。

雄按：上第十七章，唐氏移作第十八章，今订正之。

齿若光燥如石者，胃热甚也。若无汗恶寒，卫偏胜也，辛凉泄卫透汗为要。若如枯骨色者，肾液枯也，为难治。若上半截润，水不上承，心火上炎也，急急清心救水，俟枯处转润为妥。

胃热甚而反恶寒者，阳内郁而表气不通，故无汗而为卫气偏胜，当泄卫以透发其汗，则内热即从表散矣。凡恶寒而汗出者，为表阳虚，腠理不固，虽有内热，亦非实火矣。齿燥有光者，胃津虽干，肾气未竭也。如枯骨者，肾亦败矣，故难治也。上半截润，胃津养之。下半截燥，由肾水不能上滋其根，而心火燔灼，故急当清心救水，仲景黄连阿胶汤 [4] 主之。

若咬牙啮齿者，湿热化风痉病。但咬牙者，胃热气走其络也。若咬牙而脉证皆衰者，胃虚无谷以内荣，亦咬牙也。何以故耶？虚则喜实也。舌本不缩而硬，而牙关咬定难开者，此非风痰阻络，即欲作痉证。用酸物擦之即开，木来泄土故也。

牙齿相啮者，以内风鼓动也。但咬不啮者，热气盛而络满，牙关紧急也。若脉证皆虚，胃无谷养，内风乘虚袭之，入络而亦咬牙，虚而反见实象，是谓虚则喜实，当详辨也。又如风痰阻络为邪实，其热盛化风欲作痉者，或由伤阴而挟虚者，皆当辨也。

雄按：上第十八章，唐氏移作第十九章，今订正之。

若齿垢如灰糕样者，胃气无权，津亡湿浊用事，多死。而初病齿缝流清血痛者，胃火冲激也。不痛者，龙火内燔也。齿焦无垢者，死。齿焦有垢者，肾热胃劫也。当微下之，或玉女煎[47]清胃救肾可也。

齿垢由肾热蒸胃中浊气所结，其色如灰糕，则枯败而津气俱亡，肾胃两竭，惟有湿浊用事，故死也。齿缝流清血，因胃火者出于龈，胃火冲激故痛，不痛者出于牙根，肾火上炎故也。齿焦者肾水枯，无垢则胃液竭，故死。有垢者火盛而气液未竭，故审其邪热甚者，以调胃承气微下其胃热。肾水亏者，玉女煎清胃滋肾可也。

雄按：上第十九章，唐氏移作第二十章，今订正之。以上三章，言温热诸证，可验齿而辨其治也。真发从来所未发，是于舌苔之外，更添一秘诀，并可垂为后世法，读者苟能隅反，则岂仅能辨识温病而已哉？

再妇人病温，与男子同，但多胎前产后，以及经水适来适断。大凡胎前病，古人皆以四物[48]加减用之，谓护胎为要，恐来害妊。如热极用井底泥，蓝布浸冷，覆盖腹上等，皆是保护之意。但亦要看其邪之可解处，用血腻之药不灵，又当省察，不可认板法。然须步步保护胎元，恐损正邪陷也。

保护胎元者，勿使邪热入内伤胎也。如邪犹在表分，当从开达外解，倘执用四物之说，则反引邪入内，轻病变重矣。【杨云：此释极为明通。】故必审其邪之浅深而治，为至要也。若邪热逼胎，急清内热为主，如外用泥布等盖覆，恐攻热内走，反与胎碍，更当详审，勿轻用也。总之清热解邪，勿使伤动其胎，即为保护，若助气和气以达邪，犹可酌用，其补血腻药，恐反遏其邪也。【雄按：此说固是，然究是议药不议病矣。如温热已烁营阴，则地黄未尝不可用。】且《内经》曰：妇人重身，毒之何如？岐伯曰：有故无殒，亦无殒也。大积大聚，其可犯也，衰其大半而止，不可过也。故如伤寒阳明实热证，亦当用承气下之，邪去则胎安也。盖病邪浅则在经，深则在腑，而胎系于脏，攻其经腑，则邪当其药，与脏无碍。【雄按：此释极通，而竟忘却温热传营入血之证。本文但云不可认板法，非谓血药无可用之证也。】若妄用补法以闭邪，则反害其胎矣。倘邪已入脏，虽不用药，其胎必殒而命难保。【雄按：亦须论其邪入何脏。】所以《经》言有故无殒者，谓其邪未入脏，攻其邪亦无殒胎之害也。【杨云：有故无殒者，有病则病当之也，不必增入邪未入脏之说以滋荧惑。】故要在辨证明析，用法得当，非区区四物所能保胎者也。故先生曰：须看其邪之可解处，不可认板法，至哉言乎！

至于产后之法，按方书谓慎用苦寒，恐伤其已亡之阴也。然亦要辨其邪能从上中解者，稍从证用之，亦无妨也，不过勿犯下焦，且属虚体，当如虚怯人病邪而治。总之无犯实实虚虚之禁。况产后当气血沸腾之候，最多空窦，邪势必乘虚内陷，虚处受邪为难治也。【雄按：余医案中所载产后温热诸证治，皆宜参阅，兹不赘。】

徐洄溪曰：产后血脱，孤阳独旺，虽石膏、犀角对证，亦不禁用。而世之庸医，误信产后宜温之说，不论病证，皆以辛热之药戕其阴而益其火，无不立毙，我见甚多，惟叶案中绝无此弊，足征学有渊源。

魏柳洲曰：近时专科及庸手，遇产后一以燥热温补为事，杀人如麻。【雄按：不挟温热之邪者且然，况兼温热者乎。】

吴鞠通曰：产后温证，固云治上不犯中，然药反不可过轻，须用多备少服法，中病即已，所谓无粮之师，利于速战。若畏产后虚怯，用药过轻，延至三四日后，反不能胜药矣。

如经水适来适断，邪将陷唐本下有"于"字血室，少阳伤寒，言之详悉，不必多赘。但数动与正伤寒不同，仲景立小柴胡汤［40］，提出所陷热邪，参、枣唐本下有"以"字扶胃气，以冲脉隶属阳明也，此与唐本作"惟"虚者为合治。若热邪陷入，与血相结者，当从陶氏小柴胡汤去参、枣，加生地、桃仁、楂肉、丹皮或犀角等。若本经血结自甚，必少腹满痛，轻者刺期门，重者小柴胡汤去甘药，加延胡、归尾、桃仁，挟寒加肉桂心，气滞者加香附、陈皮、枳壳等。沈月光用柴胡、秦艽、荆芥、香附、苏梗、厚朴、枳壳、当归、芍药、益母草、木通、黄芩，名和血逐邪汤，姜衣少许为引，治伤寒热入血室，气滞血瘀而胸满腹胀痛甚者，甚效。然热陷血室之证，多有谵语如狂之象，防是阳明胃实唐本作"与阳明胃实相似"，下有"此种病机"四字，当辨之唐本作"最须辨别"。血结者身体必重，非若阳明之轻旋便捷者唐本无"旋捷"二字。何以故耶？阴主重浊，络脉被阻唐本下有"身之"二字，侧旁气痹，连唐本下有"及"字胸背皆拘束不遂唐本作"皆为阻窒"。故去邪通络，正合其病。往往延久上逆心包，胸中唐本下有"痹"字痛，即陶氏所谓血结胸也。王海藏出一桂枝红花汤［50］加海蛤、桃仁，原是表里上下一齐尽解之理，看唐本无此字此方大有巧手唐本作"妙焉"，故录出以备学者之用唐本无此句。

"数动"未详，或"数"字是"变"字之误，更俟明者正之。冲脉为血室，肝所主，其脉起于气街，气街，阳明胃经之穴，故又隶属阳明也。邪入血室，仲景分浅深而立两法，其邪深者云如结胸状，谵语者，刺期门，随其实而泻之，是从肝而泄其邪，亦即陶氏之所谓血结胸也。其邪浅者，云往来寒热如疟状，而无谵语，用小柴胡汤，是从胆治也。盖往来寒热，是少阳之证，故以小柴胡汤提少阳之邪，则血室之热，亦可随之而外出，以肝胆为表里，故深则从肝，浅则从胆，以导泄血室之邪也。今先生更详证状，并采陶氏、王氏之方法，与仲景各条合观，诚为精细周至矣。其言小柴胡汤，惟虚者为合法，何也？盖伤寒之邪，由经而入血室，其胃无邪，故可用参、枣，若温热之邪，先已犯胃，后入血室，故当去参、枣，惟胃无邪，及中虚之人，方可用之耳。【雄按：世人治疟，不论其是否为温热所化，而一概执用小柴胡汤以实其胃，遂致危殆者最多。】须知伤寒之用小柴胡汤者，正防少阳经邪乘虚入胃，故用参、枣先助胃以御之，其与温热之邪，来路不同，故治法有异也。【汪按：此谓温热之邪与伤寒来路不同，故治法有异是也。至云伤寒胃中无邪，又云防少阳之邪乘虚入胃，则似未安。夫伤寒传经，由太阳而阳明而少阳，故有太阳阳明、有正阳阳明、有少阳阳明。岂有少阳受邪而阳明不受邪者？亦岂有防少阳之邪倒传阳明之理乎？】

雄按：温邪热入血室有三证。如经水适来，因热邪陷入而搏结不行者，此宜破其血结。若经水适断，而邪乃乘血舍之空虚以袭之者，宜养营以清热。其邪热传营，逼血妄行，致经未当期而至者，宜清热以安营。上第二十章，唐氏作第二十一章。其小引云："《温证论治》二十则，乃先生游于洞庭山，门人顾景文随之舟中，以当时所语，信笔录记，一时未加修饰，是以词多诘屈，语亦稍乱，读者不免晦口。大烈不揣冒昧，窃以语句少为条达，前后少为移掇，惟使晦者明之，至先生立论之要旨，未敢稍更一字也。"章氏诠释，亦从唐本。雄谓原论次序，亦既井井有条，而词句之间，并不难读，何必移前掇后，紊其章法。而第三章如玉女煎去其"如"字之类，殊失庐山真面目矣。兹悉依华本订正之。

叶香岩三时伏气外感篇

春温一证，由冬令收藏未固，昔人以冬寒内伏，藏于少阴，入春发于少阳，以春木内应肝胆也。寒邪深伏，已经化热，昔贤以黄芩汤为主方，苦寒直清里热，热伏于阴，苦味坚阴，乃正治也。知温邪忌散，不与暴感门同法。若因外邪先受，引动在里伏热，必先辛凉以解新邪自注：葱豉汤［52］，继进苦寒以清里热，况热乃无形之气，时医多用消滞，攻治有形，胃汁先涸，阴液劫尽者多矣。【雄按：新邪引动伏邪者，初起微有恶寒之表证。】

徐洄溪曰：皆正论也。

章虚谷曰：或云人身受邪，无不即病，未有久伏过时而发者。其说甚似有理，浅陋者莫不遵信为然，不知其悖经义，又从而和之。夫人身内脏腑，外营卫，于中十二经，十五络，三百六十五孙络，六百五十七穴，细微幽奥，曲析难明，今以一郡一邑之地，匪类伏匿，犹且不能觉察，况人身经穴之渊邃隐微，而邪气如烟之渐熏，水之渐积，故如《内经》论诸痛诸积，皆由初感外邪，伏而不觉，以致渐侵入内所成者也，安可必谓其随感即病，而无伏邪者乎？又如人之痘毒，其未发时，全然不觉，何以又能伏耶？由是言之，则《素问》所言冬伤寒春病温，非谰语矣。

雄按：藏于精者，春不病温。小儿之多温病何耶？良以冬暖而失闭藏耳。夫冬岂年年皆暖欤？因父母以姑息为心，惟恐其冻，往往衣被过厚，甚则戕之以裘帛富家儿多夭者，半由此也。虽天令潜藏，而真气已暗为发泄矣，温病之多，不亦宜乎？此理不但幼科不知，即先贤亦从未道及也。【汪按：惟洄溪尝略论及之耳。】

风温者，春月受风，其气已温。【雄按：此言其常也。冬月天暖，所感亦是风温，春月过冷，亦有风寒也。】《经》谓春病在头，治在上焦。肺位最高，邪必先伤，此手太阴气分先病，失治则入手厥阴心包络，血分亦伤。盖足经顺传，如太阳传阳明，人皆知之。肺病失治，逆传心包络，人多不知者。俗医见身热咳喘，不知肺病在上之旨，妄投荆、防、柴、葛，加入枳、朴、杏、苏、菔子、楂、麦、橘皮之属，辄云解肌消食。有见痰喘，便用大黄礞石滚痰丸，大便数行，上热愈结。幼稚谷少胃薄，表里苦辛化燥，胃汁已伤，复用大黄，大苦沉降丸药，致脾胃阳和伤极，陡变惊痫，莫救者多矣。

自注：风温肺病，治在上焦。夫春温忌汗，初病投剂，宜用辛凉，若杂入消导发散。【徐云：须对证，亦可用。】不但与肺病无涉，劫尽胃汁，肺乏津液上供，头目清窍徒为热气熏蒸，鼻干如煤，目瞑或上窜无泪，或热深肢厥，狂躁溺涩，胸高气促，皆是肺气不宣化之征。斯时若以肺药少加一味清降，使药力不致直趋肠中。【雄按：所谓非轻不举也，重药则直过病所矣。】而上痹可开，诸窍自爽。无如市医佥云结胸，皆用连、蒌、柴、枳，苦寒直降，致闭塞愈甚，告毙者多。

又此证初因发热喘嗽，首用辛凉清肃上焦，【徐云：正论。】如薄荷、连翘、牛蒡、象贝、桑叶、沙参、栀皮、姜皮、花粉。若色苍热胜烦渴，用石膏、竹叶辛寒清散，痧疹亦当宗此。若日数渐多，邪不得解，芩、连、凉膈亦可用。至热邪逆传膻中，神昏目瞑，鼻窍无涕洟，诸窍欲闭，其势危急，必用至宝丹［41］或牛黄清心丸。［40］【徐云：急救非此不可。】病减后余热，只甘寒清养胃阴足矣。

春月暴暖忽冷，先受温邪，继为冷束，咳嗽痰喘最多，辛解忌〔1〕温，只用一剂，大忌绝谷。若甚者，宜昼夜竖抱勿倒三四日。【徐云：秘诀。】夫轻为咳，重为喘，喘急则鼻掀胸挺。

自注：春温皆冬季伏邪，详于大方诸书，幼科亦有伏邪，【雄按：人有大小，感受则一也。】治从大方。【雄按：感受既一，治法亦无殊，奈大方明于治温者罕矣，况幼科乎。】然暴感为多，如头痛、恶寒、发热、喘促、鼻塞、声重、脉浮、无汗，原可表散，春令温舒，辛温宜少用，阳经表药，最忌混乱。至若身热咳喘有痰之证，只宜肺药清解，泻白散［54］加前胡、牛蒡、薄荷之属，消食药只宜一二味。【雄按：此为有食者言也。】若二便俱通者，消食少用，须辨表里上中下何者为急施治。

又春季温暖，风温极多，温变热最速，若发散风寒消食，劫伤津液，变证尤速。【雄按：沈尧封云：温亦火之气也，盖火之微者曰温，火之甚者曰热，三时皆有，惟暑为天上之火，独盛于夏令耳。】

---

〔1〕忌：原作"凉"，据崇文书局本及《幼科要略》改。

初起咳嗽喘促，通行用：薄荷汗多不用、连翘、象贝、牛蒡、花粉、桔梗、沙参、木通、枳壳、橘红。

表解热不清，用：黄芩、连翘、桑皮、花粉、地骨皮、川贝、知母、山栀。

备用方：黄芩汤［9］、葱豉汤［51］、凉膈散［42］、清心凉膈散［52］、苇茎汤［53］、泻白散［54］、葶苈大枣汤［55］、白虎汤［7］、至宝丹［41］、牛黄清心丸［40］、竹叶石膏汤［56］、喻氏清燥救肺汤［57］。

里热不清，朝上凉，晚暮热，即当清解血分，久则滋清养阴。若热陷神昏，痰升喘促，急用牛黄丸［40］、至宝丹［41］之属。

风温乃肺先受邪，遂逆传心包，治在上焦，不与清胃攻下同法。幼科不知，初投发散消食不应，改用柴、芩、瓜蒌、枳实、黄连，再下夺不应，多致危殆，皆因不明手经之病耳。【雄按：婆心苦口，再四丁宁，舌敝耳聋，可为太息。】

若寒痰阻闭，亦有喘急胸高，不可与前法，用三白［22］吐之，或妙香丸［58］。

夏为热病，然夏至已前，时令未为大热，《经》以先夏至病温，后夏至病暑。温邪前已申明，暑热一证，【雄按："阴阳大论"云：春气温和，夏气暑热。是暑即热也，原为一证，故夏月中暑，仲景标曰中热也。昔人以动静分为暑热二证，盖未知暑为何气耳。】医者易眩，夏暑发自阳明，古人以白虎汤［7］为主方。后贤刘河间创议迥出诸家，谓温热时邪，当分三焦投药，以苦辛寒为主，若拘六经分证，仍是伤寒治法，致误多矣。【徐云：能分六经者，亦鲜矣。】盖伤寒外受之寒，必先从汗解，辛温散邪是已；口鼻吸入之寒，即为中寒阴病，【徐云：亦不尽然。】治当温里，分三阴见证施治。若夫暑病，专方甚少，皆因前人略于暑，详于寒耳。考古如《金匮》暑暍痉之因，而洁古以动静分中暑、中热，各具至理，【雄按：虽有至理，而强分暑热，名已不正矣。】兹不概述。论幼科病暑热，夹杂别病有诸，而时下不外发散消导，加入香薷一味，或六一散［59］一服。考《本草》香薷辛温发汗，能泄宿水，夏热气闭无汗，渴饮停水，香薷必佐杏仁，以杏仁苦降泄气，大顺散［60］取义若此。【徐云：大顺散非治暑之方，乃治暑月伤冷之方也，何得连类及之，夹杂矣。雄按：上言香薷治渴饮停水，佐杏仁以降泄，故曰大顺散之义，亦若此也。】长夏湿令，暑必兼湿。【雄按：此言长夏湿旺之令，暑以蒸之，所谓土润溽暑，故暑湿易于兼病，犹之冬月风寒，每相兼感。】暑伤气分，湿亦伤气，汗则耗气伤阳，胃汁大受劫烁，变病由此甚多，发泄司令，里真自虚。张凤逵云：暑病首用辛凉，继用甘寒，再用酸泄、酸敛，不必用下。可称要言不烦矣。然幼科因暑热蔓延，变生他病。【雄按：大方何独不然，学者宜知偶反。】兹摘其概。

暑邪必挟湿，【雄按：暑令湿盛，必多兼感，故曰挟，犹之寒邪挟食，湿证兼风，俱是二病相兼，非谓暑中必有湿也。故论暑者须知为天上烈日之炎威，不可误以湿热二气，并作一气，始为暑也。而治暑者须知其挟湿为多焉。】状如外感风寒，忌用柴、葛、羌、防，如肌表热无汗，辛凉轻剂无误。香薷辛温气升，热服易吐，佐苦降如杏仁、黄连、黄芩，则不吐。宣通上焦，如杏仁、连翘、薄荷、竹叶。

暑热深入，伏热烦渴，白虎汤［7］、六一散［59］。【雄按：无湿者白虎汤，挟湿者六一散，须别。】暑病头胀如蒙，皆热盛上炽，白虎竹叶；酒湿食滞者，加辛温通里。

夏令受热，昏迷若惊，此为暑厥，【雄按：受热而迷，名曰暑厥，譬如受冷而仆，名寒厥也。人皆知寒之即为冷矣，何以不知暑之为热乎。】即热气闭塞孔窍所致。其邪入络，与中络同法。牛黄丸［40］、至宝丹［41］芳香利窍可效。【徐云：妙法。雄按：紫雪［61］亦可酌用。】神苏已后，用清凉血分，如连翘心、竹叶心、元参、细生地、鲜生地、二冬之属。【雄按：暑是火邪，心为火脏，邪易入之，故治中暑者，必以清心之药为君。】此证初起大忌风药，【雄按：火邪得风药而更炽矣。】初病暑热伤气，【雄按：所谓壮火食气也。】竹叶石膏汤［56］或清肺轻剂。【雄按：火邪克金，必先侵肺矣。】大凡热深厥深，四肢逆冷。【魏柳洲曰：火极似水，乃物极必反之候。凡患此为燥热温补所杀者多矣，哀哉！盖内真寒而外假热，诸家尝论之矣，内真热而外假寒，论及者罕也。雄按：道光甲辰六月初一日至初四日，连日酷热异常，如此死者，道路相接。余以神犀丹［96］、紫雪［61］二方救之，极效。】但看面垢齿燥，二便不通，或泻不爽，为是大忌误认伤寒也。【雄按：尤忌误以暑为阴邪，或指暑中有湿而妄投温燥渗利之药也。】

上暑厥。【雄按：王节斋云：夏至后病为暑，相火令行，感之自口齿入，伤心包络经，甚则火热制金，不能平木而为暑风。张兼善云：清邪中上，浊邪中下，其风寒湿皆地之气，所以俱中足经，惟暑乃天之气，系清邪，所以中手少阴心经。】

幼儿断乳纳食，值夏月脾胃主气，易于肚膨泄泻，足心热，形体日瘦，或烦渴喜食，渐成五疳积聚，当审体之强弱，病之新久，有余者疏胃清热，食入粪色白或不化，健脾佐消导清热。若湿热内郁，虫积腹痛，【徐云：此证最多。】导滞驱虫微下之，缓调用肥儿丸之属。

上热疳。

夏季秋热，小儿泄泻，或初愈未愈，满口皆生疳蚀，尝有阻塞咽喉致危者，此皆在里湿盛生热，热气蒸灼，津液不生，湿热偏伤气分，治在上焦，或佐淡渗，【徐云：须用外治。】世俗常刮西瓜翠衣治疳，【徐云：合度。】取其轻扬渗利也。

上口疳。

夏季湿热郁蒸，脾胃气弱，水谷之气不运，湿著内蕴为热，渐至浮肿腹胀，小水不利，治之非法，水湿久渍，逆行犯肺，必生咳嗽喘促，甚则坐不得卧，俯不得仰，危期速矣。大凡喘必生胀，胀必生喘，方书以先喘后胀治在肺，先胀后喘治在脾，亦定论也。《金匮》有风水、皮水、石水、正水、黄汗以分表里之治，河间有三焦分消，子和有磨积逐水，皆有奥义，学者不可不潜心体认，难以概述。阅近代世俗论水湿喘胀之证，以《内经》开鬼门取汗为表治，分利小便洁净府为里治。经旨"病能篇"谓：诸湿肿满，皆属于脾。以健脾燥湿为稳治。治之不效，技穷束手矣。不知凡病皆本乎阴阳，通表利小便，乃宣经气，利腑气，是阳病治法。暖水脏，温脾胃，补土以驱水，是阴病治法。治肺痹以轻开上，治脾必佐温通。若阴阳表里乖违，脏真日漓，阴阳不运，亦必作胀，治以通阳乃可奏绩，如局方禹余粮丸［62］。甚至三焦交阻，必用分消，肠胃窒塞，必用下夺，然不得与伤寒实热同例，擅投硝、黄、枳、朴，扰动阴血。若太阴脾脏饮湿阻气，温之补之不应，欲用下法，少少甘遂为丸可也。【徐云：亦太峻。】其治实证，选用方法备采。【雄按：叶氏《景岳发挥》有因喘而肿，当以清肺为要之论，宜参。若水湿侵脾，发肿致喘，治当补土驱水，设水气上凌心包，变呃更危。陈远公云：用苡仁、茯神各一两，白术、苍术各三钱，半夏、陈皮各一钱，丁香五分，吴萸三分，名止呃汤，二剂可安。】

喘胀备用方【徐云：太猛厉者不可轻用。】 葶苈大枣汤［55］、泻白散［54］、大顺散［60］、牡蛎泽泻散［63］、五苓散［21］、越婢汤［64］、甘遂半夏汤［65］、控涎丹［66、67］、五子五皮汤［68］、子和桂苓汤［69］、禹功丸［70］、茯苓防己汤［71］、中满分消汤［72、73］、小青龙汤［74］、木防己汤［75］。

吐泻一证，幼儿脾胃受伤，陡变惊搐最多。【徐云：此证多是痰湿。】若是不正秽气触入，或口食生冷，套用正气散［76、77］、六和汤［78］、五积散［79］之类。正气受伤，肢冷呃忒，呕吐自利，即用钱氏益黄散［80、81］，有痰用星附六君子汤［82］、理中汤［45］等。倘热气深伏，烦渴引饮，呕逆者连香饮（缺）、黄连竹茹橘皮半夏汤［83］。热闭神昏，用至宝丹［41］，寒闭用来复丹［84］。

稚年夏月食瓜果，水寒之湿，著于脾胃，令人泄泻，其寒湿积聚，未能遽化热气，必用辛温香窜之气，古方中消瓜果之积，以丁香、肉桂，或用麝香，今七香饼［85］治泻，亦祖此意。其平胃散［86］、胃苓汤［87］亦可用。【雄按：此非温热为病，何必采入，缘夏月此等证候甚多，因畏热贪凉而反生寒湿之病，乃夏月之伤寒也，虽在暑令，实非暑证，昔人以阴暑名之谬矣。譬如避火而溺于水，拯者但可云出之于水，不可云出之于阴火也。】

疟之为病，因暑而发者居多。【雄按：可谓一言扼要。奈世俗惟知小柴胡汤为治，误人多矣。】方书虽有痰、食、寒、热、瘴疠之互异，幼稚之疟，多因脾胃受病。【雄按：因暑而发者，虽大人之疟，无不病于脾胃，以暑多兼湿，脾为土脏，而胃者以容纳为用，暑邪吸入，必伏于此也。】然气怯神昏，初病惊痫厥逆为多，在夏秋之时，断不可认为惊痫。大方疟证，须分十二经，与咳证相等，若幼科庸俗，但以小柴胡去参，或香薷、葛根之属。【雄按：举世无不尔，于幼科乎何尤。】不知柴胡劫肝阴，葛根竭胃汁，致变屡矣【雄按：柴、葛之弊，二语见林北海重刊张司农《治暑全书》，叶氏引用，原非杜撰，洄溪妄评，殊欠考也。】幼稚纯阳，暑为热气，【雄按：在天为暑，在地为热，故暑即热之气也。昔人谓有阴暑者，已极可笑。其分中热、中暑为二病者，是析一气而两也。又谓暑合湿热而成者，是并二气而一也，奚可哉。】证必热多烦渴，邪自肺受者，桂枝白虎汤［89］二进必愈。其冷食不运，有足太阴脾病见证，初用正气［76、77］，或用辛温，如草果、生姜、半夏之属。【雄按：切记。此是治暑月因寒湿而病之法。】方书谓草果治太阴独胜之寒，知母治阳明独胜之热。疟久色夺，唇白汗多馁弱，必用四兽饮［90］。【雄按：邪去而正衰，故可用此药。】阴虚内热，必用鳖甲、首乌、知母，便渐溏者忌用。久疟营伤寒胜，加桂、姜，拟初、中、末疟门用药于下。【雄按：叶氏《景岳发挥》内所论疟痢诸候，宜参。】

初病暑风湿热疟药：

脘痞闷：枳壳、桔梗、杏仁、厚朴二味喘最宜、瓜蒌皮、山栀、香豉。

头痛宜辛凉轻剂：连翘、薄荷、赤芍、羚羊角、蔓荆子、滑石淡渗清上。

重则用石膏，口渴用花粉，烦渴用竹叶石膏汤［56］。

热甚则用黄芩、黄连、山栀。

夏季身痛属湿，羌、防辛温宜忌，宜用木防己、蚕砂【雄按：豆卷可用】。暑热邪伤，初在气分，日多不解，渐入血分，反渴不多饮，唇舌绛赤，芩、连、膏、知不应，必用血药，量佐清气热一味足矣。

轻则用青蒿、丹皮汗多忌、犀角、竹叶心、元参、鲜生地、细生地、木通亦能发汗、淡竹叶。【汪按：此乃淡竹叶草，故与竹叶心别。】若热久痞结，泻心汤选用。

夏月热久入血，最多蓄血一证。【徐云：历练之言。】谵语昏狂，看法以小便清长，大便必黑为是，桃核承气汤［88］为要药。

疟多用乌梅，以酸泄木安土之意。【雄按：邪未衰者忌之。】用常山、草果，乃劫其太阴之寒，以常山极走，使二邪不相并之谓。【徐云：兼治痰。雄按：内无寒痰者，不可浪用。】用人参、生姜，曰露姜饮［91］，一以固元，一以散邪，取通神明去秽恶之义。【雄按：必邪衰而正气已虚者可用此。】总之，久疟气馁，凡壮胆气皆可止疟，未必真有疟鬼。【雄按：有物凭之者，间或有之，不必凡患疟疾，皆有祟也。】又疟疾既久，深入血分，或结疟母，鳖甲煎丸［92］。设用煎方，活血通络可矣。徐忠可云：幼儿未进谷食者，患疟久不止，用冰糖浓汤，余试果验。【徐云：亦一单方。汪按：冰糖用秋露水煎尤良。雄按：食谷者，疟久不止，须究其所以不止而治之。】

痢疾一证，古称滞下，盖里有滞浊而后下也。但滞在气，滞在血，冷伤热伤，而滞非一。今人以滞为食，但以消食，并令禁忌饮食而已。【雄按：更有拘泥吃不死之痢疾一言，不论痢属何邪，邪之轻重，强令纳食以致剧者，近尤多也。盖所谓吃不死之痢疾者，言痢之能吃者，乃不死之证，非恶谷而强食也。】

夫疟痢皆起夏秋，都因湿热郁蒸，以致脾胃水谷不运，湿热灼气血为黏腻，先痛后痢，痢后不爽，若偶食瓜果，水寒即病，未必即变为热，先宜辛温疏利之剂。【雄按：虽未必即化为热，然有暑湿内郁，本将作痢，偶食生冷，其病适发者，仍须察脉证而施治法，未可遽以为寒证也，余见多矣，故谨赘之。】若脓血几十行，疠痛后重，初用宣通驱热，如芩、连、大黄，必加甘草以缓之，非如伤寒粪坚，须用芒硝咸以软坚，直走破泄至阴，此不过苦能胜湿，寒以逐热，足可却病。古云：行血则便脓愈，导气则后重除。行血凉血，如丹皮、桃仁、延胡、黑楂、归尾、红花之属。导气，如木香、槟榔、青皮、枳、朴、橘皮之属。世俗通套，不过如此。盖疟伤于经，犹可延挨。痢关乎脏，误治必危。诊之大法，先明体质强弱，肌色苍嫩，更询起居，致病因由。初病体坚质实，前法可遵，久病气馁神衰，虽有腹痛后重，亦宜详审，不可概以攻积清夺施治。

噤口不纳水谷下痢，都因热升浊攻，必用大苦，如芩、连、石莲清热，人参辅胃益气，热气一开，即能进食，药宜频频进二三日。【徐云：人参必同清热之药用，便为合度。】

小儿热病最多者，以体属纯阳，六气著人，气血皆化为热也。【雄按：大人虽非纯阳，而阴虚体多，客邪化热，亦甚易也。】饮食不化，蕴蒸于里，亦从热化矣。然有解表已复热，攻里热已复热，利小便愈后复热，养阴滋清，热亦不除者，张季明谓元气无所归著，阳浮则倏热矣，六神汤［93］主之。

秋深初凉，稚年发热咳嗽。【雄按：大人亦多病此。】证似春月风温证，但温乃渐热之称，凉则渐冷之意，春月为病，犹是冬令固密之余，秋令感伤，恰值夏月发泄之后，其体质之虚实不同。【徐云：通人之言也。】但温自上受，燥自上伤，理亦相等，均是肺气受病，世人误认暴感风寒，混投三阳发散，津劫燥甚，喘急告危。若果暴凉外束，身热痰嗽，只宜葱豉汤［51］，或苏梗、前胡、杏仁、枳、桔之属，仅一二剂亦可。更有粗工亦知热病，与泻白散［54］加芩、连之属，不知愈苦助燥，必增他变，当以辛凉甘润之方，气燥自平而愈，慎勿用苦燥劫烁胃汁。【雄按：夏令发泄，所以伏暑之证多于伏寒也。】

秋燥一证，气分先受，治肺为急，若延绵数十日之久，病必入血分，又非轻浮肺药可治，须审体质证端。古谓治病当活泼泼地，如盘走珠耳。

沈尧封曰：在天为燥，在地为金，燥亦五气之一也。【雄按：以五气而论，则燥为凉邪，阴凝则燥，乃其本气。但"秋燥"二字皆从火者，以秋承夏后，火之余焰未息也。若火既就之，阴竭则燥，是其标气。治分温润、凉润二法。然金曰从革，故本气病少，标气病多，此圣人制字之所以从火。而《内经》云：燥者润之也。海峰云：燥气胜复，片言而析，是何等笔力。】然燥万物者，莫熯乎火。故火未有不燥，而燥未有不从火来。温热二证，论火即所以论燥也。若非论燥，仲景条内两"渴"字从何处得来，且热病条云口燥渴，明将"燥"字点出。喻氏云：古人以燥热为暑，故用白虎汤主治，此悟彻之言也。明乎此，则温热二证，火气兼燥，夫复何疑？【雄按：今人以暑为阴邪，又谓暑中有湿，皆呓语也。】

徐洄溪曰：此卷议论，和平精切，字字金玉，可法可传。得古人之真诠而融化之，不仅名家，可称大家矣。敬服敬服！

黄退庵曰：先生乃吴中之名医也，始习幼科，后学力日进，扩充其道于内科一门，可称集大成焉。论温暑虽宗河间，而用方工细，可谓青出于蓝。但欲读其书者，须先将仲景以下诸家之说用过工夫，然后探究叶氏方意所从来，庶不为无根之萍也。

雄按：叶氏《医案》乃后人所辑，惟此卷《幼科要略》为先生手定，华氏刻于《医案》后以传世，徐氏以为字字金玉。奈大方家视为幼科治法，不过附庸于此集，皆不甚留意，而习幼科者，谓此书为大方之指南，更不过而问焉，即阐发叶氏，如东扶、鞠通、虚谷者，亦皆忽略而未之及也。余谓虽为小儿说法，大人岂有他殊？故于《温热论》后附载春温、夏暑、秋燥诸条，举一反三，不仅为活幼之慈航矣。

卷　四

海宁王士雄孟英　纂

定州杨照藜素园

乌程汪曰桢谢城　评

仁和赵庆澜笛楼　参

陈平伯外感温病篇

【雄按：此与下篇相传为陈、薛所著，究难考实，姑从俗以标其姓字，俟博雅正之。】

盖闻外感不外六淫，而民病当分四气，治伤寒家，徒守发表攻里之成方，不计辛热苦寒之贻害，遂使温热之旨蒙昧不明，医门缺典，莫此甚焉。祖恭不敏，博览群书，广搜载籍，而恍然于温热病之不可不讲也。《内经》云：冬不藏精，春必病温。盖谓冬令严寒，阳气内敛，人能顺天时而固密，则肾气内充，命门为三焦之别使，亦得固腠理而护皮毛，虽当春令升泄之时，而我身之真气则内外弥纶，不随升令之泄而告匮，纵有客邪，安能内侵？是《内经》所以明致病之原也。然但云冬不藏精而不及他时者，以冬为水旺之时，属北方寒水之化，于时为冬，于人为肾，井水温而坚冰至，阴外阳内，有习坎之义，故立言归重于冬，非谓冬宜藏而他时可不藏精也。【雄按：喻氏云：春夏之病皆起于冬，至秋冬二时之病皆起于夏。夏月藏精，则热邪不能侵，与冬月之藏精而寒邪不能入者无异也。故丹溪谓夏月必独宿淡味，保养金水二脏，尤为摄生之仪式焉。】即春必病温之语，亦是就近指点，总见里虚者表不固，一切时邪皆易感受，学者可因此而悟及四时六气之为病矣。【雄按：此论冬不藏精，春易病温之理甚通，惟不知有伏气为病之温，是其蔽也。陈氏此篇与鞠通《条辨》，皆叶氏之功臣。然《幼科要略》明言有伏气之温热，二家竟未细绎，毋乃疏乎？二家且然，下此者更无论矣。】《难经》云：伤寒有五，有伤寒，【雄按：麻黄汤证是也。】有中风，【雄按：桂枝汤证是也。】有风温，【雄按：冬温、春温之外受者。】有热病，【雄按：即暑病也。】又谓之晹，有湿温。【雄按：即暑兼湿为病也，亦曰湿热。】夫统此风寒湿热之邪而皆名之曰伤寒者，亦早鉴于寒脏受伤，外邪得入，故探其本而皆谓之伤寒也。【雄按：仲景本论治法原有区别，界画甚严，后人不察，罔知所措，多致误人。兹余辑此专论，以期了然于学者之心目也。】独是西北风高土燥，风寒之为病居多。【雄按：亦不尽然。】东南地卑水湿，湿热之伤人独甚。从来风寒伤形，伤形者定从表入。湿热伤气，伤气者不尽从表入。故治伤寒之法，不可用以治温热也。夫温者，暖也，热也，非寒之可比也。风邪外束，则曰风温。湿邪内侵，则曰湿温，纵有微寒之兼袭，不同栗冽之严威，是以发表宜辛凉不宜辛热，清里宜泄热不宜逐热。【雄按：亦有宜逐者，总须辨证耳。】盖风不兼寒，即为风火，湿虽化热，终属阴邪。【雄按：湿固阴邪，其兼感热者，则又不可谓之阴矣。】自昔仲景著书，不详温热，遂使后人各呈家技，漫无成章，而凡大江以南，病温多而病寒少，【雄按：北省温病亦多于伤寒。】投以发表不远热、攻里不远寒诸法，以致死亡接踵也。悲夫。【雄按：篇中非伏气之说，皆为节去，弃瑕录瑜，后皆仿此。】

风温为病，春月与冬季居多，或恶风，或不恶风，必身热咳嗽烦渴，此风温证之提纲也。

自注：春月风邪用事，冬初气暖多风，【雄按：冬暖不藏，不必定在冬初也。】故风温之病，多见于此。但风邪属阳，阳邪从阳，必伤卫气，人身之中，肺主卫，又胃为卫之本，是以风温外薄，肺胃内应，风温内袭，肺胃受病，其温邪之内外有异形，而肺胃之专司无二致，故恶风为或有之证，而热渴咳嗽为必有之证也。三复仲景书，言温病者再，一则曰太阳病，发热而渴，不恶寒者为温病。此不过以不恶寒而渴之证，辨伤寒与温病之异，而非专为风温叙证也。【雄按：此言伏气发为春温，非冬春所感之风温，故曰太阳病，以太阳为少阴之表也。】再则曰发汗已，身灼热者名曰风温。夫灼热因于发汗，其误用辛热发汗可知。仲景复申之曰：风温为病，脉阴阳俱浮，自汗出，身重，多眠睡，鼻息必鼾，语言难出。凡此皆误汗劫液后变见之证，非温病固有之证也。续云：若被下者，直视失溲；若被火者，发黄色，剧则如惊痫状，时瘛疭；

若火熏之，一逆尚引日，再逆促命期。亦止详用下用火之变证，而未言风温之本来见证也。【雄按：此言温病误汗，热极生风，故曰风温乃内风也，非冬春外感之风温。陈氏不知有伏气春温之病，强为引证，原可删也。然病之内外虽殊，证之属温则一，姑存之以为后学比例。】然从此细参，则知风温为燥热之邪，燥令从金化，燥热归阳明，故肺胃为温邪必犯之地，且可悟风温为燥热之病。燥则伤阴，热则伤津，泄热和阴，又为风温病一定之治法也，反此即为逆矣。用是不辞僭越，而于仲景之无文处求文，无治处索治，叙证施治，列为条例，知我罪我，其在斯乎。【雄按：外感温病，仲圣虽未言，而叶氏已详论矣。】

风温证，身热畏风，头痛咳嗽，口渴，脉浮数，舌苔白者，邪在表也。当用薄荷、前胡、杏仁、桔梗、桑叶、川贝之属凉解表邪。【杨云：前胡、桔梗，一降一升，以泄肺邪，诚善。然桔梗宜少用。】

自注：风属阳邪，不挟寒者为风温。阳邪必伤阳络，是以头痛畏风；邪郁肌表，肺胃内应，故咳嗽口渴苔白；邪留于表，故脉浮数。表未解者，当先解表，但不同于伤寒之用麻、桂耳。

雄按：何西池云，辨痰之法，古人以黄稠者为热，稀白者为寒，此特言其大概而不可泥也。以外感言之，伤风咳嗽，痰随嗽出，频数而多，色皆稀白，误作寒治，多致困顿。盖火盛壅逼，频咳频出，停留不久，故未至于黄稠耳。迨火衰气平，咳嗽渐息，痰之出者，半日一口，反黄而稠，缘火不上壅，痰得久留，受其煎炼使然耳。故黄稠之痰，火气尚缓而微；稀白之痰，火气反急而盛也。此皆当用辛凉解散，而不宜于温热者。推之内伤亦然。孰谓稀白之痰，必属于寒哉？总须临证细审，更参以脉，自可见也。

风温证，身热咳嗽，自汗口渴，烦闷脉数，舌苔微黄者，热在肺胃也。当用川贝、牛蒡、桑皮、连翘、橘皮、竹叶之属，凉泄里热。

此温邪之内袭者，肺热则咳嗽汗泄，胃热则口渴烦闷，苔白转黄，风从火化，故以清泄肺胃为主。

雄按：苔黄不甚燥者，【杨云：故条中言微黄，亦具见斟酌。】治当如是。若黄而已干，则桑皮、橘皮，皆嫌其燥，须易瓜蒌、黄芩，庶不转伤其液也。

　　风温证，身灼热，口大渴，咳嗽烦闷，谵语如梦语，脉弦数干呕者，此热灼肺胃，风火内旋，当用羚羊角、川贝、连翘、麦冬、石斛、青蒿、知母、花粉之属，以泄热和阴。

　　此温邪袭入肺胃之络，灼烁阴津，引动木火，故有烦渴呕逆等证。急宜泄去络中之热，庶无风火相煽，走窜包络之虞。

　　【雄按：嗽且闷，麦冬未可即授，嫌其滋也。汪按：徐洄溪谓麦冬能满肺气，非实嗽所宜是也。】以为大渴耶，已有知母、花粉，足胜其任矣。木火上冲而干呕，则青蒿虽清少阳而嫌乎升矣。宜去此二味，加以栀子、竹茹、枇杷叶则妙矣。【杨云：议药细极微芒，读者不可草草读过。】

　　风温证，身热咳嗽，口渴下利，苔黄谵语，胸痞脉数，此温邪由肺胃下注大肠。当用黄芩、桔梗、煨葛、豆卷、甘草、橘皮之属，以升泄温邪。

　　大肠与胃相连属，与肺相表里，温邪内逼，下注大肠则下利。治之者，宜清泄温邪，不必专于治利。按《伤寒论》下利谵语者，有燥矢也，宜大承气汤[6]。是实热内结，逼液下趋，必有舌燥苔黄刺，及腹满痛证兼见，故可下以逐热。若温邪下利，是风热内迫，虽有谵语一证，仍是无形之热，蕴蓄于中，而非实满之邪，盘结于内，故用葛根之升提，不任硝黄之下逐也。【汪按：升提亦所不任。】

　　雄按：伤寒为阴邪，未曾传腑化热，最虑邪气下陷，治必升提温散，而有早下之戒；温热为阳邪，火必克金，故先犯肺，火性炎上，难得下行。若肺气肃降有权，移其邪由腑出，正是病之去路，升提胡可妄投？【杨云：小儿患疹必下利，与此正同，故温病多有发疹者，误升则邪入肺络，必喘吼而死。】既云宜清泄其邪，不必专于治利矣，况有咳嗽胸痞之兼证，岂葛根、豆卷、桔梗之所宜乎？当易以黄连、桑叶、银花。须知利不因寒，润药亦多可用，仲圣以猪肤、白蜜治温病下利，《寓意草》论肺热下利最详，学者宜究心焉。且伤寒与温热邪虽不同，皆属无形之气。伤寒之有燥矢，并非是气结，乃寒邪化热，津液耗伤，糟粕炼成燥矢耳。温热病之大便不闭为易治者，以脏热移腑，邪有下行之路，所谓腑气通，则脏气安也。设大便闭者，热烁胃津日久，亦何尝无燥矢宜下之证哉？惟伤寒之大便，不宜早解，故必邪入于腑，始可下其燥矢。温热由腑及胃，虽不比疫证之下不嫌早，而喜其便通，宜用清凉，故结成燥矢者较少耳。忆嘉庆己卯春，先君子病温，而大便自利。彼时吾杭诸名医，咸宗陶节庵书以治伤寒，不知所谓温证也。见其下利，悉用柴、葛升提，提而不应，或云是漏底证，渐投温补，病日以剧，将治木〔1〕矣。父执翁七丈忘其字矣，似是"立贤"二字，荐浦上林先生来视。浦年甚少，诊毕即曰：是温证也，殆误作伤寒治而多服温燥之药乎？幸而自利不止，热势尚有宣泄，否则早成灰烬，奚待今日耶？即用大剂犀角、石膏、银花、花粉、鲜生地、麦冬等药，嘱煎三大碗，置于榻前，频频灌之。药未煎成之际，先筸〔2〕蔗浆恣饮之。诸咸长见方，相顾莫决，赖金履思力持煎其药。至一周时服竣，病有起色，遂以渐愈。时雄年甫十二，聆其言而心识之。逾二年，先君捐馆〔3〕，雄糊口远游。闻浦先生以善用清凉，为众口所铄，乃从事于景岳，而以温补称，枉道徇人，惜哉！然雄之究心于温热，实浦先生有以启之也。浦今尚在，因其远徙于乡，竟未遑往质疑义为恨。附记于此，聊志感仰之意云尔。

风温证，热久不愈，咳嗽唇肿，口渴，胸闷不知饥，身发白疹如寒栗〔4〕状，自汗脉数者，此风邪挟太阴脾湿，发为风疹。【杨云：白疹乃肺胃湿热也，与脾无涉，亦与风无涉。】**用牛蒡、荆芥、防风、连翘、橘皮、甘草之属凉解之。**

风温本留肺胃，若太阴旧有伏湿者，风热之邪，与湿热相合，流连不解，日数虽多，仍留气分，由肌肉而外达皮毛，发为白疹。盖风邪与阳明营热相并则发斑，与太阴湿邪相合则发疹也。又有病久中虚，气分大亏而发白疹者，必脉微弱而气倦怯，多成死候，不可不知。【汪按：前说即白如水晶色之白㾦，后说即白如枯骨之白㾦也。】

雄按：白疹即白㾦也。虽挟湿邪，久不愈而从热化，且汗渴脉数，似非荆、防之可再表，【杨云：此湿亦不必用橘皮之燥。】宜易滑石、苇茎、通草，【杨云：精当。】斯合凉解之法矣。若有虚象，当与甘药以滋气液。

风温证，身热咳嗽，口渴胸痞，头目胀大，面发泡疮者，风毒上壅阳络，当用荆芥、薄荷、连翘、元参、牛蒡、马勃、青黛、银花之属，以清热散邪。

此即世俗所谓大头病也。古人用三黄汤［94］主治，然风热壅遏，致气不宣，头

〔1〕治木：将死之意。
〔2〕筸：筸音责（zé），压榨。
〔3〕捐馆：捐弃馆舍。旧时对死亡的讳辞。
〔4〕栗：原作"粟"，据文意改。

肿如斗，终不若仿普济消毒饮之宣络涤热为佳。【汪按：方附见［95］。】

风温证，身大热，口大渴，目赤唇肿，气粗烦躁，舌绛齿板，痰咳，甚至神昏谵语，下利黄水者，风温热毒，深入阳明营分，最为危候。用犀角、连翘、葛根、元参、赤芍、丹皮、麦冬、紫草、川贝、人中黄解毒提瘢，间有生者。【杨云：葛根、麦冬俱与证不甚登对。】

此风温热毒，内壅肺胃，侵入营分，上下内外，充斥肆逆，若其毒不甚重，或气体壮实者，犹可挽回，否则必坏。

风温毒邪，始得之，便身热口渴，目赤咽痛，卧起不安，手足厥冷，泄泻脉伏者，热毒内壅，络气阻遏，当用升麻、【杨云：凡涉咽痛者，一用升麻，则邪入肺络，必喘吼而声如曳锯，陈氏想未之见耳。】黄芩、犀角、银花、甘草、豆卷之属，升散热毒。

此风温毒之壅于阳明气分者。【杨云：仍是肺病。】即仲景所云阳毒病是也。五日可治，七日不可治。乘其邪犯气分，未入营阴，故可升散而愈。

风温证，身热自汗，面赤神迷，身重难转侧，多眠睡，鼻鼾，语难出，脉数者，温邪内逼阳明，精液劫夺，神机不运，用石膏、知母、麦冬、半夏、竹叶、甘草之属，泄热救津。

鼻鼾面赤，胃热极盛，人之阴气依胃为养，热邪内灼，胃液干枯，阴气复有何资而能渗诸阳，灌诸络？是以筋骨懈惰，机关失运，急用甘凉之品，以清热濡津，或有济也。

雄按：宜加西洋参、百合、竹沥。

风温证，身热痰咳，口渴神迷，手足瘈疭，状若惊痫，脉弦数者，此热劫津液，金囚木旺，当用羚羊、川贝、青蒿、连翘、知母、麦冬、钩藤之属，以息风清热。

肺属金而畏火，赖胃津之濡养，以肃降令，而溉百脉者也。热邪内盛，胃津被劫，肺失所资，木为火之母，子能令母实，火旺金囚，木无所畏，反侮所不胜，是以筋脉失养，风火内旋，瘈疭惊痫，在所不免，即俗云发痉是也，故以息风清热为主治。

雄按：可加元参、栀子、丝瓜络。

风温证，热渴烦闷，昏愦不知人，不语如尸厥，脉数者，此热邪内蕴，走窜心包络，当用犀角、连翘、焦远志、鲜石菖蒲、麦冬、川贝、牛黄、至宝之属，泄热通络。

热邪极盛，与三焦相火相煽，最易内窜心包，逼乱神明，闭塞络脉，以致昏迷不语，其状如尸，俗谓发厥是也。闭者宜开，故以香开辛散为务。

热邪极盛，三焦相火相煽，最易内窜心包，逼乱神明，闭塞络脉，虽是喻氏之言，而法以香开辛散。然热极似水，一派烟雾尘天，蒙住心胸，不知不识，如人行烟尘中，口鼻皆燥，非两解不能散其势，再入温热之处，则人当燥闷死矣。且温热多燥，辛香之品尽是燥，燥与热斗，立见其败。且心神为热邪蒸围，非闭塞也。有形无形，治法大异，遇此每在败时，故前人不能探其情，今补薛生白先生一法于后。【汪按：此乃驳香开辛散之法，而别立一法，与本书异趣，盖此条当是他人附赘之评语，非本书也。】极明雄黄一两，研极细，入铜勺内又研，提净，牙硝六钱，微火熔化，拨匀如水时，【杨云：雄黄多而牙硝少，何能匀拨如水，"两"字、"钱"字必有一误。】急滤清者于碗，粗渣不用，凝定。此丹灶家秘制也。凡遇前证，先用陈雨水十碗，内取出一碗，煎木通一钱，通草三钱，倾入九碗冷水内，又取犀角磨入三钱，或旋磨旋与亦可，每碗约二三分，再将制雄挑二三厘入碗，冷与服，时时进之，能于三日内进之尽，必有清痰吐出数碗而愈，【杨云：据此用法，当是黄一分、硝六分也。】十救七八。盖此证死期最缓，而医人无他法，每每付之天命，牛黄清心而已，可胜长叹。【雄按：炼雄黄法，昉于《游宦纪闻》，见《知不足斋丛书》。】

薛生白湿热病篇

【雄按：江本、吴本俱作"湿温"。】

雄按：此篇始见于舒松摩重刻《医师秘笈》后，云是薛作，章氏从而释之，而江白仙本以附陈作后，吴子音《温热赘言》连前篇并为一人之书，并不标明何人所著，但曰寄瓢子述，且前篇之末，有今补薛生白先生一法于后云云，则此篇亦非薛著矣。其江本所补一法，又无"薛生白"三字。且此篇张友樵所治酒客之案，但称曰"余诊"，言人人殊，无从核实，姑存疑以质博雅。

一、**湿热证，**【雄按：既受湿，又感暑也，即是湿温。亦有湿邪久伏而化热者。喻氏以为三气者，谓夏令地气已热，而又加以天上之暑也。】**始恶寒，后但热不寒，汗出胸痞，舌白**吴本下有"或黄"二字，**口渴不引饮。**【雄按：甘露消毒丹［95］最妙。吴本虽是其师治，似较江本为可信也。故引证但据吴本，而江本从略。】

自注：此条乃湿热证之提纲也。湿热病，属阳明、太阴经者居多。【章虚谷云：胃为戊土属阳，脾为己土属阴。湿土之气，同类相召，故湿热之邪，始虽外受，终归脾胃也。】中气实则病在阳明，中气虚则病在太阴。外邪伤人，必随人身之气而变，如风寒在太阳则恶寒，传阳明即变为热而不恶寒。今以暑湿所合之邪，故人身阳气旺，即随火化而归阳明；阳气虚，即随湿化而归太阴也。病在二经之表者，多兼少阳三焦。【雄按：此二句从吴本补入。】病在二经之里者，每兼厥阴风木以肝、脾胃所居相近也。以少阳、厥阴，同司相火，少阳之气由肝胆而升，流行三焦，即名相火。阳明、太阴，湿热内郁，郁甚则少火皆成壮火，而表里上下，充斥肆逆。《经》曰：少火生气，壮火食气。少火者，阳和之生气，即元气也；壮火为亢阳之暴气，故反食其元气。食犹蚀也，外邪郁甚，使阳和之气悉变为亢暴之气，而充斥一身也。故是证最易耳聋，干呕，发痉，发厥。暑湿之邪蒙蔽清阳则耳聋，内扰肝、脾、胃则干呕而痉厥也。而提纲中不言及者，因以上诸证，皆湿热病兼见之变局，而非湿热病必见之正局也。必见之证，标于提纲，使人辨识，不至与他病混乱。其兼见之变证，或有或无，皆不可定，若标之反使人迷惑也。始恶寒者，阳为湿遏而恶寒，终非若寒伤于表之恶寒。湿为阴邪，始遏其阳而恶寒，既与暑合，则兼有阳邪，终非如寒邪之纯阴而恶寒甚也。后但热不寒，则郁而成热，反恶热矣。【雄按：后则湿郁成热，故反恶热，所谓六气皆从火化也，况与暑合，则化热尤易也。】热盛阳明则汗出，【章云：热在湿中，蒸湿为汗。】湿蔽清阳则胸痞，湿邪内盛则舌白，湿热交蒸则舌黄，【雄按：观此句则提纲中舌白下应有"或黄"二字。】热则液不升而口渴，湿则饮内留而不引饮。【章云：以上皆明提纲所标为必有之证也。】然所云表者，乃太阴阳明之表，而非太阳之表湿热邪归脾胃，非同风寒之在太阳也。【雄按：据此则前病在太阴下必有脱简，应从吴本补入。】太阴之表，四肢也，阳明也；阳明之表，肌肉也，胸中也。四肢禀气于脾胃，而肌肉脾胃所主，若以脾胃分之，则胃为脾之表，胸为胃之表也。故胸痞为湿热必有之证，四肢倦怠，肌肉烦疼，亦必并见。此湿热在脾胃之表证也。其所以不干太阳者，以太阳为寒水之腑，主一身之表。【雄按：肺为天，天包地外而处于上；膀胱为水，水环地极而处于下，故皆为一身之表。而风为阳邪，首及肺经；寒为阴邪，先犯膀胱。惟湿为中土之气，胃为中土之腑，故胃受之。杨云：此注奇情至理，所谓语必惊人总近情也。风寒必自表入，故属太阳。雄按：陈亮师云：风邪上受，肺合皮毛，故桂枝证有鼻鸣干呕也。】湿热之邪，从表伤者，十之一二。【章云：是湿随风寒而伤表，郁其阳气而变热，如仲景条内之麻黄赤小豆 [15] 证是也。】由口鼻入者，十之八九。暑热熏蒸之气，必由口鼻而入。阳明为水谷之海，太阴为湿土之脏，故多阳明、太阴受病。湿轻暑重，则归阳明；暑少湿多，则归太阴。膜原者，外通肌肉，内近胃腑，即三焦之门户，实一身之半表半里也。【雄按：此与叶氏《温热篇》第三章之论合。】邪由上受，直趋中道，故病多归膜原。【章云：外经络，内脏腑，膜原居其中，为内外交界之地。凡口鼻肌肉所受之邪，皆归于此也。其为三焦之门户，而近胃口，故膜原之邪，必由三焦而入脾胃也。杨云：细绎此言，则膜原乃人脂内之膜也。然邪之由鼻入者，必先至肺；由口入者，必先至胃，何以云必归膜原，此不可解者也。若云在内之邪，必由膜原达外，在外之邪，必由膜原入内，则似矣。】要之湿热之病，不独与伤寒不同，且与温病大异。温病乃少阴、太阳同病。此仲景所论伏气之春温，若叶氏所论外感之风温，则又不同者矣。【雄按：此注知有少阴、太阳之温病，则与前篇风温条例力非伏气之论者，断非一人之笔，即按文义，亦彼逊于此，吴氏何以并为一家，江本必欲相合，强为删改，岂非自呈伪妄耶？汪按：前篇自序，自称其名曰祖恭，未言又有此篇，此篇又无自序，其非出一人手明甚，梦隐辨之是也。】湿热乃阳明太阳同病也。始受于膜原，终归于脾胃。而提纲中言不及脉者，以湿热之证，脉无定体，或洪或缓，或伏或细，各随证见，不拘一格，故难以一定之脉，拘定后人眼目也。阳明热盛见阳脉，太阴湿盛见阴脉，故各随证见也。

　　湿热之证，阳明必兼太阴者，徒知脏腑相连，湿土同气，而不知当与温病之必兼少阴比例。少阴不藏，木火内燔，风邪外袭，表里相应，故为温病。此即《经》言"冬不藏精，春发温病"。先由内伤，而后外感，膏粱中人多有之。其冬伤于寒，由少阴伏邪，至春发出于太阳之温病，藜藿中人多有之，皆必兼少阴者也。若外感风温，邪由上受者，又当别论矣。太阴内伤，湿饮停聚，客邪再至，内外相引，故病湿热。脾主为胃行津液者也。脾伤而不健运，则湿饮停聚，故曰脾虚生内湿也。【雄按：此言内湿素盛者，暑邪入之，易于留著，而成湿温病也。】此皆先有内伤，再感客邪，非由腑及脏之谓。若湿热之证，不挟内伤，中气实者，其病必微。【雄按：内湿不盛者，暑邪无所依傍，虽患湿温，治之易愈。】或有先因于湿，再因饥劳而病者，亦属内伤挟湿，标本同病。然劳倦伤脾为不足，湿饮停聚为有余。【雄按：脾伤湿聚，曷云有余？盖太饱则脾困，过逸则脾滞，脾气因滞而少健运，则饮停湿聚矣，较之饥伤而脾馁，劳伤而脾乏者，则彼尤不足，而此尚有余也。后人改饥饱劳逸为饥饱劳役，不但辨证不明，于字义亦不协矣。】所以内伤外感，孰多孰少，孰实孰虚，又在临证时权衡矣。

二、湿热证，恶寒无汗，身重头痛，【雄按：吴本下有"胸痞腰疼"四字。】湿在表分，宜藿香、香薷、羌活、苍术皮、薄荷、牛蒡子等味。头不痛者，去羌活。【雄按：吴本无藿香、香薷、薄荷、牛蒡子，有葛根、神曲、广皮、枳壳。】

自注下仿此：身重恶寒，湿遏卫阳之表证，头痛必挟风邪，故加羌活，不独胜湿，且以祛风。【杨云：湿宜淡渗，不宜专用燥药，头痛属热，不必牵涉及风。】此条乃阴湿伤表之候。【章云：恶寒而不发热，故为阴湿。雄按：阴湿故可用薷、术、羌活以发其表。设暑胜者，三味皆为禁药。章氏既知阴湿，因见其用香薷一味，遂以此条为暑证之实据，总由误以湿热为暑也。故其论暑连篇累牍，皆是影响之谈。夫七政运行，有形可据，尚难臆断，况太极无形，空谈无谓，道迩求远，反误后人。兹概从删，免滋眩惑。】

三、湿热证，【雄按：吴本下有"汗出"二字。】恶寒发热，身重，关节疼【雄按：吴本下有"胸痞腰"三字。】痛，湿在肌肉，不为【雄按：吴本作"可"。】汗解，宜滑石、大豆黄卷、茯苓皮、苍术皮、藿香叶、鲜荷叶、白通草、桔梗等味。不恶寒者，去苍术皮。【雄按：吴本此句作"汗少恶寒者加葛根"。条内无荷叶、藿香、通草、桔梗，有神曲、广皮。】

此条外候与上条同，惟汗出独异，更加关节疼痛，乃湿邪初犯阳明之表，而即清胃脘之热者，不欲湿邪之郁热上蒸，而欲湿邪之淡渗下走耳。此乃阳湿伤表之候。以其恶寒少而发热多，故为阳湿也。【雄按：吴本下有"然药用渗利，其小便之不利可知矣"二句。汪按：此二句，乃他人所附评语。】

四、湿热证，三四日即口噤，四肢牵引拘急，甚则角弓反张，此湿热侵入经络脉隧中，宜鲜地龙、秦艽、威灵仙、滑石、苍耳子、丝瓜藤、海风藤、酒炒黄连等味。

【雄按：吴本无此条。】

此条乃湿邪挟风者。风为木之气，风动则木张，乘入阳明之络则口噤，走窜太阴之经则拘挛，故药不独胜湿，重用息风，一则风药能胜湿，一则风药能疏肝也。选用地龙、诸藤者，欲其宣通脉络耳。十二经络，皆有筋相连系，邪由经络伤及于筋，则瘛疭拘挛，角弓反张。筋由肝所主，故筋病必当舒肝。【雄按：地龙殊可不必，加以羚羊、竹茹、桑枝等亦可。笪伯云：地龙、灵仙、苍耳、海风藤似嫌过于走窜，不如羚羊、竹茹、桑枝等较妥，或加钩藤可乎。】

或问：仲景治痉，原有桂枝加瓜蒌根及葛根汤两方，岂宜于古而不宜于今耶？今之痉者，与厥相连，仲景不言及厥，岂《金匮》有遗文耶？余曰：非也。药因病用，病源既异，治法自殊。【汪按：不但此也，洄溪已云《金匮》治痉诸方见效绝少矣。】伤寒之痉自外来谓由外风，证属太阳口噤即属阳明，义详本论，治以散外邪为主；湿热之痉自内出谓由内风。波及太阳，治以息内风为主。盖三焦与肝胆同司相火少阳生气，生于肝胆，流行三焦，名相火也，中焦湿热不解，则热盛于里，而少火悉成壮火。火动则风生，而筋挛脉急；风煽则火炽，而识乱神迷。【雄按：设再投桂、葛以助其风，则燎原莫救矣。】身中之气，随风火上炎，而有升无降，【雄按：治温热诸病者，不可不知此理。】常度尽失，由是而形若尸厥，正《内经》所谓血之与气，并走于上，则为大厥者是也。外窜经脉则成痉，内侵膻中则为厥。痉厥并见，正气犹存一线，则气复返而生；胃津不克支持，则厥不回而死矣。【雄按：喻氏云：人生天真之气，即胃中之津液是也。故治温热诸病，首宜瞻顾及此。董废翁云：胃中津液不竭，其人必不即死。皆见到之言也。奈世人既不知温热为何病，更不知胃液为何物，温散燥烈之药漫无顾忌，诚不知其何心也。】所以痉之与厥，往往相连，伤寒之痉自外来者，安有是哉。【雄按：此痉即瘛疭也。吴鞠通辨之甚详确。】

暑月痉证，与霍乱同出一源。风自火生，火随风转，乘入阳明则呕，贼及太阴则泻，是名霍乱；窜入筋中则挛急，流入脉络则反张，是名痉。但痉证多厥，霍乱少厥。盖痉证风火闭郁，郁则邪势愈甚，不免逼乱神明，故多厥；霍乱风火外泄，泄则邪势外解，【雄按：宜作"越"。】不至循经而走，故少厥。此痉与霍乱之分别也。然痉证邪滞三焦，三焦乃火化，风得火而愈煽，则逼入膻中而暴厥；霍乱邪走脾胃，脾胃乃湿化，邪由湿而停留，则淫及诸经而拘挛。火郁则厥，火窜则挛，又痉与厥之遗祸也。痉之挛结，乃湿热生风；霍乱之转筋，乃风来胜湿。【雄按：木克土也。】痉则由经及脏而厥，霍乱则由脏及经而挛。总由湿热与风，淆乱清浊，升降失常之故。夫湿多热少，则风入土中而霍乱。【雄按：霍乱湿多热少，道其常也。余自髫年，即见此证流行，死亡接踵，然闻诸父老云，向来此证甚稀，而近则常有，因于道光戊戌辑一专论问世，嗣后此证屡行，然必在夏热亢旱酷暑之年，则其证乃剧，自夏末秋初而起，直至立冬后始息。夫炎炎徂暑，湿自何来？只缘今人蕴湿者多，暑邪易于深伏，迨一朝猝发，遂至阖户沿村，风行似疫，医皆未知原委，理中、四逆，随手乱投，殊可叹也！余每治愈此证，必问其人曰：病未猝发之先，岂竟毫无所苦耶？或曰病前数日，手足心先觉热。或曰未病前睹物皆红如火。噫！岂非暑热内伏欲发，而先露其机耶？咸丰纪元，此证盛行，经余治者，无一不活，而世人不察，辄以姜、附杀之，不已惧乎？杨云：道光元年，直省此证大作，一觉转筋即死，京师至棺木买尽，以席裹身而葬，卒未有识为何证者。俗传食西瓜者即死，故西瓜贱甚，余时年十一，辄与同学者日日饱啖之，卒无恙。今读此论，则医学之陋，不独今日为然也。】热多湿少，则风乘三焦而痉厥，厥不返者死，胃液干枯，火邪盘踞也。转筋入腹者死，胃液内涸，风邪独劲也。然则胃中之津液，所关顾不巨哉。【雄按：此理喻氏发之，叶氏畅之，实诸病之生死关键也。在温热等病，尤为扼要。然明明言之，而鞠通、虚谷之论霍乱也，犹未知之，况他人乎？】厥证用辛开，泄胸中无形之邪也；干霍乱用探吐，泄胃中有形之滞也。然泄邪而胃液不上升者，热邪愈炽，探吐而胃液不四布者，风邪更张，终成死候，不可不知。【雄按：此条自注明以湿热二气分疏，章氏妄逞己见，谓湿热即暑也，强合二气为一气，且并《难经》湿温、热病为一证矣，盖由未读越人之书耳！兹于原释中悉为订正，而附记于此，以质宗工。】

五、湿热证，壮热口渴，舌黄或焦红，发痉神昏，谵语或笑，邪灼心包，营血已耗，宜犀角、羚羊角、连翘、生地、元参、钩藤、银花露、鲜菖蒲、至宝丹[41]等味。【雄按：吴本无银花露。汪按：宜从吴本。盖花露清灵芳润，用治热病殊佳。然中有蕴湿者，终觉非宜也。】

上条言痉，此条言厥。温暑之邪，本伤阳气，【雄按：此谓邪之初感，必先干阳分而伤气也。】及至热极逼入营阴，【雄按：虽挟湿邪，日久已从热化，在气不能清解，必至逼营。】则津液耗而阴亦病，心包受灼，神识昏乱，用药以清热救阴，泄邪平肝为务。【雄按：昏谵乃将厥之兆也。】

六、湿热证，发痉神昏笑妄，脉洪数有力，开泄不效者，湿热蕴结胸膈，宜仿凉膈散［42］。若大便数日不通者，热邪闭结肠胃，宜仿承气微下之例。【章云：曰宜仿曰微下，教人细审详慎，不可孟浪攻泻。盖暑湿黏腻，须化气缓攻，不同伤寒化热而燥结，须咸苦峻下以行之也。雄按：吴本无此条。】

此条乃阳明实热，或上结，胸膈。或下结，肠胃。清热泄邪，止能散络中流走之热，而不能除肠中蕴结之邪，故阳明之邪，仍假阳明为出路也。阳明实热，舌苔必老黄色，或兼燥。若犹带白色而滑者，乃湿重为夹阴之邪，或胀满不得不下，须佐二术健脾燥湿，否则脾伤气陷，下利不止，即变危证。盖湿重属太阴证，必当扶脾也。【雄按：苔色白滑不渴，腹虽胀满，是太阴寒湿，岂可议下？但宜厚朴、枳、术等温中化湿为治。若阳明之邪，假阳明为出路一言，真治温热病之金针也。盖阳明以下行为顺，邪既犯之，虽不可孟浪攻泻，断不宜截其出路，故温热自利者，皆不可妄行提涩也。杨云：注语极郑重，孟英辨驳尤精，二说皆宜参究。汪按：凡率投补涩者，皆不知邪必须有出路之义者也。】

七、湿热证，壮热烦渴，舌焦红或缩，癍疹，胸痞自利，神昏痉厥，热邪充斥表里三焦，宜大剂犀角、羚羊角、生地、元参、银花露、紫草、方诸水、金汁、鲜菖蒲等味。【雄按：吴本无银花露、方诸水、金汁，有丹皮、连翘。】

此条乃痉厥中之最重者。上为胸闷，下挟热利，癍疹痉厥，阴阳告困，独清阳明之热，救阳明之液为急务者，恐胃液不存，其人自焚而死也。【雄按：此治温热诸病之真诠也，医者宜切记之。方诸水俗以蚌水代之，腥浊已甚，宜用竹沥为妙。此证紫雪［61］、神犀丹［96］皆可用也。】

八、湿热证，寒热如疟，【雄按：吴本下有"舌苔滑白，口不知味"八字】。湿热阻遏膜原，宜柴胡、厚朴、槟榔、草果、藿香、苍术、半夏、干菖蒲、六一散［59］等味。【雄按：吴本无柴胡、槟榔、藿香、菖蒲，有神曲。】

疟由暑热内伏，秋凉外束而成。若夏月腠理大开，毛窍疏通，安得成疟？而寒热有定期，如疟证发作者，以膜原为阳明之半表半里，热湿阻遏，则营卫气争，证虽如疟，不得与疟同治，故仿又可达原饮之例。盖一由外凉束，一由内湿阻也。膜原在半表半里，如少阳之在阴阳交界处，而营卫之气，内出于脾胃，脾胃邪阻，则营卫不和，而发寒热似疟之证矣。

九、湿热证，数日后，脘中微闷，知饥不食，湿邪蒙绕三【雄按：宜作"上"。】焦，宜藿香叶、薄荷叶、鲜荷叶、枇杷叶、佩兰叶、【雄按：《离骚》纫秋兰以为佩。故称秋兰为佩兰。若药肆中所售之佩兰，乃奶酣草之类，不可入药也。汪按：兰即省头草，《离骚》之兰，即本草之兰，皆非今之兰花。前人辨之已极明确，不必致疑矣。盖古人所谓香草，皆取叶香，非指花香，而今之兰花叶实不香，明非古之兰也。医者疑古药品之兰蕙，正如儒者疑古食品蚳蘆，皆不通古今之变者也。】芦尖【雄按：即芦根也，用尖取其宣畅】、冬瓜仁等味。【雄按：吴本无此条。】

此湿热已解，余邪蒙蔽清阳，胃气不舒，宜用极轻清之品以宣上焦阳气，若投味重之剂，是与病情不相涉矣。【雄按：章氏谓轻剂专为吴人体弱而设，是未察病情之言也。或问：湿热盛时，疫气流行，当服何药，预为消弭？余谓：叶讷人《医案存真》载其高祖天士先生案云：天气郁勃泛潮，常以枇杷叶拭去毛，净锅炒香，泡汤饮之，取芳香不燥，不为秽浊所侵，可免夏秋时令之病。余则建兰叶、竹叶、冬瓜、芦根，皆主清肃肺气，故为温热暑湿之要药，肺胃清降，邪自不容矣。若别药恐滋流弊，方名虽美，不可试也。而薄滋味，远酒色，尤为要务。】

此条须与第三十一条参看，彼初起之实邪，故宜涌泄，投此轻剂不相合矣。又须与后条参看，治法有上中之分，临证审之。解后余邪为虚，初发者为实。上焦近心，故有懊恼谵语，中焦离心远，故无。如其舌黄邪盛，亦有发谵语者。

十、湿热证，初起发热汗出，胸痞口渴，舌白，湿伏中焦，宜藿梗、蔻仁、杏仁、枳壳、桔梗、郁金、苍术、厚朴、草果、半夏、干菖蒲、佩兰叶、六一散［59］【杨云：俱可用。但须择一二味对证者用之，不必并用。】等味。【雄按：吴本"胸痞"下曰"不知饥"，"口渴"下曰"不喜饮"，"舌白"作"舌苔滑白"，无杏仁、苍术、厚朴、草果、半夏。】

浊邪上干则胸闷，胃液不升则口渴，病在中焦气分，故多开中焦气分之药。【雄按：亦太多，颇不似薛氏手笔。】此条多有挟食者，其舌根见黄色，宜加瓜蒌、楂肉、莱菔子。【汪按：此疑亦后人所附评语。】

十一、湿热证，数日后，【雄按：吴本下有"胸痞"二字。】自利溺赤。【雄按：吴本作"涩"。】口渴，【雄按：吴本上有"身热"二字。】湿流下焦，宜滑石、猪苓、茯苓、泽泻、萆薢、通草等味。【雄按：吴本无泽泻、通草，有神曲、广皮。】

下焦属阴，太阴所司，阴道虚故自利，化源滞则溺赤，脾不转津则口渴，总由太阴湿胜故也。湿滞下焦，故独以分利为治，然兼证口渴胸痞，须佐人桔梗、杏仁、大豆黄卷开泄中上，源清则流自洁，不可不知。【雄按：据此，则本条"胸痞"二字当从吴本增入为是。至源清流洁云云，则又非自注之文法，殊可疑也。汪按：此篇多有后人评语，传写羼入自注之处，此数语亦后人所附评语也。】以上三条，俱湿重于热之候。

湿热之邪，不自表而入，故无表里可分谓由膜原中道而入也，虽无表里之分，亦有浅深当别。而未尝无三焦可辨，犹之河间治消渴，亦分三焦者是也。夫热为天之气，【雄按：此明热即暑之谓也，章氏何以曲为改释。】湿为地之气，热得湿而愈炽，湿得热而愈横。【雄按：热得湿则郁遏而不宣，故愈炽；湿得热则蒸腾而上熏，故愈横。两邪相合，为病最多。丹溪有云：湿热为病，十居八九。故病之繁且苛者，莫如夏月为最，以无形之热，蒸动有形之湿。素有湿热之人，易患湿温。误发其汗，则湿热混合为一而成死证，名曰重暍也。】湿热两分，其病轻而缓；湿热两合，其病重而速。【章云：故当开泄以分其热，若误作虚而用补法，则闭塞气道而死矣。】湿多热少，则蒙上流下，当三焦分治调三焦之气，分利其湿也。湿热俱多，则下闭上壅，而三焦俱困矣。当开泄、清热两法兼用。犹之伤寒门二阳合病、三阳合病也。盖太阴湿化，三焦火化，有湿无热，止能蒙蔽清阳，或阻于上，或阻于中，或阻于下。若湿热一合，则身中少火悉化为壮火，而三焦相火，有不起而为虐者哉？【雄按：湿热一合，业已阴从阳化，如此披猖，况热多湿少乎？故不言热多湿少者，非阙文也，盖急宜清热，有不待言矣。】所以上下充斥，内外煎熬，最为酷烈雄按：曰酷曰烈，皆暑之威名。兼之木火同气，表里分司，再引肝风，痉厥立至。【雄按：津虚之体，夏月每有肝风陡动煎厥一证，言其不耐暑气煎熬，可谓形容逼肖。】胃中津液几何，其能供此交征乎？【雄按：不辨暑证之挟湿与否，而辄投温燥以劫津液者，宜鉴斯言。】至其所以必属阳明者，以阳明为水谷之海，鼻食气，口食味，悉归阳明，邪从口鼻而入，则阳明为必由之路。【雄按：肺胃大肠一气相通，温热究三焦，以此一脏二腑为最要，肺开窍于鼻，吸入之邪，先犯于肺，肺经不解，则传于胃，谓之顺传，不但脏病传腑为顺，而自上及中，顺流而下，其顺也有不待言者。故温热以大便不闭者易治，为邪有出路也。若不下传于胃，而内陷于心包络，不但以脏传脏，其邪由气分入营，更进一层矣，故曰逆传也。因叶氏未曾明说顺传之经，世多误解逆传之理，余已僭注于本条之后，读此可证管窥之非妄。汪按：鼻为肺窍，所受之气，必先入肺，此云悉归阳明，不免语病。梦隐以肺经不解，乃传入胃释之，意始圆惬。】其始也，邪入阳明，早已先伤其胃液，其继邪盛三焦，更欲资取于胃液，司命者可不为阳明顾虑哉。【雄按：此不独为湿热病说法也，风寒化热之后，亦须顾此，况温热乎？】

或问：木火同气，热盛生风，以致痉厥，理固然矣。然有湿热之证，表里极热，不痉不厥者何也？余曰：风木为火热引动者，原因木气素旺，木旺由于水亏，故得引火生风，反焚其木以致痉厥。若水旺足以制火而生木，即无痉厥者也。肝阴先亏，内外相引，两阳相煽，因而动雄按：吴本作"劲"张。若肝肾素优，并无里热者，火热安能招引肝风也。【雄按：喻氏云：遇暄热而不觉其热者，乃为平人。盖阴不虚者不畏暑，而暑不易侵，虽侵之亦不致剧，犹之乎水田不惧旱也。阴虚者见日即畏，虽处深宫之内，而无形之暑气偏易侵之，更有不待暑侵而自成为厥者矣。杨云：虚损之原，一语揭出。】试观产妇及小儿，一经壮热，便成瘈疭者，以失血之后与纯阳之体，阴气未充，故肝风易动也。【雄按：原本未及产妇，今从吴本，与小儿并论，尤为周密。然妇科不知血脱易痉，往往称为产后惊风，喻氏辟之是矣。幼科一见发热，即以柴葛解肌为家常便饭，初不究其因何而发热也。表热不清，柴葛不撤，虽肝风已动，瘈疭已形，犹以风药助虐，不亦慎乎？此叶氏所以有劫肝阴竭胃汁之切戒也。杨云：痉厥之证，举世不知其因，今经此详明剖析，昭如白日矣。】

或问曰：亦有阴气素亏之人，病患湿热甚至瘿疹外见，入暮谵语，昏迷而不痉不厥者，何也？答曰：病邪自盛于阳明之营分，故由上脘而熏胸中，则入暮谵妄，邪不在三焦气分，则金不受囚，木有所畏，未敢起而用事。至于瘿属阳明，疹属太阴，亦二经营分热极，不与三焦相干，即不与风木相引也。此而痉厥，必胃中津液尽涸，耗及心营，则肝风亦起，而其人已早无生理矣。【雄按：此从吴本采补。观此则粗工之治温热，妄用柴、葛，竭力以耗胃汁而鼓其肝风者，真杀人不以刃也。惟稍佐于凉润方中，或不致为大害。】

十二、湿热证，舌遍体白，口渴，湿滞阳明，宜用辛开，如厚朴、草果、半夏、干菖蒲等味。舌白者，言其苔。若苔滑而口不渴者，即属太阴证，宜温之。【雄按：苔白不渴，须询其便溺，不热者，始为宜温之的证也。又按：此与第十条证相似，吴本无此条。杨云：湿盛热微之证，初起原可暂用此等药开之，一见湿开化热，便即转手清热，若执此为常用之法，则误矣。注内补出审便溺一层，尤为周到。】

此湿邪极盛之候。口渴乃液不上升，非有热也。辛泄太过，即可变而为热以其属阳明湿邪，开泄则阳气升而热透，而此时湿邪尚未蕴热，故重用辛开，使上焦得通，津液得下也阳气升则津液化，而得上输下布也。

十三、湿热证，舌根白，舌尖红，湿渐化热，余湿犹滞，宜辛泄佐清热，如蔻仁、半夏、干菖蒲、大豆黄卷、连翘、绿豆衣、六一散［59］等味。【雄按：吴本无此条。】

此湿热参半之证。而燥湿之中，即佐清热者，亦所以存阳明之液也。上二条凭验舌以投剂，为临证时要诀。盖舌为心之外候，浊邪上熏心肺，舌苔因而转移。【叶氏《温热论》辨舌最精详，宜合观之。雄按：更宜参之《准绳》。】

十四、湿热证，初起即胸闷不知人，瞀乱大叫痛，湿热阻闭中上二焦，宜草果、槟榔、鲜菖蒲、芫荽、六一散［59］各重用。或加皂角、地浆水煎。【雄按：吴本无此条。涂按：此条颇似痧证，宜用灵验痧丸为妙。六一散有甘草，须慎用。】

此条乃湿热俱盛之候。而去湿药多、清热药少者，以病邪初起即闭，不得不以辛通开闭为急务，不欲以寒凉凝滞气机也。【雄按：芫荽不如用薤白，或可配瓜蒌、栀、豉者，则配之。】

十五、湿热证，四五日，口大渴，胸闷欲绝，干呕不止，脉细数，舌光如镜，胃液受劫，胆火上冲，宜西瓜汁、金汁、鲜生地汁、甘蔗汁，磨服郁金、木香、香附、乌药等味。【雄按：吴本作西瓜白汁，谓不取瓤中汁，而以瓜肉捣汁也，并无金汁、蔗汁。】

此营阴素亏，木火素旺者，木乘阳明，耗其津液，幸无饮邪，故一清阳明之热，一散少阳之邪，不用煎者，取其气全耳。舌光无苔，津枯而非浊壅，反胸闷欲绝者，肝胆气上逆也，故以诸汁滋胃液，辛香散逆气。【雄按：凡治阴虚气滞者，可以仿此用药。杨云：比例精当，能如此旁通，方为善读书人。雄又按：有治饮痛一案，宜参。俞惺庵云：嘉善一人，胸胀脘闷，诸治不效，一瓢用续随子煎汤，磨沉香、木香、檀香、降香、丁香，服一月，泻尽水饮而瘥。汪按：续随子去油务尽，否则误人。去油法：木床用椹榨后，更宜纸隔重压，换纸多次，方能去净。】

十六、湿热证【雄按：吴本下有"身热口苦"四字】，呕吐清水，或痰多，湿热内留，木火上逆，宜温胆汤［97］加瓜蒌【雄按：吴本作黄连】、碧玉散［59］等味。

此素有痰饮，而阳明、少阳同病，故一以涤饮，一以降逆，与上条呕同而治异，正当合参。碧玉散即六一加青黛，以清肝胆之热。上条液枯以动肝胆之火，故干呕；此条痰饮郁其肝胆之火，故呕水。

十七、湿热证，呕恶不止，昼夜不差，欲死者，肺胃不和，胃热移肺，肺不受邪也，宜用川连三四分，苏叶二三分，两味煎汤，呷下即止。

肺胃不和，最易致呕。盖胃热移肺，肺不受邪，还归于胃，必用川连以清湿热，苏叶以通肺胃。投之立愈者，以肺胃之气非苏叶不能通也。分数轻者，以轻剂恰治上焦之病耳。【雄按：此方药止二味，分不及钱，不但治上焦宜小剂，而轻药竟可以愈重病，所谓轻可去实也。合后条观之，盖气贵流通，而邪气挠之，则周行窒滞，失其清虚灵动之机，反觉实矣。惟剂以轻清，则正气宣布，邪气潜消，而窒滞者自通。设投重药，不但已过病所，病不能去，而无病之地反先遭其克伐。章氏谓：轻剂为吴人质薄而设，殆未明治病之理也。川连不但治湿热，乃苦以降胃火之上冲，苏叶味甘辛而气芳香，通降顺气，独擅其长，然性温散，故虽与黄连并驾，尚减用分许而节制之，可谓方成知约矣。世人不知诸逆冲上皆属于火之理，治呕辄以姜、萸、丁、桂从事者，皆粗工也。余用以治胎前恶阻，甚妙。】

十八、湿热证，咳嗽昼夜不安，甚至喘不得眠者，暑邪入于肺络，宜葶苈、枇杷叶、六一散[59]等味。【雄按：吴本咳嗽下有"喘逆面赤气粗"六字，而无甚至句。】

人但知暑伤肺气则肺虚，而不知暑滞肺络则肺实。葶苈引滑石直泻肺邪，则病自除。【吴子音曰：业师张友樵治一酒客，夏月痰咳，气喘夜不得卧，服凉药及开气药不效，有议用人参、麦冬等药者。师诊其脉，右寸数实，此肺实非肺虚也，投以人参则立毙矣。遂与此方煎服，立愈。明年复感客邪，壅遏肺气，喘咳复作，医有以葶苈进者，服之不效，反烦闷汗泄，师脉其右寸浮数，口渴恶热，冷汗自出，喘急烦闷，曰热邪内壅，肺气郁极，是以逼汗外出，非气虚自汗也。服葶苈而反烦闷者，肺热极盛，与苦寒相格拒也。夫肺苦气上逆，本宜苦以泄之，而肺欲散，又当兼食辛以散之，与麻杏甘膏汤[98]二剂，肺气得通，而喘止汗敛，诸证悉平矣。杨云：余曾治一酒客，大喘，用金鉴苏葶丸而愈，亦与此同，此盖湿热上壅之证也。至案内所云服此益甚，则外感束其肺热，用此降之，则外感反内陷而病益甚，麻杏甘石正祛外感而清内热之方，故速愈。张君用药则是，而立论高而不切，非垂教后学之法也。】

十九、湿热证，十余日，大势已退，惟口渴汗出，骨节【雄按：吴本有"隐"字】

痛【雄按：吴本下有"不舒，小便赤涩不利"八字】，**余邪留滞经络，宜元米**即糯米**汤泡於术，隔一宿，去术煎饮。**

病后湿邪未尽，阴液先伤，故口渴身痛。此时救液则助湿，治湿则劫阴，宗仲景麻沸汤之法，取气不取味，走阳不走阴，佐以元米汤，养阴逐湿，两擅其长。【杨云：煎法精妙，注亦明析。汪按：此身痛一证，乃湿滞之的验，则口渴未必非湿淫于内而引饮也。然津液亦必须顾虑，以术治湿，不用煎而用泡，既巧妙亦周致。雄按：用沙参、麦冬、石斛、枇杷叶等味，冬瓜汤煎服亦可。汪按：用冬瓜灵妙，宜加丝瓜络。】

二十、湿热证，数日后，汗出热不除，或痉，忽头痛不止者，营液大亏，厥阳风火上升，宜羚羊角、蔓荆子、钩藤、元参、生地、女贞子等味。【雄按：吴本无女贞，有白芍。杨云：白芍不如女贞。】

湿热伤营，肝风上逆，血不荣筋而痉，上升颠顶则头痛，热气已退，木气独张，故痉而不厥。投剂以息风为标，养阴为本。【雄按：蔓荆不若以菊花、桑叶易之。杨云：蔓荆最无谓，所易甚佳。汪按：枸杞子亦可用，不嫌其腻。】

二十一、湿热证，胸痞发热，肌肉微疼，始终无汗者，腠理暑邪内闭，【雄按：吴本无此四字，作"气机拂郁、湿热不能达外"。杨云：吴本胜于原本。】**宜六一散**［59］**一两、薄荷叶三四分**【雄按：吴本作"三四十片"】，**泡汤调下，即汗解。**

湿病发汗，昔贤有禁，此不微汗之，病必不除。盖既有不可汗之戒，复有得汗始解之治法，临证者，当知所变通矣。【吴云：此湿热蕴遏，气郁不宣，故宜辛凉解散，汗出灌浴之辈，最多此患。若加头痛恶寒，便宜用香薷温散矣。章云：湿病固非一概禁汗者，故仲景有麻黄加术汤等法，但寒湿在表，法当汗解，湿热在里，必当清利。今以暑湿闭于腠理，故以滑石利毛窍，若闭于经者，又当通其经络可知矣。汪按：吴本薄荷较多，则非微汗矣。】

二十二、湿热证，按法治之，数日后，或吐下一时并至者，中气亏损，升降悖逆，宜生谷芽、莲心、【雄按：当是莲子。】**扁豆、米仁、半夏、甘草、茯苓等味，甚者用理中法**［45］。【雄按：吴本无此条。若可用理中法者，必是过服寒凉所致。】

升降悖逆，法当和中，犹之霍乱之用六和汤也。若太阴惫甚，中气不支，非理中不可忽然吐下，更当细审脉证，有无重感别邪，或伤饮食。【雄按：亦有因忿怒而致者，须和肝胃。】

二十三、湿热证，十余日后，左关弦数，腹时痛，时圊血，肛门热痛，血液内燥，热邪传入厥阴之证，宜仿白头翁法［99］。

热入厥阴而下利，即不圊血亦当宗仲景治热利法。若竟逼入营阴，安得不用白头翁汤凉血而散邪乎？设热入阳明而下利，即不圊血，又宜师仲景下利谵语，用小承气汤［39］之法矣。【雄按：章氏谓小承气汤乃治厥阴热利，若热入阳明而下利，当用黄芩汤［9］，此不知《伤寒论》有简误之文也。本文云：下利谵语者有燥矢也，宜小承气汤。既有燥矢，则为太阴转入阳明之证，与厥阴无涉矣。湿热入阳明而下利，原宜宗黄芩汤为法，其有燥矢而谵语者，未尝无其候也，则小承气亦可援例引用焉。】

二十四、湿热证，十余日后，尺脉数，下利或咽痛，口渴心烦，下泉不足，热邪直犯少阴之证，宜仿猪肤汤［3］凉润法。

同一下利，有厥、少之分，则药有寒、凉之异谓厥阴宜寒，少阴宜凉也。然少阴有便脓之候，不可不细审也。

二十五、湿热证，身冷脉细，汗泄胸痞，口渴舌白，湿中少阴之阳，宜人参、白术、附子、茯苓、益智等味。【雄按：吴本无此条。杨云：此等证固有之，然本论湿热却夹入寒湿，又不提明药误，岂不自乱其例？】

此条湿邪伤阳，理合扶阳逐湿。口渴为少阴证，乌得妄用寒凉耶？津液出于舌下少阴经之廉泉穴，故凡少阴受邪，津液不升则渴也。然胸痞舌白，当加厚朴、半夏，或干姜，恐参、术太壅气也。渴者，湿遏阳气，不化津液以上升，非热也。【雄按：此湿热病之类证，乃寒湿也，故伤人之阳气。或湿热证治不如法，但与清热失于化湿，亦有此变。但口渴而兼身冷，脉细，汗泄，舌白诸证者，固属阴证宜温，还须察其二便，如溲赤且短，便热极臭者，仍是湿热蕴伏之阳证，虽露虚寒之假象，不可轻投温补也。章氏所云湿遏阳气，不化津液之渴，又为太阴证，而非少阴证矣。】

二十六、暑月病，初起但恶寒，面黄口不渴，神倦，四肢懒，脉沉弱，腹痛下利，湿困太阴之阳，宜仿缩脾饮［100］，甚则大顺散［60］、来复丹［84］等法。【雄按：吴本无此条。】

暑月为阳气外泄、阴气内耗之时，故热邪伤阴，阳明消烁，宜清宜凉。雄按：此治暑之正法眼藏。太阴告困，湿浊弥漫，宜温宜散。【雄按：凡寒湿为病，虽在暑月，忌用凉药，宜舍时从证也。昔贤虽知分别论治，惜不能界画清厘，而创阴暑等名，贻误后学不少。徐洄溪云：天有阴暑，人间有阴热矣。一语破的。汪按：如夏日有阴暑，冬日当有阳寒乎？倘冬日感病，而医者云此为阳寒，治宜凉药，未有不嗤其妄者。而阴暑之名，乃相沿数百年，积非胜是，不可解也。】古法最详，医者鉴诸。仲景谓自利不渴者属太阴，以其脏有寒故也。今湿重恶寒不发热，即为太阴证之寒湿也。如或肢冷脉细，必须姜附理中法［45］。

二十七、湿热证，按法治之，诸证皆退，惟目瞑则惊悸梦惕，余邪内留，胆气未舒，宜酒浸郁李仁、姜汁炒枣仁、猪胆皮等味。【雄按：吴本无此条。】

滑可去著，郁李仁性最滑脱，古人治惊后肝系滞而不下，始终目不瞑者，用之以下肝系而去滞。此证借用，良由湿热之邪留于胆中，胆为清虚之府，藏而不泻，是以病去而内留之邪不去，寐则阳气行于阴，胆热内扰，肝魂不安，用郁李仁以泄邪，而以酒行之，酒气独归胆也。枣仁之酸，入肝安神，而以姜汁制，安神而又兼散邪也。肝性喜凉散，枣仁、姜汁太温，似宜酌加凉品。【雄按：此释甚是，如黄连、山栀、竹茹、桑叶皆可佐也。】

二十八、湿热证，曾开泄下夺，恶候皆平，独神思不清，倦语不思食，溺数唇齿干，胃气不输，肺气不布，元神大亏，宜人参、麦冬、石斛、木瓜、生甘草、生谷芽、鲜莲子等味。【雄按：吴本无此条。汪按：百合似亦可用。】

开泄下夺，恶候皆平，正亦大伤，故见证多气虚之象，理合清补元气。若用腻滞阴药，去生便远。【雄按：此肺胃气液两虚之证，故宜清补，不但阴腻不可用，且与脾虚之宜于守补温运者亦异。杨云：分别极清。】

二十九、湿热证，四五日，忽大汗出，手足冷，脉细如丝或绝，口渴茎痛，而起坐自如，神清语亮，乃汗出过多，卫外之阳暂亡，湿热之邪仍结，一时表里不通，脉故伏，非真阳外脱也，宜五苓散［21］去术，加滑石、酒炒川连、生地、茋皮等味。【雄按：吴本无川连、生地。】

此条脉证，全似亡阳之候，独于举动神气得其真情。噫！此医之所以贵识见也。以口渴茎痛，知其邪结；以神清语亮，知非脱证。【雄按：此条原注全似评赞。章氏以为自注，究可疑也。至卫阳暂亡，必由误表所致，湿热仍结，阴液已伤，故以四苓加滑石，导湿下行，川连、生地清火救阴，茋皮固其卫气，用法颇极周密。杨云：发明方意精当。汪按：此注当亦后人所附评

语。且此证世所罕见，况亡阳脱证，起坐自如，神清语亮者亦不少，据以辨证，似不甚明确。惟口渴茎痛为亡阳所无耳。】

三十、湿热证，发痉神昏，独足冷，阴缩，下体外受客寒，仍宜从湿热治，只用辛温之品，煎汤熏洗。【杨云：仍从湿热治是矣。辛温熏洗，不愈益其湿乎？不惟治下而遗上也。汪按：熏洗似无大碍，但未必有益。】

阴缩为厥阴之外候，合之足冷，全似虚寒，乃谛观本证，无一属虚，始知寒客下体，一时营气不达，不但证非虚寒，并非上热下寒之可拟也。仍从湿热治之，又何疑耶。发痉神昏，邪犯肝心，若邪重内闭，厥阴将绝，必囊缩足冷而舌亦卷，是邪深垂死之证。本非虚寒，今云由外受客寒，临证更当详细察问为要。【雄按：此条本文颇有语病，恐非生白手笔。】

三十一、湿热证，初起壮热口渴，脘闷懊侬，眼欲闭，时谵语，浊邪蒙闭上焦，宜涌泄，用枳壳、桔梗、淡豆豉、生山栀。无汗者加葛根。

此与第九条宜参看，彼属余邪，法当轻散。余邪不净者，自无壮热谵语等证，必与初起邪势重者形状不同。此则浊邪蒙闭上焦，故懊侬脘闷；眼欲闭者，肺气不舒也；时谵语者，邪郁心包也。若投轻剂，病必不除。《经》曰：高者越之。用栀豉汤[11]涌泄之剂引胃脘之阳而开心胸之表，邪从吐散。若舌苔薄而清者，邪未胶结，可吐散；如舌苔厚而有根，浊邪瘀结，须重用辛开苦降；如吐之邪结不得出，反使气逆而变他证矣。【雄按：此释甚是。病在上焦，浊邪未结，故可越之。若已结在中焦，岂可引吐？不但湿热证吐法宜慎也，即痰饮证之宜于取吐者，亦有辨别要诀。赵恕轩《串雅》云：宜吐之证，必须看痰色，吐在壁上，须其痰干之后，有光亮如蜗牛之涎者，无论痰在何经，皆可吐也。若痰干之后无光亮之色者，切忌用吐。彼验痰渍，此验舌苔，用吐者识之。又按：何报之云：子和治病，不论何证，皆以汗、吐、下三法取效，此有至理存焉。盖万病非热则寒，寒者气不运而滞，热者气亦壅而不运，气不运则热郁痰生，血停食积，种种阻塞于中矣。人身气血贵通而不贵塞，非三法何由通乎？又去邪即所以补正，邪去则正自复，但以平淡之饮食调之，不数日而精神勃发矣。故妇人不孕者，此法行后即孕，阴阳和畅也。男子阳道骤兴，非其明验乎？后人不明其理而不敢用，但以温补为稳，杀人如麻，可叹也！汪按：何说乃据倒仓法言之。】

三十二、湿热证，经水适来，壮热口渴，谵语神昏，胸腹痛，或舌无苔，脉滑数，邪陷营分，宜大剂犀角、紫草、茜根、贯众、连翘、鲜菖蒲、银花露等味。【雄

按：世人但知小柴胡汤一法，而不分伤寒温暑之病，何也？淦按：茜根不若以丹皮、赤芍易之。】

热入血室，不独妇女，男子亦有之。不第凉血，并须解毒，然必重剂乃可奏功。仲景谓阳明病下血谵语者，此为热入血室，即指男子而言，故无经水适来之语。

三十三、热证，上下失血，或汗血，毒邪深入营分，走窜欲泄，宜大剂犀角、生地、赤芍、丹皮、连翘、紫草、茜根、银花等味。【雄按：以上四条，吴本无之。丹皮虽凉血而气香走泄，能发汗，惟血热而瘀者宜之，又善动呕，胃弱者勿用。】

热逼而上下失血、汗血，势极危，而犹不即坏者，以毒从血出，生机在是，大进凉血解毒之剂，以救阴而泄邪，邪解而血自止矣。血止后，须进参、芪善后乃得。【汪按：善后宜兼养血。】汗血即张氏所谓肌衄也。《内经》谓：热淫于内，治以咸寒。方中当增入咸寒之味。此说未知何人所注，亦甚有理也。【汪按：可加牡蛎，并有止汗之功，不嫌其涩。此注乃后人所附评语，未羼入原注者，他条俱与原注并合，不可分析矣。雄按：此条本文，但云热证是感受暑热，而不挟湿邪者也。暑热之气，极易伤营，故有是证。章氏乃云：此篇所谓湿热，即是暑也。然则此条不曰湿热而曰热者，又是何病耶？夫寒暑二气，《易经》即以往来对待言之矣。后之妄逞臆说者，真是冷热未知。辛甫云：辨得是。】

三十四、湿热证，七八日，口不渴，声不出，与饮食亦不却，【雄按：吴本有"二便自通"句】**默默不语，神识昏迷，进辛香凉泄、芳香逐秽俱不效，此邪入**【雄按：吴本下有"手"字。】**厥阴，主客浑受，宜仿吴又可三甲散**[101]**，醉地鳖虫、醋炒鳖甲、土炒穿山甲、生僵蚕、**【雄按：吴本无此味。】**柴胡、桃仁泥等味。**

暑湿先伤阳分，然病久不解，必及于阴，阴阳两困，气钝血滞，而暑湿不得外泄。【雄按：据章氏以此为薛氏自注，然叠以暑湿二气并言，以解湿热病证。若谓暑中原有湿，则暑下之湿又为何物乎？一笑。余恐后学迷惑，故不觉其饶舌也。】遂深入厥阴，络脉凝瘀，使一阳少阳生气也。不能萌动，生气有降无升，心主阻遏，灵气不通，所以神不清而昏迷默默也。破滞通瘀，斯络脉通而邪得解矣。

海昌许益斋云：此条即伤寒门百合病之类。赵以德、张路玉、陶厚堂以为心病，徐忠可以为肺病，本论又出厥阴治法，良以百脉一宗，悉致其病，元气不布，邪气淹留，乃祖仲景法，用异类灵动之物。鳖甲入厥阴，用柴胡引之，俾阴中之邪尽达于表；蟅虫入血，用桃仁引之，俾血分之邪尽泄于下；山甲入络，用僵蚕引之，俾络中之邪亦从风化而散。缘病久气钝血滞，非拘拘于恒法所能愈也。【汪按：此有神昏一证，可知其非百合病矣。故与百合病异，治百合病，究宜治肺为是。】

三十五、湿热证，口渴苔黄起刺，脉弦缓，囊缩舌硬，谵语昏不知人，两手搐搦，津枯邪滞，宜鲜生地、芦根、生首乌、鲜稻根等味。若脉有力，大便不通，大黄亦可加入。【雄按：吴本无此条。汪按：首乌味涩，似未妥。】

胃津劫夺，热邪内据，非润下以泄邪则不能达，故仿承气之例，以甘凉易苦寒，正恐胃气受伤，胃津不复也。

三十六、湿热证，发痉撮空，神昏笑妄，舌苔干黄起刺，或转黑色，大便不通者，热邪闭结胃腑，宜用承气汤[6]下之。【雄按：此下十一条从吴本补入。】

撮空一证，昔贤谓非大实即大虚，虚则神明涣散，将有脱绝之虞；实则神明被逼，故多撩乱之象。今舌苔黄刺干涩，大便闭而不通，其为热邪内结，阳明腑热显然矣。徒事清热泄邪，止能散络中流走之热，不能除胃中蕴结之邪，故假承气以通地道。然舌不干黄起刺者，不可投也。【雄按：第二十八条有曾开泄下夺之文，则湿热病原有可下之证，惟湿未化燥，腑实未结者，不可下耳，下之则利不止。如已燥结，亟宜下夺，否则垢浊熏蒸，神明蔽塞，腐肠烁液，莫可挽回，较彼伤寒之下不嫌迟，去死更速也。杨云：通透之论。】

承气用硝、黄，所以逐阳明之燥火实热，原非湿热内滞者所宜用。然胃中津液为热所耗，甚至撮空撩乱，舌苔干黄起刺，此时胃热极盛，胃津告竭，湿火转成燥火，故用承气以攻下。承气者，所以承接未亡之阴气于一线也。湿温病至此亦危矣哉。【汪按：治温热与伤寒异，而温热坏证多与伤寒同。】

雄按：董废翁云：外感之邪，既不得从元腑透达，则必向里而走空隙，而十二脏腑之中，惟胃为水谷之海，其上有口，其下有口，最虚而善受，故诸邪皆能入之。邪入则胃实矣，胃实则津液干矣，津液干则死矣。杨乘六云：此言道尽感证致死根由，彼肆用风燥之剂劫液，天人生命者，正坐不知此义耳！余谓凡治感证，须先审其胃汁之盛衰，如邪渐化热，即当濡润胃腑，俾得流通，则热有出路，液自不伤，斯为善治。若恃承气汤为焦头烂额之客，讵非曲突徙薪之不早耶。【杨云：陈修园自谓读《伤寒论》数十年，然后悟出"存津液"三字，而其用药，仍偏辛燥，不知其所悟者何在？得孟英反复申明，迷者庶可大悟乎！汪按：此条语语破的，杨评亦妙。存津液固为治温暑诸证之要务，然非专恃

承气汤急下存津一法也。】

三十七、湿热证，壮热口渴，自汗身重，胸痞，脉洪大而长者，此太阴之湿与阳明之热相合，宜白虎加苍术汤［102］。

热渴自汗，阳明之热也。胸痞身重，太阴之湿兼见矣。脉洪大而长，知湿热滞于阳明之经。故用苍术白虎汤以清热散湿，然乃热多湿少之候。【雄按：徐氏云：暑不挟湿，苍术禁用。】

白虎汤［7］仲景用以清阳明无形之燥热也。胃汁枯涸者，加人参以生津，名曰白虎加人参汤［8］。【雄按：余于血虚加生地，精虚加枸杞，有痰者加半夏，用之无不神效。】身中素有痹气者，加桂枝以通络，名曰桂枝白虎汤［89］，而其实意在清胃热也。是以后人治暑热伤气身热而渴者，亦用白虎加人参汤。热渴汗泄，肢节烦疼者，亦用白虎加桂枝汤。胸痞身重兼见，则于白虎汤中加入苍术以理太阴之湿。寒热往来兼集，则于白虎汤中加入柴胡以散半表半里之邪。【雄按：余治暑邪炽盛，热渴汗泄而痞满气滞者，以白虎加厚朴极效。】凡此皆热盛阳明，他证兼见，故用白虎清热，而复各随证以加减。【杨云：此论极圆活，可悟古方加减之法。】苟非热渴汗泄，脉洪大者，白虎便不可投，辨证察脉，最宜详审也。【雄按：热渴汗泄而脉虚者，宜甘药以养肺胃之津。汪按：若大汗脉虚，身凉不热，口润不渴，则为亡阳脱证，非参、附回阳不能挽救。洄溪《医论》谓：阳未亡则以凉药止汗，阳已亡则以热药止汗。此中转变，介在几微，辨之精且详矣，学者宜究心焉。】

三十八、湿热证，湿热伤气，四肢困倦，精神减少，身热气高，心烦溺黄，口渴自汗，脉虚者，东垣用清暑益气汤［103］主治。

同一热渴自汗，而脉虚神倦，便是中气受伤，而非阳明郁热。清暑益气汤乃东垣所制，方中药味颇多，学者当于临证时斟酌去取可也。

雄按：此脉此证，自宜清暑益气以为治，但东垣之方，虽有清暑之名，而无清暑之实。观江南仲治孙子华之案、程杏轩治汪木工之案可知，故临证时须斟酌去取也。【汪按：清暑益气汤，洄溪讥其用药杂乱固当，此云无清暑之实尤确。】余每治此等证，辄用西洋参、石斛、麦冬、黄连、竹叶、荷秆、知母、甘草、粳米、西瓜翠衣等，以清暑热而益元气，无不应手取效也。【汪按：此方较东垣之方为妥，然黄连尚宜酌用。】

三十九、暑月热伤元气，气短倦怠，口渴多汗，肺虚而咳者，宜人参、麦冬、五味子等味。【汪按：徐洄溪谓麦冬、五味咳证大忌，惟不咳者可用是也。】

此即《千金》生脉散也。与第十八条同一肺病，而气粗与气短有分，则肺实与肺虚各异，实则泻而虚则补，一定之理也。然方名生脉，则热伤气之脉虚欲绝可知矣。【汪按：脉虚为的验，若弦数者，岂可轻试乎。】

雄按：徐洄溪云：此伤暑之后，存其津液之方也。观方下治证，无一字治暑邪者。庸医以之治暑病，误之甚矣。其命名之意，即于复脉汤内取用参、麦二味，因止汗故加五味子，近人不论何病，每用此方收住邪气，杀人无算。用此方者，须详审其邪之有无，不可徇俗而视为治暑之剂也。

四十、暑月乘凉饮冷，阳气为阴寒所遏，皮肤蒸热，凛凛畏寒，头痛头重，自汗烦渴，或腹痛吐泻者，宜香薷、厚朴、扁豆等味。【汪按：香薷惟暑月受凉无汗者宜之，有汗者宜慎用。】

此由避暑而感受寒湿之邪，虽病于暑月，而实非暑病。昔人不曰暑月伤寒湿，而曰阴暑，以致后人淆惑，贻误匪轻，今特正之。其用香薷之辛温，以散阴邪而发越阳气。厚朴之苦温，除湿邪而通行滞气。扁豆甘淡，行水和中。倘无恶寒头痛之表证，即无取香薷之辛香走窜矣。无腹痛吐利之里证，亦无取厚朴、扁豆之疏滞和中矣。故热渴甚者，加黄连以清暑，名四味香薷饮，减去扁豆名黄连香薷饮。湿盛于里，腹膨泄泻者，去黄连加茯苓、甘草，名五物香薷饮。若中虚气怯，汗出多者，加人参、芪、白术、橘皮、木瓜，名十味香薷饮。然香薷之用，总为寒湿外袭而设。【杨云：古人亦云：夏月之用香薷，犹冬月之用麻黄。】不可用以治不挟寒湿之暑热也。【略参拙意。汪按：十味香薷饮用药亦太杂。】

四十一、湿热内滞太阴，郁久而为滞下，其证胸痞腹痛，下坠窘迫，脓血稠黏，里结后重，脉软数者，宜厚朴、黄芩、神曲、广皮、木香、槟榔、柴胡、煨葛根、银花炭、荆芥炭等味。【汪按：柴、葛终嫌不妥。凡病身热脉数，是其常也。惟痢疾身热脉数，其证必重。】

古之所谓滞下，即今所谓痢疾也。由湿热之邪内伏太阴，阻遏气机，以致太阴失健运，少阳失疏达，热郁湿蒸，传导失其常度，蒸为败浊，脓血下注肛门，故后重气壅不化，仍数至圊而不能便。伤气则下白，伤血则下赤，气血并伤赤白兼下，湿热盛极痢成五色。【汪按：昔人有谓红痢属热，白痢属寒者，谬说也。痢疾大抵皆由暑热，其由于寒者，千不得一，惟红属血，白属气，则为定论。】故用厚朴除湿而行滞气，槟榔下逆而破结气，黄芩清庚金之热，木香、神曲疏中气之滞，葛根升下陷之胃气，柴胡升土中之木气。【汪按：蛮升无益而有害。】热侵血分而便血，以银花、荆芥入营清热。【汪按：地榆炭、丹皮炭亦可用。】若热盛于里，当用黄连以清热，大实而痛，宜增大黄以逐邪。昔张洁古制芍药汤以治血痢，方用归、芍、芩、连、大黄、木香、槟榔、甘草、桂心等味，而以芍药名汤者，盖谓下血必调藏血之脏，故用之为君，不特欲其土中泻木，抑亦赖以敛肝和阴也。然芍药味酸性敛，终非湿热内蕴者所宜服。【汪按：芍药、甘草，乃治痢疾腹痛之圣剂，与湿热毫无所碍，不必疑虑。】倘遇痢久中虚，而宜用芍药、甘草之化土者，恐难任芩、连、大黄之苦寒，木香、槟榔之破气。若其下痢初作，湿热正盛者，白芍酸敛滞邪，断不可投。【汪按：初起用之亦无碍，并不滞邪，已屡试矣。】此虽昔人已试之成方，不敢引为后学之楷式也。

　　雄按：呕恶者忌木香，【汪按：后重非木香不能除，则用木香佐以止呕之品可也。】无表证者忌柴、葛。【汪按：即有表证亦宜慎用。】盖胃以下行为顺，滞下者，垢浊欲下而气滞也，杂以升药，浊气反上冲而为呕恶矣。【汪按：升清降浊则可，今反升浊，岂不大谬。】至洁古芍药汤之桂心，极宜审用。苟热邪内盛者，虽有芩、连、大黄之监制，亦恐其有跋扈之患也。若芍药之酸，不过苦中兼有酸味，考《本经》原主除血痹，破坚积，寒热，疝瘕，为敛肝气破血中气结之药，仲圣于腹中满痛之证多用之，故太阴病脉弱，其人续自便利，设当行大黄、芍药者宜减之，以胃气弱易动故也。盖大黄开阳结，芍药开阴结，自便利者宜减，则欲下而窒滞不行之痢正宜用矣。【杨云：是极。芍药汤治湿热下利，屡有奇效，其功全在芍药，但桂心亦须除去为妥。汪按：白芍开结，佐以甘草和中，必不有碍胃气，乃治痢必用之品，不但治血痢也。况白芍之酸，嗽证尚且不忌，则治痢用之有何顾忌乎？】

　　四十二、痢久伤阳，脉虚滑脱者，真人养脏汤〔106〕加甘草、当归、白芍。

　　脾阳虚者，当补而兼温，然方中用木香，必其腹痛未止，故兼疏滞气，用归、芍，必其阴分亏残，故兼和营阴。【汪按：果系虚寒滑脱固宜温涩，今既云阴分亏残，岂可妄投温燥，以速其死乎。】但痢虽脾疾，久必传肾，以肾为胃关，司下焦而开窍于二阴也。【汪按：所伤者肾阴，非肾阳也，蛮助肾阳何益。】况火为土母，欲温土中之阳，必补命门之火。若虚寒甚而滑脱者，当加附子以补阳，不得杂入阴药矣。【汪按：虚寒滑脱，诚宜参、附、粟壳，然忘却此篇本专论湿热病矣。】

　　雄按：观此条似非一瓢手笔，而注则断非本人自注。【汪按：当亦后人所附评语。】叶香岩云：夏月炎热，其气俱浮于外，故为蕃秀之月，过食寒冷，郁其暑热，不得外达，【汪按：亦有不食寒冷而患痢者。】食物厚味，为内伏之火，煅炼成积，伤于血分则为红，伤于气分则为白，气滞不行，火气逼迫于肛门，则为后重，滞于大肠，则为腹痛，故仲景用下药通之，河间、丹溪用调血和气而愈。此时令不得发越，至秋收敛于内而为痢也。【汪按：亦有夏月即痢者。】此理甚明，何得误认为寒而用温热之药？余历证四十余年，治痢惟以疏理推荡清火，而愈者不计其数。观其服热药而死者甚多。【汪按：余生平治痢，必宗叶氏之论，惟曾误服温涩者，每多不救，其余无不愈者。】同志之士，慎勿为景岳之书所误以杀人也。【汪按：可谓苦口婆心，无如世之宗景岳者，必不肯信从也。】聂久吾云：痢疾投补太早，锢塞邪热在内，久而正气已虚，邪气犹盛，欲补而涩之则助邪，欲清而攻之则愈滑，多致不救。【汪按：幸而不死，亦必成休息痢，终身不瘥。】徐洄溪云：夏秋之间，总由湿热积滞，与伤寒三阴之利不同。【汪按：学者切记。】后人竟用温补，杀人无算，触目伤怀。尤拙吾云：痢与泄泻，其病不同，其治亦异。泄泻多由寒湿，寒则宜温，湿则宜燥也；痢多成于湿热，热则宜清，湿则宜利也。虽泄泻有热证，毕竟寒多于热；痢病亦有寒证，毕竟热多于寒。是以泄泻经久，必伤于阳，而肿胀喘满之变生；痢病经久，必损于阴，而虚烦痿废之疾起。痢病兜涩太早，湿热流注，多成痛痹；泄泻疏利过当，中虚不复，多作脾劳。此余所亲历，非臆说也。或问：热则清而寒则温是矣，均是湿也。或从利，或从燥，何欤？曰：寒湿者，寒从湿生，故宜苦温燥其中；湿热者，湿从热化，故宜甘淡滑石之类。【汪按：茯苓、通草亦是。】利其下。盖燥性多热，利药多寒，便利则热亦自去，中温则寒与俱消。寒湿必本中虚，不可更行清利；湿热郁多成毒，不宜益以温燥也。合诸论而观之，可见痢久伤阳之证，乃绝无而仅有者。然则真人养脏汤，须慎重而审用矣。犹谓其杂用阴药，岂未闻下多亡阴之语乎？须知阳脱者，亦由阴先亡而阳无依，如盏中之

油，干则火灭也。【汪按：辨得明畅，庶免误人。】

四十三、痢久伤阴，虚坐努责者，宜用熟地炭、炒当归、炒白芍、炙甘草、广皮之属。

里结欲便，坐久而仍不得便者，谓之虚坐努责。凡里结属火居多，火性传送至速，郁于大肠，窘迫欲便，而便仍不舒，故痢疾门中，每用黄芩清火，甚者用大黄逐热。若痢久血虚，血不足则生热，亦急迫欲便，但久坐而不得便耳，此热由血虚所生，故治以补血为主。里结与后重不同，里结者，急迫欲便，后重者，肛门重坠。里结有虚实之分，实为火邪有余，虚为营阴不足。后重有虚实之异，实为邪实下壅，虚由气虚下陷。是以治里结者，有清热养阴之异；治后重者，有行气升补之殊。虚实之辨，不可不明。【汪按：辨析精细允当，言言金玉。】

雄按：审属痢久而气虚下陷者，始可参用升补。若初痢不挟风邪，久痢不因气陷者，升、柴不可轻用，故喻氏逆流挽舟之说，尧封斥为伪法也。

四十四、暑湿内袭，腹痛吐利，胸痞脉缓者，湿浊内阻太阴，宜缩脾饮〔100〕。

此暑湿浊邪伤太阴之气，以致土用不宣，太阴告困，故以芳香涤秽，辛燥化湿为制也。

雄按：虽曰暑湿内袭，其实乃暑微湿盛之证，故用药如此。【汪按：此有脉缓可征，故宜用温药。】

四十五、暑月饮冷过多，寒湿内留，水谷不分，上吐下泻，肢冷脉伏者，宜大顺散〔60〕。

暑月过于贪凉，寒湿外袭者，有香薷饮；寒湿内侵者，有大顺散。夫吐泻肢冷脉伏，是脾胃之阳为寒湿所蒙，不得升越，故宜温热之剂，调脾胃利气散寒。然广皮、茯苓，似不可少，此即仲景治阴邪内侵之霍乱，而用理中汤之旨乎略参拙意。

雄按：此条明言暑月饮冷过多，寒湿内留，水谷不分之吐利，宜大顺散治之，是治暑月之寒湿病，非治暑也，读者不可草率致误。若肢冷脉伏，而有苔黄烦渴，溲赤便秘之兼证，即为暑热致病，误投此剂，祸不旋踵。【汪按：洄溪论大顺散，语见第五卷本方下。】

四十六、肠痛下利，胸痞烦躁口渴，脉数大，按之豁然空者，宜冷香饮子[107]。

此不特湿邪伤脾，抑且寒邪伤肾。烦躁热渴，极似阳邪为病，惟数大之脉，按之豁然而空，知其躁渴等证，为虚阳外越，而非热邪内扰，故以此方冷服，俾下咽之后，冷气既消，热性乃发，庶药气与病气无捍格之虞也。

雄按：此证亦当详审，如果虚阳外越，则其渴也必不嗜饮，其舌色必淡白，或红润，而无干黄黑燥之苔，其便溺必溏白而非秽赤，苟不细察，贻误必多。《医师秘笈》仅载前三十五条，江白仙本与《温热赘言》于三十五条止采二十条，而多后之十一条，且编次互异，无从订正。偶于友人顾听泉学博处，见钞本《湿热条辨》云：曩得于吴人陈秋坨赞府者，虽别无发明，而四十六条全列，殆原稿次序固如是耶？今从之，俾学者得窥全豹焉。

又按：喻氏云：湿温一证，即藏疫疠在内，一人受之则为湿温，一方受之则为疫疠。【杨云：以下论治疫之法，纲领已具，学者于此究心焉，庶免多歧之惑。】余谓此即仲圣所云清浊互中之邪也。石顽亦云：时疫之邪，皆从湿土郁蒸而发，土为受盛之区，平时污秽之物无所不容，适当邪气蒸腾，不异瘴雾之毒，或发于山川原陆，或发于河井沟渠，人触之者，皆从口鼻流入膜原，而至阳明之经，脉必右盛于左。盖湿土之邪以类相从而犯于胃，所以右手脉盛也。阳明居太阳之里，少阳之外，为三阳经之中道，故初感一二日间，邪犯膜原，但觉背微恶寒，头额晕胀，胸膈痞满，手指酸麻，此为时疫之报使，与伤寒一感便发热头痛不同。至三日以后，邪乘表虚而外发，则有昏热头汗，或咽肿发癍之患；邪乘里虚而内陷，或挟饮食，则有呕逆痞满，嘈杂失血，自利吐蛔之患；若其人平素津枯，兼有停滞，则有谵语发狂言，舌胎黄黑，大便不通之患；平素阴亏，则有头面赤热，足膝逆冷，【雄按：此二端亦有不属阴虚，而胃中浊气上熏，肺为热壅，无以清肃下行而使然者。】至夜发热之患。若喘哕冷汗，烦扰瘛疭等证，皆因误治所致也。盖伤寒之邪，自表传里；温热之邪，自里达表。雄按：此谓伏气发为温热也，若外感风温、暑热，皆上焦先受。疫疠之邪，自阳明中道，随表里虚实而发，不循经络传次也。以邪既伏中道，不能一发便尽。【雄按：夏之湿温，秋之伏暑，病机皆如此，治法有区别。】故有得汗热除，二三日复热如前者；有得下里和，二三日复见表热者；有表和复见里证者。总由邪气内伏，故屡夺屡发，不可归咎于调理失宜，复伤风寒饮食也。【汪按此真阅历之言。】外解无如香豉、葱白、连翘、薄荷之属，内清无如滑石、芩、连、山栀、人中黄之属，下夺无如硝、黄之属。如见发热自利，则宜葛根、芩、连。【雄按：葛根宜慎用，余易以滑石、银花，较妥。汪按：宜用绿豆。】胸膈痞满，则宜枳、桔、香附。【雄按：桔梗太升，须少用；香附太燥，宜酌用。余则以厚朴主湿满，石菖蒲主痰痞，贝母主郁结，皆妙。汪按：用制香附无碍。】呕吐呃逆，则宜藿香、芩、连。【雄按：热炽者，以竹茹、枇杷叶易藿香。】衄血下血，则宜犀角、丹皮；发斑咽痛，则宜犀角、牛蒡。【亚枝云：发癍咽烂者，宜用锡类散[110]吹之。】烦渴多汗，则宜知母、石膏；愈后食复、劳复，则宜枳实、栀、豉汪按：宜加竹茹，随证加萎蕤、茯苓、丹皮、芍药之类，【汪按：萎蕤宜慎用。】皆为合剂。而香豉、人中黄，又为时疫之专药，以其总解温热时行外内热毒也。【顾雁庭云：喻氏治疫，以解毒为主，即又可之专用大黄，叶氏之银花、金汁同用，皆此意也。雄按：松峰之青蒿、绿豆，亦犹是耳。】当知其证，虽有内外之殊，一皆火毒为患，绝无辛温发散之例，每见穷乡僻壤无医药之处，热极恣饮凉水，多有浃然汗出而解者，【汪按：昔人亦有多饮杀人之戒，须知。又见乡人有捣鲜车前草汁饮之者，甚妙。】此非宜寒凉不宜辛热之明验乎？【顾雁庭云：脉证不必大凉，而服大凉之药，似有害而终无害者，疫也；脉证可进温补，而投温补之剂，始似安而渐不安者，疫也。雄按：疫证皆属热毒，不过有微甚之分耳。间有服温补而得生者，必本非疫证，偶病于疫疠盛行之际，遂亦误指为疫也。或热邪不重，过服寒凉，亦宜温补回春，然非疫疠正治之法，学者辨之。汪按：温补得生者，乃暑月乘凉饮冷，中于寒湿之病，与中于热毒之病，大相径庭，故云本非疫证，读者不以辞害意可也。】故一切风燥辛热，皆不可犯。每见粗工用羌、独、柴、前、苍、芷、芎、防之类，引火上逆，亢热弥甚者，以风燥之药性皆上升横散如炉冶得鼓铸之力也；用朴、半、槟榔、青皮、木香等耗气之药，胸膈愈加痞满者，【汪按：庸手见此，必指为虚。】揠苗助长之道也。【雄按：又可达原饮，必湿盛热微者可用，未可执为定法。】有下证已具，而迟疑不敢攻下，屡用芩、连不应者，此与扬汤止沸不殊也。至于发狂谵语，舌苔焦黑，而大便自利，证实脉虚不可攻者，【雄按：清热救阴，间亦可愈。】及烦热痞闷，冷汗喘乏，四肢逆冷，六脉虚微，不受补者，皆难图治也。时疫变证多端，未能一一曲尽，聊陈大略如此。【雄按：小儿痘证，多挟疫疠之气而发，伍氏谓痘毒藏于脾经，正与此论合，故费氏专讲痘疫，以救非常痘证之偏，厥功伟矣。后人不察，訾其偏任寒凉，盖未知痘之同于疫也，审其为疫，必宗其法，又可曾亦论及，近惟王清任知之。余谓麻疹亦有因疫疠之气而发者，故治法亦与温热相埒也。习幼科者，于温热、暑疫诸证，因其可不细心讨究耶？汪按：治痘专任寒凉，究非正轨，痘证本与斑疹不同也。此谓费氏之法，特以救非常之痘，则知寻常之痘，未可概施。若奉费氏为治痘定法，而置温托诸法于不用，是又大误矣。即如温热病，固大忌温补，而病情万变，至其坏证，却与伤寒坏证无异，有必须温补挽救者，亦不可执一也。然岂可奉温补为治温热病之定法乎。】

又按：李东垣云：脾胃受劳役之疾，饮食又复失节，耽病日久，及事息心安，饱食太甚，病乃大作。向者壬辰改元，京师戒严，迨三月下旬，受敌者凡半月，解围之后，都人之不受病者，万无一二，既病而死者，继踵不绝，都门十有二所，每日各门所送，多者二千，少者不下一千，似此者，几三月，此百万人，岂俱感风寒外伤者耶？大抵人在围城中，饮食失节，劳役所伤，不待言而知。由其朝饥暮饱，起居不时，寒温失所，动经两三月，胃气亏乏久矣，一旦饱食太过，感而伤人，而又调治失宜，或发表，或攻下，致变结胸发黄，又以陷胸、茵陈等汤下之，无不死者。盖初非伤寒，以误治而变似真伤寒之证，皆药之罪也。因以生平已试之效，著《内外伤辨惑论》一篇云。俞悝斋曰：此即大兵之后，继以大疫之谓也，观此论而始晓。然于劳役饥饱之病源，诚哉其为内伤矣。必如是之疫，不宜凉泻，而宜温养矣。若白虎、承气、达原饮，正犯东垣所苛责也。考其时为金天兴元年，因蒙古兵退而改元耳。寻以疫后，医师僧道园户僦棺者擅厚利，命有司倍征以助国用，民生其时，岂不苦极！若太平之世，民皆逸乐饱暖，纵有劳役及饮食失节者，不过经营辛苦之辈，设不兼外感，亦不遽病，故如是之疫绝无，而恰合东垣《内伤论》之病亦甚少。惟饱暖思淫欲，凡逸乐者，真阴每耗，则外感病中之阴虚证反不少耳。

又按：罗谦甫云：总帅相公年近七旬，南征过扬州，俘虏万余口，内选美色室女近笄者四，置于左右。余曰：新房之人，其惊忧之气蓄于内，加以饮食失节，多致疾病，近之则邪气传染，为害最大，况年高气弱，尤宜慎也！总帅不听，至腊月班师大雪，新房人冻馁，皆病头疼咳嗽，自利腹痛，多致死亡。正月至汴，相公因赴贺宴，痛饮数次，遂病，脉沉细而弦，三四动一止，见证与新房人无异，三日而卒。《内经》云：乘年之虚，遇月之空，失时之和，因而感邪，其气至骨，可不畏哉！俞惺斋曰：按喻氏论疫，引仲景"辨脉篇"中"寸口脉阴阳俱紧者"一节，阐发奥理。谓：清邪中上，从鼻而入于阳；浊邪中下，从口而入于阴。在阳则发热头疼，项强颈挛；在阴则足膝逆冷，便溺妄出。大凡伤寒之邪，由外廓而入，故递传六经。疫邪由口鼻而入，故直达三焦。三焦相混，内外不通，致有口烂食龈，声哑咽塞，痈脓下血，脐筑湫痛等变。治法未病前预饮芳香正气药，使邪不能入。若邪既入，则以逐秽为第一义。此与吴又可之论暗合，较之李、罗二家所述劳役、忧惊、冻馁致病者迥别。然各有至理，医者须详察病因，谛参脉证而施治也。【汪按：据此则知疫病之因不一，断不能执一方以概治矣。】惟云因病致死，病气、尸气，混合不正之气，种种恶秽，交结互蒸，人在其中，无隙可避，斯无人不病，是诚诸疫所同然。曩崇祯十六年，自八月至十月，京城大疫，猝然而死，医祷不及。后有外省人员到京，能识此证，看膝弯后有筋肿起，紫色无救，红色速刺出血可无患，以此救活多人，病亦渐息，是亦医者所当知也。盖血出则疫毒外泄，故得生也。【按：又有羊毛瘟者，病人心前背后有黑点如虺蚕斑者是也，以小针于黑处挑之，即有毛出，须挑拔净尽乃愈。】又《辍耕录》载元伯颜平宋后，搜取大黄数十车，满载而去，班师过淮，俘掠之民及降卒，与北来大兵咸病疫，以大黄疗之，全活甚众。《宋元通鉴》载作耶律楚材灭夏之事，则大黄洵治疫之妙品也。又可《温疫论》赞大黄为起死神丹，原非杜撰，然则李、罗二家之说，又未可为兵后病疫之定法矣。【汪按：李、罗二说，虽非定法，然亦不可不知，近年所见颇有合于李、罗之说者，但谓之非正疫治法则可，医家大抵各明一义，全在善读书者融会贯通也。盖今世谓治疫必宜温热之剂，固属谬论，然谓疫病断无宜用温热者，则又胶滞之见矣。要在随证施治，用得其当耳。】

雄按：《续医说》云：王宇泰谓圣散子方，因东坡先生作序，由是天下神之。宋末辛未年，永嘉瘟疫，服此方被害者，不可胜纪。余阅《石林避暑录话》云：宣和间，此药盛行于京师，太学生信之尤笃，杀人无算，医顿废之。昔坡翁谪居黄州时，其地濒江多卑湿，而黄之居人所感者，或因中湿而病，或因雨水浸淫而得，所以服之多效，以是通行于世，遗祸无穷也。宏治癸丑年，吴中疫疠大作，吴邑令孙磐，令医人修合圣散子，遍施街衢，并以其方刊行，病者服之，十无一生，率皆狂躁昏瞀而死。噫！孙公之意，本以活人，殊不知圣散子方中有附子、良姜、吴萸、豆蔻、麻黄、藿香等药，皆性味温燥，反助热邪，不死何待？苟不辨证而一概施治，杀人利于刀剑。有能广此说以告人，亦仁者之一端也。余谓疫疠多属热邪，如老君神明散、务成萤火丸、仓公辟温丹、子建杀鬼丸，皆为禁例，设好仁不好学，轻以传人，其祸可胜道哉。【汪按：曰辨证，曰好学，皆宜着眼，此等温燥之方，本以治寒湿，乃用以治燥热，宜其杀人也。即此论而反观之，则知遇寒湿之证，而以治燥热之方投之，亦必杀人矣。故传方者，非轻淡平稳之方，切勿妄传，否则有利亦必有害也。】夫以东坡之淹博，尚有误信圣散子之事，况不此者乎？今之搢绅先生，涉猎医书，未经临证，率尔著书立说，多见其不知量也。【汪按：洄溪有涉猎医书误人论，语皆切中。】

余师愚疫病篇

雄按：《鸡峰普济方》论外感诸疾有云：四时之中，有寒、暑、燥、湿、风五气相搏，善变诸疾。今就五气中分其清浊：则暑、燥为天气，系清邪；风、寒、湿为地气，系浊邪。然则仲圣所云清邪中上者，不仅雾露之气已，而书传兵火之余，难免遗亡之憾，否则疫乃大证，圣人立论，何其略耶？后贤论疫，各有精义，亦皆本于仲圣清浊互中之旨。若但中暑燥之清邪，是淫热为病，治法又与嘉言、又可异。【汪按：须知此篇乃专治燥热之疫，学者切记，自不致误用矣。】后人从未道及，惟秦皇士云：燥热疫邪，肺胃先受，故时行热病，见唇焦消渴者，宜用白虎汤[7]，惜语焉未详。夫暑即热也，燥即火也，金石不堪其流烁，况人非金石之质乎！徐后山《柳厓外编》尝云：乾隆甲子五六月间，京都大暑，冰至五百文一斤，热死者无算，九门出榇，日至千余。又纪文达公云：乾隆癸丑，京师大疫，以景岳法治者多死，以又可法治者亦不验。桐乡冯鸿胪星实姬人，呼吸将绝，桐城医士投大剂石膏药，应手而瘥，踵其法者，活人无算。道光癸未，吾乡郭云台纂《证治针经》，特采纪说，以补治疫之一法。然纪氏不详姓氏，读之令人怅怅。越五载，毗陵庄制亭官于长芦，重镌《疫疹一得》，书出始知纪氏所目击者，乃余君师愚也。原书初刻于乾隆甲寅，而世鲜流行，苟非庄氏，几失传矣。【汪按：余氏以亲所试验者笔之于书，发前人所未发，非妄作也。无如世皆崇信温补，余氏之书，非所乐闻，间有信余氏之论者，又不问是否燥热为病，随手妄施，以致误人，论者益复集矢于余氏矣。此余氏之书所以不行于时也。然岂余氏之过哉！昔王白田先生作石膏辨，力辟石膏以为受害者甚多，岂知误用之而杀人者，善用之即可救人乎。】余读之虽纯疵互见，而独识淫热之疫，别开生面，洵补昔贤之未逮，堪为仲景之功臣。不揣疏庸，节取而删润之，纂作圣经之纬。

论疫与伤寒似同而异

疫证初起，有似伤寒太阳、阳明证者。然太阳、阳明头痛不至如破，而疫则头痛如劈，沉不能举。伤寒无汗，而疫则下身无法，上身有汗，惟头汗更盛。头为诸阳之首，火性炎上，毒火盘踞于内，五液受其煎熬，热气上腾，如笼上熏蒸之露，故头汗独多，此又痛虽同而汗独异也。有似少阳而呕者，有似太阴自利者。少阳之呕，胁必痛，疫证之呕胁不痛，因内有伏毒，邪火干胃，毒气上冲，频频而作。太阴自利，腹必满，疫证自利，腹不满，大肠为传送之官，热注大肠，有下恶垢者，有旁流清水者，有日及数十度者。此又证异而病同也。

论 癍 疹

余每论热疫不是伤寒，伤寒不发癍疹，或曰热疫不是伤寒，固已至云伤寒不发癍疹，古人何以谓伤寒热未入胃，下之太早，热乘虚入胃，故发癍。热已入胃，不即下之，热不得泄，亦发癍，斯何谓欤？曰：古人以温热皆统于伤寒，故《内经》云：热病者，伤寒之类也。《难经》分别五种之伤寒，《伤寒论》辨别五种之治法。既云热入胃，纵非温热，亦是寒邪化热，故可用白虎、三黄、化癍、解毒等汤，以凉解也。今人不悟此理，而因以自误误人。至论大者为癍，小者为疹。赤者胃热极，五死一生。紫黑者胃烂，九死一生。余断生死则又不在癍之大小、紫黑，总以其形之松浮紧束为凭耳。如癍一出松活，浮于皮面，红如朱点纸，黑如墨涂肤，此毒之松活外见者，虽紫黑成片可生；一出虽小如粟，紧束有根，如履透针，如矢贯的，此毒之有根锢者，纵不紫黑亦死。苟能细心审量神明于松浮紧束之间，决生死于临证之顷，始信余言之不谬也。

论 治 疫

仲景之书，原有十六卷，今世只传十卷，岂疫疹一门，亦在遗亡之数欤？以致后世立说纷纷，至河间清热解毒之论出，有高人之见，异人之识，其旨既微，其意甚远，后人未广其说，而反以为偏。《冯氏锦囊》亦云：癍疹不可发表。此所谓大中至正之论，惜未畅明其旨，后人何所适从。又可辨疫甚析，如头痛发热恶寒，不可认为伤寒表证，强发其汗，徒伤表气；热不退又不可下，徒伤胃气。斯语已得其奥妙，奈何以疫气从口鼻而入，不传于胃而传于膜原，此论似有语病。至用达原饮、三消、诸承气，犹有附会表里之意。惟熊恁昭《热疫志验》，首用败毒散[108]去其爪牙，继用桔梗汤[52]，同为舟楫之剂，治胸膈手六经邪热，以手足少阳俱下膈络胸中，三焦之气为火，同相火游行一身之表，膈与六经乃至高之分，此药浮载，亦至高之剂，施于无形之中，随高下而退胸膈及六经之热，确系妙方。汪按：败毒散似未尽妥，究宜慎用。余今采用其法，减去硝、黄，以热疫乃无形之毒，难以当其猛烈，重用石膏，直入肺胃，先捣其窝巢之害，而十二经之患，自易平矣，无不屡试屡验，明者察之。

论 治 疹

疹出于胃。古人言热未入胃而下之，热乘虚入胃，故发癍；热已入胃，不即下之，热不得泄，亦发癍。此指寒邪化热，误下失下而言。若疫疹未经表下，有热不一日而即发者，故余谓热疫有癍疹，伤寒无癍疹也。热疫之癍疹发之愈迟，其毒愈重，一病即发，以其胃本不虚，偶染疫邪，不能入胃，犹之墙垣高大，门户紧密，虽有小人，无从而入，此又可所谓达于膜原者也。有迟至四五日而仍不透者，非胃虚受毒已深，即发表攻里过当。胃为十二经之海，上下十二经都朝宗于胃，胃能敷布十二经，荣养百骸，毫发之间，靡所不贯。毒既入胃，势必敷布于十二经，戕害百骸，使不有以杀其炎炎之势，则百骸受其煎熬，不危何待？疫既曰毒，其为火也明矣。火之为病，其害甚大，土遇之而焦，金遇之而熔，木遇之而焚，水不能胜则涸，故《易》曰：燥万物者，莫熯乎火。古人所谓元气之贼也。以是知火者疹之根，疹者火之苗也，如欲其苗之外透，非滋润其根，何能畅茂？一经表散，燔灼火焰，如火得风，其焰不愈炽乎？焰愈炽，苗愈遏矣。疹之因表而死者，比比然也。其有表而不死者，乃麻疹、风疹之类。有谓疹可治而瘢难治者，殆指疫疹为瘢耳。夫疫疹亦何难治哉，但人不知用此法也。

论疫疹之脉不能表下

疫疹之脉，未有不数者。有浮大而数者，有沉细而数者，有不浮不沉而数者，有按之若隐若见者，此《灵枢》所谓阳毒伏匿之象也。诊其脉，即知其病之吉凶。浮大而数者，其毒发扬，一经凉散，病自霍然。沉细而数者，其毒已深，大剂清解犹可扑灭。至于若隐若见或全伏者，其毒重矣，其证险矣。此脉得于初起者间有，得于七八日者颇多，何也？医者初认为寒，重用发表，先伤其阳，表而不散，继之以下，又伤其阴。殊不知伤寒五六日不解，法在当下，犹必审其脉之有力者宜之。疫热乃无形之毒，病形虽似大热，而脉象细数无力，所谓壮火食气也。若以无形之火热，而当硝、黄之猛烈，热毒焉有不乘虚而深入耶？怯弱之人，不为阳脱，即为阴脱，气血稍能驾驭者，亦必脉转沉伏，变证蜂起，或四肢逆冷，或神昏谵语，或郁冒直视，或遗溺旁流，甚至舌卷囊缩，循衣摸床，种种恶候，颇类伤寒，医者不悟，引邪入内，阳极似阴，而曰变成阴证，妄投参、桂，死如服毒，遍身青紫，口鼻流血。如未服热药者，即用大剂清瘟败毒饮[109]重加石膏，或可挽回。余因历救多人，故表而出之。

论疹形治法

松浮洒于皮面，或红或赤，或紫或黑，此毒之外见者，虽有恶证，不足虑也。若紧束有根，如从皮里钻出，其色青紫，宛如浮萍之背，多见于胸背，此胃热将烂之候，即宜大清胃热，兼凉其血，以清瘟败毒饮[109]加紫草、红花、桃仁、归尾，务使松活色淡，方可挽回，稍存疑虑，即不能救。

论疹色治法

血之体本红，血得其畅则红而活，荣而润，敷布洋溢，是疹之佳境也。淡红有美有疵：色淡而润，此色之上者也；若淡而不荣，或娇而艳，干而滞，血之最热者。深红者较淡红为稍重，亦血热之象，凉其血即转淡红。色艳如胭脂，此血热之极，较深红为更恶，必大用凉血，始转深红，再凉其血，而淡红矣。紫赤类鸡冠花而更艳，较艳红为火更盛，不急凉之，必至变黑，须服清瘟败毒饮[109]加紫草、桃仁。细碎宛如粟米，红者谓之红砂，白者谓之白砂，疹后多有此证，乃余毒尽透，最美之境，愈后蜕皮。若初病未认是疫，后十日半月而出者，烦躁作渴，大热不退，毒发于颔者，死不可救。

论 发 疡

疫毒发癍，毒之散者也；疫毒发疡，毒之聚者也。初起之时，恶寒发热，红肿硬痛，此毒之发扬者；但寒不热，平扁不起，此毒之内伏者。或发于要地，发于无名，发于头面，发于四肢，种种形状，总是疡证，何以知其是疫毒所聚？寻常疡脉洪大而数，疫毒之脉沉细而数；寻常疡证头或不痛，疫毒则头痛如劈，沉不能举，是其验也。稽其证，有目红面赤而青惨者，有忽汗忽呕者，有昏愦如迷者，有身热肢冷者，有腹痛不已者，有大吐干呕者，有大泄如注者，有谵语不止者，有妄闻妄见者，有大渴思水者，有烦躁如狂者，有喊叫时作若惊若惕者，病态多端，大率类是。误认寻常疡证，温托妄施，断不能救。

雄按：暑湿热疫诸病，皆能外发痈疡，然病人不自知其证发之由，外科亦但见其外露之疡，因而误事者最多，人亦仅知其死于外证也。噫！

论妊娠病疫

母之于胎，一气相连，盖胎赖母血以养，母病热疫，毒火蕴于血中，是母之血即毒血矣，苟不亟清其血中之毒，则胎能独无恙乎？须知胎热则动，胎凉则安，母病热疫，胎自热矣。竭力清解以凉血，使母病去而胎可无虞。若不知此而舍病以保胎，必至母子两不保也。至于产后以及病中适逢经至，当以类推。若云产后经期禁用凉剂，则误人性命，即在此言。

论 闷 证

疫疹初起，六脉细数沉伏，面色青惨，昏愦如迷，四肢逆冷，头汗如雨，其痛如劈，腹内搅肠，欲吐不吐，欲泄不泄，男则仰卧，女则覆卧，摇头鼓颔，百般不足，此为闷疫，毙不终朝。如欲挽回于万一，非大剂清瘟败毒饮[109]不可。医即敢用，病家决不敢服，与其束手待毙，不如含药而亡，虽然，难矣哉！

雄按：所谓闷者，热毒深伏于内，而不发露于外也。渐伏渐深，入脏而死，不俟终日也固已。治法宜刺曲池、委中，以泄营分之毒，再灌以紫雪[61]清透伏邪，使其外越，【杨云：治法精良。】或可挽回，清瘟败毒饮何可试耶？【汪按：本方有遏抑而无宣透，故决不可用。】

疫疹治验

乾隆戊子年，吾邑疫疹流行，初起之时，先恶寒而后发热，头痛如劈，腰如被杖，腹如搅肠，呕泄兼作，大小同病，万人一辙。有作三阳治者，有作两感治者，有作霍乱治者，迨至两日，恶候蜂起，种种危证，难以枚举。如此死者，不可胜计，良由医者固执古方之所致也。要之执伤寒之方以治疫，焉有不死者乎？是人之死，不死于病而死于药，不死于药而死于执古方之医也。疫证乃外来之淫热，非石膏不能取效，且医者意也，石膏者寒水也，以寒胜热，以水胜火，投之百发百中。五月间，余亦染疫，凡邀治者不能赴诊，叩其证状，录方授之，互相传送，活人无算。癸丑京师多疫，即汪副宪、冯鸿胪，亦以余方传送，服他药不效者，并皆霍然，故笔之于书，名曰清瘟败毒饮[109]，随证加减，详列于后。

雄按：吴门顾松园靖远，因父患热病，为庸医投参、附所杀，于是发愤习医，寒暑靡间者，阅三十年，尝著《医镜》十六卷，徐侍郎秉义为之序，称其简而明，约而该，切于时用而必效，惜无刊本，余求其书而不得。近见桐乡陆定圃进士《冷庐医话》，载其治汪缵功阳明热证，主白虎汤[7]，每剂石膏用三两，两服热顿减，而遍身冷汗，肢冷发呃，郡中著名老医，谓非参、附弗克回阳，诸医和之，群哗白虎，再投必毙。顾引仲景热深厥亦深之文，及嘉言阳证忽变阴厥，万中无一之说，谆谆力辨，诸医固执不从，投参、附回阳敛汗之剂，汗益多而体益冷，反诋白虎之害，微阳脱在旦暮，势甚危，举家惊惶，复求顾诊，仍主白虎，用石膏三两，大剂二服，汗止身温，再以前汤加减，数服而痊。因著《辨治论》，以为温热病中宜用白虎汤，并不伤人，以解世俗之惑。陆进士云：此说与师愚之论合，且《医镜》中佳方不少，其治虚劳方用生地、熟地、天冬、麦冬、龟板、龙眼肉、玉竹、茯苓、山药、人乳，《吴医汇讲》乃属之，汪缵功方中增入牛膝一味，岂顾著《医镜》一书，为汪氏所窃取耶？附及之以质博雅。【汪按：虚劳而咳者，肺中必有邪，麦冬、玉竹不宜用。】

疫证条辨

一、头痛目痛，颇似伤寒。然太阳、阳明头痛，不至于倾侧难举，而此则头痛如劈，两目昏瞀，势若难支。总因火毒达于二经，毒参阳位，用釜底抽薪法，彻火下降，其痛立止，其疹自透。宜清瘟败毒饮[109]增石膏、元参，加菊花。误用辛凉表散，燔灼火焰，必转闷证。

二、骨节烦疼，腰如被杖，骨与腰皆肾经所属，其痛苦此，是淫热之气，已流于肾经。宜本方增石膏、元参，加黄柏。误用温散，死不终朝矣。

三、热宜和不宜躁，若热至遍体炎炎，较之昏沉肢冷者，而此则发扬，以其气血尚堪胜毒，一经清解而疹自透，妄肆发表，必至内伏。宜本方增石膏、生地、丹皮、芩、连。

四、有似乎静而忽躁，有似乎躁而忽静，谓之静躁不常，较之颠狂，彼乃发扬，而此嫌郁遏，总为毒火内扰，以致坐卧不安。宜本方增石膏、犀角、黄连。

五、寤从阳主上，寐从阴主下，胃为六腑之海，热毒壅遏，阻膈上下，故火扰不寐。宜本方增石膏、犀、连，加琥珀。

雄按：火扰不寐，何必琥珀，若欲导下，宜用木通。

六、初病周身如冰，色如蒙垢，满口如霜，头痛如劈，饮热恶冷，六脉沉细，此阳极似阴，毒之隐伏者也。重清内热，使毒热外透，身忽大热，脉转洪数，烦躁谵妄，大渴思冰，证虽枭恶，尚可为力。宜本方增石膏、丹皮、犀、连，加黄柏。若遇庸手，妄投桂、附，药不终剂，死如服毒。

七、四肢属脾，至于逆冷，杂证见之，是脾经虚寒，元阳将脱之象。惟疫则不然，通身大热，而四肢独冷，此烈毒郁遏脾经，邪火莫透。重清脾热，手足自温。宜本方增石膏。

雄按：四肢逆冷，在杂证不仅脾经虚寒，在疫证亦非毒壅脾经，增石膏原是清胃，胃气行则肢自和也。亦有热伏厥阴而逆冷者，温疫证中最多，不可不知也。

八、筋属肝，赖血以养，热毒流于肝经，斑疹不能寻窍而出，筋脉受其冲激，则抽惕若惊。宜本方增石膏、丹皮，加胆草。

九、杂证有精液枯涸，水不上升，咽干思饮，不及半杯；而此则思冰饮水，百杯不足。缘火毒熬煎于内，非冰水不足以救其燥，非石膏不足以制其焰。庸工犹戒生冷，病家奉为至言，即温水亦不敢与，以致唇焦舌黑。宜本方增石膏，加花粉。

十、四时百病，胃气为本。至于不食，似难为也，而非所论于疫证，此乃邪火犯胃，热毒上冲，频频干呕者有之，旋食旋吐者有之，胃气一清，不必强之食，自无不食矣。宜本方增石膏，加枳壳。

雄按：热壅于胃，杳不知饥，强进粥糜，反助邪气，虽粒米不进，而病势未衰者，不可疑为胃败也。若干呕吐食，则本方之甘、桔、丹皮皆不可用，宜加竹茹、枇杷叶、半夏之类。

十一、胸膈乃上焦心肺之地，而邪不易犯，惟火上炎，易及于心，以火济火，移热于肺，金被火灼，其躁愈甚，胸膈郁遏，而气必长吁矣。宜本方增连、桔，加枳壳、蒌仁。

雄按：邪火上炎，固能郁遏肺气而为膈满，第平素有停痰伏饮者，或起病之先兼有食滞者，本方地、芍未可浪投，临证须辨别施治，惟芦菔汁既清燥火之闭郁，亦开痰食之停留，用得其宜，取效甚捷。

十二、昏闷无声者，心之气出于肺而为声，窍因气闭，气因毒滞，心迷而神不清，窍闭而声不出。宜本方增石膏、犀角、芩、连，加羚羊角、桑皮。

雄按：桑皮虽走肺而无通气宣窍之能，宜用马兜铃、射干、通草之类。清神化毒，当参紫雪[61]之类。

十三、胃气弱者，偏寒偏热，水停食积，皆与真气相搏而痛，此言寻常受病之源也。至于疫证腹痛，或左或右，或痛引小肠，乃毒火冲突，发泄无门，若按寻常腹痛

分经络而治之，必死。如初起只用败毒散[108]或凉膈散[42]加黄连，其痛立止。

雄按：疫证腹痛固与杂证迥殊，然夹食夹瘀夹疝，因病疫而宿疾兼发者，亦正多也，临证处方，岂可不为顾及。

十四、**筋肉瞤动，在伤寒则为亡阳，而此则不然。盖汗者心之液，血之所化也。血生于心，藏于肝，统于脾。血被煎熬，筋失其养，故筋肉为之瞤动。宜本方增石膏、生地、元参，加黄柏。**

雄按：亡阳瞤动，宜补土制水；淫热瞤动，宜泻火息风。本方尚少镇静息风之品，宜去丹、桔，加菊花、胆草。

十五、**病人自言胃出冷气，非真冷也。乃上升之气自肝而出，中挟相火，自下而上，其热尤甚，此火极似水，热极之征，阳亢逼阴，故有冷气。宜本方增石膏、犀、地、丹、连，加胆草。**

雄按：冷气上升，虽在别证中见之，亦多属火，不知者妄投温热，贻害可胜道哉。本方桔、芍亦属非宜，更有挟痰者，须加海蛇、竹沥、芦菔汁之类。【汪按：此证挟痰者最多。】

十六、**口中臭气令人难近，使非毒火熏蒸于内，何以口秽喷人乃尔耶？宜本方增石膏、犀、连。**

雄按：宜加兰草、竹茹、枇杷叶、金银花、蔷薇露、莹白金汁之类，以导秽浊下行。

十七、**舌苔满口如霜，在伤寒为寒证的据，故当温散；而疫证见此，舌必厚大，为火极水化。宜本方增石膏、犀、地、翘、连，加黄柏。误用温散，旋即变黑。**【汪按：凡温热、暑疫见此舌者，病必见重，最宜详慎。】

雄按：凡热证、疫证见此苔者，固不可误指为寒，良由兼痰挟湿，遏伏热毒使然，清解方中，宜佐开泄之品为治。

十八、**咽喉者，水谷之道路，呼吸之出入，毒火熏蒸至于肿痛，亟当清解以开闭塞。宜本方增石膏、元、桔，加牛蒡、射干、山豆根。**

雄按：加莹白金汁最妙。药汁碍咽者，亟以锡类散[110]吹之。

十九、**唇者脾之华，唇焮肿，火炎土燥也。宜本方增石膏、翘、连，加天花粉。**

二十、头为诸阳之首，头面肿大，此毒火上攻。宜本方增石膏、元参，加银花、马勃、僵蚕、板蓝根、紫花地丁、归尾。脉实者，量加酒洗生大黄。

二十一、面上燎疱，宛如火烫，大小不一，有红有白，有紫黑相间，痛不可忍，破流清水，亦有流血水者，治同上条。

二十二、腮者肝肾所属，有左肿者，有右肿者，有右及左、左及右者，名曰疰腮，不亟清解，必成大头，治同上条。

二十三、颈属足太阳膀胱经，热毒入于太阳则颈肿。宜本方增石膏、元参、翘、桔，加银花、夏枯草、牛蒡、紫花地丁、山豆根。

二十四、耳后肾经所属，此处硬肿，其病甚恶。宜本方增石膏、元、地、丹、翘，加银花、花粉、板蓝根、紫花地丁。耳中出血者，不治。

雄按：坎为耳，故耳为肾水之外候。然肺经之结穴在耳中，名曰龙葱，专主乎听。金受火烁则耳聋。凡温热暑疫等证耳聋者，职[1]是故也，不可泥于伤寒少阳之文，而妄用柴胡以煽其焰。古云耳聋治肺，旨哉言乎？

二十五、舌乃心之苗，心属火。毒火冲突，二火相并，心苗乃动，而嗒舌弄舌。宜本方增石膏、犀、连、元参，加黄柏。

雄按：宜加木通、莲子心、朱砂、童溺之类。

二十六、红丝绕目，清其浮僭之火而红自退，误以眼科治之，为害不浅。宜本方加菊花、红花、蝉蜕、归尾、谷精。

雄按：加味亦是眼科之药，不若但加羚羊角、龙胆草二味为精当也。

二十七、头为一身之元首，最轻清而邪不易干。通身焦燥，独头汗涌出，此烈毒鼎沸于内，热气上腾，故汗出如淋，宜本方增石膏、元参。

雄按：本文宜去芍、桔、丹皮，加童溺、花粉。

二十八、齿者骨之余。杂证龀齿为血虚，疫证见之为肝热。宜本方增石膏、生地、丹、栀，加胆草。

雄按：齿龈属阳明，不可全责之肝也。

二十九、疫证鼻衄如泉，乃阳明郁热上冲于脑，脑通于鼻，故衄如涌泉。宜本方

---

〔1〕职：惟也。语助词。

增石膏、元、地、芩、连，加羚羊角、生桑皮、棕榈炭。

雄按：本方宜去桔梗，加白茅根。

三十、舌上白点如珍珠，乃水化之象，较之紫赤黄黑，古人谓之芒刺者更重。宜本方增石膏、犀、连、元、翘，加花粉、银花。

雄按：宜加蔷薇根、莹白金汁之类。

三十一、疫症初起，苔如腻粉，此火极水化，设误认为寒，妄投温燥，其病反剧，其苔愈厚，精液愈耗，水不上升，二火煎熬，变白为黑，其坚如铁，其厚如甲，敲之戛戛有声，言语不清，非舌卷也。治之得法，其甲整脱。宜本方增石膏、元参、犀、连、知、翘，加花粉、黄柏。

雄按：此证专宜甘寒以充津液，不当参用苦燥。余如梨汁、蔗浆、竹沥、西瓜汁、藕汁，皆可频灌，如得蕉花上露更良。【杨云：蕉花上露为清热无上妙品，但不可必得，即蕉根取汁，亦极妙也。】若邪火已衰，津不能回者，宜用鲜猪肉数斤，切大块，急火煮清汤，吹净浮油，恣意凉饮，乃急救津液之无上妙品。故友范庆簪尝谓余云：酷热炎天，正银匠熔铸各州县奏销银两之时，而银炉甚高，火光扑面，非壮盛之人不能为也。口渴不敢啜茗，惟以淡煮猪肉取汤凉饮，故裸身近火，而津液不致枯竭。余因推广其义，颇多妙用，拙案中可证也。

三十二、舌上发疔，或红或紫，大如马乳，小如樱桃，三五不等，流脓出血，重清心火。宜本方增石膏、犀角、翘、连，加银花。舌上成坑，愈后自平。此二条乃三十六舌未有者。

雄按：亦宜加蔷薇根、金汁之类，外以锡类散[110]或珍珠、牛黄研细糁之，则坑易平。

三十三、舌衄乃血热上溢心苗。宜本方增石膏、黄连、犀、地、栀、丹，加败棕灰。

雄按：外宜蒲黄炒黑糁之。

三十四、齿衄乃阳明、少阴二[1]经之热相并。宜本方增石膏、元参、芩、连、犀、地、丹、栀，加黄柏。

---

〔1〕二：原作"三"，据中医书局本改。

三十五、心主神，心静则神爽。心为烈火所燔，则神不清而谵语。宜本方增石膏、犀、连、丹、栀，加黄柏、胆草。

雄按：须参叶氏《温热论》逆传治法，且此证挟痰者多，最宜谛审。

三十六、呃逆有因胃热上冲者，有因肝胆之火上逆者，有因肺气不能下降者。宜本方增石膏，加竹茹、枇杷叶、柿蒂、羚羊角、银杏仁。如不止，用沉香、槟榔、乌药、枳壳各磨数分，名四磨饮，仍以本方调服。

雄按：此三候固皆实证，尚有痰阻于中者，便秘于下者，另有治法。银杏仁温涩气分，但可以治虚呃，不宜加入此方。

三十七、邪入于胃则吐，毒犹因吐而得发越，至于干呕则重矣。总由内有伏毒，清解不容少缓。宜本方增石膏、甘、连，加滑石、伏龙肝。

雄按：甘草宜去。伏龙肝温燥之品，但可以治虚寒呕吐，不宜加入此方。本方桔梗、丹、芍亦当去之，可加旋覆花、竹茹、半夏、枇杷叶，如用反佐，则生姜汁为妥。【汪按：此方中生姜不可少。】

三十八、疫毒移于大肠，里急后重，赤白相兼，或下恶垢，或下紫血，虽似痢实非痢也。其人必恶寒发热，小水短赤，但当清热利水。宜本方增石膏、黄连，加滑石、猪苓、泽泻、木通，其痢自止，误用通利止涩之剂，不救。

雄按：热移大肠，恶垢既下，病有出路，化毒为宜。既知不可通利，何以仍加苓、泽等利水，毋乃疏乎？惟滑石用得对证，他如金银花、槐蕊、黄柏、青蒿、白头翁、苦参、芦菔之类，皆可采用。

三十九、毒火注于大肠，有下恶垢者，有利清水者，有倾肠直注者，有完谷不化者，此邪热不杀谷，非脾虚也，较之似痢者稍轻。考其证，身必大热，气必粗壮，小溲必短，唇必焦紫，大渴喜冷，腹痛不已，四肢时而厥逆。宜因其势而清利之，治同上条。

雄按：唇焦大渴，津液耗伤，清化为宜，毋过渗利，惟冬瓜煮汤代茶煎药，恣用甚佳。【汪按：此及上条皆宜用绿豆。】

四十、疫证大便不通，因毒火煎熬，大肠枯燥，不能润下，不可徒攻其闭结而速其死也。宜本方加生大黄，或外用蜜煎导法。汪按：此证宜用麻仁。

四十一、邪犯五脏，则三阴脉络不和，血乖行度，渗入大肠而便血，宜本方增生地，加槐花、柏叶、棕灰。

雄按：棕灰温涩，即欲止之，宜易地榆炭。

四十二、膀胱热极，小溲短赤而涩，热毒甚者，溲色如油。宜本方加滑石、泽泻、猪苓、木通、通草、萹蓄。

雄按：苓、泽等药，皆渗利之品，溺阻膀胱者，藉以通导。此证既云热毒内炽，则水已耗夺，小溲自然浑赤短涩，但宜治其所以然，则源清而流洁，岂可强投分利，而为砻糠打油之事乎？或量证少佐一二味，慎毋忽视而泛施也。

四十三、溺血，小便出血而不痛；血淋，则小腹、阴茎必兼胀痛。在疫证总由血因热迫。宜本方增生地，加滑石、桃仁、茅根、琥珀、牛膝、棕灰。

雄按：设兼痛胀，忌用棕灰。【汪按：亦宜用地榆炭。】

四十四、发狂骂詈，不避亲疏，甚则登高而歌，弃衣而走，逾垣上屋，力倍常时，或语生平未有之事，未见之人，如有邪附者，此阳明邪热，上扰神明，病人亦不自知，僧道巫尼，徒乱人意。宜本方增石膏、犀、连、丹、栀，加黄柏。

雄按：宜加朱砂、青黛，挟痰加石菖蒲、竹沥之类。

四十五、疫证之痰，皆属于热，痰中带血，热极之征。宜本方增石膏、芩、地，加蒌仁、羚羊角、生桑皮、棕灰。

雄按：桑皮、棕灰可商。宜加滑石、桃仁、苇茎、瓜瓣之类。

四十六、疫证遗溺，非虚不能约，乃热不自持，其人必昏沉谵语，遗不自知。宜本方增石膏、犀、连，加滑石。

四十七、诸病喘满，皆属于热，况疫证乎？宜本方增石膏、黄芩，加桑皮、羚羊角。

雄按：杏仁、厚朴、半夏、旋覆花、枇杷叶、蒌仁、芦菔、海蛇、芦根之类，皆可随证采用。本方地、芍宜去之。【汪按：下条亦宜去地、芍。】

四十八、淫热重蒸，湿浊壅遏，则周身发黄。宜本方增石膏、栀子，加茵陈、滑石、猪苓、泽泻、木通。【汪按：湿盛而用石膏，似宜佐以苍术、厚朴之类。】

雄按：此证亦有宜下者。【汪按：青壳鸭蛋敲小孔，纳朴硝于孔中，纸封炖熟，日日服

之，义取一补一消，治黄疸甚效。余尝亲试之，初时便溏不爽，服朴硝而便反干畅矣。】

四十九、疫证循衣摸床撮空，此肝经淫热也。肝属木，木动风摇，风自火出。《左传》云：风淫末疾。四末，四肢也。肢动即风淫之疾也。宜本方增石膏、犀、连、栀、丹，加胆草。

雄按：桑枝、菊花、丝瓜络，羚羊角、白薇之类，皆可采用。实者宜兼通腑，虚者宜兼养阴。

五十、狐惑宜本方增石膏、犀角，加苦参、乌梅、槐子。以上五十证，热疫恶候变态无恒，失治于前，多致莫救，慎之慎之！

五十一、疫证热毒盘踞于内，外则遍体炎炎。夫热极之病，是必投以寒凉，火被水克，其焰必伏，火伏于内，必生外寒，阴阳相搏则战，一战而经气输泄，大汗出而病邪解矣。

五十二、疫证瘥后，四肢浮肿，勿遽温补。

雄按：宜清余热，兼佐充津。

五十三、瘥后饮食渐增，而大便久不行，亦无所苦，此营液未允，若误投通利，死不终朝矣。【汪按：宜食黑芝麻。】

五十四、热疫为病，气血被其煎熬，瘥后饮食渐进，气血滋生，润皮肤而灌筋骸，或痛或痒，宛如虫行，最是佳境，不过数日，气血通畅而自愈矣。

五十五、疫证失治于前，热流下部，滞于经络，以致腰膝疼痛，甚者起不能立，卧不能动，误作痿治，必成废人。宜本方小剂加木瓜、牛膝、续断、萆薢、黄柏、威灵仙。

五十六、瘥后不欲饮食，食亦不化，此脾胃虚弱，宜健脾养胃。

雄按：不欲食，病在胃，宜养以甘凉；食不化，病在脾，当补以温运，医者须分别论治。【汪按：叶香岩论脾胃辨析最明畅，余以为胜于东垣之专事升脾，学者所当师法也。】

五十七、瘥后惊悸属血虚，宜养血镇惊。

雄按：亦有因痰热未清者，不可不知也。【汪按：因痰者颇多。】

五十八、瘥后怔忡，乃水衰火旺，心肾不交，宜补水养心。

雄按：朱砂安神丸[111]最妙。【汪按：亦有兼挟痰者。】

五十九、瘥后有声不能言，此水亏不能上接于阳也，宜补水。

雄按：有痰热滞于肺络者，宜清肃；有疫热耗伤肺阴者，宜清养，不仅水亏为然也。

六十、瘥后声颤无力，语不接续，名曰郑声，乃气虚也。宜补中益气汤。【汪按：第五卷方论不录此方，附论在清暑益气汤[103]下。】

雄按：此证虽属气虚，实由元气无根，补中益气升阳之剂，切勿误投，宜集灵膏[112]。

六十一、瘥后喜睡，胃虚而有余热也。乌梅十个，北枣五枚，俱去核，共杵如泥，加炼蜜丸弹子大，每用一丸嚼化。

雄按：此方甚佳。

六十二、言者，心之声也。病中谵妄，乃热扰于心，瘥后多言，余热未净，譬如灭火，其火已息，犹存余焰也。

雄按：宜导赤散[44]加麦冬、莲子心、朱砂染灯心。

六十三、瘥后遗精，宜交心肾。

雄按：精因火动者多，宜清余热，黄连、黄柏最是要药。

六十四、瘥后触事易惊，梦寐不安，乃有余热挟痰也，痰与气搏，故恐惧。

雄按：宜用竹茹、黄连、石菖蒲、半夏、胆星、栀子、知母、茯苓、旋覆花、橘红等药。

六十五、瘥后终日昏睡不醒，或错语呻吟，此因邪热未净，伏于心包络所致。

雄按：宜用丹参、白薇、栀子、麦冬、甘草、木通、盐水炒黄连、竹叶、朱砂染灯心、细茶等药。挟痰者，花粉、天竺黄、石菖蒲、省头草之类，或万氏牛黄清心丸[40]皆可采用。

六十六、瘥后自汗盗汗，虚象也，宜分阴阳而补益。

雄按：固属虚候，多由余热未清，心阳内炽，慎勿骤补，清养为宜，如西洋参、生地、麦冬、黄连、甘草、小麦、百合、竹叶、茯苓、莲子心之类，择而为剂可也。

六十七、瘥后心神不安，乃心血亏损，宜养心。

雄按：固是心营不足，亦因余热未清，治如上条可也。

六十八、瘥后虚烦不寐者，血虚神不守舍也。

雄按：非神不守舍也，亦余火扰动耳。治如上法，或加阿胶，或加生鸡子黄，或加珍珠，审证而用得其宜，贵乎医者之神悟矣。

六十九、瘥后余热未净，肠胃虚弱，饮食不节，谷气与热气两阳相搏，身复发热，名曰食复。

雄按：治法与伤寒食复同。更有瘥后起居不慎，作劳太早，虚阳浮扰而发热者，名曰劳复，治宜调气血。

七十、瘥后早犯女色而病者，名女劳复。女犯者，为男劳复。其证头重目眩，腰痛肢痿，面热如烘，心胸烦闷，宜麦冬汤[113]主之。若舌出寸余，累日不收，名曰阳强，以冰片研细糁之即缩，长至数寸者，多不救。

雄按：此方甚妙，宜加竹茹、枸杞子。

七十一、男子新瘥，余热未净，而女人与之交接得病者，名阳易；女人新瘥，余热未清，而男子与之交接得病者，名阴易。其证男子则阴肿入腹，绞痛难忍；女人则乳抽里急，腰胯痛引腹，内热攻胸膈，头重难抬，仰卧不安，动摇不得，最危之证。

雄按：阴阳二易，余谓之热入精室证，第阴易较重于阳易，以女人疫热之气本从阴户出也。古人用裈裆之义最精，取其能引热邪仍由原路去。故阴易须剪所交接女人身穿未浣之裈裆，《千金》用月经赤帛，亦从此脱胎。阳易须剪所交接男子身穿未浣之裈裆，并取近阴处之数寸，烧灰服下，奏效甚捷。后人之用鼠矢，亦取其以浊导浊之义，然究不如烧裈散之贴切矣。余如竹茹、花粉、韭白、滑石、白薇、楝实、槐米、绿豆、甘草梢、土茯苓等药，并走精室，皆可随证采用。以上三条，温热病后亦同，不仅疫证尔也。

卷　五

海宁王士雄孟英　纂

定州杨照藜素园

乌程汪曰桢谢城　评

钱塘任　源殿华　参

方　论

[1] 甘草汤

甘草二两

水三升，煮取一升半，去滓，温服七合，日二服。

王晋三曰：一药治病，是曰奇方。

徐洄溪曰：大甘为土之正味，能制肾水越上之火。

王朴庄曰：自《灵》《素》至汉、晋、宋、齐诸古方，凡云一两者，以今之七分六厘准之；凡云一升者，以今之六勺七抄准之。【汪按：唐人之方则一两当古之三两。雄按：鞠通凡引古方，辄改定其分两，而轻重甚未当也，学者审之。】

雄按：《伤寒类要》治伤寒心悸，脉结代；《圣济总录》治舌肿塞口；《外科精要》治一切痈疽诸发及丹石烟火药发；《兵部手集》治悬痈；《直指方》治痘疮烦渴，及虫毒药毒；《金匮玉函》治小儿撮口及小儿羸瘦；《得效方》治小儿遗溺。皆以一味甘草为方，妙用良多，总不外乎养阴缓急，清热化毒也。【汪按：亦兼取和中利水。】

［2］桔梗汤

桔梗一两　**甘草**二两

水三升，煮取一升，去滓，分温再服。

邹润安曰：肾家邪热，循经而上，肺不任受，遂相争竞，二三日邪热未盛，故可以甘草泻火而愈。若不愈，是肺窍不利，气不宣泄也，以桔梗开之，肺窍既通，气遂宣泄，热自透达矣。

雄按：虽以桔梗名汤，而倍用甘草以为驾驭，后人改称甘桔汤是矣。但须审证而投，不可泥为通治咽痛之方也。黄锦芳《医案求真》尝论及之，医者不可不知。

［3］猪肤汤

猪肤一斤　【雄按：以猪皮去其肉肥，刮如纸薄，杭人能造，名曰肉鲊，可以充馔。】

水一斗，煮取五升，去滓，加白蜜一升，白粉五合即是米粉，**熬香，和令相得，温分六服。**

王晋三曰：肾应彘而肺主肤，肾液下泄，不能上蒸于肺，致络燥而为咽痛者，又非甘草所能治矣。当以猪肤润肺肾之燥，解虚烦之热。白粉、白蜜缓中，俾猪肤比类而致津液从肾上入肺中，循喉咙复从肺出，络心注胸中，而上、中、下燥邪解矣。

［4］黄连阿胶汤

黄连四两　**黄芩**一两　**芍药**二两　**阿胶**三两　**鸡子黄**二枚

水五升，先煮三物，取二升，去滓，内胶烊尽，小冷，内鸡子黄搅令相得，温服七合，日三服。

邹润安曰：尤氏云：阳经之寒，变为热则归于气；阴经之寒，变为热则归于血。阳经或有归于血者，惟阴经之热则必不归于气，故三阴有热结证，不用调胃承气、小承气，而独用大承气。诸下利证不已，必便脓血，是其验也。心中烦不得卧，热证也。至二三日以上，乃心中烦不得卧，则非始即属热矣。始即属热，心中烦不得卧者为阴虚，阴虚则不得泻火，今至二三日以上始见，则为阳盛，阳盛则宜泻火，然致此阳盛，亦必其阴本虚，故阿胶、芍药、鸡子黄，无非救阴之品，泻火则惟恃芩、连，而芩止一两，连乃四两，此黄连之任，独冠一方，而为补剂中泻药矣。

[5] 猪苓汤

猪苓_{去皮} 茯苓 泽泻 滑石 阿胶_{各一两}

水四升，先煮四味，取二升，去滓，内阿胶烊消，温服七合，日二。

周禹载曰：热盛膀胱，非水能解，何者？水有止渴之功，而无祛热之力也。故用猪苓之淡渗，与泽泻之咸寒，与五苓不异。而此易术以胶者，彼属气，此属血也。易桂以滑石者，彼有表，而此为消热也。然则所蓄之水去，则热消矣，润液之味投，则渴除矣。

邹润安曰：松之概挺拔劲正，枫之概柔弱易摇；松之理粗疏，枫之理坚细；松之叶至冬益苍翠而不凋，枫之叶至冬遂鲜赤而即落，是其一柔一刚，显然殊致。茯苓属阳，治停蓄之水不从阳化者。猪苓属阴，治鼓荡之水不从阴化者。是故仲景以猪苓名方者，其所治之证，曰少阴病下利，咳而呕渴，心烦不得眠者，猪苓汤主之。若五苓散则其治有渴者，有不渴者，至茯苓入他方，所治之病，则不渴者居多。盖渴者水气被阳逼迫，欲得阴和而不能也，与之猪苓，使起阴气以和阳化水，譬之枫叶已丹，遂能即落也。

[6] 大承气汤

厚朴_{去皮，炙，八两} 枳实_{炙，五枚} 大黄_{四两，酒洗} 芒硝_{三合}

水一斗，先煎二物，取五升，去滓，内大黄，煮取二升，去滓，内硝，更上微火一二沸，温再服。得下，余勿服。

邹润安曰：何氏云：厚朴倍大黄为大承气，大黄倍厚朴为小承气，是承气者在枳、朴，应不在大黄矣。但调胃承气汤不用枳、朴，亦名承气，何也？且三承气汤中，有用枳、朴者，有不用枳、朴者；有用芒硝者，有不用芒硝者；有用甘草者，有不用甘草者。惟大黄则无不用，是承气之名固当属之大黄。况厚朴三物汤即小承气汤，厚朴分数且倍于大黄，而命名反不加承气字，犹不可见承气不在枳、朴乎？自金元人以顺释承，而大黄之功不显。考《本经》首推大黄通血，再以《六微旨大论》亢则害，承乃制之义参之，则承气者，非血而何？夫气者血之帅，故血随气行，亦随气滞。气滞血不随之滞者，是气之不足，非气之有余。惟气滞并波及于血，于是气以血为窟宅，血以气为御侮，遂连衡宿食，蒸逼津液，悉化为火。此时惟大黄能直捣其巢，倾其窟穴，气之结于血者散，则枳、朴遂能效其通气之职，此大黄所以为承气也。【雄按：此余夙论如此，邹氏先得我心。汪按：大黄本血分之药，故知此说确不可易。】

[7] 白虎汤

石膏一斤　**知母**六两　**甘草**炙，二两　**粳米**六合

水一斗，煮米熟汤成，去滓，温服一升，日三服。

方中行曰：白虎者，西方之金神，司秋之阴兽，虎啸谷风冷，凉风酷暑消，神于解热，莫如白虎。石膏、知母，辛甘而寒，辛者金之味，寒者金之性，辛甘体寒，得白虎之体焉。甘草、粳米，甘平而温，甘取其缓，温取其和，缓而且和，得伏虎之用焉。饮四物之成汤，来白虎之嗥啸，阳气者以天地之疾风名也，风行而虎啸者，同气相求也，虎啸而风生者，同声相应也，风生而热解者，物理必至也。抑尝以此合大小青龙、真武而论之。四物者，四方之通神也，而以命名，盖谓化裁四时，神妙万世，名义两符，实自然而然者也。方而若此，可谓至矣。然不明言其神，而神卒莫之掩者，君子慎德，此其道之所以大也。【汪按：饮四物之成汤以下数行，语多支离牵强，必宜削去。夫白虎汤清热，乃甘雨非凉风也。既备四方之神，朱鸟一方，何以独缺？且热剂而名真武，名与实爽矣。医者不能研究医理，乃附会经义以自文其浅陋，甚且衍先天，论太极以欺人，实则无关于辨证处方也。自明以来，庸医陋习大率如此，学者戒之。】

[8] 白虎加人参汤

原方加人参三两，煮服同前法。

邹润安曰：伤寒脉浮，发热无汗，其表不解者，不可与白虎汤。【汪按：洄溪云："无汗"二字，最为白虎所忌。】渴欲饮水，无表证者，白虎加人参汤主之。可见白虎加人参汤之治，重在渴也。其时时恶风，则非常常恶风矣；背微恶寒，则非遍身恶寒矣。常常恶风，遍身恶寒者，谓之表证。时时恶风，背微恶寒者，表邪已经化热，特尚未尽耳，谓之无表证可也。然热邪充斥，津液消亡，用瓜蒌根生津止渴可也，何以必用人参？《灵枢·决气篇》腠理发泄，汗出溱溱，是谓津。津为水，阴属也，能外达上通则阳矣，夫是之谓阴中之阳；人参亦阴中之阳，惟其入阴，故能补阴，惟其为阴中之阳，故能入阴，使人阴中之气化为津，不化为火，是非瓜蒌根可为力矣。

雄按：朱奉议云：再三汗下，热不退者，以此汤加苍术一钱，如神。

[9] 黄芩汤

黄芩三两　　**甘草**炙　　**芍药**各二两　　**大枣**十二枚

水一斗，煮取三升，去滓，温服一升，日再，夜一服。

邹润安曰：或问黄芩汤治何等证？其证腹痛与否？若腹痛何以用黄芩？若腹不痛何以用芍药？【汪按：腹痛因乎热者甚多，谓腹痛必因寒者，前人拘滞之见也。】曰：其证身热不恶风，亦不恶热，或下利，或呕，腹则不痛。盖芍药、甘草、大枣，桂枝汤里药也，以不恶风，故不用姜、桂；黄芩、甘草、大枣，小柴胡里药也，以不往来寒热，故不用柴胡；以其常热，故不用人参；若不呕则并不用半夏、生姜；至芍药则并不因腹痛而用，以桂枝汤证原无腹痛也；亦不心下痞硬，故不去大枣也。又"厥阴篇"云：伤寒脉迟，与黄芩汤除其热，腹中则冷不能食，可知黄芩汤证之脉必数，黄芩所治之热，必自里达外，不治但在表分之热矣。然仲景用黄芩有三耦焉：气分热结者，与柴胡为耦；血分热结者，与芍药为耦；湿热阻中者，与黄连为耦。以柴胡能开气分之结，不能泄气分之热；芍药能开血分之结，不能清迫血之热；黄连能治湿生之热，不能治热生之湿。譬之解斗，但去其斗者，未平其致斗之怒，斗终未已也。故黄芩协柴胡能清气分之热，协芍药能泄迫血之热，协黄连能解热生之湿也。【汪按：前人方解，不过望文生义，必如邹氏诸条，始觉有味可咀矣。】

[10] 黄芩加半夏生姜汤

原方加半夏半升　　**生姜**三两，**煮服法同前。**

邹润安曰：呕而脉数口渴者，为火气犯胃，不宜加此。

雄按：章虚谷云：生姜性热，仅能治寒，不可泛施于诸感也。【汪按：伤寒一百十三方，用姜者五十七，则此味原非禁剂。然温暑证最宜慎用，用之不当，或致杀人。洄溪谓虽与芩、连同用，亦尚有害是也。又古时未有炮制之法，凡方用半夏，无不兼用姜者，义取制半夏之毒，其所以治病者，功在半夏，不在姜也。今所用半夏，必先已姜制，可不必兼用姜矣。后人不察，但见古方用姜者不少，遂不论何证，随手妄施，其中必有误人而不自觉者，戒之。】

[11] 栀子豉汤

栀子十四枚　香豉四合，绵裹

水四升，先煮栀子得二升半，内豉煮取升半，去滓，分为二服，温进一服，得吐止后服。

徐洄溪曰：此剂分两最小，凡治上焦之药皆然。按：此汤加减七方，既不注定何经，亦不专治何误，总由汗吐下之后，正气已虚，尚有痰涎滞气，凝结上焦，非汗下之所能除。【雄按：温暑湿热之证，每有痰涎滞气凝结上焦，不必在汗吐下后也，既非汗下可除，尤忌妄投补剂。】《经》所云在上者因而越之，则不动经气，而正不重伤，此为最便，乃不易之法也。古方栀子皆生用，故入口即吐，后人作汤，以栀子炒黑，不复作吐，全失用栀子之意。然服之于虚烦证亦有验，想其清肺除烦之性故在也。【汪按：欲取吐者，必宜生用。】

[12] 一物瓜蒂汤

瓜蒂二个

锉水一升煮取五合，去滓，顿服。

尤在泾曰：暑之中人也，阴虚而多火者，暑即寓于火之中，为汗出而烦渴，宜白虎加人参以清热生阴。阳虚而多湿者，暑即伏于湿之内，为身热而疼重，故暑病恒以湿为病，而治湿即所以治暑。瓜蒂苦寒，能吐能下，去身面四肢水气，水去而暑无所依，将不治而自解矣，此治中暑兼湿者之法也。

[13] 炙甘草汤一名复脉汤

甘草四两，炙　生地黄一斤　麦冬　麻仁各半斤　桂枝　生姜各三两　人参　阿胶各二两　大枣三十枚　方中行曰：地黄上不当有"生"字

清酒七升，水八升，先煮八味，取三升，去滓，内胶烊消尽，温服一升，日三服。

沈亮宸曰：此汤为千古养阴之祖方也。

邹润安曰：地黄分数，独甲于炙甘草汤者，盖地黄之用在其脂液，能荣养筋骸，经脉干者、枯者，皆能使之润泽也。功能复脉，故又名复脉汤。脉者原于肾而主于心，心血枯槁，则脉道泣涩，此《伤寒论》所以脉结代与心动悸并称，《金匮要略》

又以脉结悸与汗出而闷并述。至肺痿之心中温温液液，涎唾多，则阴皆将尽之孤注，阳仅膏覆之残焰，惟此汤可增其壳内络外之脂液也。

[14] 瓜蒂散

瓜蒂_{熬黄} 赤小豆_{各一分}。【汪按：赤小豆乃小粒赤豆，俗名米赤者是也，勿误用相思子。】

各别捣筛为散已，合治之，取一钱匕，以香豉一合，用热汤七合，煮作稀糜，去滓，取汁，和散温顿服之，不吐者少少加，得快吐为止。诸亡血虚家，不可与之。

卢子繇曰：瓜象实在须蔓间也，蒂瓜之缀蔓处也，性遍蔓延，末繁于本，故少延辄腐。《尔雅》云：其绍瓞。疏云：继本曰绍，形小曰瓞。故近本之瓜常小，近末之瓜转大也。凡实之吮抽津液，惟瓜称最，而吮抽津液之枢惟蒂，是以瓜蒂具彻下炎上之用，乃蒂味苦而瓜本甘，以见中枢之所以别于上下内外，诚涌泄之宣剂、通剂也。

[15] 麻黄连轺赤小豆汤

麻黄 连轺 甘草_炙 生姜_{各二两} 赤小豆 生梓白皮_{各一升} 杏仁_{四十个} 大枣_{十二枚}

潦水一斗，先煮麻黄再沸，去上沫，内诸药，煮取三升，分温三服，半日服尽。

邹润安曰：《本经》胪列连翘之功，以寒热起，以热结终。此条瘀热在里句，适与连翘功用不异。郭景纯《尔雅》注：一名连苕，苕、轺声同字异耳。而今本《伤寒论》注曰：连轺即连翘根，遂以《本经》有名未用翘根当之。陶隐居云：方药不用，人无识者，故《唐本草》去之，岂仲景书有此，六朝人皆不及见，至王海藏忽见之耶？噫！亦必无之事矣。

[16] 栀子蘗皮汤

栀子_{十五枚} 黄蘗_{二两} 甘草_{一两}

水四升，煮取升半，去滓，分温再服。

邹润安曰：栀子大黄汤、茵陈蒿汤、大黄硝石汤、栀子蘗皮汤证，其标皆见于阳明。阳明者，有在经、在腑之分，发热汗出懊憹，皆经证也。腹满小便不利，皆腑证也。栀子大黄汤证，经多而腑少；茵陈蒿汤证，有腑而无经；栀子蘗皮汤证，有经而无腑；大黄硝石汤证，经少而腑多。

雄按：《金鉴》云：此方之甘草当是茵陈蒿，必传写之讹也。

[17] 茵陈蒿汤

茵陈蒿六两　　**栀子**十四枚　　**大黄**二两

水一斗，先煮茵陈减六升，内二味，煮取三升，去滓，分温三服，小便当利，溺如皂角汁状，色正赤，一宿腹减，病从小便去也。【徐洄溪曰：先煮茵陈，则大黄从小便出，此秘法也。】

邹润安曰：新感之邪，为素有之热结成黄疸，此证已所谓因陈矣。故《伤寒》《金匮》二书，几若无疸不因陈者。然栀子檗皮汤证有外热而无里热，麻黄连轺赤小豆汤证有里热而无外热，小建中汤证小便自利，小柴胡汤证腹痛而呕，小半夏汤证小便色不变而哕，桂枝加黄芪汤证脉浮，栀子大黄汤证心中懊憹，硝石矾石散证额上黑。日晡发热，则内外有热，但头汗出，齐颈而还，腹满，小便不利，口渴，为茵陈蒿汤证矣。第腹满之治在大黄，内热之治在栀子，惟外复有热，但头汗出，小便不利，始为茵陈的治。其所以能治此者，以其新叶因陈干而生，清芬可以解郁热，苦寒可以泄停湿也。盖陈干本能降热利水，复加以叶之如丝如缕，挺然于暑湿蒸逼之时，先草木而生，后草木而凋，不必能发散，而清芳扬溢，气畅不敛，则新感者遂不得不解，自是汗出不止于头矣，故曰发热汗出，此为热越不能发黄也。

[18] 抵当汤

水蛭熬　　**虻虫**去翅，足，熬　　**桃仁**去皮尖，各三十个　　**大黄**三两，酒浸

上为末，以水五升，煮取三升，去滓，温服一升，不下再服。

徐洄溪曰：凡人身瘀血方阻，尚有生气者易治，阻之久则无生气而难治。盖血既离经，与正气全不相属，投以轻药，则拒而不纳，药过峻，又能伤未败之血，故治之极难，水蛭最喜食人之血，而性又迟缓善入，迟则生血不伤，善入则坚积易破，借其力以攻积久之滞，自有利而无害也。【雄按：王肯堂云：人溺、蜂蜜，皆制蛭毒。】

章虚谷曰：《经》言阳络伤则血外溢，阴络伤则血内溢，外溢则吐衄，内溢则便血。盖阴阳手足十二经交接，皆由络贯通，接连细络，分布周身，而血随气行，必由

经络流注，表里循环，是故络伤则血不能循行，随阴阳之部而溢出，其伤处即瘀阻，阻久而蓄积，无阳气以化之，乃成死血矣。故仲景用飞走虫药，引桃仁专攻络结之血；大黄本入血分，再用酒浸，使其气浮，随虫药循行表里，以导死血归肠腑而出，岂非为至妙至当之法哉！由是类推，失血诸证，要必以化瘀调经络为主矣。余每见有初治即用呆补之法，使瘀结络闭不能开通，终至于死，良可慨也。【雄按：王清任论虚劳，亦主瘀阻，盖本大黄䗪虫丸之义而言也。】

［19］文蛤散

文蛤五两

为散，以沸汤和一钱匕，服汤用五合。

［20］文蛤汤

文蛤　石膏各五两　**麻黄　甘草　生姜**各三两　**杏仁**五十粒　**大枣**十二枚

水六升，煮取二升，温服一升，汗出即愈。

邹润安曰：文蛤即海蛤之有文理者，吴人谓之花蛤。【雄按：王晋三云：若黯色无文者，服之令人狂走赴水。】《夏小正》：季秋之月，雀入于海为蛤。安氏云：雀羽虫也，羽虫属火，火炎上，故鸟上飞，曷为入海而为蛤？盖九月火伏于戌，十月纯阴，金水之令，故羽虫感之而化也。蛤属水，水性下，故下潜，秋冬水胜火，雀为蛤，象火之伏于水也。又离为火、为雉、为蚌，雀雉之类，蛤蚌之类，外刚内柔，皆离之变化也。因而思《伤寒论》反以冷水潠灌之证，非火厄于水而何？《金匮要略》吐后渴欲得水之条，非火之溺于水而何？惟其火在水中而病，故以火入水中而生者治之。然厄于水者恶水，恶水则火与水未相浃也。故直以是使水中之火仍畅茂得生而可已。溺于水者喜水，喜水则火与水渐相浃矣，故必合麻杏甘膏加姜、枣以清发之，乃能已也。

［21］五苓散

泽泻一两六铢　**猪苓　茯苓　白术**各十八铢。方中行日：术上不当有"白"字。【雄按：二十四铢为一两，每铢重四分二厘弱，六铢为锱，即二钱五分，十八铢即七钱五分也。】　**桂枝**半两

为末，以白饮和服方寸匕，日三，多服暖水，汗出愈。

沈果之曰：中风发热，六七日解而烦，有表里证，渴欲饮水，水入即吐者，名曰水逆，五苓散主之。盖表证为太阳不足，故用桂以宣阳气，通津液于周身，即《内经》水精四布，五经并行之旨，非用之以通水道下出也。里证为三焦之气化不宣，故用泻、术、二苓以通三焦之闭塞，非开膀胱之溺窍也。夫下焦之气化不宣，则腹膨而小便不利，水蓄膀胱，是为胞痹。此乃水蓄于膀胱之外，不能化入膀胱，故用五苓以化之。至小便不利，汗出而渴者，亦主以是方，而不渴者，茯苓甘草汤主之。盖渴为阳气不足，水不上升也，不升则不降，故用桂以升之，二苓、泽泻以降之，而用术以为中枢。乃注者莫不以渴为热入膀胱，津液被劫所致。如果热入而复用桂、术以温液耗津，又加苓、泽以渗之，是热之又热，耗之又耗，速之毙矣。且不渴者反不用五苓而用茯苓甘草汤，可知不渴则无须桂、术之蒸腾津液，而桂、术之非治太阳而治三焦，更不待言矣。

[22] 小陷胸汤

瓜蒌实大者一枚　**黄连**一两　**半夏**半升

水六升，先煮瓜蒌取三升，去滓，内诸药，煮取二升，去滓，分温三服。

邹润安曰：观仲景之用瓜蒌实，在此汤曰小结胸，正在心下，按之则痛。在瓜蒌薤白白酒汤曰喘息咳唾，胸背痛短气。而其脉一则曰浮滑，一则曰寸口沉迟，关上小紧数，是皆阴中有阳，且踞于阳位者也。夫胸背痛较按之方痛则甚，痹则较结为轻，咳唾喘息，是其势为上冲，而居于心下，按之才痛，似反静而不动，此其机总缘气与饮相阻，寒与热相纠。热甚于寒者，其束缚反急而为结，寒甚于热者，其蔽塞自盛而为痹。是故结胸之病伏，胸痹之病散，伏者宜开，散者宜行，故一则佐以连、夏之逐饮泄热，一则佐以薤、酒之滑利通阳。瓜蒌实之里无形攒聚有形，使之滑润而下则同，能使之下，似是治实之方，仅能使之下，不能使其必通，又非纯乎治实之道矣。何以知不能使之必通？盖有停饮痛甚，至不得卧，即当加半夏，若兼胸满胁下逆抢心，则仍加枳、朴、桂枝，倘竟能通，又何必如是哉？是知瓜蒌实之治，大旨在火与痰结于阳位，不纯乎虚，亦不纯乎实者，皆能裹之而下，此其擅长矣。

[23] 白散

桔梗　贝母各三分　**巴豆**一分，去皮、心、膜，熬黑研如脂【雄按：古人以六铢为一分（分字去声），即二钱五分也。】

为末，内巴豆，更于臼中杵之，以白饮和服，强人半钱，羸者减之，**病在膈上必吐，在膈下必利。不利进热粥一杯，利过不止，进冷粥一杯。**【汪按：半钱者，以铜钱取药末，仅没钱文之半，即半钱匕，而省"匕"字，非若今人以五分为半钱也。】

邹润安曰：寒实结胸，无热证者，治以白散。散中用桔梗为疏通气分之主。夫开导胸中之气，仲景于大承气汤、栀子厚朴等汤，莫不用枳、朴，此偏不用何哉？盖病有上下，治有操纵，结在上者，宿痰停饮也，故凡结胸无论热实寒实，宁用甘遂、葶苈、巴豆，不用枳、朴，如大陷胸汤丸、白散是也。结在中下，始热与实浃，气随热化，则于荡涤邪秽中，疏利其与邪为伍之气，大小承气诸汤是也。况桔梗之用，使气上越，而不使气下泄，今病在至高，固宜操上而纵下，不使中下无过之地横被侵陵，故曰病在膈上必吐，在膈下必利也。热邪与停饮结，治以瓜蒌，而佐之者反用半夏、黄连。寒邪与停饮结，治以巴豆，而佐之者反用桔梗、贝母，于寒因热用、热因寒用之中，反佐以取之，可谓精义入神以致用者矣。

[24] 调胃承气汤

大黄四两，去皮，清酒浸　**甘草**二两，炙　**芒硝**半升

水三升，先煮大黄、甘草，取一升，去滓，内芒硝，更上火微煮令沸，少少温服之。

徐洄溪曰：芒硝善解结热之邪，大承气用之，以解已结之热邪，此方用之，以解将结之热邪，其能调胃，则全赖甘草也。

[25] 升麻鳖甲汤

升麻　当归　甘草各二两　**蜀椒**炒去汗，一两　**鳖甲**手指大一片，炙　**雄黄**半两，研

水四升，煮取一升，顿服之，老小再服，取汗。《金匮要略》阳毒用此方，阴毒去雄黄、蜀椒。《肘后》《千金方》阳毒用升麻汤，无鳖甲，有桂，阴毒用甘草汤，即本方无雄黄。《活人书》阳毒升麻汤用犀角、射干、黄芩、人参，无当归、蜀椒、

鳖甲、雄黄。

徐洄溪曰：蜀椒辛热之品，阳毒用而阴毒反去之，疑误。《活人书》加犀角等四味，颇切当。

[26] 百合知母汤

百合七枚　知母三两

先以水洗百合，渍一宿，当日沫出，去其水，别以泉水二升，煎取一升，去滓。别以泉水二升，煎知母取一升，后合煎取一升五合，分温再服。

王朴庄曰：百合入药，以野生极小者为胜。

[27] 百合鸡子黄汤

百合七枚　鸡子黄一枚

先煎百合如前法，内鸡子黄搅匀，煎五分温服。

[28] 百合滑石代赭汤

百合七枚，擘　滑石三两，碎，绵裹　代赭石如弹丸大一枚，碎，绵裹

先煎百合如前法，别以泉水二升，煎滑石、代赭，取一升，去滓后合和，重煎取一升五合，分温再服。

[29] 百合地黄汤

百合七枚，擘　生地黄汁一升

先煎百合如前法，内地黄汁，煎取一升五合，分温再服，中病勿更服，大便当如漆。

[30] 百合滑石散

百合一两，炙　滑石三两

为散，饮方寸匕，日三服，当微利者止服，热则除。

邹润安曰：玩百合知母汤，可以见汗则伤气，邪搏于气分，为消渴热中也。玩百合鸡子黄汤，可以见吐则伤上，邪扰于心，为烦懊不寐也。玩百合代赭汤，可以见下则伤血，邪搏于血分，为血脉中热也。玩百合地黄汤，可以见不经吐、下、发汗，则系百脉一宗，悉致其病，无气血上下之偏矣。所谓百脉一宗者何？"平人气象论"

曰：胃之大络，名曰虚里，出于左乳下，其动应衣，为脉宗气，是最近于心，乃著邪焉。是以见证行卧不安，如有神灵，皆心中辗转不适之状。口苦小便数，身形如和，其脉微数，皆心中热郁气怆之征。以此例之，《本经》百合主邪气腹满心痛，盖有若合符节者，而治法始终不外百合，则以心本不任受邪，心而竟为邪扰，则不责将之谋虑不审，即责相之治节不行。今邪阻于上而不下行，为肺之不主肃降，无能遁矣，故欲征其愈期，极宜验其小便。凡溺时必肺气下导，小便乃出，今气挂于头，即欲下行，上先有故，则肺形之轩举不随，气之支结不降，亦又何疑？乃头中之不适，复分三等：其最甚者，至气上挂而为痛；其次则不痛而为淅淅然；又其次则因小便通而快然。即此验其轩举支结之浅深微甚，既了如指掌矣。况合之以百合地黄汤下云大便当如漆，百合滑石散下云微利者止服，热则除，则百合之利大小便，又与《本经》吻合矣。

［31］瓜蒌牡蛎散

瓜蒌根　牡蛎熬，等分

为细末，饮服方寸匕，日三服。

邹润安曰：百合病至一月不解，而变成渴，以百合汤洗之，而仍不差，则病为伤中上之阴无疑，虽然仅曰渴，不曰欲饮水，且不烦不热，究竟病无驻足之所，仅渴之一端，为得所依藉耳。于此见昔之百脉一宗，悉致其病者，今则上焦已化，而在下者，尚未化也。上焦已化，百脉之病已蠲其半，百合遂无所用之。而下焦之未化者，不得不选用牡蛎，使之召阳归阴。而其主脑，尤在治上焦之已化者，故方中配以从阳化阴之瓜蒌根。两物等分，标名则升瓜蒌于牡蛎之上，为一方之统摄也。

［32］甘草泻心汤

甘草四两，炙　**黄芩　人参　干姜**各三两　**半夏**半升　**黄连**一两　**大枣**十二枚　《伤寒论》无人参

水一斗，煮取六升，去滓，再煎取三升，温服一升，日三。

王晋三曰：甘草泻心，非泻结热，因胃虚不能调剂上下，水寒上逆，火热不得下降，结为痞。故君以甘草、大枣和胃之阴。干姜、半夏启胃之阳，坐镇下焦客气，使不上逆。仍用芩、连，将已逆为痞之气，轻轻泻却，而痞乃成泰矣。

[33] 赤豆当归散

赤小豆三升，浸令芽出，曝干　**当归**十分

杵为散，浆水服方寸匕，日三。【汪按：赤小豆乃赤豆之小种，今药肆以半红半黑之相思子为赤小豆，医者亦多误用。然相思子不能出芽，即此方可证其讹。】

[34] 二妙散

茅山苍术生用　**川黄柏**炒黑

为末，捣生姜，煎沸汤调服。

王晋三曰：此偶方之小制也。苍术生用入阳明经，能发二阳之汗。黄柏炒黑入太阴经，能除至阴之湿。一生一熟，相为表里，治阴分之湿热，有如鼓应桴之妙。

[35] 生姜泻心汤

生姜四两　**甘草**炙　**人参**　**黄芩**各三两　**半夏**半升　**黄连**　**干姜**各一两　**大枣**十二枚

水一斗，煮取六升，去渣，煎取三升，温服一升，日三。

徐洄溪曰：汗后而邪未尽，必有留饮在心下，其证甚杂，而方中诸药一一对证，内中又有一药治两证者，亦有两药合治一证者，错综变化，攻补兼施，寒热互用，皆本《内经》立方诸法，其药性又皆与《神农本草》所载无处不合，学者能于此等方讲求其理而推广之，则操纵在我矣。

[36] 半夏泻心汤

半夏半升　**黄芩**　**干姜**　**甘草**炙　**人参**各二两　**黄连**一两　**大枣**十二枚

水一斗，煮取六升，去渣，再煎取三升，温服一升，日三。

方中行曰：半夏、干姜，辛以散虚满之痞；黄芩、黄连，苦以泄心膈之热；人参、甘草，甘以益下后之虚；大枣甘温，润以滋脾胃之液。曰泻心者，言满在心膈而不在胃也。

[37] 大黄黄连泻心汤

大黄二两　**黄连**一两

麻沸汤二升，渍之，须臾绞去滓，分温再服。

尤在泾曰：成氏云此导虚热之方也。按所谓虚热者，对燥矢而言也。盖邪热入

里，与糟粕相结，则为实热。不与糟粕相结，则为虚热，非阴虚、阳虚之谓。本方以大黄、黄连为剂，而不用枳、朴等药者，盖以泄虚热，非以荡实热也。【雄按：不但不用枳、朴等药也，二味仅以麻沸汤渍，须臾即绞，其味甚薄，乃可泄虚热。若久渍味厚，虽无枳、朴，亦能下走肠胃也。汪按：尤氏解释极精妙，梦隐更以煎法释之，亦妙。】

[38] 附子泻心汤

大黄二两，酒浸 **黄连**炒 **黄芩炒**，各一两 **附子**一枚，去皮，别煮取汁

以麻沸汤二升，渍三味，须臾绞去渣，内附子汁，分温再服。

徐洄溪曰：前方乃法之最奇者，不取煎而取泡，欲其轻扬清淡以涤上焦之邪。此法更精，附子用煎，三味用泡，扶阳欲其热而性重，开痞欲其生而性轻也。【雄按：观此可知用药之道。】

邹润安曰：心之为体，于卦象离，今被邪逼，则外阳内伐，内阴沸腾，故半夏、甘草、生姜三泻心汤，治阴邪之未化者也。大黄黄连、附子二泻心汤，治阴邪之已化者也。阴邪已化，不逼心阳，则在内之沸乱略定，惟在外之邪气尚阻，则取二黄之泄热，荡去其邪，邪去正自安矣。恶寒汗出者，在上之阴邪才化，在下之阴气复逆，故轻取二黄之气，以荡热除痞，重任附子之威，以追逐逆阴，使之异趋同归，相成而不相背也。其未化者，阳餧腑于阳位，而恣肆于阴分，邪盘踞于清道，而溃泄于下焦，非干姜、半夏、生姜之振散阴霾，不足以廓清心之外郭；非人参、黄连之养阴泄热，不足以安扰心之内讧也。

又曰：余治疟发时先呕者，用半夏泻心。吐泻交作者，用生姜泻心。胸痞下利者，用甘草泻心，皆应如桴鼓。

[39] 小承气汤

大黄四两 **厚朴**二两 **枳实**三枚

水四升，煮取一升二合，去滓，分温二服。初服汤当更衣，不尔者尽饮之，若更衣勿服。

雄按：于大承气汤既去芒硝而减枳、朴，复以大黄同煎，而缓其荡涤之性，古人谓之和胃之剂，故曰小承汤。

[40] 牛黄清心丸

陕西牛黄二分五厘　**镜面朱砂**一钱五分　**生黄连**五钱　**黄芩**　**山栀**各三钱　**郁金**二钱

为末，蒸饼为糊，丸如黍米大，每服七八丸。

王晋三曰：此丸古有数方，其义各别。若治温邪内陷包络神昏者，惟万氏此方为妙。盖温热入于心包络，邪在里矣，草木之香仅能达表，不能透里，必藉牛黄幽香物性，乃能内透包络，与神明相合，然尤在佐使之品配合咸宜。万氏用芩、连、山栀以泻心火，郁金以通心气，辰砂以镇心神，合之牛黄相使之妙。是丸调入犀角、羚羊角、金汁、甘草、人中黄、连翘、薄荷等汤剂中，颇建奇功。

雄按：周公谨云：局方牛黄清心丸，止是前八味至蒲黄而止，自山药以后凡二十一味，乃补虚中山芋丸，当时不知何以误并为一，因循不曾改正，贻误后人匪细，凡此之类，读书者不可不知也。一方用牛黄、雄黄、黄连、黄芩、栀子、犀角、郁金、朱砂各一两，真珠五钱，冰片、麝香各二钱五分，研，炼蜜丸，每重一钱，金箔为衣，蜡匮，功效较万方为胜。【汪按：万方太轻，此方较有力。】

[41] 至宝丹

生乌犀角　**生玳瑁**　**琥珀**　**镜面朱砂**研飞　**雄黄**研飞，各一两　**西牛黄**五钱　**龙脑**研　**麝香**研，各一钱　**安息香**一两五钱，为末，酒研飞净，一两（熬膏），用水安息尤妙　**金箔**　**银箔**各五十片，研细为衣

先将犀、玳为细末，入余药研匀，将安息香膏重汤煮，凝成后入诸药中，和搜成剂，丸如梧子大，蜡护，临服剖，用人参汤化下三丸至五丸。《本事方》有人参、南星、天竺黄。

王晋三曰：此治心脏神昏，从表透里之方也。黄、犀、玳、珀，以有灵之物，内通心窍。朱、雄、二箔，以重坠之品，安镇心神。佐以脑、麝、安息，搜剔幽隐诸窍。东垣云：冰、雄、牛、麝，入骨髓，透肌肤。抱朴子言：金箔、雄黄合饵为地仙，若与丹砂同用为圣金，饵之可以飞升。故热入心包络，舌绛神昏者，以此丹入寒凉汤药中用之，能祛阴起阳，立展神明，有非他药所可及。【徐氏云：安神定魄必备之方，真神丹也。】若病因头痛而即神昏不语者，此肝虚魂升于顶，当用牡蛎救逆以降之，又非至宝丹所宜轻试。

[42] 凉膈散一名连翘饮子

连翘四两　大黄酒浸　芒硝　甘草各二两　黄芩酒炒　薄荷　栀子各一两

为粗末，每服三五钱，加竹叶七片，水一碗半，煎一碗，去滓，入生白蜜一匙，微煎温服，与四物各半服，能和营泄热，名双和散。《本事方》加赤芍、干葛，治诸热累效。《玉机》云：轻者宜桔梗汤。【汪按：此方与第二方桔梗汤名同实异。】即本方去硝、黄，加桔梗舟楫之品，浮而上之，去膈中无形之热，且不犯中下二焦也。【雄按：此方加减法详《宣明论》。】

徐洄溪曰：此泻中上二焦之火，即调胃承气加疏风清火之品也。

余师愚曰：热淫于内，治以咸寒，佐以苦甘，故以连翘、黄芩、竹叶、薄荷升散于上，大黄、芒硝推荡其中，使上升下行而膈自清矣。余谓疫疹乃无形之热，投以硝、黄之猛烈，必致内溃，因去硝、黄，加生石膏、桔梗，使热降清升而疹自透，亦上升下行之义也。【雄按：法本《宣明》，剪裁甚善。】

[43] 犀角地黄汤

暹罗犀角磨汁　连翘各三钱　生地五钱　生甘草五分

水二盅，武火煎三物至八分，去滓，入犀汁和服。

王晋三曰：温热入络，舌降烦热，八九日不解，医反治经，寒之散之攻之，热势益炽，得此汤立效者，非解阳明热邪，解心经之络热也。按本草犀角、地黄能走心经，专解营热，连翘入心散客热，甘草入心和络血，以治温热证热邪入络，功胜《局方》。

[44] 导赤散

生地　木通　甘草梢各等分【雄按：生地、木通不应等分。】

水煎服，或加淡竹叶。【汪按：古方淡竹叶即竹叶也，淡竹乃竹名耳。今药肆所售淡竹叶草，是小青之别种，性能凉胃，不能清心，医人每多误用。雄按：本方去甘草加黄芩蜜丸，名火府丹，亦治心热溺涩淋渴等证。本方加升麻、黄连、丹皮，名升麻清胃汤，轻清凉血，乃秦皇士透化斑疹之良剂。】

［45］理中丸

人参　甘草炙　术　干姜各三两

捣筛为末，蜜和为丸，如鸡子黄大，以沸汤数合和一丸，研碎温服之，日三四服，夜二服。腹中未热，益至三四丸【雄按："未热"二字须著眼。腹中不冷者，其可服乎？】然不及汤，汤法以四味依两数切，用水八升，煮取三升，去渣，温服一升，日三。

徐洄溪曰：此仲景治寒多霍乱之方也。盖亦伤寒之类，后人以暑月之吐利当之，而亦用此方，更造为大顺散者，皆无稽之论也。

［46］四君子汤

人参　白术炒　茯苓各二钱　甘草炙，一钱　生姜三片　大枣二枚

水煎，温服。

徐洄溪曰：此补脾之主方。

［47］玉女煎

生石膏三五钱　熟地三五钱，或一两　麦冬二钱　知母　牛膝各一钱五分

水一钟半，煎七分，服。

雄按：陈修园力辟此方之谬，然用治阴虚胃火炽盛之齿痛，颇有捷效。若治温热病，地黄宜生，牛膝宜删，叶氏引用，决不泥守成方，近读《景岳发挥》果与陈氏之论印合。

［48］四物汤

生地　当归各三两　芎芐一两五钱　芍药二两

㕮咀，每服四钱，水二盏，煎八分，去滓服。

张路玉曰：四物为阴血受病之专药，非调补真阴之药也。

汪按：调补真阴，宜集灵膏[112]，不宜四物，而人多误会。

［49］小柴胡汤

柴胡半斤　黄芩　人参　甘草炙　生姜各三两　半夏半升　大枣十二枚

水一斗二升，煮取六升，去滓，再煎取三升，温服一升，日三。

尤拙吾曰：热入血室三条，其旨不同。第一条是血全[1]空而热乃入者，空则热不得聚而游其部，故胁满痛。第二条是热邪与血俱结于血室者，血结亦能作寒热，柴胡亦能去血结，不独和解之谓矣。第三条是热邪入而结，经尚行者，经行则热亦行而不得留，故必自愈。无犯胃气及上二焦，病在血而不在气，在下而不在上也。若诛伐无过，变证随出，乌能自愈耶？

沈再平曰：今人治疟，必用此汤，若非此汤，即不足以为治者，故致辗转淹滞，变生不测，竟能殒命，则知疟本非死证，惟概以柴胡，治疟者杀之也。夫柴胡为少阳表药，若其疟果发于少阳，而以柴胡治之，无水立愈，若系他经用之，则必使他经之邪，辗转而入少阳，迁延以毙。乃既死，犹曰柴胡为治疟主药，吾开手即用之，不知其何以死，病家亦以柴胡治疟而竟不效，真其命之当死也。彼此昏迷，不得一悟，良可浩叹。【雄按：《内经》论疟，即分六经，又分脏腑，并不泥定少阳一经，医家绎之。】

雄按：本方柴、半各八两，准今得六钱零八厘；参、草、芩、姜各三两，准今得二钱二分八厘；枣十二枚。以水一斗二升，准今得八合零四抄。煮至减半，去滓，再煎至减半。夫煎而又煎，只取四分之一，其汤之浓郁甘柔可知，喻氏谓和药，取其各药气味之相和。余谓和者，取其气缓味厚，斯为补正托邪之剂。故惟风寒正疟，邪在少阳者，可以按法而投，则参、甘、姜、枣补胃充营，半夏利其枢，柴、芩解其热，病无不愈矣。犹之今人于疟发之先，饱啖羊肉酒饭，亦能取效。【汪按：疟疾寒来之时，强食过饱，往往一寒不能复热而死，吾见甚多，不可不戒。】盖风寒自表而受，胃腑空虚，自能安谷，治必先助中气，托邪外出，即御外邪杜其内入，诚一举两全之策也。若温热暑湿诸疟，邪从口鼻而受，肺胃之气先已窒滞，病发即不饥恶谷，脘闷苔黄，苟不分别，但执此汤，奉为圣法，则参、甘、姜、枣温补助邪，骤则液涸神昏，缓则邪留结痞，且有耗伤阴血而成疟劳者。即不用全方，而专以柴胡为治疟主药，亦惟营阴充裕，或温热暑湿之邪本不甚重，及兼感风寒之表邪者，始可见功。【汪按：治正疟必宜此汤，温暑亦有正疟，不独风寒，方用黄芩，是清热非祛寒也。且柴胡主少阳半表半里，黄芩里药，亦非以治表邪，但当辨其是否正疟耳。若似疟非疟，妄用柴胡，必提成长热不退，或两耳大痛，甚至神昏，更或引动肝风，痉厥立至，生平见之屡矣。】故倪涵初所定三方，亦愈病者稀

---

〔1〕全：崇文书局本作"舍"，可参。

而加病者多也。【汪按：疟疾强止，变成膨胀者多不救，而人但知其膨胀而死，未尝归咎于治疟之不善，故医者终身误人而不自知，虽告之不信也。】世人凡患疟，不究病因，辄以姜枣汤灌之，其弊类此，羊肉亦然。凡属时疟，虽愈后亦忌食，食则必复，此时疟之所以异于正疟也，可不察哉？

［50］桂枝红花汤

伤寒桂枝汤加红花原方桂枝　芍药　生姜各三两　甘草炙，二两　大枣十二枚。

［51］葱豉汤

葱白一握　**香豉**三合

水煎，入童子小便一合，日三服。【雄按：芦根、桑叶、滑石、蔗浆之类，皆可随证佐用。】

张路玉曰：本方药味虽轻，功效最著，凡虚人风热、伏气发温，及产后感冒，靡不随手获效。

尤拙吾曰：温邪之发，阴必先伤，设有当行解散者，必兼滋阴之品于其中，昔人于葱豉汤内加童便，于栀豉汤中加地黄、麦冬，亦此意也。【雄按：二方加减，古法最详。】

华岫云曰：在内之温邪欲发，在外之新邪又加，葱豉汤最为捷径，表分可以肃清。

邹润安曰：栀子与葱白，一系泄热，一系通阳，泄热者纵，通阳者横。纵则能通上下之道，此所以宜于汗、吐、下后，表邪已解之时。横则能达外内之情，此所以宜于病初起，卒杂辨识之际。而豆豉擅开发上焦郁抑，宣导阴浊逗留，故在先在后，咸藉以奏功也。

雄按：叶氏"春温篇"于新邪引动伏邪，亦主是方。盖此汤为温热初病开手必用之剂，鞠通不察，舍近而图远，遂为喻氏臆说所惑，以桂枝汤为初感之治，仍不能跳出伤寒圈子矣。意欲绍述仲圣乎，则祖上之门楣，不可夸为自己之阀阅也，拘守其迹，岂是心传？尤氏云桂枝汤为伤寒表病而里和者设，温病伏寒变热，少阴之精已被劫夺，虽有新旧合邪，不可更用辛温助热而绝其本也，吴氏殆未之闻耶？

[52]清心凉膈散一名桔梗汤

即凉膈散[42]去硝、黄，加桔梗。余氏又加生石膏，为治疫疹初起之良剂。

[53]苇茎汤

苇茎二斤　薏苡仁　瓜瓣各半斤　桃仁五十枚

水一斗，先煮苇茎得五升，去滓，内诸药，煮取二升，服一升，再服。

雄按：邹氏《续疏》云：苇茎形如肺管，甘凉清肺，且有节之物，生于水中，能不为津液阂隔者，于津液之阂隔而生患害者，尤能使之通行。薏苡色白味淡，气凉性降，秉秋金之全体，养肺气以肃清，凡湿热之邪客于肺者，非此不为功也。瓜瓣即冬瓜子，冬瓜子依于瓤内，瓤易溃烂，子不能泡，则其能于腐败之中，自全生气，即善于气血凝败之中，全人生气，故善治腹内结聚诸痈，而涤脓血浊痰也；桃仁入血分而通气，合而成剂，不仅为肺痈之妙药，竟可瘳肺痹之危疴。

[54]泻白散

桑白皮　地骨皮各一两　甘草五钱

为粗末，每服一二钱，入粳米百粒，水煎。

徐洄溪曰：此方能治肺中之饮。

雄按：此泻去肺热而保定肺气之方也。若肺不伤于热而伤于风寒者，诚有如鞠通所谓必将邪气恋定，而渐成劳怯矣，故用药必先议病也。

[55]葶苈大枣泻肺汤

葶苈熬令黄色，捣丸如鸡子大　大枣十二枚

水三升，煮枣取二升，去枣内葶苈，煮取一升，顿服。

雄按：《外台》用葶苈、杏仁各一升，大枣六十枚，合杵如膏，加蜜作丸，桐子大，桑白皮汤下六七十丸，以大便通利为度。《本事方》无杏仁，有陈皮、桔梗、枣肉，丸梧子大，每服五七丸，饮下，名枣膏丸。《无戎》于本方加麻黄、五味子【汪按：此二味并用，似嫌夹杂】，并治痰实饮闭而为喘胀者。余治虚弱人患实痰哮喘者，用葶苈炒黄，煎汤去渣，以汤煮大枣食之，亦变峻剂为缓剂之一法也。

[56] 竹叶石膏汤

竹叶二握　生石膏一斤　半夏半斤，洗　人参三两　甘草二两，炙　麦门冬一斤　粳米半升　【雄按：陈修园曰：《伤寒论》用人参者有数方，皆因汗、吐、下之后亡其津液，故取甘凉以救其阴也。】

水一斗，先煮六味，取六升，去滓，内粳米，煮米熟汤成，去米，温服一升，日三《集验》此方加生姜，治呕最良。【雄按：余用此方治暑疟极妙。】

徐洄溪曰：此治伤寒解后，虚羸少气之善后方也。盖大病之后，必有留热，治宜清养，后人俱概用峻补，以留其邪，则元气不能骤复，愈补愈虚矣。【雄按：此理惟喻氏知之，叶氏精之。】

[57] 清燥救肺汤

经霜桑叶三钱，去筋　杏仁七分，去皮、尖，炒黄　麦门冬一钱二分　生石膏二钱五分　人参七分　阿胶八分　胡麻仁一钱　枇杷叶去毛，筋，一片　甘草一钱

水一碗，煎六分，食远服。痰多加贝母、瓜蒌，血枯加生地，热甚加犀角、羚羊角，或加牛黄。

柯韵伯曰：古方用香燥之品以治气郁，不获奏效者，以火就燥也。惟缪仲淳知之，故用甘凉滋润之品，以清金保肺立法，喻氏宗其旨，集诸润剂而制此汤，用意深矣。【汪按：此治秋燥证之神方，胜于东垣清燥汤多矣。】

[58] 妙香丸一名大圣丸

巴豆三百十五粒，去皮、心、膜，炒熟，研如面　牛黄研　腻粉研　龙脑研　麝香研　各三两　辰砂飞，九两　金箔九十片，研

研匀，炼黄蜡六两，入白蜜三分，同炼令匀为丸，每两作三十丸，白汤下二丸，日二《宣明》有水银、硼砂。此丸治惊痫百病，亦治伤寒潮热积热，结胸发黄，狂走躁热，大小便不通。【徐氏云：三分一丸，难于下咽，宜作一分一丸，每服三丸为妥。】

[59] 六一散一名天水散

腻白滑石六两，水飞　甘草一两，炙

为细末，每服三钱，温水或新汲水调下，日三。暑湿内侵，风寒外袭者，豆豉

五十粒，葱白五寸，水一盏，煮汁调下即解，甚者三服必愈。催生下乳，温水搋胡麻浆调下，并可下死胎，解斑蝥毒。加辰砂少许，名益元散；加黄丹少许，名红玉散；加青黛少许，名碧玉散；加薄荷叶末少许，名鸡苏散。

李濒湖曰：热散则三焦宁而表里和，湿去则阑门通而阴阳利。完素以之治七十余证，赞为凡间仙药，不可缺之。【雄按：小溲清长者勿服。】

[60] 大顺散

甘草三十斤，锉，寸长　干姜　杏仁去皮、尖　肉桂去粗皮　各四斤

先将甘草同白砂炒及八分黄熟，王晋三曰：白砂即河砂，或云是白砂糖，非。次入干姜同炒令姜裂，次入杏仁又同炒候不作声为度，筛去砂后，入肉桂一处捣为散，每服二钱，水煎温服。如烦躁，井华水调下，不拘时，沸汤调亦可。

王安道曰：此方甘草最多，干姜、杏仁、肉桂次之。除肉桂外，三物皆炒者，原其初意，本为冒暑伏热，引饮过多，脾胃受湿，呕吐水谷不分，脏腑不调所立，盖温中药也。内有杏仁，不过取其能下气耳。若以之治静而得之之证，吾恐不能解而反增内烦也。世俗不明，类曰夏月阴气在内，此等方为必用之药，吁！误矣。夫阴气非寒气也，盖夏月阳气发散于外，而阴气则在内耳，岂可视阴气为寒气而用温热之药乎？阴果为寒，何以夏则饮水耶。【汪按：若夏月必宜温药，则冬月必宜凉药乎？且大热烦躁，而更以姜、桂之燥热助之，不得已而用井华水，欲使相济，不知井华水之力不能制也，尤为进退无据矣。】

徐洄溪曰：此治暑月内伤饮冷证，非治暑也。又甘草多于诸药八倍，亦非法。此等病百不得一，偶用之耳。而制药四十二斤，又止服二钱，其意何居？其方本不足取，而世之庸医，意以此治燥火之暑病，杀人无算，可胜悼哉！

[61] 紫雪

黄金一百两　徐云：以飞金一万页代之尤妙　寒水石　磁石　石膏　滑石各三斤

以上并捣碎，用水一斛，煮至四斗，去滓，入下药：羚羊角屑　犀角屑　青木香　沉香各五斤　丁香一两　徐云：宜用二两　元参　升麻各一斤　甘草八两，炙　以上入前药汁中，再煮取一斗五升，去滓，入下药：朴硝十斤　硝石四斤　徐云：二硝太多，宜用十分之一

二味入前药汁中，微火上煎，柳木搅不住，候有七升，投在木盆中半日，欲凝，入下药：朱砂三两，麝香当门子一两二钱五分，二味入前药中，搅调令匀，瓷器收藏，药成霜雪而色紫，新汲水调下。【雄按：《鸡峰方》无磁石、滑石、硝石，其二角只用各十两，丁、沉、木香各五两，升麻六两，朴硝二斤，麝香却用三两，余六味同。又薛公望云：方中黄金不用亦可。汪按：宜用飞金箔，不可去。】

徐洄溪曰：邪火毒火穿经入脏，无药可治，此能消解，其效如神。

[62] **禹余粮丸**即针砂丸，又名蛇含石丸

蛇含石即蛇黄大者，三两，以新铁铫盛，入炭火中烧石与铫子一般红，用钳取蛇黄倾入醋中，候冷，研极细末，听用 **禹余粮**三两 **真针砂**五两，以水淘净，炒干，入余粮一处，用米醋二升，就铫内煮醋干为度，后用铫并药入炭火中，烧红钳出，倾药净砖上，候冷研细

以三物为主，其次量人虚实入下项药：羌活、川芎、木香、茯苓、牛膝、桂心、白豆蔻、大茴、蓬术、附子、干姜、青皮、三棱、白蒺藜、当归（酒浸一宿）各五钱为末，入前药拌匀，以汤浸蒸饼，捩去水，和药，再杵为丸，梧子大，食前温酒、白汤任下三十丸至五十丸，最忌盐，一毫不可入口，否则发疾愈甚。但试服药，即于小便内旋去，不动脏腑，而能去病，日三服，兼以温和调补气血药助之，真神方也。【雄按：此乃治水肿寒积之方，今人辄用以治胀。然胀有寒、热二证，设热胀误服，贻害非轻。丹溪云：温热之药太多，宜有加减，不可徒执其方。魏玉横云：阴虚内热而为膜胀，误服燥热石药必死。】

徐洄溪曰：此方兼治有形之积块。

[63] **牡蛎泽泻散**

牡蛎 泽泻 蜀漆洗去腥 **瓜蒌根 葶苈子 商陆根**熬 **海藻**洗去咸，各等分

异捣，下筛为散，更入臼中杵之，白饮和服方寸匕，小便利，止后服。【雄按：古云商陆水煎能杀人。】

华岫云曰：叶氏虽善用古方，然但取其法而并不胶柱，观其加减之妙，如复脉、建中、泻心等类可知。至用牡蛎泽泻散，只取此二味，故案中有但书用某方而不开明药味者，决非尽用原方，必有加减之处，观者以意会之可也。【雄按：此论通极，诸方皆当作如是观。】

邹润安曰：牡蛎泽泻散证，水蓄于下，上焦之气不能为之化，故类萃商陆、葶苈以从上下降；泽泻、海藻以启水中清气上升；瓜蒌、牡蛎则一以上济其清，一以下召其浊，而使之化耳。

又曰：牡蛎泽泻散治腰以下水气不行，必先使商陆、葶苈从肺及肾，开其来源之壅，而后牡蛎、海藻之软坚，蜀漆、泽泻之开泄，方能得力。用瓜蒌根者，恐行水之气过驶，有伤上焦之阴，仍使之从脾吸阴，还归于上，与常山之蛇击其首则尾应，击其尾则首应者不殊也。

［64］越婢汤

麻黄六黄　石膏八两　生姜三两　甘草二两　大枣十二枚

水六升，煮麻黄去沫，内诸药，煮取三升，分三服。恶风，加附子一枚。

喻嘉言曰：越婢汤者，示微发表于不发之方也。大率取其通调营卫，麻黄、石膏二物，一甘热，一甘寒，合而用之。脾偏于阴，则和以甘热；胃偏于阳，则和以甘寒。乃至风热之阳、水寒之阴，凡不和于中土者，悉得用之。何者？中土不和，则水谷不化，其精悍之气以实营卫，营卫虚则或寒或热之气皆得壅塞其隧道，而不通于表里，所以在表之风水用之，而在里之水兼渴而小便自利者咸必用之，无非欲其不害中土耳。不害中土，自足消患于方萌矣。

［65］甘遂半夏汤

甘遂大者，三枚　半夏十二枚　芍药五枚　甘草如指大一枚　一本无甘草【汪按：王氏虽强为之释究，当从一本去甘草为是。】

水二升，煮取半升，去滓，以蜜半升和药汁，煎取八分，顿服之。

王晋三曰：甘遂反甘草，反者，此欲下而彼欲上也，乃以芍药约之，白蜜润之，则虽反而甘遂仍得下渗。《灵枢》有言约方如约囊。甘遂、半夏逐留饮弥漫于肠胃之间，虽利而续坚满，苟非以甘草、白蜜与甘遂大相反者，激而行之，焉能去其留著之根。相反为方，全赖芍药之酸可胜甘，约以监反，庶不混乱中焦而为害。然学识未优者，不可轻试于人也。

［66］控涎丹一名妙应丸

甘遂去心　大戟去皮　白芥子各等分

为末，蒸饼糊丸，每服五七丸至十丸，临卧姜汤服。【雄按：余治虚人饮证，每以六君子汤去甘草送服，甚妥。达可谓之子龙丸，云治流注窜毒甚效。】

王晋三曰：控，引也；涎，读作羡，涎涎也，水流貌。引三焦之水，涎涎流出于水道也。芥子色白，入肺而达上焦；甘遂色黄，入脾而行中焦；大戟色黑，入肾而走下焦。故白芥子走皮里膜外之水饮，甘遂决经隧之水饮，大戟逐脏腑之水饮。三者引经各异，涎涎于水道则同，故复之为方，而名控涎也。【汪按：涎即次之俗字，亦作漾，本指口唾，引申为痰涎。王说未当。】

［67］又控涎丹治诸痫

生川乌　半夏洗　僵蚕炒　各半两，生姜汁浸一宿　铁粉三钱，研　全蝎　甘遂面裹煨　各二钱半

为细末，生姜自然汁为丸，如绿豆大，朱砂为衣，每服十五丸，生姜汤下。二方俱忌食甘草。

［68］五子五皮汤

即五皮饮五加皮、地骨皮、茯苓皮、大腹皮、生姜皮。一方五加易陈皮，一方五加易桑白皮。加杏仁、苏子、葶苈子、白芥子、莱菔子。一方无杏仁、芥子，有香附、车前子。

［69］桂苓丸

桂一两　茯苓二两

为末，蜜丸，沸汤下二钱。作汤名桂苓饮。

［70］禹功丸即禹功散

黑牵牛头入磨一次，不复再磨，四两　大茴香炒，一两

为细末，以生姜自然汁调服一二钱。或加木香一两。

［71］防己茯苓汤

防己　黄芪　桂枝各三两　茯苓六两　甘草二两

水六升，煮取二升，分温三服。

王晋三曰：余治太阳腰髀痛，审证借用此方，如鼓之应桴。

[72] 中满分消汤

半夏一钱　厚朴　黄连　黄柏俱姜制　川乌　干姜俱炮　开口吴萸炒　草豆蔻炒、研

木香　人参各五分　茯苓　泽泻各一钱半　生姜五片

水煎，稍热服，大忌房劳、生冷、炙煿、酒、面、糟、醋、盐、酱等物。身热脉浮，喘满有表证，加麻黄五分；血虚至夜烦热，加归身、黄芪各五分；阳气下陷，便溺赤涩，加升麻、柴胡各三分，脾气虚弱，饮食不磨，去黄柏，加益智仁、荜澄茄、青皮各二分。

[73] 中满分消丸

厚朴　半夏　黄连俱姜汁炒　黄芩　枳实　白术同枳实拌湿炒焦　干生姜　茯苓　猪苓　泽泻　人参各五钱　甘草（炙）一钱

汤浸，蒸饼为丸，梧子大，每服百丸，沸汤下。脾胃气滞，食积胀满，加陈皮、砂仁各五钱；经脉湿滞，腹皮腿臂痛不可拊者，加片子姜黄一钱；肺热气化不行，溺闭喘渴者，加知母三钱。

张路玉曰：东垣分消汤丸，一主温中散滞，一主清热利水，原其立方之旨，总不出《内经》平治权衡、去菀陈莝、开鬼门、洁净府等法。其汤方主中满寒胀，乃下焦阴气逆满，抑遏中焦阳气，有似乎阴之象，故药中虽用乌头之辛热宣布五阳，为辟除阴邪之向导，即用连、柏之苦寒以降泄之，苟非风水肤胀脉浮证起于表者，孰敢轻用开鬼门之法，以鼓动其阴霾四塞乎？丸方主中满热胀，用黄芩之轻扬以降肺热，则用猪苓、泽泻以利导之，故专以洁净府为务，无事开鬼门、宣布五阳等法也。

[74] 小青龙汤

麻黄去节　芍药　细辛　干姜　甘草炙　桂枝各三两　五味子　半夏各半升

水一斗，先煮麻黄减二升，去上沫，内诸药，煮取三升，去滓，温服一升。

徐洄溪曰：此方专治水气，盖汗为水类，肺为水源，邪汗未尽，必停于肺胃之间，病属有形，非一味发散所能除，此方无微不至，真神剂也。

[75] 木防己汤

木防己三两　桂枝二两　人参四两　石膏如鸡子大，二枚

水六升，煮取二升，分温再服。虚者即愈，实者复发，去石膏，加茯苓、芒硝。

尤拙吾曰：防己、桂枝，一苦一辛，并能行水气而散结气，而痞坚之处，必有伏阳，吐下之余，定无完气，书不尽言，而意可会也。故又以石膏治热，人参益虚，于法可谓密矣。其虚者，外虽痞坚，而中无结聚，即水去气行而愈；其实者，中实有物，气暂行而复聚，故三日复发也。去石膏加芒硝者，魏伯乡云：以其既散复聚，则有坚定之物留作包囊，故以坚投坚，而不破者，即以软投坚而即破也。加茯苓者，亦引饮下行之用耳。

邹润安曰：防己之茎如木，故名木防己，后世以其出汉中，因又名汉防己，非二物也。如仲圣但以防己名汤，则曰木防己汤，连他物以名汤，则除去木字以便称谓耳。后人以茎为木，以根为汉，及治风治水之分，均属臆断。

[76] 藿香正气散

厚朴　陈皮　桔梗　白术　半夏各二两　大腹皮换槟榔亦可，或用苍术　白芷　茯苓　苏叶　藿香各三两　甘草炙，一两

为粗末，每服三钱，姜三片，枣一枚，煎热服。【汪按：《兰台轨范》无白术。】

[77] 不换金正气散

苍术泔浸，去皮，麻油拌，炒黄，四两　厚朴去皮，姜汁炒　陈皮去白　甘草炙，各三两　藿香　半夏各二两

为粗末，每服三钱，水煎温服。或加香豉。

雄按：二方皆治风寒外感，食滞内停，或兼湿邪，或吸秽气，或伤生冷，或不服水土等证，的是良方。若温暑热证不兼寒湿者，在所切禁。今人谓其统治四时感证，不审病情，一概乱用，殊可笑也。

[78] 六和汤

香薷二两　人参　茯苓　甘草炙　扁豆　厚朴姜制　木瓜　杏仁去皮、尖　半夏各一钱藿香　砂仁炒，研，各六分　生姜三片　大枣一枚

水煎，热服。一方无香薷，有白术。【汪按：宜用香薷，为暑月受凉闭汗，故表之也。】

雄按：此亦治暑月外感风寒，内伤生冷之剂，香薷饮之方不一，主治略同，皆非治暑之药也，用者辨之。

[79] 五积散

苍术　厚朴　陈皮　甘草　麻黄　桂枝　炮姜　半夏　茯苓　枳壳　桔梗　芍药当归　川芎　白芷　生姜　葱白

为粗末，每服三钱，水煎服。【汪按：麻黄亦为闭汗而设。】

雄按：此治外受寒湿，内挟冷食之剂。

[80] 益黄散

陈皮　青皮下食，入太阴之仓　**丁香**去脾胃中寒。各二钱　**诃子肉**五钱，能开胃消食止痢　**甘草**炙，三钱

为末，每服一二钱，水煎。钱仲阳用治脾土虚寒，呕吐泄泻。【汪按：徐洄溪谓诃子肉水煎涩难入口，此方似宜末服，不必水煎。】

[81] 又益黄散

人参　陈皮去白，各一钱　**黄芪**二钱　**生甘草　炙甘草**各五分　**芍药**七分　**黄连**少许

为末，每服二钱，水一杯，煎五分服。李东垣用治慢脾风。

[82] 星附六君汤

即六君子汤四君子加陈皮、半夏是也。**加制南星　白附子。**

附：连香饮缺　俟考。

雄按：本论主治热气深伏，烦渴呕逆，必以黄连之苦降泄热为君，或谓即香连丸，则木香与火升作呕者，非所宜也。若寒呕，则石莲丁香饮甚妙。

[83] 黄连竹茹橘皮半夏汤

药即汤见。

雄按：此方于橘皮竹茹汤去生姜之温，甘草之甘，加黄连之苦寒，以降诸逆冲上之火。半夏之辛开，以通格拒抟结之气，用治呕哕，其效如神。

［84］来复丹

太阴元精石　舶上硫黄　硝石各一两，用硫黄为末，微火炒结成砂子大　橘红　青皮去白

五灵脂澄去砂，炒令烟尽，各二钱

为末，醋糊丸，豌豆大，每服三十丸，白汤下。

［85］七香饼

香附　丁香皮各一两二钱　甘松八钱　益智仁六钱　砂仁　蓬术　广皮各二钱

为末，神曲糊调匀，捏成饼子，每重一二钱，干之，用时杵碎，水煎服。

［86］平胃散

茅山苍术去粗皮，米泔浸，五两　紫厚朴去皮，姜汁炒　陈皮去白，各三两二钱　甘草

炙，二两

为末，每服二钱，水一盏，姜一片，同煎七分，温服。

柯韵伯曰：《内经》以土运太过曰敦阜，其病腹满；不及曰卑监，其病留满痞塞。三承气汤调胃土之敦阜，此方平胃土之卑监也。培其卑者而使之平，非削平之谓，犹温胆汤用凉剂而使之温，非用温之谓也。

雄按：柯氏此论，虽已超越前贤，而义犹未畅也。三承气汤调胃土之敦阜，是矣。若卑监者，乃是脾德有惭，土不胜湿，健运失职，阳气不升，非胃病也。夫脾字从卑，原为阴土，其性恶湿，燥补相宜，既知脾湿去而不滞，脾得补而健运，则是方也，乃调脾土之卑监而名曰平胃者，以脾气健而升，则胃自平而降耳，本非削平之谓也。

［87］胃苓汤

即平胃合五苓也。

［88］桃核承气汤

桃仁五十个，去皮尖　大黄四两　甘草　桂枝　芒硝各二两

水七升，煮取二升半，去滓，内芒硝，更上火微沸，下火，先令温服五合，日三服，当微利。【徐云：微利则仅通大便，不必定下血也。】

徐洄溪曰：热甚则血凝而上于心包，故神昏而如狂，血得热而行，苟能自下，则

邪从血出，亦能自愈。但小腹急结，是蓄血见证，宜此主之。

邹润安曰：瘀血一证，《伤寒论》《金匮要略》论之最详。大凡已见热标，而无热证，脉无热象者，瘀也；有所阻应有所不通，有所阻而气化仍通者，瘀也；并无所阻而自谓若有所阻者，瘀也；有燥象而不渴，不应渴而反渴者，瘀也。盖气以化而行，血以行而化，气已行而结者犹结，则非气病，况血应濡而不濡，实非枯而似枯，是非有瘀，何由得此哉？【雄按：余治李氏妇崩后溺涩，暨顾氏妇产后小便不通，皆以瘀行而愈，可见病机多幻，虽圣人亦有所不能尽也。故许知可治毗陵贵妇，用桃仁煎而愈，古之人有行之者矣。王清任论病，专究瘀血，即叶氏所云病久入络，义皆本于仲景也。】

［89］白虎加桂枝汤

石膏一斤　知母六两　甘草炙，二两　粳米二合　桂枝三两，锉

每服五钱，水一盏半，煎至八分，去滓，温服，汗出愈。

邹润安曰：或问桂枝与白虎，寒热天渊，安可兼用？且论中谆谆以表不解禁用白虎，既可兼用，则何不加此，而必待表解乎？曰：表不解不可与白虎条，上文言脉浮发热无汗乃麻黄证，非特不得用白虎，且不得用桂枝矣。白虎证者，脉大也，汗出也，烦渴欲饮水也，三者不兼即非是。今云其脉如平，身无寒但热，时呕，皆非白虎证，亦未必可用桂枝。特既与白虎，则三者必具，再加骨节烦疼之表，则无寒不得用柴胡，有汗不得用麻黄，热多又不得用附子，不用桂枝和营通络而谁用者？且古人于病有分部，非如后世多以阴阳五行生克为言。【雄按：因此遂成议药不议病之世界，积重难返，奈何？】伤寒有伤寒用药之例，温疟有温疟用药之例。盖伤寒自表入里，故有一毫未化之寒，即不可与全入者并论；温疟自内出外，里既全热，但有骨节烦疼一种表证，即不得全认为热而单用白虎，故必兼桂枝使之尽化，而顷刻致和矣。

［90］四兽饮

即六君子汤加草果为散，每服四五钱，生姜三片，盐少许，乌梅一个，水煎服。

［91］露姜饮

人参　生姜等分

阴阳水煎，去滓，露一宿，再煎数沸，温服。

叶香岩曰：疟疾之发，由于受暑者多，若骤用温补截之，为害不浅。松江赵嘉柱疟发数次，用此法变血痢而死。【雄按：此方必邪衰正馁而缠绵不已者，始可用以截之。白露降而炎暑消，故取秋露以涤余邪，若秋前露自地升，不能取也。】

[92] 鳖甲煎丸

鳖甲十一分，炙　乌扇即射干，烧　鼠妇熬　干姜　黄芩　大黄　桂枝　石韦去毛　厚朴　紫葳　阿胶各三分　柴胡　蜣螂熬，各六分　芍药　牡丹皮　䗪虫熬[1]，各五分　葶苈熬　半夏　人参各一分　瞿麦　桃仁各二分　蜂窠四分，炙　赤硝十二分

为末，取煅灶下灰一斗，清酒一斛五斗，浸灰俟酒尽一半，著鳖甲于中，煮令泛烂如胶膝，绞取汁，内诸药煎，为丸如梧子大，空心服七丸，日三服。【雄按：凡用介类之药入丸剂，皆当仿此圣法，庶无流弊】。

王晋三曰：鳖甲煎丸，都用异类灵动之物，若水陆飞潜、升者降者、走者伏者，咸备焉。但恐诸虫扰乱神明，取鳖甲为君守之，其泄厥阴破癥之功，有非草木所能比者。阿胶达表息风，鳖甲入里守神，蜣螂动而性升，蜂房毒可引下，䗪虫破血，鼠妇走气，葶苈泄气闭，大黄泄血闭，赤硝软坚，桃仁破结，乌扇降厥阳[2]相火，紫葳破厥阴血结，干姜和阳退寒，黄芩和阴退热，和表里则有柴胡、桂枝，调营卫则有人参、白芍，厚朴达原劫去其邪，丹皮入阴提出其热，石韦开上焦之水，瞿麦涤下焦之水，半夏和胃而通阴阳，灶灰性温走气，清酒性暖走血。统而论之，不越厥阴、阳明二经之药，故久疟邪去营卫而著脏腑者，即非疟母，亦可借以截之。《金匮》惟此方与薯蓣丸药品最多，皆治正虚邪著久而不去之病，非汇集气血之药，攻补兼施，未易奏功也。【雄按：有形癥瘕，按之不移者，即非疟母，可借以缓消。】

[93] 六神汤

即四君子汤加山药、扁豆。【雄按：二陈汤去甘草，加旋覆花、石菖蒲、胆南星，亦名六神汤，治颠狂昏厥，诸痰证极效。】

---

〔1〕熬：原作“热”，据崇文书局本改。
〔2〕阳：中医书局本作“阴”，可参。

[94] 三黄汤

黄连酒煮　**黄芩**酒炒　**大黄**酒浸，各等分。《金匮》倍大黄，名泻心汤

麻沸汤二升渍之，须臾绞去滓，分温再服，为末，炼白蜜丸，梧子大，名三黄丸。去大黄，加黄柏等分煎，名金花汤。更加栀子，名栀子金花汤即黄连解毒汤。**为末，蜜丸名金花丸。金花汤为末蜜丸，名三补丸。三黄丸加黄柏等分，滴水丸，名大金花丸。**

张石顽曰：金花汤止芩、连、柏三味，作丸名三补金花丸，较汤多栀子，作汤名解毒，更加大黄则名大金花汤。汤丸虽异，功用不殊，但取急攻则用汤，缓祛则用丸，微有区别耳。

[95] 甘露消毒丹一名普济解毒丹

飞滑石十五两　**绵茵陈**十一两　**淡黄芩**十两　**石菖蒲**六两　**川贝母**　**木通**各五两　**藿香**　**射干**　**连翘**　**薄荷**　**白豆蔻**各四两

各药晒燥，生研细末见火则药性变热，**每服三钱，开水调服，日二次。或以神曲糊丸，如弹子大，开水化服，亦可。**

雄按：此治湿温时疫之主方也。"六元正纪"：五运分步，每年春分后十三日交二运征，火旺天乃渐温。芒种后十日交三运宫，土旺地乃渐湿。温湿蒸腾，更加烈日之暑，铄石流金，人在气交之中，口鼻吸受其气，留而不去，乃成湿温疫疠之病，而为发热倦怠，胸闷腹胀，肢酸咽肿，瘢疹身黄，颐肿口渴，溺赤便闭，吐泻疟痢，淋浊疮疡等证。但看病人舌苔淡白或厚腻，或干黄者，是暑湿热疫之邪尚在气分，悉以此丹治之立效，并主水土不服诸病。【汪按：普济消毒饮用芩、连、陈皮、元参、连翘、甘、桔、升、柴、马勃、鼠粘、薄荷、板蓝根、僵蚕，或加人参、大黄，今附载。】

[96] 神犀丹

乌犀角尖磨汁　**石菖蒲**　**黄芩**各六两　**真怀生地**冷水洗净，浸透，捣绞汁　**银花**各一斤，如有鲜者，捣汁用尤良　**粪清**　**连翘**各十两　**板蓝根**九两，无则以飞净青黛代之　**香豉**八两　**元参**七两　**花粉**　**紫草**各四两

各生晒研细忌用火炒，**以犀角、地黄汁、粪清和捣为丸**切勿加蜜，**如难丸可将香豉煮烂，每重三钱，凉开水化服，日二次，小儿减半。如无粪清，可加入中黄四两，研入。**

雄按：温热暑疫诸病，邪不即解，耗液伤营，逆传内陷，痉厥昏狂，谵语发瘛等证，但看病人舌色干光，或紫绛或圆硬，或黑苔，皆以此丹救之。若初病即觉神情昏躁而舌赤口干者，是温暑直入营分，酷暑之时，阴虚之体，及新产妇人，患此最多，急须用此，多可挽回，切勿拘泥日数，误投别剂，以偾事也。兼治痘瘄毒重，夹带紫斑危证，暨痘疹后余毒内炽，口糜咽腐，目赤神烦诸证。方中犀角为君，锉而煎之，味极难出，磨则需时，缓不及待，抑且价昂，非贫人所能猝办，有力者预为合就施送，则患者易得，救活必多，贫者重生，阴功亦大，或存心之药铺，照本制售，亦方便之一端也。

［97］温胆汤

竹茹　枳实　半夏各一两　**橘红**一两五钱　**茯苓**七钱　**甘草**炙，四钱

每服四五钱，生姜一片，红枣一枚，水一钟五分，煎七分服。

罗东逸曰：胆为中正之官，清静之府，喜宁谧，恶烦扰，喜柔和，不喜壅郁。盖东方木德，少阳温和之气也，是以虚烦惊悸者，中正之官以熇热而不宁也；热呕吐苦者，清静之府以郁久而不谧也；痰气上逆者，土家湿热反乘，而木不得遂其条达也。如是者，首当清热，及解利三焦。方中以竹茹清胃脘之阳，而臣以甘草、橘、半，通胃以调其气，佐以枳实，除三焦之痰壅，使以茯苓平渗，致中焦之清气，且以驱邪，且以养正。三焦平而少阳平，三阳正而少阳正，胆家有不清宁而和者乎？和即温也，温之者，实凉之也。晋三亦云：胆气退热为温，非谓胆寒而温之也。【雄按：此方去姜、枣，加黄连，治湿热挟痰而化疟者甚妙，古人所未知也。】

［98］麻黄杏仁甘草石膏汤

药即汤见。

张石顽曰：此大青龙汤去桂枝，越婢汤加杏仁也。【雄按：彼二方有姜、枣。】专祛上焦湿热痰气，与苓桂术甘汤互发，彼藉苓、术专祛心下之支饮，此藉石膏专祛膈上之湿热也。【汪按：此语可商。石膏除热，非祛湿之品也。】

尤在泾曰：汗出而喘，无大热者，其邪不在经腠而在肺中，故非桂枝所能发。麻、杏辛甘入肺，散邪气。肺被邪郁而生热，石膏辛寒入肺，除热气。甘草甘温安中

气，且以助其散邪清热之用，乃肺脏邪气发喘之的剂也。

又曰：大青龙主散表寒而兼清里热，故麻黄多于石膏。此清肺热而兼散肺邪，故石膏多于麻黄。

[99] 白头翁汤

白头翁二两　秦皮　黄连　黄柏各三两

水七升，煮取二升，去滓，温服一升。

柯韵伯曰：三阴俱有下利证，自利不渴者属太阴，是脏有寒也。自利渴者属少阴，以下焦虚寒，津液不升，故引水自救也。惟厥阴下利属于热，以厥阴主肝而司相火，肝旺则气上撞心，火郁则热利下重，湿热秽气奔迫广肠，魄门重滞而难出，《内经》云暴注下迫者是矣。脉沉为在里，弦为肝脉，是木郁之征也。渴欲饮水，厥阴病则消渴也。白头翁临风偏静，长于驱风，用为君者，以厥阴风木，风动则木摇而火旺，欲平走窍之火，必宁摇动之风；秦皮木小而高，得清阳上升之象为臣，是木郁达之，所以遂其发陈之性也；黄连泻君火，可除上焦之渴，是苦以发之；苦柏泻相火，可止下焦之利，是苦以坚之也。治厥阴热利有二：初利用此方以升阳散火，是谓下者举之，寒因热用法；久利则用乌梅丸之酸以收火，佐以苦寒，杂以温补，是谓逆之从之，随所利而行之，调其气使之平也。【雄按：徐氏亦云乌梅丸治久痢之圣方也。】

[100] 缩脾饮

缩砂仁　乌梅肉　草果仁煨　甘草炙，各四两　干葛　白扁豆各二两

每服四钱，水一碗，煎八分，水澄冷服以解烦，或欲温欲热，任意服。

雄按：脾为阴土，喜燥而恶湿，贪凉饮冷，则脾阳为湿所滞，而缓纵解佚，不能宣运如常矣。故以砂仁、草果快脾而去其所恶之湿，臣以甘草、扁豆甘淡以培其正气，即佐葛根、乌梅，一以振其敷布之权，一以缩其缓纵之势，况梅能生液，湿去津生，最为可法。

[101] 三甲散

鳖甲　龟甲并用酥炙黄，为末，各一钱。如无酥，各以醋炙代之　穿山甲炒黄，为末　蝉蜕洗净，炙干　白僵蚕切，生用　牡蛎煅为末　当归各五分　白芍酒炒，七分　甘草三分　䗪虫三个，

干者擘碎，鲜者杵烂，和酒少许，取汁入汤药同服，其淬入诸药同煎

水二钟，煎八分，滤去淬，温服。

雄按：此方从《金匮》鳖甲煎丸脱胎。

[102] 白虎加苍术汤

即白虎汤去麦冬，加苍术一味。

叶香岩曰：知母气味苦寒，入足阳明；甘草气味甘平，入足太阴；石膏气味辛寒，入手太阴、足阳阴；苍术气味苦辛温，入足太阴；粳米气味甘平，入手足太阴。此治暑湿相搏而为湿温病者，以苦寒辛寒之药清其暑，以辛温雄烈之药燥其湿，而以甘平之药缓其中，则贼邪正邪皆却，病自安矣。

[103] 清暑益气汤

人参　黄芪　白术　广皮　神曲　泽泻各五分　**苍术　升麻**各一钱　**麦冬　炙草葛根　当归　黄柏**各二分　**青皮**二分半　**五味子**九粒

水二盏，煎一盏，去淬，温服。【雄按：《治法汇》止用参、芪、术、草、归身、橘皮、五味、麦冬、黄柏九味，加姜、枣。汪按：东垣此方，洄溪已讥其用药杂乱，此去苍术、升麻、葛根是矣，然犹不免近杂。用此方者，加减尚宜斟酌。】

王晋三曰：此治膏粱之体，因避暑而袭凉饮冷，内伤脾胃，抑遏真阳之剂，故方中以清解与补益兼施。

尤拙吾曰：元气本虚，而又伤于暑湿，以致四肢倦怠，精神短少，懒于动作，胸气短促，不思饮食，脉浮缓而迟者。【雄按：其脉如是，乃气虚湿盛兼吸微暑也，可用此方。若体实脉盛，或虽虚而不甚，及津涸烦渴多火者，则不可混投也。雄按：《湿热病篇》第三十八条后余有清暑益气法，可用也。汪按：梦隐所定清暑益气方，用西洋参、石斛、麦冬、黄连、竹叶、荷杆、知母、甘草、粳米、西瓜翠衣十味，较东垣之方为妥，然临证尚宜加减斟酌。又按：伤暑倦怠，投参、麦、五味立效，然必审其无外感者，若有暑邪，投之其危立至，不可不慎也。】

雄按：东垣专事升阳，徐洄溪、章杏云皆深非之。此方亦从补中益气加味，魏柳洲云：补中益气汤为东垣治内伤外感第一方，后人读其书者，鲜不奉为金科玉律，然不知近代病人类多真阴不足，上盛下虚者十居八九，即遇内伤外感之证，投之辄增

剧，非此方之谬，要知时代禀赋各殊耳。陆丽京尝言阴虚人误服补中益气，往往暴脱，司命者审诸今人吸烟者多，阴液既已耗伤，痰气极易升逆。按丹溪云：素无痰者，服升、柴不致满闷。孙文垣云：《经》谓升降浮沉必顺之。又曰：天时不可伐。虽宜升提之病，而冬之闭藏，实为春令发生之本，天人一理。若不顾天时，而强用升提之法，是伐天和而泄元气，根本既亏，来春何以发生？此等至理，皆不可不知也。余谓东垣立方，命名本错，设当时立此培中举陷之法，名曰补中升气汤，则后人顾名思义，咸知其为升剂矣。原以升药举陷，乃既曰补中，复云益气，后人遂以为参、术得升、柴，如黄芪得防风，而功愈大，既能补脾胃之不足，又可益元气之健行，凡属虚人，皆堪服饵，而忘其为治中虚兼外感之方。再经立斋之表章，每与肾气丸相辅而行，幸张会卿一灵未泯，虽好温补，独谓此方未可浪用，奈以卢不远之贤，亦袒新甫，甚矣积重之难返也。惟叶天士谓立斋用药，每执死法，未免有不中肯綮者。【汪按：洄溪亦以立斋为庸医之首。】

[104]生脉散

方见《湿热病篇》第三十九条。

[105]香薷饮　四味香薷饮　黄连香薷饮　五物香薷饮　十味香薷饮

并见《湿热病篇》第四十条。

[106]真人养脏汤

人参　白术炒焦，各钱半　**肉桂　诃子肉　木香　肉豆蔻　罂粟壳**各五分

水煎，温服。一方有白芍、甘草，甚者加附子五分。

雄按：此治久泻而脾肾虚寒，脏气不摄之方也。【汪按：此方诃子肉、罂粟壳并用，较益黄散更涩，亦宜末服，不宜煎服。又按：此方必纯属虚寒者方可用，若用以治暑热之痢，则必噤口告危，杀人如草矣。】

[107]冷香饮子

附子炮　**陈皮　草果**各一钱　**炙甘草**一钱五分　**生姜**五片

水一钟，煎滚即滤，井水顿冷服。

雄按：此方与大顺散皆治阴寒冷湿之气客于太、少二阴而为霍乱吐、下之方也。

多由畏热而浴冷卧风，过啖冰瓜所致，乃暑月之中寒证，非病暑也。若痢疾门中可用此方之证，甚属罕见，苟谛审未确，切须慎之，万一误投，噬脐奚及！洄溪云：如有暑邪者，姜断不可用，虽佐芩、连，不可救也。况姜、附同用，而无监制之品者乎？俞东扶云：昔罗谦甫治商参政与完颜小将军二案，俱用热药，俱不名曰暑病。又吴球治远行人一案，虽在暑月，直曰中寒，盖恐后世误以热药治暑，特举病因以称之，可谓名正言顺矣。盖寒暑者，天地一定之阴阳，不容混淆，隆冬既有热病，盛夏岂无寒病？故辨证为医家第一要务，辨证既明，自然不惑于悠悠之谬论，而无倒行逆施，遗人夭殃之虑矣。

[108] 败毒散

羌活　独活　柴胡　前胡　川芎　枳壳　桔梗　茯苓　甘草　薄荷

为细末，每服二钱，水一盏，煎七分，温服，或沸汤点服亦得。【雄按：此即《活人》本方去人参、姜，加薄荷。】

余师愚曰：此足三阳药也。羌活入太阳而理游风；独活入太阴而理伏邪，兼能除痛。柴胡散热升清，协川芎和血平肝，以治头痛目昏。前胡、枳壳降气行痰，协桔梗、茯苓以泄肺热而除湿消肿。甘草和里。更以薄荷为君，取其清凉气味皆薄，疏导经络，表散能除高巅邪热。方名败毒，良有以也。疫证初起，服此先去其爪牙，【雄按：爪牙者，表邪之谓也，无表邪者，不可用也。】使邪不盘踞经络，有斑即透，较升、葛、荆、防发表多多矣。如口干舌燥，加黄芩；喉痛加山豆根，倍甘、桔。【雄按：虽加苦寒之品，终嫌升散，必恶寒无汗者始可用也。】古方引用生姜，生姜性太热，与疫证不宜，以葱白易之可也。

雄按：喻氏论疫，推服此方为第一，极言其功效之神，后人从而和之。然羌、独、柴、芎类属温升，考《活人书》治伤寒瘟疫，风湿风眩，拘踡风痰，头痛目眩，四肢痛，憎寒壮热，项强睛疼，则所治者，原是风寒湿障杂感之伤寒瘟疫，并非兼治暑燥之病者。余氏因熊氏先剪爪牙之说，遂谓温热之疫，初起亦当先服此方，虽每服二钱，尚是小剂，但必外挟风寒湿之表邪者，始为合拍，否则热得风而愈炽，能无亢逆之忧乎？惟桔梗汤[52]最为中彀，用者审之。

[109] 清瘟败毒饮

生石膏大剂六两至八两，中剂二两至四两，小剂八钱至一两二钱　**小生地**大剂六钱至一两，中剂三钱至五钱，小剂二钱至四钱　**乌犀角**大剂六钱至八钱，中剂三钱至五钱，小剂二钱至四钱　**真川连**大剂四钱至六钱，中剂二钱至四钱，小剂一钱至一钱半　**栀子　桔梗　黄芩　知母　赤芍　元参　连翘　甘草　丹皮　鲜竹叶**

先煮石膏数十沸，后下诸药，犀角磨汁和服。

此十二经泄火之药也。凡一切火热，表里俱盛，狂躁烦心，口干咽痛，大热干呕，错语不眠，吐血衄血，热甚发癍，不论始终，以此为主方。盖癍疹虽出于胃，亦诸经之火有以助之，重用石膏，直入胃经，使其敷布于十二经，退其淫热。佐以黄连、犀角、黄芩，泄心肺火于上焦。丹皮、栀子、赤芍，泄肝经之火。连翘、元参，解散浮游之火。生地、知母，抑阳扶阴，泄其亢甚之火而救欲绝之水。桔梗、竹叶，载药上行。使以甘草和胃，此大寒解毒之剂。重用石膏，则甚者先平，而诸经之火自无不安矣。若疫证初起，恶寒发热，头痛如劈，烦躁谵妄，身热肢冷，舌刺唇焦，上呕下泄，六脉沉细而数，即用大剂；沉而数者，即用中剂；浮大而数者，用小剂。如斑一出，即加大青叶，并少佐升麻四五分，引毒外透，此内化外解，浊降清升之法，治一得一，治十得十，以视升提发表而加剧者，何不俯取刍荛之一得乎。【雄按：观此说则初起不必用剪爪牙之法也。又秦皇士治斑，用升麻、黄连、生地、丹皮、甘草、木通，名升麻清胃汤，轻清凉血，亦是透化斑疹之妙法，误食荤腥者，加山楂、砂仁。】乾隆甲申，余客中州，先君偶染时疫，为群医所误，抱恨终天，曷其有极！思于此证，必有以活人者，公之于世，亦以稍释余怀。因读本草，言石膏性寒，大清胃热，味淡气薄，能解肌热，体沉性降，能泄实热，恍然大悟，非石膏不足以治热疫，遇有其证，辄投之，无不得心应手，三十年来，颇堪自信，活人所不治者，笔难罄述。然一人之治人有限，因人以及人无穷，因著为《疫疹一得》，公之于世，使天下有病斯疫者，起死回生，咸登寿域，余心庶稍安焉。桐城余霖漫识。

吴种芝曰：甲寅夏，久无雨，暑气盛行，人多疾病，病则必死，医家齐束手不治。师愚辄予以石膏、黄连等剂，无不立效，其得之则生，不得则死者，不可更仆数。而余门下奎氏兄弟，一存一天，尤属明征。然存活日多而谤者日益众，谓师愚非石膏不立剂，是诬人，甚至以谤师愚之故，并谓石膏为断不可用，岂不更诬药哉？诬人既已不可，诬药而愚者信焉，妄者传焉，虽遇热证凶危，仍以柴、葛当之，不效则投以丹、芩，又不效则投以人参、桂、附。【雄按：粗工伎俩，大率如此。】至于一误再误，死而后已，医者犹诩诩得意曰：非我也，命也。是以谤师愚之故，而累及无辜，置人之生死于弗顾也，岂不大可叹哉！

庄制亭曰：此方分两太重，临证时不妨量裁一二味，或减轻分两，如石膏由三五钱以至二三两，皆可取效。【汪按：石膏体重，若止用三五钱，似嫌太少。】

雄按：余君治祁某案后云：此方医家不敢用，病家不敢服，甚至药肆不敢卖，有此三不敢，疫证之死于误者，不知凡几。纪文达公于癸丑年曾目击师愚之法，活人无算，而谓其石膏有一剂用至八两，一人服至四斤，因而疑为司天运气所值，未可执为通例。余氏书中，亦罗列运气之说，然则甲子、甲申、戊子、丙午、癸丑、甲寅等年岁运并不同，何以案中治法皆同乎？此司天在泉之不可泥，但察其时之旱潦，见证之宜否为可凭也。道光中归安江笔花治一时疫发痧，用石膏至十四斤而痧始透，盖深得师愚之法者。而王予中太史《白田集》有"石膏辨"云：目击受石膏之害者甚多，深以缪仲淳、袁体庵为不可法。贤者尚尔，无怪乎庸耳俗目之谤师愚也。夫停食不消，因而致死者多矣，岂可归罪于五谷？以为神农、后稷作俑，而令天下人辟谷耶？况物性之中和，莫如谷矣，而霍乱、痧胀，一口米汤下咽即难救治。盖一病有一病之宜忌，用得其宜，硝、黄可称补剂，苟犯其忌，参、术不异砒、硇，故不可舍病之虚实寒热而不论，徒执药性之纯驳以分良毒也。补偏救毙，随时而中，贵于医者之识病耳。先议病后议药，中病即是良药。【汪按：凡药能治病者，误用即能杀人，参、术与硝、黄无异也，贵于中病而已。乃世人无病者偏好服药，及有病又不议病而议药，医者欲其道之行，藉以谋生，相率阿世取容，偶有特立之士，力排众论，别出心裁如师愚者，且群目为怪物矣。欲求医学之昌明，何可得乎？此数语乃医者之良箴，处方之轨范，吾愿世之医人，取而三复之。】然读书以明理，明理以致用，苟食而不化，则粗庸偏谬，贻害无穷，非独石膏为然矣。搢绅[1]先生博览之余，往往涉猎岐黄家言，或笔之于书，或参赞亲友之病，世人因信其知儒，遂并信其知医，孰知纸上谈

〔1〕搢（jìn 晋）绅：古称官宦为搢绅。

兵，误人不浅，吕晚村是其尤者也。安得如徐洄溪者，一一而砭之哉。【汪按：洄溪有涉猎医书误人论，言皆切中，可以垂戒，而《医贯砭》一书，尤极有功于医学，无如世之庸耳俗目推尊晚村者，终不肯信也。可叹！】

[110] 锡类散

象牙屑焙 **珍珠**各三分 **飞青黛**六分 **梅花冰片**三厘 **壁钱**俗名喜儿窠，二十个，用泥壁上者，木板上者勿用 **西牛黄** **人指甲**男病用女，女病用男，分别合配。各五厘

研极细粉，密装瓷瓶内，勿使泄气。专治烂喉时证，及乳蛾牙疳，口舌腐烂，凡属外淫为患，诸药不效者，吹入患处，濒死可活。

雄按：此方尤鹤年附载于《金匮翼》，云张瑞符传此救人而得子，故余名之曰锡类散，功效甚著，不能殚述。

[111] 朱砂安神丸

透明朱砂另研 **黄连**各五分 **生地**三钱 **当归** **甘草**各二钱

为细末，酒泡蒸饼丸，如麻子大，即以朱砂为衣，每服三十丸，卧时津液咽下。

叶仲坚曰：经云：神气舍心，精神毕具。又云：心者生之本，神之舍也。且心为君主之官，主不明则精气乱，神太劳则魂魄散，所以寤寐不安，淫邪发梦，轻则惊悸怔忡，重则痴妄颠狂。朱砂具光明之体，赤色通心，重能镇怯，寒能胜热，甘以生津，抑阴火之浮游，以养上焦之元气，为安神之第一品。心苦热，配黄连之苦寒泻心热也。更佐甘草之甘以泻之。心主血，用当归之甘温归心血也。更佐地黄之寒以补之。心血足则肝得所藏而魂自安，心热解则肺得其职而形自正也。

[112] 集灵膏

人参 **枸杞子**各一斤 **天冬** **麦冬** **生地** **熟地**各二十八两 **怀牛膝**（酒蒸）四两

甜水砂锅熬膏。将成加炼，白蜜六两，滚数沸收之，白汤或酒调服。

雄按：先大父云：此方始见于《广笔记》，云出内府。又载于《治法汇》，而无牛膝，方后注血虚加当归四两，脾弱加白术四两或半斤，且云治一切气血两虚，身弱咳嗽者，罔不获效。凡少年但觉气弱倦怠，津液少，虚火上炎急宜服之。后惟魏玉横善用此方，《续名医类案》内极著其功效，实即人参固本加味也。或又加仙灵脾。余

谓峻滋肝肾之阴，无出此方之右者。若兼带下遗精者，宜去牛膝，加黄柏；大便易滑者，亦去牛膝，重加生薏仁。《理虚元鉴》治劳嗽，用本方去人参、牛膝，加元参、甘桔。

[113] 麦冬汤

麦冬_{一两}　炙甘草_{二两}　鲜竹叶_{十五瓣}　北枣肉_{两枚}

为细末，每服五钱，粳米汤盏半，煎至一盏，温服。不能服者，绵渍点口中，如加人参更妙。

雄按：此海藏方也。即《金匮》麦门冬汤去半夏，加竹叶，治房劳复之气欲绝者，服之大效。然《外台》于此证主一味竹皮汤，以竹皮坚韧，能固气液之脱而清虚火，方中似不可缺。又枸杞子纯甘多液，能补精神气血之耗伤，凡气喘吸促根蒂欲漓者，可加入两许，殊胜人参、熟地也。即不因房劳而气液两亏，不能受重剂峻补者，余亦用此法接续其一线之生机，每多获效。推而广之，可以养心营，可以润肺燥，【汪按：嗽证肺虽虚而尚有邪者，麦冬究宜慎用。】可以缓肝急，可以补脾阴，其用多矣。宜易其名曰小复脉汤。

跋

　　海昌有隐君子焉，曰王先生，抱道在躬，以医济世。始寓于杭时，予甫髫年，即闻其活人无算，顾以童子无知，未敢轻谒。既而先生回籍，复遨游杭、禾诸处，所至人咸景仰，名震吴越间。予益以道阻且长，未克待教为憾。今年与秀水庄君眉仙共事申江乐数晨，夕见其案头有先生大著《温热经纬》，展读未竟，会先生来访庄君，遂得亲承道范，十余年来渴慕之忱于以稍慰。且知先生亦以避难僦居于沪，自此可常得追随，洵不仅一时之欣幸也。

　　　　　　　　　　同治二年夏五月仁和后学唐文溶谨跋[1]

---

〔1〕海昌有隐君子……唐文溶谨跋：原无此段文字，据崇文书局本补。

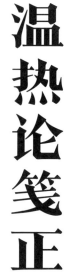

温热论笺正

◎ 清·叶桂　　　　述

◎ 民国·陈光淞　　笺正

提　要

　　《温热论笺正》，清·叶桂（天士）述，民国陈光淞笺正，本书不分卷，是陈光淞对叶桂《温热论》集诸家之说进行的注解。

　　所谓"笺正"者，"笺叶氏之旨而正诸家之失也"，即取王士雄氏《温热经纬》所注《温热篇》，为考订旧闻，正其谬误，循流溯源，务使曲畅旁通，各极其趣。陈光淞对叶桂《温热论》甚为折服，认为"其天资高迈，学术纯粹，非宋元以后作者可及"，但虑其忙于临床，无暇著书，所著《温热论》乃学生所记，又经年久，恐学术失传，故为其笺正。其医理部分的注释，取王士雄、章楠所论为主，补以《内经》、张仲景、刘完素，以及朱震亨、尤在泾诸家，其方药部分取吴鞠通《温病条辨》方为主，大多只给出药物组成，以示大意。陈氏个人意见，以按语的方式给出，堪称是此类著作中很有特色的一种。

　　此书的特点是就学术论学术，对其所引用的各家评论比较公允，不带偏见。遇精彩处，赞赏之情溢于字里行间；遇不足处，也不避批评之语。比如，关于癍疹之属于虚者，他十分赞赏章虚谷的注解，认为："章氏实火误补亦死之语，足补此篇之阙。"关于"通阳不在温，而在利小便"，他又对二家注解均不以为然："章虚谷、王孟英之说，均无分晓。"有时他会对各家所言做出比较，如评章虚谷、王士雄二家对绛舌的注解，他说："章虚谷注：纯绛鲜泽者，言无苔色，则胃无浊结，而邪已离卫入营，其热在心包也。若平素有痰，必有苔色。王孟英谓绛而泽者，虽为营热之征，实因有痰，故不甚干燥。问苦胸满者，尤为痰据，不必有苔，菖蒲、郁金即为此设。若竟无痰，必不甚泽。按：王说颇有经验，胜于章氏。"他还以按语的形式提出自己对温热的认识。如认为"逆传"乃指温邪由浅入深而言；"透癍之法，不外凉血清热，甚者下之，所谓炀灶减薪，去其壅塞，则光焰自透。"陈氏将《温热论》分为二十四节（因其误标第三节为第四节，故实为二十三节。），于每节之后，总结此段的大意，显示了陈氏独到的见解。如对"大凡看法，卫之后方言气，营之后方言血"，一段总结说："言温邪传入之次第，而出其治法。学者循其序而察之，而不必泥也。"

本次校点采用上海扫叶山房初版石印本（1916年）为底本。以1936年世界书局《珍本医书集成》铅印本为主校本。由于其原文来自于王孟英《温热经纬》，故以同治二年（1863年）《温热经纬》本为他校本。

曹　序

医者，古圣人通神明之德，不忍生民罹于五行六沴之患气，而为之术以救其死而遂其生者也。由斯道者，必先之以经籍，正之以师，法广之以闻见。心精力果，慎思明辨，乃克有济。医书如《灵》、《素》之穷源，《难经》之解经，《金匮》《伤寒》之证治，固已无源不浚，无流不通，第词简意深，不易贯阐。后此著作，浩如烟海。其脍炙人口者，如《千金》《外台》四大家书，各极其妙。而不善学者，每以古方今病，多半柄凿。以之治杂病，尚可循序研究。以之治时邪伏气，则朝夕变迁，安危反掌，可不求之有素乎？吾吴叶天士先生，才长学博，洞贯古今。所著如《本事方释义》《景岳发挥》《医案存真》《医效秘传》，及手批书，皆极精当。又及门所编《临证指南》，虽非尽出自先生手订，而精义所在，实先生有以启之。其尤切时用者，莫如先生口授温热病各法。相传谓于舟次所录，及门传钞，不无遗漏失序。后人编注，如《温热经纬》《温热赘言》及《吴医汇讲》所载，虽曲畅旁通，犹未尽蕴奥。今陈君根儒观察，复以《温热》一编，汇集精要，贯以己意，为之笺正，补当时之阙漏，作后学之楷模。书成，问序于余。余受而读之，服其好学之专，得师之正，而济人利物之心，无穷已也。余老不言医，自丁未奉召入都，戊申因病假归，杜门养疴，几及十年。学殖荒落，愧无所得。今读是书，不禁怦怦心动而幸论温热者之得所指归也。谬序于首，以志钦服。并希速付梨枣，以饷海内。是亦君子学道爱人无己之心也夫。

丙辰春初古吴曹元恒智涵甫识于兰雪书屋

序 例

早岁多病，读书之暇，偶检方书。得陈修园，见其书之多，以为其学之博也，从而讨焉，则支离穿凿，剽窃而成者也。复得徐灵胎，其学固远胜修园，然其言亦有验有不验。继乃尽启所藏，得《素问》、仲景以下书数千卷。凡论伤寒者，靡不览焉。而所见愈繁，所疑愈多，若涉大海，其无津涯，则又何所折衷也。遂弃去不复求。既而思之，古之良医，如周之扁鹊、仓公，秦之和缓，汉之淳于意、华佗之流，其著述绝见于世。华佗与仲景同时，当时华佗之名藉甚，仲景无所闻。其书晚乃稍出，华佗《中藏经》，寥寥数册，人且无知者。然则经验多与术之神者，或未必能著书。其著书者，类皆穷愁无聊，闭门造车，未能合辙者也。比官吴下，闻吴人言叶天士甚详，其术颇奇而可思，求其书，得其门人所述《临证指南》《医效秘传》数种。固所习见者，然试其术有验。益求其精，乃知其学实本余杭陶氏，旁及东垣子和丹溪，远绍河间而得其正。故能力辟余子，于湿温治法，独举标准，非嘉言、景岳诸人所能及。余平日之所疑者，亦一旦豁然贯通，而得其所宗。嗟乎！五运六气，万变无穷，生民之疾，宁有尽时。扪烛求日，其于光也固已远矣。比来笺注河间《原病式》，颇识此意。而因病施治，辄亦获效。阶梯所自，实赖叶氏。其先知先觉，继往开来者欤。惜其未暇著书，微言奥旨，仅散见于《本草经注》《景岳发挥》及所批陶氏《全生集》《女科经纶》、柯氏《伤寒》《金匮》与《医衡》等书者，人多忽诸。而《本事方释义》，绝少精意，犹恐为后人所托。至其门人学识未逮，多墨守所习，不能启问，尽其所长，阐其所闭，演其绪者。又皆闻一知一，莫能会通。遂使百有余年，其风渐微，其道将坠，心甚悯之。辄于暇时，即王士雄氏《温热经纬》所注《温热篇》，为考订旧闻，正其谬误，循流溯源，务使曲畅旁通，各极其趣。片言只字，必折其衷，不敢妄逞己意。沉潜反复，盖亦有年。名曰《温热论笺正》，笺叶氏之旨而正诸家之失也。然余之所学，亦闭门造车者。其与诸人，相去几何。且著书误人，古人所戒，医书尤甚。脱有不慎，后世宗之，贻祸无穷。是以数年以来，偶有所述，未尝示人。沧桑之变，与吾友李道士同居沪滨，道士鬻书而吾鬻医。穷困相同，寓居相接，时相往来。偶论温病，及于此书。

道士谓：自闷其术与贻误后学，其罪相等。因录写一通，复质之吾友曹仓洲部郎。部郎今之国工，不以为非，且序之，令速梓以问世，乃付石印。世有好学深思之士，匡余不逮，实所愿望。举例如下。

此篇相传天士游洞庭山，门人顾景文于舟中记当时所闻之语，其后及门传抄，遂颠倒错乱。世所传者，出华岫云、唐三烈两人。唐氏分二十一章，章虚谷注悉依唐本。王孟英《温热经纬》改从华本，作二十章，自谓依原论次序。按原本既非天士手定，舟中闲话，偶然论及，本无次序可循。今悉从病情原变、治法次第，列为先后，删其繁乱者三十八字，都为一卷，二十四节，三千六百七十九字。

此篇注释，诸家之说有可采者，首举其名，其后参以己意。或更有辨正者，加"按"字以别之；其于正义之外有足相发明者，加"〇"以别之。

遇论中宜用某某等药，辄详注其药性于下。其云某丸散汤，亦将其方详注。如云宜用某法，则采前人经验之方，附录于后。以便学者。间有未录，如承气汤等，以尽人皆知也。

原文顶格大书，注低一格。《温热经纬》已有先例，兹编仍之。

所据原文，系从《医要秘传》陆氏所辑者，各本互有增损之处，并采注于下。

所采诸家之说，有举其名，有仅举其氏与其书者，当时随笔偶录，故未一律，以无关宏旨仍之。

原文与注，并加点以分句读，省读者之目力，亦治经之盛事也。

昔淳于氏有言：人之所病病病多，医之所病病方少。而吾以为今之医者，却病方多。夫人之受病，犹白之受采。采五而已，然染者和之，则千变万化，虽有智巧，莫知所穷。人之肢体脏腑有定，而外之有五运六气之感，内之有饮食男女七情之伤，禀有强弱，地有高下，气有变迁，则其为病，虽有圣人，又恶能尽之以无尽之病，应之以有定之方？此执方治病者，所以凿枘不入也。论者不察，以为今人识浅，不能用古方。岂知古今之病，不复同也。自来著书者，喜多著方论，自炫其巧。入主出奴，反复辨难，自欺欺人，贻误后学，莫之为甚。夫病态万状，病情则一，执简御繁，自有至理。《内经》论病，河间著《原病式》，皆提纲挈领，不立一方，叶氏宗之。故于论中亦只言宜用某某等药，不立成方。此其天资高迈，学术纯粹，非宋元以后作者可及。昔

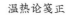
圣人作易以象万物，不能尽图万物于易之中，亦此道也。学者苟能潜心本论，博览古今之籍，穷源竟委，以期至于古人之域，则处病立方，得心应手，自有左右逢源之妙。奚事缀拾成方，奉为枕秘乎？此余笺论而不补方之意，特揭之以告学者。

乙卯冬至日赘道人识

温热论笺正

长州叶桂天士　述

萧山陈光淞根儒　笺正

吴县曹元恒智涵、仝男岳镇南笙　鉴定

温邪上受，首先犯肺，逆传心包。

"逆传"二字，纷纷聚讼。章虚谷谓：肺邪反传于心，金不畏火为逆。王孟英以《难经》从所胜来为微邪驳之，因引下文"三焦不得从外解，必致成里结"句。谓由上焦气分以及中下二焦者为顺传，以邪从气分下行为顺，入营分内陷为逆。苟无其顺，何以为逆？按："逆传"二字，见于陶氏《全生集》"伤寒传足不传手经论"。云阳邪传卫，阴血自燥，热入膀胱，壬病逆传于丙。叶氏"逆传"之说，当本诸此，以肺与膀胱同主表也。章、王二注均非。且病以退为顺，进为逆；由内达外为顺，由外入内为逆。温邪由卫入营，故云为逆。若三焦不得从外解，致成里结，由因循误治所致，由外入里，岂得谓顺？王氏之说，尤为强辨。又按：《叶氏医案·幼科·风温》中有足经顺传，如太阳传阳明，肺病失治逆传心包络之语，尤征其说出于陶氏。盖以邪归胃腑，可下而愈为顺也。

肺主气属卫，心主血属营。

此两句承上文言"逆传心包"，不外乎由卫入营也。

辨营卫气血，虽与伤寒同，若论治法则与伤寒大异也。

此承上文，因言温病伤寒之异治，以起下文也。

盖伤寒之邪，留恋在表，然后化热入里，温邪则热变最速。

吴鞠通氏谓：伤寒伤人身之阳，由毛窍而溪，由溪而谷，由谷而孙络，由孙络而大络，由大络而经。始太阳终厥阴，曲折而入，故曰"留恋在表，然后化热入里"。

温邪犯肺，即传心包；上焦不治，便入中焦；中焦不治，即传下焦。伤人之阴最易，故曰"热变最速"。

未传心包，邪尚在肺。肺主气，其合皮毛，故云在表。

吴鞠通氏谓：伤寒由毛窍而入，自下而上，始足太阳。足太阳膀胱属水，寒即水之气，同类相从，故病始于此。古来但言膀胱主表，殆未尽其义。肺者，皮毛之合也，独不主表乎。又谓：人身一脏一腑主表之理，人皆习焉不察。以三才大道言之，天为万物之大表，天属金，人之肺亦属金。肺主皮毛，《经》曰：皮应天，天一生水。地支始于子，而亥为天门，乃贞元之会。人之膀胱，为寒水之腑，故俱同天气，而俱主表也。

在表初用辛凉轻剂，挟风则加入薄荷、牛蒡之属，挟湿加芦根、滑石之流。或透风于热外，或渗湿于热下，不与热相搏，势必孤矣。

此明温邪初起，未传营者之治法。盖温邪为病，必有所挟，不外风与湿之两途。风阳邪，宜表而出之，故曰透外；湿阴邪，宜分而利之，故曰渗下。

不尔，风挟温热而燥生，清窍必干，谓水主之气不能上荣，两阳相劫也。湿与温合，蒸郁而蒙蔽于上，清窍为之壅塞，浊邪害清也。

此明当透风热外，渗湿热下，不使与热相搏之故。章虚谷谓：胃中水谷，由阳气化生津液，故阳虚而寒者，无津液上升。停饮于胃，遏其阳气，亦无津液上升，而皆燥渴。仲景已备论之。此言风热两阳邪，劫其津液而成燥渴，其因各不同，则治法迥异也。至风雨雾露之邪受于上焦，与温邪蒸郁，上蒙清窍，如仲景所云头中寒湿，头痛鼻塞，纳药鼻中一条，虽与温邪蒙蔽相同，又有寒热不同也。按：此条明风温、湿温俱有清窍干塞，分析言之，恐人以伤寒之法误治。尤恐以湿温之浊邪害清，与风温之两阳相劫混治也。

其病有类伤寒，其验之之法，伤寒多有变证，温热虽久在一经不移，以此为辨。

伤寒传经，故多变证。温邪只在三焦营卫，故曰不移。

上第一节，首论伤寒温热感受证治之不同。温病有挟风、挟湿之异治；其所入之途，有卫气营血之次第。总举其纲，以告学者。下文乃详言之。

前言辛凉散风，甘淡驱湿，若病仍不解，是渐欲入营也。营分受热，则血液受劫，心神不安，夜甚无寐，或癍点隐隐，即撤去气药。如从风热陷入者，用犀角竹叶之属，如从湿热陷入者，犀角花露之品，参入凉血清热方中。若加烦躁，大便不通，金汁可以加入。老年或平素有寒者，以人中黄代之。急急透癍为要。

此明温邪初传心包之候，而出其治也。心包主血，代心用事，故邪入营血，心包受之。以致心神不安，夜甚无寐。癍属血，疹属气，此营分受热，故言癍不言疹。若见疹，则无关营血，即下文所谓当理气分之邪矣。犀角苦酸咸寒，凉心泻肝，清胃中大热，祛风利痰，辟邪解毒，治伤寒时疫发黄发癍、吐血下血、蓄血发狂、痘疮黑陷，消痈化脓，定惊明目，故为治癍要药。竹叶辛淡甘寒，凉心缓肝，消痰止渴，除上焦风邪烦热、咳逆喘促、呕哕吐血、中风失音、小儿惊痫，故从风热陷入者必用之。花露芳香清冽，和中利肠，清暑化热，有气无质，能透窍入络，疏瀹灵府，故从湿热陷入者宜之。金汁泻火热。人中黄甘寒入胃，清痰火，消食积，大解五脏实热，治天行热狂、痘疮血热黑陷不起，与金汁之治相同，故烦躁大便不通者，可以加入，冀其解毒透癍也。凉血清热，如《温病条辨》中之清营汤、清络饮、清宫汤，与《温疫论》中清燥养营汤之类。○按：营分受热，至于癍点隐隐，急以透癍为要。透癍之法，不外凉血清热，甚者下之，所谓炀灶减薪，去其壅塞，则光焰自透。若金汁、人中黄所不能下者，大黄、元明粉亦宜加入。在学者见证施治，神而明之，细玩"烦躁，大便不通"之语，自得之矣。

附录：

清营汤方

犀角　生地　元参　竹叶心　麦冬　丹参　黄连　银花　连翘连心

清络饮方

鲜荷叶边　鲜银花　西瓜翠衣　鲜扁豆叶　丝瓜皮　鲜竹叶心

清宫汤方

犀角尖磨冲　连翘心　元参心　竹叶卷心　莲子心　麦冬连心

清燥养营汤方

知母　天花粉　白芍　陈皮　甘草　当归身　地黄汁

若瘢出热不解者，胃津亡也。主以甘寒，重则如玉女煎，轻则如梨皮、蔗浆之类。或其人肾水素亏，虽未及下焦，先自彷徨矣，必验之于舌。如甘寒之中加入咸寒，务在先安未受邪之地，恐其陷入易易耳。

章虚谷谓：瘢出则邪已透发，理当退热，其热仍不解，故知其胃津亡。水不济火，当以甘寒生津。若肾水亏者，热尤难退，故必加咸寒，如元参、知母、阿胶、龟版之类，所谓"壮水之主，以制阳光"也。如仲景之治少阴伤寒，邪本在经，必用附子，即是"先安未受邪之地"。热邪用咸寒滋水，寒邪用咸热助火，药不同而理法一也。验舌之法详后。王孟英谓：重则如玉女煎者，言如玉女煎之石膏、地黄同用，以清未尽之热，而救已亡之液。唐三烈本删一"如"字，径作"重则玉女煎"，是印定为玉女煎之原方矣。岂知胃液虽亡，身热未退，熟地、牛膝安可投乎？按：景岳玉女煎方，石膏、熟地、麦冬、知母、牛膝，谓治水亏火盛，六脉浮洪滑大，少阴不足，阳明有余。叶氏发挥云：既云水亏火盛，竟宜滋除降火，不必用石膏。少阴不足，是肾虚火亢，当补肾为主。至若阳明有余，乃胃中之实火，当清胃火。病属两途，岂可石膏、熟地并用乎？据此，则此处自当用生地黄，非用玉女煎之板方。《温病条辨》玉女煎去牛膝、熟地，加细生地、元参，治太阴温病气血两燔，早有前见。梨性甘寒，凉心润肺，利大小肠，蔗浆和中润燥，除热解毒，故瘢出热轻者宜之。甘寒之中加入咸寒，如《温病条辨》中三甲复脉等方，均可随证选用。

附录：

三甲复脉汤方　一甲复脉

炙甘草　干地黄　生白芍　麦冬连心　阿胶　牡蛎

二甲复脉加龟甲

三甲复脉再加生龟版

上第二节，明逆传心包，邪陷营血之证，而出其治也。○此节仍统风温、湿温言之，然其证见于风温者为多。

若其邪始终在气分流连者，可冀其战汗透邪。法宜益胃，令水与汗并，热达腠开，邪从汗出。

此明邪之由卫而气，不传营者之治法。大凡温邪入里，分为两途，心包与阳明，其治法不离乎瘵、汗、下。传心包者，即伤营血，伤营血者必发瘵，透瘵为治。入阳明者属胃与肠，必致成里结，成里结者可下。若未入里流连气分者，则属三焦，在上焦者，可冀其战汗而解，法宜益胃。胃者水谷之海，发生津液，布濩三焦。且上焦出于胃口，居阳明经之间，故益胃助汗，可使邪从汗出。《素问·热病论篇》：岐伯曰：人所以汗出者，皆生于谷，谷生于精。王冰注：言谷气化为精，精气胜乃为汗。又曰：汗者，精气也。益胃之法，如《温病条辨》中之雪梨浆、五汁饮、桂枝白虎等方，均可采用。热盛者食西瓜，战时饮米汤白水，所谓"令水与汗并，热达腠开"，得通泄也。若在中下焦，则有分消之法矣。

附录：

雪梨浆方　以甜水梨大者一枚，薄切，新汲凉水内浸半日，取汁，时时频饮。

五汁饮方　梨汁　荸荠汁　鲜芦根汁　麦冬汁　藕汁

热痰盛加竹沥梨[1]汁；咯痰不清，加瓜蒌皮；热毒盛，加金汁、人中黄；渐欲神昏，加银花、荷叶、石菖蒲。

桂枝白虎汤方　知母　生石膏　粳米　桂枝木　炙甘草。

解后胃气空虚，当肤冷一昼夜，待气还自温暖如常矣。盖战汗而解，邪退正虚，阳从汗泄，故暂肤冷，未必即成脱证。此时宜令病者安舒静卧，以养阳气来复。旁人切勿惊惶，频频呼唤，扰其元神，使其烦躁。但诊其脉，若虚软和缓，虽倦卧不语，汗出肤冷，却非脱证。若脉急疾，躁扰不卧，肤冷汗出，便为气脱之证矣。更有邪盛正虚，不能一战而解，停一二日再战汗而解者，不可不知。

此明解后之状，辨脱与非脱之脉法，更示人以有邪盛正虚再战之机。恐邪热未清，误认虚脱，妄投补剂也。汗出肤冷，与肤冷汗出有别。汗出肤冷者，汗后而热退肤冷，此邪解正虚之象，故云非脱，即仲景所谓汗泄热去身凉即愈。肤冷汗出者，即《伤寒论》中所谓亡阳遂漏不止，与汗出如油也。《素问·评热病论》曰：汗出而脉

---

〔1〕梨：扫叶山房本及《珍本医书集成》本均有此字，疑衍。

尚躁盛者死。《灵枢·热病论》：热病已得汗而脉尚躁盛，此阴脉之极也，死。其得汗而脉静者生，此脉急疾焉。故水谷者，常并居于胃中，成糟粕而俱下于大肠而成下焦。渗而俱下，济泌别汁，循下焦而渗入膀胱焉。所以肺受温邪，不传心包，未归阳明，必留三焦。以三焦之经，循胸腋手太阴之分而出行，复大会于手太阴也。三焦为手之少阳，凡升降之气，莫不由此出入，为上下之枢机，亦犹足少阳胆经，为三阳三阴表里之枢纽也。故云彼则和解表里，此则分消上下。而中焦为营气所主，在胃中脘之分，主泌水谷之糟粕，蒸化精液，上注于肺。下焦当胃之下口，别回肠，化糟粕，济泌别汁，渗入膀胱。故宜用杏仁之解肺郁，利小便，茯苓之渗湿行水，厚朴之行气散满，及如温胆汤之走泄。温胆汤方，用半夏、陈皮、茯苓、甘草、竹茹、枳实、半夏，能化痰行水，发表开郁。陈皮能理气燥湿，导滞消痰，为宣通气分之药。茯苓渗湿，甘草入凉剂能泻邪热，竹茹除上焦烦热，枳实破气行痰，止喘消痞，均属宣导之品，所以谓之走泄也。仍在气分者，以温邪由肺而及三焦，必先留于上焦。上焦当肝胃之区，且手足两少阳经互相连合，是以仍在气分，犹可望其战汗之门户，转疟之机栝也。

上第四节[1]，言邪之不传营者，独留三焦之治。

大凡看法，卫之后方言气，营之后方言血。在卫汗之可也，到气才可清气。入营犹可透热转气，如犀角元参羚羊等物。入血就恐耗血动血，直须凉血散血，如生地丹皮阿胶赤芍等物。否则前后不循缓急之法，虑其动手便错，反致慌张矣。

《素问·调经论》：病在气，调之卫。王冰注：卫主气，故气病而调之卫也。《难经·三十二难》曰：心者血，肺者气，血为营，气为卫，相随上下谓之营卫，通行经络，营周于外。《灵枢·卫气篇》：黄帝曰：五脏者，所以藏精神魂魄者也。六腑者，所以受水谷而化行物者也。其气内干五脏，而外络支节，其浮气之不循经者为卫气，其精气之行于经者为营气。阴阳相随，外内相贯，如环之无端。马蒔注曰：人有五脏，精神魂魄赖之以藏。人有六腑，水谷等物赖之以化。六腑为表，其气内连于

---

〔1〕第四节：此处当为第三节，核实《温热论》原文，"第二节"与"第四节"的内容是连续的，所以，应该是由于陈氏疏忽而误标为"第四节"。

五脏，而外则络于支节。人有三焦，宗气积于上焦，营气出于中焦，卫气出于下焦。下焦之气，升于中焦，以达上焦，而生此卫气。卫气阳性剽悍，行于皮肤分肉之间，乃浮而在外者也，故曰"其浮气之不循经者为卫气"。中焦之气，降于下焦，而生此营气。营气阴性精专，随宗气以行于经隧之中，故曰"其精气之行于经者为营气"。按：浮气之不循经者为卫气，故在卫者汗之可愈。其循经而出于上焦者为宗气，宗气者，卫气之主。卫气者，浮于宗气之外，故曰"卫之后方言气"。气，宗气也。"营之后方言血"者，营亦气也，所以化水谷之精微而为血，使之流溢于中，布散于外，行于经隧，常行无已者也。盖自其约而言之，则卫为气，营为血。循其等而言之，则卫为气之标，气为卫之本，营为血之帅，血为营之徒也，是以血居营之后。而"入营者犹可透热转气"，失此不治则营病而血亦病。血滞而气不能营，故直须凉血散血，通其经隧之途，使营气复其故道也。此卫气营血之次第，学者细察。《素问·调经》《经络》诸论及《灵枢·营气》《卫气》《营卫生会》等篇，自能了然矣。○章虚谷谓：凡温病初感发热而微恶寒者，邪在卫分。不恶寒而恶热，小便色黄，已入气分。若脉数舌绛，邪入营分。若舌深绛，烦扰不寐，或夜有谵语，已入血分。邪在卫分汗之，宜辛凉轻解。清气热，不可寒滞，反使邪不外达而内闭，则病重矣。故虽入营，犹可开达，转出气分而解。按：犀角苦酸咸寒，泻心胃大热；羚羊苦咸微寒，能祛风舒筋，泻心肝邪热；元参苦咸微寒，补水，泻无根之火。均非滋腻之物。章氏谓清气热不可寒滞，深合入营犹可透热转气之意。下文于上焦气热烁津证，戒勿用血药滋腻难散，即此意也。○王孟英谓：伏气温病，自里出表，乃先从血分而后达于气分。故起病之初，往往舌润而无苔垢，但察其脉，软而或弦或微数，口未渴而心烦恶热，即宜投以清解营阴之药。迨邪从气分而化，苔始渐平，然后再清其气分可也。伏邪重者，初起即舌绛咽干，甚有肢冷脉伏之假象，亟宜大清阴分伏邪。继必厚腻黄浊之苔渐生，此伏邪与新邪先后不同。更有邪伏深沉，不能一齐外出者，虽治之得法而苔退舌淡之后，逾二一日舌复干绛，苔复黄燥，正如抽焦剥茧，层出不穷。不比外感温邪，由卫及气，自营而血也。秋月伏暑证轻浅者、邪伏膜原深沉者，亦多如此。

　　上第五节，总结上文，言温邪传入之次第，而出其治法。学者循其序而察之，而不必泥也。

　　且吾吴湿邪害人最广，如面色白者，须要顾其阳气，湿胜则阳微也。法应清凉，然到十分之六七，即不可过于寒凉，恐成功反弃。何以故耶？湿热一去，阳亦衰微也。面色苍者，须要顾其津液。清凉到十分之六七，往往热减身寒者，不可就云虚寒而投补剂。恐炉烟虽熄，灰中有火也。须细察精详，方少少与之，慎不可直率而往也。

　　此言人之气质各有不同，戒学者随时省察。譬如为山，九仞之功，毋遗一篑之亏也。其语意明晰，无烦解释。《温热经纬》王氏之言，徒伤辞费。〇湿胜则阳微，王孟英引茅雨人之说，谓阳微故致湿胜。按：此谓面色白者，其阳气素属不足，今为湿邪所困，湿胜则阳微矣，并非因阳微而致湿胜。若湿胜必因阳微，则面色苍者，当无湿病矣。茅氏之说，亦欠圆足。盖叶氏此论，实专为湿温而发，故自此以下，皆言湿温。

　　又有酒客，里湿素盛，外邪入里，里湿为合。在阳旺之躯，胃湿恒多；在阴盛之体，脾湿亦不少。然化热则一。

　　此于阳微、阴虚二者之外，复举酒客湿盛者以示之。所谓"阳旺之躯，胃湿恒多；阴盛之体，脾湿亦不少"，是指酒客中平素体质之偏于阴阳、苍瘦、肥白者而言。"化热则一"者，以酒客脾胃素为酒之湿热所蒸，故一感温邪，无不化热。

　　热病救阴犹易，通阳最难。救阴不在血，而在精与汗；通阳不在温，而在利小便。然较之杂证，则有不同也。

　　"救阴不在血，而在精与汗"，王孟英谓救阴须用充液之药是也。致谓以血非易生之物，汗需津液以化，其言又似是而非。盖温热病，除温邪劫营与素有瘀伤宿血在胸膈中者，宜凉血散血外，无补血之理。观下文验齿节，病深动血，结瓣于上，阳血安胃，阴血救肾，不言治血，其义可知。吴氏《温病条辨》增液养阴等法，深得秘旨。"通阳不在温，而在利小便"，章虚谷、王孟英之说，均无分晓。盖此语专属湿温，热处湿中，湿蕴热外，湿热交混，遂成蒙蔽。斯时不开，则热无由达，开之以温，则又助其热。然通阳之药不远于温，今温药既不可用，故曰通阳最难。惟有用河间分消宣化之法，通利小便，使三焦弥漫之湿，得达膀胱以去，而阴霾湿浊之气既消，则热邪自透，阳气得通矣。"较之杂证则有不同"者，言杂证以补血为养阴，温为通阳，与此不同。又恐人误以利小便为通阳一定不易之法，误治寒湿火衰之证，则反损其肾气而阳愈微，此所以为叮咛也。

上第六节，盖专为湿温而发。夫温邪为病，不外挟风、挟湿两途。然风温热变虽速，但能辛凉透解，清热养阴，不失卫气营血先后之序，便无他误。至于湿温，则所感之气最杂。湿多热多，治法迥异；化热化燥，传变无定。清热太过，留湿致困；养阴不当，反成蒙蔽。见证施治，用药最难。故于此特揭其旨，以示学者。能即此而求之，则虽病情万变，治法不离其宗，于治湿温之术，思过半矣。

再论三焦不得从外解，必致成里结。里结于何？在阳明胃与肠也，亦须用下法。不可以气血之分，就唐三烈本此下有"谓其"二字，可从**不可下也。**

章虚谷注：胃为脏腑之海。各脏腑之邪，皆能归胃。况三焦包罗脏腑，其邪之入胃尤易。语意未足。按：《灵枢·营卫生会篇》言三焦之部署：上焦出于胃上口，中焦亦并胃中出上焦之后，下焦者，别回肠，注于膀胱而渗入焉。故水谷者，常并居于胃中，成糟粕而俱下于大肠。《金匮要略》谓：下焦竭即遗溺失便。据此则三焦里结，肠胃同病，所谓"在阳明胃与肠"也。"不可以气血之分谓不可下"者，气指温病言，血指伤寒言。盖寒伤营，热伤气。伤寒由膀胱传胃，胃与膀胱均多血。温邪由肺及三焦，肺与三焦均主气也。所以为此言者，恐人误会，谓温邪留于气分在上，不与伤寒入里同，而不敢下也。故下文云。

但伤寒邪热在里，劫烁精液，下之宜猛。此多湿邪内抟，下之宜轻。伤寒大便溏为邪已尽，不可再下。湿温病大便溏为邪未尽，必大便硬唐本此下有"乃为无湿"句，**慎**唐本作"始"**不可再攻，以屎**王本作"粪"**燥为无湿矣**唐本无此句。

章虚谷注：谓伤寒化热，肠胃干结，故下宜峻猛。湿热凝滞，大便本不干结，以阴邪瘀闭不通。若用承气猛下，其行速而气徒伤，湿仍胶结不去，故当轻法频下。王孟英驳之，谓：伤寒化热，固是阳邪。湿热凝滞者，大便虽不干结，黑如胶漆者有之，岂可目为阴邪？谓之浊邪可也。所论诚是。按：伤寒有燥屎在胃，故下之宜猛，三承气之外，又有猪胆汁蜜煎导诸法。其所结为燥屎，故大便溏为邪已尽。若温热浊邪所结，属胶漆痰沫之物，本非燥屎，所以大便溏为邪未尽，必大便硬，则浊滞已清，宿食亦下，故不可再攻矣。然痰浊重者，溏硬无定，往往有既得燥屎，复下浊滞，三五次后大下浊沫，其邪始尽者。当临证省察，不可不知。所谓下之宜轻而不厌频者，诚以浊邪黏腻，搏结不坚，到处可以留着，非猛惊之力一击之所能去也。

上第七节，为邪留三焦，不因战汗转疟而解成里结者，示下法也。

再人之体，脘在腹上，其地位处于中。按之痛，或自痛，或痞胀，当用苦泄，以其入腹近也。必验之于舌，或黄或浊，可与小陷胸汤或泻心汤，随证治之。

此承上文，言邪虽入里而未结胃与肠者，当用苦泄，不可骤下。盖脘居中焦之部署，其按之痛，或自痛，或痞胀，属湿热互结，浊痰凝滞，阻中焦气分而然，皆属于痞。故宜用小陷胸汤或泻心汤，苦辛通降，涤除痰热。"必验之于舌，或黄或浊"者，以舌见黄浊，已入中焦。中焦入腹近，不复能提归上焦，再事宣泄，只能使之下达耳。熟玩下文自明。吴氏《温病条辨》治浊痰凝聚心下痞者，用半夏泻心汤，去参、姜、大枣、甘草，加枳实、杏仁，深合苦泄之法。

附录：

小陷胸汤方

黄连　半夏　瓜蒌实

半夏泻心汤方

半夏　黄芩　干姜　甘草　人参　黄连　大枣

或白不燥，或黄白相兼，或灰白不渴，慎不可乱投苦泄，其中有外邪未解。里先结者，或邪郁未伸，或素属中冷者，虽有脘中痞痛，宜从开泄，宣通气滞以达归于肺，如近俗之杏、蔻、橘、桔等是。轻苦微辛，具流动之品可耳。

此承上文，言不宜苦泄者，当用开泄。盖苔白不燥，湿未化热，只伤气分。黄白相兼，为气分之邪未尽。灰白不渴，属脾湿盛。外邪未解里先结者，湿温风温均有。盖邪未透达，湿阻中焦也。邪郁未伸者，指湿遏热伏之证。素属中冷者，谓里湿素盛。宿有痰饮之疾者，其脘中痞痛，系湿阻气化，中焦失运所致。故宜从事开泄，以杏、蔻、橘、桔，轻苦微辛之品，宣通气滞，必达归于肺者。以肺主一身之气。气化则湿亦化也。按《温病条辨》中有三仁汤、宣痹汤。三香汤等，均与此证相合，可随其轻重而选用之。

附录：

三仁汤方

杏仁　飞滑石　白通草　白蔻仁　竹叶　厚朴　生薏仁　半夏

甘澜水煎。

宣痹汤方

枇杷叶　郁金　射干　白通草　香豉

三香汤方

瓜蒌皮　桔梗　焦山栀　枳壳　郁金　香豉　降香末

再前云舌黄或浊，须要有地之黄。若光滑者，乃无形湿热，中已虚象_{唐本作"已有中虚之象"}**，大忌前法。**

章虚谷注：谓舌苔如地上初生之草，必有根。无根者为浮垢，乃无形湿热，而胃无结实之邪，故云有中虚之象。若妄用攻泻伤内，则表邪反陷，为难治矣。按：此二十九字，各本均分属下节，大误，宜属于此。

上第八节，因里结而言痞。

其脐以上为大腹，或满，或胀，或痛，此必邪已入里矣，表证必无，或存十之一二。亦要验之于舌，或黄甚，或如沉香色，或如灰黄色，或老黄色，或中有断纹，皆当下之。如小承气汤用槟榔、青皮、枳实、元明粉、生首乌等。

脐以上正当肠胃之间，或满、或胀、或痛，则邪之入里，已结于肠胃无疑。斯时表证必无，即有一二，而里结已甚，断非宣通开泄所能达，故当验舌即下。生首乌功用，诸家多未详述，惟《本草经疏》载其能治毒痢下纯血，诸药不效，及治风痰久疟，则其能清热凉血可知。生用于下药中。殆以此欤。

若未见此等舌，不宜用此等法，恐其中有湿聚太阴为满，或寒湿错杂为痛，或气壅为胀，又当以别法治之。

此辨其不可下者，意义甚明，无庸注释。

再黄苔不甚厚而滑者，热未伤津，犹可清热透表。若虽薄而干者，邪虽去而津受伤也，苦重之药当禁，宜甘寒轻剂可也。

此条辨黄苔之不宜下者，当属上文共为一节，诸本分之非是。盖犹可清热透表，与苦重之药当禁，对上文皆当下之而发，所谓要验之于舌也。甘寒轻剂，如《温病条辨》中增液等法可师。

附录：

增液汤

元参　连心麦冬　细生地

上第九节，辨下证具者之治。○以上三节，反复明辨，均言湿温之下法也。

再论其热传营，舌色必绛。绛，深红色也。初传绛色，中间黄白色，此气分之邪未尽也。泄卫透营，两和可也。

章虚谷注：绛者，指舌本_{本宜改作质}，意方明了，黄白指舌苔。按：此为初传营分之候。所谓入营犹可透热转气时也。

纯绛鲜泽者，包络受病也，宜犀角、鲜生地、连翘、郁金、石菖蒲等_{唐本此下有"清泄之"三字。}

章虚谷注：纯绛鲜泽者，言无苔色，则胃无浊结，而邪已离卫入营，其热在心包也。若平素有痰，必有苔色。王孟英谓绛而泽者，虽为营热之征，实因有痰，故不甚干燥。问苦胸满者，尤为痰据，不必有苔，菖蒲、郁金即为此设。若竟无痰，必不甚泽。按：王说颇有经验，胜于章氏。犀角苦酸咸寒，泻心胃大热。鲜生地甘苦大寒，入心肾泻小肠之火。连翘微寒升浮，入手少阴厥阴，除手足少阳手阳明气分湿热，散诸经血凝气聚。郁金辛苦气寒，其性轻扬上行，入心及包络，兼入肺经，凉心热，散肝郁，下气破血。石菖蒲辛苦芳香，开心孔，利九窍，去湿逐风，除痰消积，开胃宽中。

延之数日，或平日心虚有痰，外热一陷，里络就闭，非菖蒲、郁金等所能开，须用牛黄丸、至宝丹之类，以开其闭，恐其昏厥为痉也。

《温病条辨》载牛黄丸方：牛黄一两，郁金一两，犀角一两，黄连一两，朱砂一两，梅冰二钱五分，麝香二钱五分，真珠五钱，山栀一两，雄黄一两，黄芩一两，金箔衣。吴氏论，谓此芳香化秽浊而利诸窍，咸寒保肾水而安心体，苦寒通火腑而泻心用之方也。牛黄得日月之精，通心主之神。犀角主治百毒邪鬼瘴气。真珠得太阴之精而通神明，合犀角补水救火。郁金草之香、梅冰木之香、雄黄石之香、麝香乃精血之香，合四香以为用，使闭锢之邪热温毒，深在手厥阴之分者，一齐从内透出，而邪秽自消，神明可复也。黄连泻心火。栀子泻心与三焦之火。黄芩泻胆与肺之火，使邪火随诸香一齐俱散也。朱砂补心体泻心用，合金箔坠痰而镇固，再合真珠、犀角，为督战之主帅也。至宝丹方：犀角一两（镑），朱砂一两（飞），琥珀一两（研），玳瑁一两（镑），牛黄五钱，麝香五钱，以安息重汤炖化，和诸药为丸一百丸，蜡护。吴氏论此方：荟萃各种灵异，皆能补心体，通心用，除邪秽，解热结，共成拨乱反正之功。大抵牛黄丸最凉，紫雪丹次之，至宝丹又次之。主治略同，而各有所长，临用对证斟酌可也。章虚谷谓：邪火盛而色赤者宜牛黄丸，痰湿盛而有垢浊之苔者宜至宝丹。按：本文指纯绛鲜泽者而言，并无垢浊之语，垢浊者另有治法。章氏之语未免画蛇添足。昏厥为痉，吴鞠通谓：厥者，尽也。阴阳极造其偏，皆能致厥。伤寒之厥，足厥阴病也；温热之厥，手厥阴病也。舌卷囊缩，虽同系厥阴现证，要之舌属手、囊属足也。盖舌为心窍，包络代心用事，肾前后皆肝经所过，断不可以阴阳二厥，混而为一。再：热厥之中亦有三等。有邪在络居多而阳明证少者，则从芳香。有邪抟阳明，阳明太实，上冲心包，神迷肢厥，甚至通体皆厥，当从下法。有日久邪杀阴亏而厥者，则从育阴潜阳法。按吴氏此说，殊欠分晓。考《内经》手足厥阴之脉，均与舌本无涉。惟足太阴脉，则连舌本，散于舌下。足少阴脉入肺，挟舌本而已。安得谓舌属手也。原其所因，盖温邪入里，阳明邪实，脾不能承胃气下降恶浊，肝风炽张，肾水将涸，故现是证。且脾主四肢，故四肢逆冷，是热厥必用下法，仲景所谓厥当下之也。至于阴阳寒热之分，河间元病脉候之说辨之最详。陶节庵从阳经传入者为阳厥，直中阴经不从阳经传入者为阴厥之语，实本河间立论，为千古辨厥之准绳也。

附录：

紫雪丹方

滑石一斤　石膏一斤　寒水石一斤　磁石二斤水煮，捣，煎，去渣用　羚羊角五两　木香五

两　犀角五两　沉香五两　丁香一两　升麻一斤　元参一斤　炙甘草半斤

以上八味，韭捣，挫入前药汁中，煎，去渣，并，朴硝、硝石各二斤，提净，入前药汁中，微火煎，用柳木不住手搅，候欲凝，再加辰砂三两，麝香一两二钱，并研细，合成。

上第十节，辨初传营者之舌绛，王孟英谓统风温、湿温而言是也。

再色绛而舌中心干者，乃心胃火燔，劫烁津液，即黄连、石膏，亦可加入。

王孟英注：热已入营则舌色绛，胃火烁液则舌心干，加黄连、石膏于犀角、生地等药中，以清营热而救胃津，即白虎加生地之例也。按：黄连清心火，石膏平胃热，以心胃火燔，劫烁津液，故加二味于前犀角、生地等药中。至白虎加生地，救瘛出热不解胃阴亡之证，与此不同，王氏引以为例，非是。

若烦渴，烦热，舌心干，四边色红，中心或黄或白者，此非血分也，乃上焦气[1]热烁津，急用凉膈散，散其无形之热。再看[2]其后转变可也，慎勿用血药，以滋腻难散。

上节言初传绛色中兼黄白色为气分之邪未尽，盖邪在气分，苔属黄白，初传营分，气分尚有余邪，故中兼黄白。今四边色红，红浅于绛，中心黄白而干，加以烦渴，烦热，是邪未入营，属气热烁津所致。故当急用凉膈散，俾无形邪热，附有形浊痰下解以去。若用滋腻血药，是反助浊痰，资其邪热，而难散矣。故以慎勿用为戒。

至舌绛望之若干，手扪之原有津液，此津亏湿热熏蒸，将成浊痰蒙闭心包也。

此因色绛而舌中心干者而言。盖彼则望之干，扪之亦干，此则望之若干，扪之原有津液。所以然者，以湿热郁结于内，气液不得宣通，故望之若干，其实非干，而扪之则润。王氏前解纯绛鲜泽，谓实因有痰，故不甚干燥，即此可证。

上第十一节，辨色绛而属于干者。

再有热传营血，其人素有瘀伤宿血在胸膈中，挟热而抟，其舌色必紫而暗。扪之湿，当加入散血之品，如琥珀、丹参、桃仁、丹皮等。不尔，瘀血与热为伍，阻遏正

---

[1] 气：原作"热"，据《珍本医书集成》本及《温热经纬》本改。
[2] 看：原作"者"，据《珍本医书集成》本及《温热经纬》本改。

气，遂变如狂、发狂之证。

章虚谷注：舌紫而暗，暗即晦也。扪之潮湿不干，故为瘀血。按：血性柔腻，故扪之亦湿，其辨在舌色之紫而暗。

若紫而肿大者，乃酒毒冲心。

王氏《温热经纬》引何报之云：酒毒内蕴，舌必深紫而赤，或干润。若淡紫而带青滑，则为寒证。按：酒毒冲心，故紫而肿大，寒证则无肿大也，何说不足据。又云：酒毒冲心，即加黄连清之。可从。

若紫而干晦者，肾肝色泛也，难治。

章虚谷注：晦而干者，精血已枯，邪热乘之，故为难治。肾色黑，肝色青，青黑相合而见于舌，变化紫晦，故曰肾肝色泛。王孟英谓：此舌虽无邪热，亦难治。

上第十二节，言舌色之紫者。

舌色绛而上有黏腻似苔非苔者，中挟秽浊之气，急加芳香逐之。

谓加芳香之品于凉血清热方中也。章虚谷谓：挟秽者，必加芳香，以开降胃中浊气而清营热。

舌绛欲伸出口而抵齿难骤伸者，痰阻舌根，有内风也。

章虚谷注：痰阻舌根，由内风之逆，则开降中又当加辛凉咸润以息内风。脾肾之脉皆连舌本，亦有脾肾气败而舌短不能伸者，其形貌面色亦必枯瘁，多为死证。按：若脾肾气败，则舌色不当绛而当紫暗矣。

舌绛而光亮，胃阴亡也，急用甘凉濡润之品。

王孟英谓：宜用炙甘草汤，去姜、桂，加石斛，以蔗浆易饴糖。汪曰桢谓：以蔗浆易饴糖，巧妙绝伦。盖温证虽宜甘药，又不可滞下也。诚是。然查仲景炙甘草汤，并无饴糖，当云加蔗浆。

附录：

炙甘草汤方

甘草炙　人参　生姜　桂枝　麦冬　生地　火麻仁　阿胶　炒蛤粉　大枣

水酒各半煎。

若舌绛而干燥者，火邪劫营，凉血清火为要。

上文色绛而舌中心干者，为心胃火燔，劫烁津液。此则通体皆干且燥，是火邪劫营，将耗血动血，甚于劫烁津液矣。故急须凉血清火。王孟英谓：宜犀角地黄汤加元参、花粉、紫草、银花、丹参、莲子心、竹叶之类。

舌绛而有碎点白黄者，当生疳也；大红点者，热毒乘心也。用黄连、金汁。

疳亦热毒，属于相火，故均用黄连、金汁。

其有虽绛而不鲜，干枯而痿者，此肾阴涸，急以阿胶、鸡子黄、地黄、天冬等救之，缓则恐涸极而无救也。

上文紫而干晦者，为肾肝色泛难治。此为肾阴涸，尚可急救，绛与紫之分耳。失此不治，肾阴涸竭，即为肾肝色泛矣。

其有舌独中心绛干者，此胃热心营受灼也，当于清胃方中加入清心之品。否则延及于尖，为津干火盛也。

此条与上节色绛而舌中心干者不同，彼则通体皆绛，中心独干。此则通体不绛，惟独中心绛干耳。彼则邪已入营，为气血两燔之候，故宜黄连、石膏两清心胃。此则胃热灼心，邪热在胃，重在平胃热，使心营不受胃灼，故于清胃方中加入清心之品。如《温病条辨》加味清宫汤等可耳。

附录：

加味清宫汤方

即于清宫汤见前内加知母、银花、竹沥。

舌尖绛独干，此心火上炎，用导赤散泻其腑。

王孟英谓：舌心是胃之分野，舌尖乃心之外候。心火炎上者，导赤汤入童便尤宜。导赤汤：生地，木通，甘草梢，竹叶。

舌淡红无色者，或干而色不荣者，当是胃津伤而气无化液也，当用炙甘草汤，不可用寒凉药。

章虚谷注：淡红无色，心脾气血素虚也。更加干而色不荣，胃津气亦亡也，故不可用苦寒之药。炙甘草汤养气血以通经脉，其邪自可渐去矣。按：此条证治，系属邪退而气血两亏之候，并凉药不可用，不仅禁苦寒药。故宜用复脉汤，不避姜、桂之辛温。若邪未净，则《温病条辨》有加减复脉之法，不宜径用姜、桂也，章氏其邪自可渐去之说欠斟酌。至何报之红嫩如新生、望之似润而燥渴殆甚者，为妄行汗下以致津液竭之语，系属误治坏证，当从《温病条辨》中之救逆等法。与此条证候截然不同。○此条各本均另分章节在黑苔之下，窃谓当附此节之末，盖与舌绛连类而及，为邪退正虚之候也。

附录：

加减复脉汤方

炙甘草　干地黄　生白芍　麦冬<small>不去心</small>　阿胶　麻仁

上第十三节，言舌色之绛者。

再舌苔白厚而干燥者，此胃燥气伤也，滋肾<small>《温热经纬》作"润"</small>**，可从药中加甘草，令甘守津还之意。**

章虚谷注：苔白而厚，本是浊邪，干燥伤津，则浊结不能化，故当先养津而后降浊也。舌白而薄者，外感风寒也，当疏散之。此非温热，恐人误以轻为重，故表而出之。

若白干薄者，肺津伤也，加麦冬、花露、芦根汁等轻清之品，为上者上之也。

章虚谷注：肺位至高，肺津伤，必用轻清之品，方能达肺。若气味厚重而下走，则反无涉矣，故曰"上者上之"。

若白苔绛底者，湿遏热伏也，当先泄湿透热，防其就干也。勿忧之，再从里透于外，则变润矣。

湿遏热伏，非先泄其湿，则热无由达。但泄湿之药多燥，故防其舌之干。然湿既得泄，热自然透。热既得透，则里无热，津液得还，自然变润，所以勿忧。此治湿温之欲亹也。

初病舌就干，神不昏者，急养正，微加透邪之药。若神已昏，此内匮矣，不可救药<small>按："匮"当作"溃"。</small>

章虚谷注：初病舌即干，其津液未竭也，急当养正，略佐透邪。若神已昏，则本原败而正不胜邪，不可救矣。王孟英谓：初起舌干而脉滑脘闷者，乃痰阻于中，液不上潮，未可率投补益。

又不拘何色舌，上生芒刺者，皆是上焦热极也。当用青布拭冷薄荷水揩之，即去者轻，旋即生者险矣。

章虚谷注：生芒刺者苔必焦黄或黑，无苔者舌必深绛。其苔白或淡黄者胃无大热，必无芒刺。或舌尖或两边有小赤瘰，是营热郁结，当开泄气分以通营清热也。上焦热极者，宜凉膈散主之。王孟英引秦皇士云：凡渴不消水，脉滑不数，亦有舌苔生刺者，多是表邪挟食，用保和加竹沥、莱菔汁，或栀、豉加枳实并效。

附录：

保和丸方

神曲　山楂　茯苓　半夏　陈皮　连翘　莱菔子

舌苔不燥自觉闷极者，属脾湿盛也。或有伤痕血迹者，必问曾经搔挖否，不可以有血而便为枯证，仍从湿治可也。

章虚谷注：三焦升降之气，由脾鼓运，中焦和则上下气顺，脾气弱则湿自内生。湿盛而脾不健运，浊壅不行自觉闷极。虽有热邪，其内湿盛而舌苔不燥，当先开泄其湿，而后清热，不可投寒凉以闭其湿也。

再有神情清爽，舌胀大不能出口者，此脾湿胃热，郁极化风，而毒延口也。

用大黄磨入当用剂内，则舌胀自消矣。

章虚谷曰：神情清爽而舌胀大，故知其邪在脾胃。若神不清，即属心肝两脏之病矣。邪在脾胃者，唇亦必肿也。

再舌上白苔黏腻，吐出浊厚涎沫者，口必甜味也唐本作"其口必甜"，为脾瘅病唐本作"此为脾瘅"，乃湿热气聚与谷气相抟，土有余也。盈满则上泛，当用省头草芳香辛散以逐之，则退。

章虚谷注：脾瘅而浊泛口甜者，更当视其舌本。如红赤者为热，当辛通苦降以泄浊。如色淡不红，由脾虚不能摄痰而上泛，当健脾以降浊也。王孟英谓：浊气上泛者，涎沫厚浊，小便黄赤。脾虚不摄者，涎沫稀黏，小溲清白。见证迥异。虚证宜温中以摄液，何亦以降浊为言乎？

若舌上苔如碱者，胃中宿滞挟浊秽郁伏，当急急开泄，否则闭结中焦，不能从膜原达出矣。

章虚谷注：苔如碱者，浊结甚，故当急急开泄，恐内闭也。　按：此条兼言疫证。

上第十四节，诸本皆分"舌上白苔黏腻"以下为两章。按：自"舌苔白厚而干燥者"至此，大都辨别白苔之证治，惟"不拘何色舌"一条与"伤痕血迹"一条不仅指白苔。然语气固连类可及，似不必另分章节也。

若舌黑而滑，水来克火，为阴证，当温之。若见短缩，此肾气竭也，为难治。欲救之，加人参、五味子，勉希万一。

《温热经纬》引何报之云：暑热证挟血，多有中心黑润者，勿误作阴证治之。又茅雨人云：凡起病发热胸闷，遍舌黑色而润，外无险恶情状，此胸膈素有伏痰，不必张惶，只用薤白、瓜蒌、桂枝、半夏一剂，黑苔即退。或不用桂枝，即枳壳、桔梗亦效。

舌黑而干者，津枯火炽，急急泻南补北。若燥而中心厚瘖者，土燥水竭，急以咸苦下之。

舌黑而干不厚，为阴竭津干，邪不在胃，故当急急泻南补北。章虚谷谓：仲景黄连阿胶汤主之。至舌黑而燥，燥甚于干，且见中心厚瘖，此属中焦燥实，故急宜咸苦下之，以存津保胃耳。按：黄连阿胶汤，用黄连清心火，黄芩、白芍清热养阴，阿胶、鸡子黄救肾阴，恰合泻南补北之义。咸苦用硝黄，不必定拘承气也。

若舌无苔而有如烟煤隐隐者，不渴肢寒，知挟阴病。如口渴烦热，平时胃燥舌也，不可攻之。若燥者，甘寒益胃；若润者，甘温扶中。此何故？外露而里无也。

章虚谷注：凡黑苔大有虚实寒热之不同。即黄白之苔，因食酸味其色即黑，尤当问之。其润而不燥，或无苔如烟煤者，正是肾水来乘心火，其阳虚极矣。若黑而燥裂者，火极变按：当作"似"水，色如焚木成炭而黑也。虚实不辨，死生反掌耳。王孟英谓：虚寒证见黑苔，其色必润而不紫赤，识此最为秘诀。

上第十五节，辨黑苔之证治，诸本均分作两章，今并之。舌无苔而有如烟煤隐隐者，为黑苔之微，其下有不可攻之之语。舌黑而干之下，云急以咸苦下之。语意相对，各本上下互易，今更之。

若舌白如粉而滑，四边色紫绛者，温疫病初入募原，未归胃腑，急急透解。莫待传陷而入为险恶之病。且见此舌者病必见凶，须要小心。

此专言温疫初起之舌，与湿温白苔绛底为湿遏热伏者不同。透解当从吴又可达原散诸法。

附录：

达原散方

槟榔　厚朴　草果仁　知母　芍药　黄芩　甘草

上第十六节，诸本均连下言瘢疹节中。章虚谷、王孟英遂曲为解说，谓：此为五疫之湿疫，舌本紫绛，热闭营中，故多成瘢疹。按：论舌自论舌，瘢疹自瘢疹，此条与瘢疹绝不相蒙。当时录者误连下文，未及提行，读者不察，遂致此误。故更正之，别为一节。且此篇之意，专为湿温而发，因辨证而兼及于风温者有之。若于温疫之证，则十未及一二。以温邪常有，温疫不常有，且又可自有专书也。其所以举此舌者，恐学者遇之不识，其为温疫误作湿遏热伏治耳。

凡瘢疹初见，须用纸捻照看胸背两肋，点大而在皮肤之上者为瘢，或云头隐隐，或琐碎小粒者为疹，又宜见而不宜见多。按方书，谓瘢色红者属胃热，紫者热极黑者胃烂，然亦必看外证所合，方可断之。

章虚谷谓：瘢从肌肉而出属胃，疹从血络而出属经。不见则邪闭，故宜见。多见则邪重，故不宜多。

然而春夏之间，湿病俱发，疹为甚。

《温病条辨》谓：温病中发疹者十之七八，发瘢者十之二三。

且其色要辨。如淡红色，四肢清，口不甚渴，脉不洪数，非虚瘢即阴瘢。或胸微见数点，面赤足冷，或下利清谷，此阴盛格阳而见于上，当温之。

此言瘢疹之属于虚者。章虚谷谓：火不郁不成瘢疹。若虚火力弱而色淡，四肢清者，微冷也。口不甚渴，脉不洪数，其非实火可征矣，故曰虚瘢。若面赤足冷，下利清谷，此阴寒盛，格拒其阳于外，内真寒外假热，郁而成瘢，故直名为阴瘢也。须附桂引火归元，误投凉药即死。实火误补亦死，最当详辨。按：章氏实火误补亦死之语，足补此篇之阙。盖毒火挟浊秽郁伏之证，欲透不透，往往胸见微点，面赤足冷，但大便必结，或协热自利，臭秽腥浊。斯时须下其秽浊，秽浊得下，毒火自透，瘢疹自出。若用温补，未有不闭郁喘闷而死者。医者不明，反以为陷，岂知陷与闭不同。陷者正虚邪毒内陷，其人必神志衰微，语言默默。闭因邪火郁伏，重重锢蔽，其人必妄语烦躁，气粗郁闷。故此证之辨，在"下利清谷"四字。而"清谷"非完谷不化之谓，要须澄澈清冷耳。否则虽见诸证，不得便作阴盛格阳治也。因章氏之语，特表而出之。又按：《丹溪心法》阴证发瘢，此无根失守之火，聚于胸中，上独熏肺，传于皮肤而为瘢点，但如蚊蚋虱蚤咬状而非锦纹也，只宜调中温胃。

若瘢色紫小点者，心包热也。点大而紫，胃中热也。

此以下均言实火之瘢疹。章氏谓：点小即是从血络而出之疹，故热在心包。点大从肌肤而出为瘢，故热在胃。

黑瘢而光亮者，热胜毒盛，虽属不治，若其人气血充者，或依法治之尚可救。若黑而晦者，必死。若黑而隐隐四旁赤色，火郁内伏，清凉透发，间有转红成可救者。

章虚谷注：黑而光亮者，元气犹充，故或可救。黑暗则元气败，必死矣。四旁赤色，其气血尚活，故可透发。

若夹瘢带疹，皆是邪之不一，各随其部而泄。然瘢属血者恒多，疹属气者不少。

章虚谷注：瘢疹夹杂，经胃之热各随其部而外泄。热邪入胃，本属气分，见瘢则邪属于血多矣。疹从血络而出，本属血分，然邪由气而闭其血，方成疹也。必当两清气血以为治。

瘢疹皆是邪气外露之象，发出宜神情清爽，为外解里和之意。如瘢疹出而昏者，正不胜邪，内陷为患，或胃津内涸之故。

内陷为患与胃津内涸，此处未出治法。章虚谷谓：既出而神昏，则正不胜邪而死。按：第二节若瘢出热不解者一条，有主以甘寒及甘寒之中加入咸寒之法，所以救胃津亡与防内陷之患。则此证正当用甘寒之中加入咸寒之法。如《温病条辨》三甲复脉、大定风珠等法。

附录：

大定风珠方

生白芍　阿胶　生龟版　干地黄　麻仁　五味子　生牡蛎　连心麦冬　炙甘草
鸡子黄二枚　生鳖甲

三甲复脉见前。

**再有一种白痦，小粒如水晶色者，此湿热伤肺，邪虽出而气液枯也，必得甘药
补之。**

此湿温流连气分日久，失于开泄，始发此种白痦。所以为邪虽出而气液枯，必得
甘平清肺养阴之药，如沙参、麦冬、生地等类，不可误用甘温也。

或未至久延，伤及气液，乃湿郁卫分，汗出不彻之故，当理气分之邪。

此为湿热病中之轻证，治以芦根、滑石之流可也。

或如枯骨者，多凶，为气液竭也。

《温热经纬》引汪曰桢语谓：白如枯骨者，非惟不能救，并不及救。按：此证多
见于误治日久，临危之际。尝见一少年初感温疟。愈后食复，化为湿温。下证悉具，
医不肯下。延至月余，神昏谵语，矢气频转，非常臭秽，颈肋胸背间发尖头小白痦，
细如散沙，色白无神。医者尚用清热透气之药，越日而死，死时遗黑粪甚多。此为气
液竭之证。

上第十七节，言癍疹而及于痦，诸本分为两节，今合之以痦疹固一类也。

**再温热之病，看舌之后，亦须验齿。齿为肾之余，龈为胃之络。热邪不燥胃津，
必耗肾液。且二经之血皆走其地，病深动血，结瓣于上。阳血者色必紫，紫如干漆；
阴血者色必黄，黄如酱瓣。阳血若见，安胃为主；阴血若见，救肾为要。然豆瓣色者
多险。若证还不逆者尚可治，否则难治矣。何以故耶？盖阴下竭阳上厥也。**

章虚谷注：肾主骨，齿为骨之余，故齿浮龈不肿者，为肾火水亏也。胃脉络于
上龈，大肠脉络于下龈，皆属阳明，故牙龈肿痛为阳明之火。若湿入胃，则必连及大
肠。按：此语未甚明晰，当言两阳明之气相通也。血循经络而行，邪热动血而上结于龈。紫者为

阳明之血，可清可泻。黄者为少阴之血，少阴血伤为下竭，其阳邪上亢而气厥逆，故为难治。按：阳上厥，厥尽也。盖言阴精下竭，孤阳上尽，故难治。岂因阳邪上亢而成厥逆耶？章氏所释未免辞不达意。

上第十八节，言验齿之法，以辅看舌之不足。

齿若光燥如石者，胃热甚也。若无热恶寒，胃偏胜也，辛凉泄卫从《温热经纬》，诸本多作"胃"**，透汗为要。若如枯骨色者，肾液枯也，为难治。若上半截润，水不上承，心火炎上也，急急清心救水，俟枯处转润为妥。**

章虚谷注：胃热甚而反恶寒者，阳内郁而表气不通，故无汗而为卫气偏胜，当泄卫以透发其汗，则内热即从表散矣。凡恶寒而汗出者，为表阳虚，腠理不固，虽有内热，亦非实火。齿燥有光，胃津虽干，肾气未竭。如枯骨者，肾亦败矣，故难治。上半截润，胃津养之，下半截燥，由肾水不能上滋其根，而心火燔灼，故急当清心救水，仲景黄连阿胶汤主之。按：无汗恶寒，唇干齿燥，外感多有之，所谓卫气偏胜，邪热熏蒸肺胃所致，非胃津干也，故辛凉泄卫为治。若胃津干，又当甘寒濡润矣。宜辨之。

上第十九节，辨齿燥。

若咬牙啮齿者，湿热化风，痉病。

此湿化热证，生风而发痉也。《内经原病》诸痉强直，皆属诸湿。亢极反见胜己之化也。其证牙关咬紧，格格作响，四肢瘛疭，抽缩牵制无定。当详审形证，细察脉气。于《温病条辨·下焦篇》"痉""厥"各条求之。

但咬牙者，胃热气走其络也。

此节所谓锯齿，俗名龄牙，平人睡梦中多有之，清胃疏风治之即已。

若咬牙而脉证皆衰者，胃虚无谷以内荣，亦咬牙也。何以故耶？虚则喜实也。

章虚谷谓：脉证皆虚，胃无谷养，内风乘虚袭之入络，而亦咬牙，虚而反见实象，是谓虚则喜实，当详辨也。按：此证见于脉证皆衰，邪退正虚之候，不难辨也。所谓脉证皆衰者，衰指病势而言，非即指虚言，病势既退，脉证相符而见此象，则为胃虚。若证衰而脉不衰，如热退而脉犹有浮数之象，或见细数，不得谓之脉证皆衰，是非胃虚，当别寻其故而治之。虚则喜实，谓胃气空虚欲得实来救之，非以咬牙为实象也。

舌本不缩而硬，而牙关咬定难开者，此非风痰阻络，即欲作痉证，用酸物擦之即开，酸走筋，木来泄土故也。

此因上言湿热化风痉病，明舌本不缩而硬为欲作痉证也。

上第二十节，辨咬牙啮齿。

若齿垢如灰糕样者，胃气无权，津亡，湿浊用事，多死。

章虚谷注：齿垢由肾热蒸胃中浊气所结，其色如灰糕，则枯败而津气俱亡，肾胃两竭，惟有湿浊用事，故死也。

而齿缝流清血痛者，胃火冲激也，不痛者，龙火内燔也。

章虚谷注：齿缝流清血，因胃火都出于龈，胃火冲激故痛。不痛者出于牙龈，肾火上炎故也。

齿焦无垢者，死。齿焦有垢者，肾热胃劫也，当微下之，或玉女煎清胃救肾可也。

章虚谷注：齿焦者肾水枯，无垢则胃液竭，故死。有垢者，火盛而气液未竭，故审其邪热甚者，以调胃承气汤微下其胃热，肾水亏者，玉女煎清胃滋肾，可也。

上第二十一节，察齿垢以定生死，看湿温之能事毕矣。

再妇人病温与男子同，但多胎前产后以及经水适来适断。

自此以下，言妇人温病与男子异治之处。

大凡胎前病，古人皆以四物加减用之，谓护胎为要，恐来害娠。如热极用井底泥、蓝布浸泠覆盖腹上等，皆是保护之意。

章虚谷谓：保护胎元者，勿使邪热入内伤胎也。若邪热逼胎，急清内热为主。如外用泥布等盖覆，恐攻热内走，反与胎凝，更当详审。总之清热解邪，勿使伤动其胎，即为保护。

但亦要看其邪之可解处，用血腻之药不灵，又当省察，不可认板法。

章虚谷云：补血腻药恐反遏其邪，如伤寒阳实热证，亦当用承气下之，邪去则胎安。若妄用补法以闭邪，则反害其胎矣。故要在辨证明皙，用法得当，须看其邪之可解处，不可认板法，至哉言乎。

然须步步保护胎元，恐损正邪陷也。

言血腻之药，虽宜审用，然胎元终不可伤，反复叮咛戒学者，勿卤莽也。

上第二十二节，言胎前之治法。

至于产后之法，按方书谓慎用苦寒药，恐伤其已亡之阴也。然亦要辨其邪能从上中解者，稍从证用之，亦无妨也。不过勿犯下焦，且属虚体，当如虚怯人病邪而治。总之，无犯实实虚虚之禁。况产后当血气沸腾之候，最多空窦，邪势必乘虚内陷，虚处受邪，为难治也。

言产后苦寒之药，固宜慎用，然亦不可过事畏葸，以致贻祸。吴鞠通所谓：无粮之师，利于速战。若畏产后虚怯，用药过轻，延至三四日后，反不胜药矣。又云：治产后之证，自有妙法。手下所治系实证，目中、心中、意中注定是产后。识证真，对病确，一击而罢。治上不犯中，治中不犯下，目中清楚，指下清楚，笔下再清楚，治产后之能事毕矣。其语最为此节精确注解，学者宜详审之。

上第二十三节，言产后之治。

如经水适来适断，邪将陷血室，少阳伤寒言之详悉，不必多赘。但数动与正伤寒不同。

章虚谷谓："数动"之义未详，诸本均无解释。按："数动"指脉也。《温病条辨》有"太阴之为病，不缓不紧而动数"句，注：动数者，风火相煽之象。言温病之脉数动，与伤寒热入血室之脉迟者不同，余证相似也。○又：阅尤在泾《静香楼医案·类中门》中，有"口喝语謇，脉浮数动"之语，数动指脉，固当时常用也。

仲景立小柴胡汤，提出所陷热邪，参、枣扶胃气，以冲脉隶属阳明也，此与虚者

为合法[1]。

　　按：《伤寒论》：妇人中风七八日，续得寒热，发作有时，经水适断者，此为热入血室。其血必结，故使如疟状，发作有时。小柴胡汤主之。又云：妇人中风，发热恶寒，经水适来，得之七八日，热除而脉迟身凉，胸肋下满，如结胸状谵语者，此为热入血室也。当刺期门，随其实而泻之。又云：妇人伤寒发热，经水适来，昼日明了，暮则谵语，如见鬼状者，此为热入血室。无犯胃气及上二焦，必自愈。夫七八日续得寒热，与脉迟身凉者，是邪热本将自解，因经水适来适断，乘虚而入于血室，故曰此与虚者为合法。表邪既未尝犯胃及上二焦，故治法亦惟和表邪，用参、芪扶胃气，助冲脉以提出所陷之邪。

　　若热邪陷入与血相结者，当从陶氏小柴胡汤，去参、枣，加生地、桃仁、楂肉、丹皮，或犀角等。

　　此言热邪陷入与血相结者，较热入血室不与血相结者为重。盖热既与血相结，则无形之邪与有形之血相抟，不复可以提出，故须凉血散血，使血不与热相抟，而后能和解，如陶氏之法也。

　　若本经血结自甚，必少腹满痛。轻者刺期门，重者小柴胡汤去甘药，加延胡、归尾、桃仁，挟寒加肉桂心，气滞者加香附、陈皮、枳壳等。

　　此与热传营血，其人素有瘀伤宿血挟热而抟者同。言经水本有病，而热邪复与之抟也。刺期门者，泻其实，使气行瘀散也。重者小柴胡去甘药，加延胡、归尾、桃仁，所以利其气，破其血也。挟寒加桂心者，谓其平素有寒也。香附血中气药，陈皮、枳壳导滞消痞，气滞者故加之。

　　然热入血室之证，多有谵语如狂之象，防是阳明胃实，当辨之。血结者身体必重，非若阳明之轻旋便捷者。何以故耶？阴主重浊，络脉被阻，侧旁气痹，连胸背皆拘束不遂。故去邪通络，正合其病。

　　此明热陷血室与阳明胃实之辨。盖胃实宜下，恐人误治以致祸也。去邪通络，即上节诸法。

　　往往延久上逆心包，胸中痛，即陶氏所谓血结胸也。

────────

〔1〕法：扫叶山房本及《珍本医书集成》本均作"法"，《温热经纬》本作"治"。

　　此明不知去邪通络，延久而成血结胸者，按陶氏治血结胸，用犀角地黄汤，加大黄、桃仁、红花、枳实，最为合法。诸本于此节之下，有"王海藏出一桂枝红花汤，原为表里上下一齐尽解之理，看此方大有巧手，故录出以备学者之用"三十八字，不伦不类。盖桂枝红花汤，断非可以治血结胸者，且正与上节"重者小柴胡汤去甘药"之语相反，必非原文。否则别有误敚，合行删去，免误学者。

　　上第二十四节，言热陷血室之证，妇人之所以异于男子者止此矣。